DOENÇA DE
ALZHEIMER

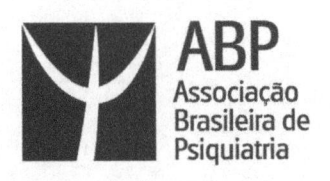

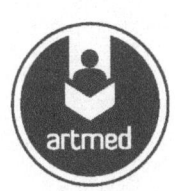

ABP
Associação
Brasileira de
Psiquiatria

artmed

A Artmed é a editora
oficial da ABP

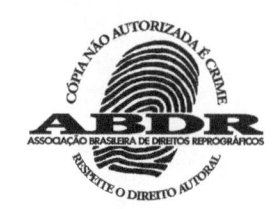

D649   Doença de Alzheimer / Leonardo Caixeta ... [et al.]. – Porto Alegre : Artmed, 2012.
504 p. : il.; 25 cm.

ISBN 978-85-363-2700-6

1. Doença de Alzheimer – Demência senil. I. Caixeta, Leonardo.

CDU 616.892.3

Catalogação na publicação: Ana Paula M. Magnus – CRB-10/2052

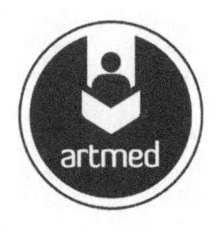

LEONARDO CAIXETA E COLABORADORES

DOENÇA DE
ALZHEIMER

artmed

2012

© Grupo A Educação S.A., 2012

Capa: Paola Manica
Ilustrações: Vagner Coelho
Preparação do original: Camila W. Heck
Leitura final: Antonio Augusto da Roza
Editora sênior – Biociências: Cláudia Bittencourt
Assistente editorial: Adriana Lehmann Haubert
Projeto gráfico e editoração: TIPOS – design editorial e fotografia

Reservados todos os direitos de publicação, em língua portuguesa, à
ARTMED EDITORA LTDA., divisão do GRUPO A EDUCAÇÃO S.A.
Av. Jerônimo de Ornelas, 670 – Santana
90040-340 – Porto Alegre, RS
Fone: (51) 3027-7000 Fax: (51) 3027-7070

É proibida a duplicação ou reprodução deste volume, no todo ou em parte,
sob quaisquer formas ou por quaisquer meios (eletrônico, mecânico, gravação,
foto cópia, distribuição na Web e outros), sem permissão expressa da Editora.

SÃO PAULO
Av. Embaixador Macedo de Soares, 10.735 – Pavilhão 5
Cond. Espace Center – Vila Anastácio
05095-035 – São Paulo – SP
Fone: (11) 3665-1100 Fax: (11) 3667-1333

SAC 0800 703-3444

IMPRESSO NO BRASIL
PRINTED IN BRAZIL
Impresso sob demanda na Meta Brasil a pedido de Grupo A Educação.

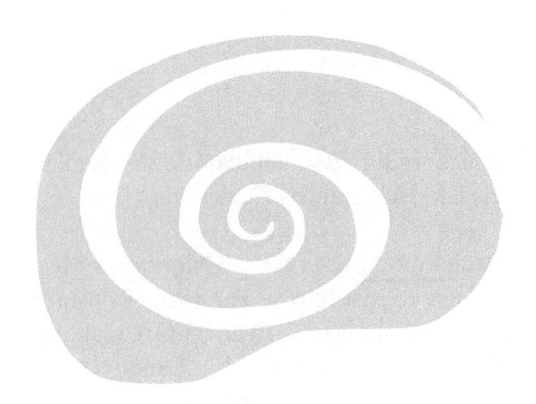

AUTORES

Leonardo Caixeta – Neuropsiquiatra. Especialista em Psiquiatria pelo Instituto de Psiquiatria do Hospital das Clínicas da Faculdade de Medicina da Universidade de São Paulo (IPq--HCFMUSP). Mestre e Doutor em Demências (Neurologia) pelo Departamento de Neurologia da FMUSP. *Fellow* em Demências pela Manchester University, Inglaterra. Professor Associado de Neuropsiquiatria da Universidade Federal de Goiás (UFG). Professor do Programa de Pós-graduação da Faculdade de Medicina e do Instituto de Patologia Tropical e Saúde Pública (IPTSP) da UFG. Coordenador do Instituto da Memória e Ambulatório de Demências do Hospital das Clínicas da UFG. Presidente da Sociedade Brasileira de Neuropsicologia (Regional Centro-Oeste). Editor Assistente da revista *Dementia & Neuropsychologia*.

Alexandre Augusto de Castro Peleja – Colaborador do Instituto da Memória e Ambulatório de Demências do Hospital das Clínicas da UFG. Bolsista do Programa Institucional de Iniciação Científica (PIBIC).

Amanda de N. G. de Moraes Bittencourt – Fonoaudióloga. Pesquisadora e Terapeuta associada à Unidade de Reabilitação Neuropsicológica – URN, São Paulo.

Beatriz H. W. F. Lefèvre – Neuropsicóloga. Serviço de Neuropsicologia do Departamento de Neurologia do Hospital das Clínicas da Faculdade de Medicina da Universidade de São Paulo (HCFMUSP).

Bruno Galafassi Ghini – Médico. Especialista em Medicina Nuclear pelo Colégio Brasileiro de Radiologia e Diagnóstico por Imagem (CBR) e pela Comissão Nacional de Energia Nuclear (CNEN). Responsável Técnico da Nuclear CDI, em Goiânia (GO).

Camila Muniz de Souza Pedro – Psiquiatra e Psicogeriatra. Especialista em Psiquiatria pela Associação Brasileira de Psiquiatria (ABP) e em Psicogeriatria pelo Hospital das Clínicas da Faculdade de Medicina da Universidade de São Paulo (FMUSP). Médica Assistente do Programa Terceira Idade (PROTER), IPq-HCFMUSP.

Cândida Dias Soares – Fonoaudióloga. Mestre em Ciências da Saúde pela UFG. Fonoaudióloga do Instituto da Memória e Comportamento.

Carla Prado – Acadêmica da Faculdade de Medicina do Centro Universitário UnirG.

Cassio M. C. Bottino – Psiquiatra, Psicogeriatra. Livre-docente em Psiquiatria pela FMUSP. Coordenador da Unidade de Gerontopsiquiatria e do PROTER, IPq-HCFMUSP. Coordenador do CEREDIC, HCFMUSP.

Claudia Kimie Suemoto – Geriatra. Doutora em Ciências pela FMUSP. Professora Doutora da Disciplina de Geriatria da FMUSP. Pesquisadora do Grupo de Estudos em Envelhecimento Cerebral da FMUSP.

Cláudio Henrique Ribeiro Reimer – Psiquiatra. Mestre em Demências pelo Instituto de Patologia Tropical e Saúde Pública da UFG. Professor de Psiquiatria da Pontifícia Universidade Católica de Goiás (PUC-GO).

Cláudio L. N. Guimarães dos Santos – Médico e Neurocientista. Doutor em Linguística pela Université de Toulouse, França. Mestre em Artes pela Escola de Comunicações e Artes da USP. Coordenador da Unidade de Reabilitação Neuropsicológica – URN, São Paulo.

Daniel Apolinario – Geriatra. Pós-graduando do Departamento de Neurologia da FMUSP. Colaborador do Serviço de Geriatria do HCFMUSP.

Daniela Londe Rabelo Taveira – Médica. Programa de Pós-graduação em Ciências da Saúde da Faculdade de Medicina da UFG. Colaboradora do Ambulatório de Demências do Hospital das Clínicas da UFG.

Danielly Bandeira Lopes – Enfermeira. Mestranda no Instituto de Patologia Tropical e Saúde Pública (IPTSP) da UFG. Colaboradora do Ambulatório de Demências do Hospital das Clínicas da UFG.

Florindo Stella – Psiquiatra. Professor Adjunto do Instituto de Biociências da Universidade Estadual Paulista (UNESP) – Campus de Rio Claro, SP.

Homero Pinto Vallada Filho – Psiquiatra. PhD pela Universidade de Londres. Professor Associado do Departamento de Psiquiatria da FMUSP. Coordenador do Programa de Genética e Farmacogenética do Instituto de Psiquiatria e responsável pelo Laboratório de Psicofarmacologia, Psicopatologia Experimental e Terapêutica Psiquiátrica (LIM-23) do HCFMUSP.

José Marcelo Farfel – Geriatra. Professor Doutor da Disciplina de Geriatria da FMUSP. Coordenador do Projeto Envelhecimento Cerebral – LIM 22, da FMUSP.

Lea T. Grinberg – Neuropatologista. Professora Assistente do Departamento de Neurologia da Universidade da Califórnia, San Francisco (UCSF). Coordenadora do Projeto Envelhecimento Cerebral do Grupo de Estudos em Envelhecimento Cerebral – LIM 22, da FMUSP.

Lenisa Brandão – Fonoaudióloga. Mestre e Doutora em Psicologia (Neuropsicologia) pela UFRGS. Pesquisadora visitante (estágio sanduíche) no Serviço de Neuropsicologia do Hospital del Mar, Barcelona, Espanha. Pós-doutora em Ciências Cognitivas pela Lund Universitet, Suécia, e Psicolinguística pela Universidade Nova de Lisboa, Portugal. Professora Adjunta do Curso de Fonoaudiologia da UFRGS. Coordenadora do Ambulatório de Neuropsicologia do Hospital de Clínicas de Porto Alegre e do Núcleo de Reabilitação em Linguagem e Cognição (UFRGS). Vice-coordenadora do Centro Experimental de Avaliação em Autismo (CEMA), UFRGS.

Leonel Tadao Takada – Neurologista. Pós-graduando do Departamento de Neurologia da FMUSP. Médico Voluntário do Grupo de Neurologia Cognitiva e do Comportamento do HCFMUSP.

Luiz Celso Hygino Cruz Jr. – Radiologista. Mestre em Medicina (Radiologia) pela Universidade Federal do Rio de Janeiro (UFRJ). Doutorando em Medicina (Radiologia) na UFRJ. Membro Titular do Colégio Brasileiro de Radiologia (CBR). Colaborador nas Clínicas CDPI e IRM do Rio de Janeiro.

Marcelo Caixeta – Médico Psiquiatra do Ambulatório de Demências do Hospital da UFG.

Marcelo E. Montandon Junior – Radiologista. Membro Titular do Colégio Brasileiro de Radiologia (CBR).

Maria Carolina Lacerda – Fonoaudióloga. Mestre em Ciências da Saúde pela Faculdade de Medicina da UFG. Secretaria Municipal de Saúde de Anápolis.

Moysés Chaves – Psiquiatra. Especialista em Psiquiatria pelo HCFMUSP – Ribeirão Preto e pela ABP. Mestrando em Ciências da Saúde na Faculdade de Medicina da UFG.

Professor Assistente de Psiquiatria da Faculdade de Medicina do Centro Universitário UnirG. Editor Júnior da revista *Dementia & Neuropsychologia*.

Norami de Moura Barros – Colaboradora do Instituto da Memória de Goiânia e Ambulatório de Demências do Hospital das Clínicas da UFG. Bolsista do Programa Institucional de Iniciação Científica (PIBIC).

Orestes V. Forlenza – Psiquiatra. Professor Associado e Livre-docente do Departamento de Psiquiatria da FMUSP. Vice-diretor do Laboratório de Neurociências – LIM 27, do IPq-HCFMUSP.

Quirino Cordeiro – Psiquiatra. Doutor em Psiquiatria pela FMUSP. Pesquisador do Programa Genética e Farmacogenética (PROGENE) do IPq-HCFMUSP.

Renata E. P. Leite – Fisioterapeuta. Especialista em Gerontologia pelo HCFMUSP. Doutora em Ciências pela FMUSP. Coordenadora do Projeto Envelhecimento Cerebral do Grupo de Estudos em Envelhecimento Cerebral – LIM 22, da FMUSP.

Renata Eloah de Lucena Ferretti – Enfermeira Gerontóloga. Doutora em Ciências pela FMUSP. Professora Doutora do Departamento de Enfermagem Médico-cirúrgica da Escola de Enfermagem da USP. Coordenadora do Banco de Encéfalos Humanos do Grupo de Estudos em Envelhecimento Cerebral da FMUSP – Laboratório de Fisiopatologia no Envelhecimento - LIM 22.

Renata Teles Vieira – Fisioterapeuta. Especialista em Fisioterapia Neurológica. Mestre em Neuroanatomia do Comportamento pela UFG. Doutoranda em Ciências da Saúde pela Faculdade de Medicina da UFG. Pesquisadora do Ambulatório de Demências do Hospital das Clínicas da UFG.

Ricardo Nitrini – Neurologista. Professor Livre-docente de Neurologia e Coordenador do Centro de Referência em Distúrbios Cognitivos (CEREDIC) do HCFMUSP.

Roberto Brasil Rabelo Taveira – Colaborador do Instituto da Memória de Goiânia e Ambulatório de Demências do Hospital das Clínicas da UFG.

Sabri Lakhdari – Geriatra. Especialista em Clínica Médica pelo MEC. Especialista em Geriatria pela Universidade Paris VI e pela Sociedade Brasileira de Geriatria e Gerontologia. Mestre em Gerontologia pela Universidade Católica de Brasília. Coordenador do Ambulatório de Geriatria e Gerontologia do Hospital Regional da Asa Norte (HRAN), Brasília. Coordenador do Polo de Referência de Demências da SES-DF. Preceptor do Programa de Residência Médica em Clínica Médica do HRAN.

Tibor Rilho Perroco – Psiquiatra e Psicogeriatra. Doutorando em Psiquiatria na FMUSP. Médico Assistente do CEREDIC, HCFMUSP. Médico Colaborador do PROTER, IPq-HCFMUSP.

Vanessa de Jesus Rodrigues de Paula – Bióloga. Mestre em Ciências pelo IPq-HCFMUSP. Doutoranda no IPq-HCFMUSP.

Vânia Lúcia Dias Soares – Psicóloga. Especialista em Neuropsicologia. Mestre em Demências pelo Instituto de Patologia Tropical e Saúde Pública da UFG. Neuropsicóloga do Instituto da Memória de Goiânia.

Victor de Melo Caixeta – Colaborador do Instituto da Memória de Goiânia e Ambulatório de Demências do Hospital das Clínicas da UFG.

Aos meus pacientes, adorados e onipresentes mestres, meus enigmas incorporados, que não se cansam jamais de me tratar, por me fazerem lembrar, no desafio particular que cada um me impõe, que não somos pontos que transitam, mas trânsitos que pontuam.

Para Clara, Pedrinho, Heleno, Naruna, Marcelo, Fabíola, mais que preciosas memórias, refúgio consolador para todos os momentos em que consigo esquecer de mim. Vocês são meu caminho, minha verdade e minha vida. Nada seria sem seu amor. Nada poderia sem seu apoio e sua entrega incondicionais.

Aos meus alunos, amigos e colaboradores, a família que tive o privilégio de herdar nessas tantas travessias e travessuras. Renata Vieira, Danielly Bandeira Lopes, Vânia Soares, Cândida Soares, Lenisa Brandão, meus fiéis escudeiros, sou eternamente grato pelo amor e por adivinharem minhas necessidades e suportarem minhas ilusões.

Às minhas secretárias e amigas Goldameir Nicolau e Camila, minhas memórias portáteis, pela generosidade do sorriso onipresente, por tornarem mais ameno e alegre meu trabalho.

Aos meus "irmãos adotivos": Paulo Verlaine, Magno da Nóbrega, Cláudio Reimer, Moysés Chaves, Pedro Paulo Soares e Roberto Magno, pela companhia inestimável e por nunca me abandonarem.

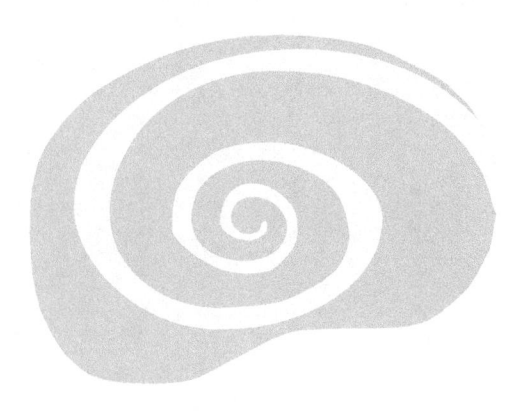

AGRADECIMENTOS

Aos meus alunos Daniela Londe, Roberto Brasil, Víctor Caixeta, Norami Barros e Alexandre Peleja, pelo genuíno interesse científico que tanto me estimula e por tolerarem meu espírito inquieto.

À equipe do Grupo A, que tão bem me acolheu e assistiu. Obrigado pela paciência e carinho dedicados, pelo cuidado no desenvolvimento de todo o processo.

PREFÁCIO

Não te deixes destruir...
Ajuntando novas pedras e construindo novos poemas.
Recria tua vida, sempre, sempre.
Remove pedras e planta roseiras e faz doces.
Recomeça.
Faz de tua vida mesquinha um poema.
E viverás no coração dos jovens e na memória das gerações que hão de vir.

Cora Coralina

Descrita inicialmente pelo psiquiatra Alois Alzheimer em 1907, a doença de Alzheimer (DA) constitui, hoje, uma das maiores ameaças ao crescente fenômeno do envelhecimento populacional, pois atinge mais de 25 milhões de pessoas no mundo, movimentando recursos em torno de 100 bilhões de dólares ao ano, relacionados ao mercado e à pesquisa na área. Muitos indivíduos, porém, permanecem invisíveis (quando o sistema de saúde não os identifica) ou insensíveis (quando a família não percebe o início da doença) ao diagnóstico e ao tratamento disponíveis para a doença. Os portadores da DA experimentam talvez as mais temíveis penas: a perda de si mesmo e o esquecimento de seus amores, o ostracismo, o isolamento, a institucionalização, a solidão e a dependência. Este livro busca oferecer educação continuada e conforto à comunidade médica, aos pacientes e aos cuidadores, a fim de amenizar a dor e a ignorância que envolvem muitos aspectos da DA.

Para termos uma melhor ideia da importância dessa doença em nosso modo de viver, basta compreender que a forma como envelhecemos no século XXI é moldada pela cultura do temor a doenças como o Alzheimer, que nos privam de nossa consciência e dos prazeres evocados por nossas memórias. Existem diversos mitos associados à DA, nos quais acreditam não apenas pacientes e seus cuidadores, mas também muitos médicos e profissionais da saúde. Por exemplo, há o mito de que a doença constitui apenas mais uma faceta do envelhecimento natural, ou de que todo idoso com dificuldades de memória tem Alzheimer; outras ideias são o niilismo terapêutico e a crença de que alguns fármacos ou técnicas tratam a doença, mesmo sem comprovação científica; há, ainda, o mito de que não existe nenhuma medida preventiva eficaz para retardar o processo de desenvolvimento da doença. Neste livro, tentamos combater todos esses mitos com informações baseadas em evidências recentes sobre a DA.

Em muitas situações, esses mitos são convenientes a determinados segmentos da população ou do mercado que movimenta a DA: é conveniente ao médico despreparado acreditar que toda demência é DA (já que não conhece as demais formas de demência); é conveniente ao sistema público de saúde parecer estar preparado para atender a epidemia silenciosa da doença no Brasil, tão somente por distribuir alguns medicamentos específicos para seu tratamento. Por fim, é conveniente a aproveitadores apresentar propostas diagnósticas (laboratoriais) e terapêuticas milagrosas e dispendiosas sem quaisquer evidências científicas, como costuma ocorrer com todas as doenças incuráveis e que acarretam grande sofrimento. Neste livro, aceitamos o desafio de tentar mostrar o que é evidência e o que ainda é mito no complexo terreno da terapêutica e da prevenção da DA.

Uma doença tão complexa e multifacetada como essa só pode ser abordada de maneira consistente por equipes multiprofissionais devidamente treinadas, sob a liderança de médicos que apresentem suficiente formação nos domínios da psiquiatria, da neurologia e da geriatria. Além disso, é essencial um ambiente que ofereça a infraestrutura necessária ao diagnóstico e ao tratamento corretos dos pacientes em uma filosofia de resgate da "Medicina da Pessoa". Infelizmente, muitos ainda acreditam que a doença degenerativa "sequestra" a alma que habita aquele corpo combalido e agem, desumanamente, em conformidade com tal equívoco. Talvez a grande quantidade de conhecimentos neurobiológicos divulgados sobre a DA nas últimas décadas (às vezes de forma "pirotécnica") tenha colaborado para o distanciamento dos aspectos essencialmente humanos do adoecer, confundindo-nos em nossa capacidade de considerar a importância da existência e as vivências a ela relacionadas. Na tentativa de reverter modismos deletérios e omissões injustificadas, tentamos distribuir, nas várias partes que compõem este livro, os tradicionais princípios hipocráticos do "conhecer, cuidar sempre e amar".

Infelizmente, nosso país dispõe ainda de pouco material dedicado à DA, motivo pelo qual vimos interesse na publicação desta obra. Ademais, a atualização nessa área é fundamental, pois novos conhecimentos são produzidos de forma célere, exigindo constante revisão e modernização dos conteúdos. Como exemplo disso, os novos critérios diagnósticos da DA foram recentemente publicados em inglês e são ainda desconhecidos do grande público brasileiro, assim como os avanços no diagnóstico, na avaliação e na prevenção, que ainda não foram suficientemente apresentados no País. Neste livro, os diagnósticos para DA ganham tradução para o português pela primeira vez.

Seria desnecessário mencionar que este trabalho foi possível apenas graças à participação de um formidável grupo de colaboradores, que dedicaram tempo e disposição para compor o conjunto desta obra. Fizemos questão de convocar uma equipe diversificada de profissionais de diferentes regiões do Brasil, a fim de evidenciar a importância de descentralizar democraticamente a geração e a difusão do conhecimento nesta nação continental. Nossa intenção foi mostrar, também, que o Brasil possui diversos centros de excelência no campo da DA (tanto de pesquisa quanto de atendimento clínico).

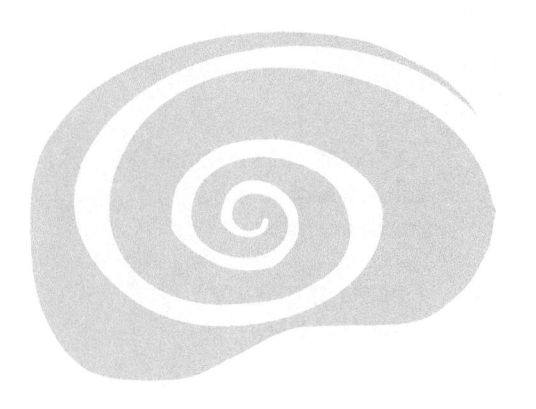

SUMÁRIO

■ **PARTE 1**
GENERALIDADES

1 **EVOLUÇÃO DO CONCEITO DE DOENÇA DE ALZHEIMER** 21
LEONARDO CAIXETA

2 **NEUROBIOLOGIA DA DOENÇA DE ALZHEIMER E OUTRAS DEMÊNCIAS** 31
VANESSA DE JESUS RODRIGUES DE PAULA
ORESTES V. FORLENZA

3 **BASES GENÉTICAS DA DOENÇA DE ALZHEIMER** 49
QUIRINO CORDEIRO
HOMERO PINTO VALLADA FILHO

4 **EPIDEMIOLOGIA DA DOENÇA DE ALZHEIMER** 57
RENATA TELES VIEIRA
LEONARDO CAIXETA

5 **DOENÇA DE ALZHEIMER: ASPECTOS TRANSCULTURAIS** 71
LEONARDO CAIXETA
DANIELLY BANDEIRA LOPES

■ **PARTE 2**
DIAGNÓSTICO E AVALIAÇÃO

6 **NOVOS CRITÉRIOS DIAGNÓSTICOS E MARCADORES BIOLÓGICOS DA DOENÇA DE ALZHEIMER** 83
LEONARDO CAIXETA
ALEXANDRE AUGUSTO DE CASTRO PELEJA
NORAMI DE MOURA BARROS

7 **COMO DIAGNOSTICAR A DOENÇA DE ALZHEIMER** 97
LEONARDO CAIXETA

8 **DIAGNÓSTICO DIFERENCIAL DA DOENÇA DE ALZHEIMER** 115
LEONARDO CAIXETA
RENATA TELES VIEIRA

9 **SEMIOLOGIA NEUROPSICOLÓGICA NA AVALIAÇÃO DA DOENÇA DE ALZHEIMER** 141
BEATRIZ H.W.F. LEFÈVRE
LEONARDO CAIXETA

10 **LINGUAGEM E DISCURSO NA DOENÇA DE ALZHEIMER** 157
   CÂNDIDA DIAS SOARES
   LENISA BRANDÃO
   MARIA CAROLINA LACERDA

11 **MÉTODOS DE AVALIAÇÃO NEUROPSICOLÓGICA NO DIAGNÓSTICO DA DOENÇA DE ALZHEIMER** 175
   VÂNIA LÚCIA DIAS SOARES
   CÂNDIDA DIAS SOARES
   LEONARDO CAIXETA

12 **CONTRIBUIÇÕES NEUROPSICOLÓGICAS PARA O DIAGNÓSTICO PRECOCE DA DOENÇA DE ALZHEIMER EM IDOSOS "JOVENS" E "MUITO VELHOS"** 189
   LEONARDO CAIXETA

13 **NEUROIMAGEM ESTRUTURAL E FUNCIONAL NA DOENÇA DE ALZHEIMER** 203
   LEONARDO CAIXETA
   BRUNO GALAFASSI GHINI
   MARCELO E. MONTANDON JUNIOR
   LUIZ CELSO HYGINO CRUZ JR.

14 **NEUROPATOLOGIA DA DOENÇA DE ALZHEIMER** 217
   LEA T. GRINBERG
   CLAUDIA KIMIE SUEMOTO
   RENATA E. P. LEITE
   RENATA ELOAH DE LUCENA FERRETTI
   JOSÉ MARCELO FARFEL

15 **A RELAÇÃO MÉDICO-PACIENTE--CUIDADOR** 227
   LEONARDO CAIXETA

16 **O ESTRESSE DOS CUIDADORES** 239
   DANIELLY BANDEIRA LOPES
   LEONARDO CAIXETA

17 **COMPROMETIMENTO COGNITIVO LEVE** 251
   FLORINDO STELLA

18 **DOENÇA DE ALZHEIMER – QUADRO CLÍNICO** 265
   LEONEL TADAO TAKADA
   RICARDO NITRINI

19 **HISTÓRIA NATURAL DA DOENÇA DE ALZHEIMER** 273
   LEONARDO CAIXETA
   VICTOR DE MELO CAIXETA
   MARCELO CAIXETA

20 **ALTERAÇÕES DE COMPORTAMENTO NA DOENÇA DE ALZHEIMER** 293
   LEONARDO CAIXETA
   CLÁUDIO HENRIQUE RIBEIRO REIMER

21 **DEMÊNCIA DE ALZHEIMER GRAVE – DIAGNÓSTICO E MANEJO TERAPÊUTICO** 311
   LEONARDO CAIXETA
   ALEXANDRE AUGUSTO DE CASTRO PELEJA
   DANIELLY BANDEIRA LOPES

■ PARTE 3
MANEJO, TRATAMENTO E PREVENÇÃO

22 **MANEJO CLÍNICO DAS PRINCIPAIS COMORBIDADES DO IDOSO COM DOENÇA DE ALZHEIMER** 337
   SABRI LAKHDARI

23 **ABORDAGENS NÃO FARMACOLÓGICAS NA DOENÇA DE ALZHEIMER** 353
ROBERTO BRASIL RABELO TAVEIRA
DANIELA LONDE RABELO TAVEIRA
LEONARDO CAIXETA

24 **TRATAMENTO DA DOENÇA DE ALZHEIMER – DA MAGIA À EVIDÊNCIA** 369
LEONARDO CAIXETA

25 **TRATAMENTO DA PERDA DE MEMÓRIA E DO DÉFICIT COGNITIVO** 393
CASSIO M. C. BOTTINO
TÍBOR RILHO PERROCO
CAMILA MUNIZ DE SOUZA PEDRO

26 **TRATAMENTO DOS SINTOMAS PSICOLÓGICOS E COMPORTAMENTAIS DA DOENÇA DE ALZHEIMER** 407
MOYSÉS CHAVES
CARLA PRADO
LEONARDO CAIXETA

27 **REABILITAÇÃO NEUROPSICOLÓGICA NA DOENÇA DE ALZHEIMER: BASES TEÓRICAS** 417
CLÁUDIO L. N. GUIMARÃES DOS SANTOS
AMANDA DE N. G. DE MORAES BITTENCOURT

28 **REABILITAÇÃO NEUROPSICOLÓGICA: PRÁTICA** 437
VÂNIA LÚCIA DIAS SOARES
CÂNDIDA DIAS SOARES
LEONARDO CAIXETA

29 **REABILITAÇÃO NEUROPSICOLÓGICA DA MEMÓRIA** 453
VÂNIA LÚCIA DIAS SOARES
CÂNDIDA DIAS SOARES
LEONARDO CAIXETA

30 **DOENÇA DE ALZHEIMER E DIREÇÃO VEICULAR** 467
DANIEL APOLINARIO

31 **É POSSÍVEL PREVENIR A DOENÇA DE ALZHEIMER?** 479
LEONARDO CAIXETA
RENATA TELES VIEIRA

ÍNDICE 493

PARTE 1

GENERALIDADES

CAPÍTULO **1**

EVOLUÇÃO DO CONCEITO DE DOENÇA DE ALZHEIMER

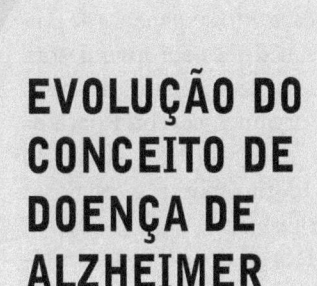

LEONARDO CAIXETA

Mais de 100 anos após sua descrição, a história da doença de Alzheimer (DA) continua sendo caracterizada por um debate constante sobre seu *status* nosológico (Ballenger, 2006; Berchtold; Cotman, 1998; Goedert; Spillantini, 2006; Lage, 2006). A maioria dos indivíduos atualmente diagnosticados com DA são idosos e não seriam diagnosticados assim pelo próprio Alzheimer em sua época. Desde que um pequeno grupo de psiquiatras a descreveu, em uma Alemanha cheia de vigor científico e encantada por ares positivistas, até os dias de hoje, a doença continua desafiando o tirocínio científico e atemorizando milhões de pessoas que deixaram de receber o aumento da expectativa de vida como um anúncio promissor, passando a encará-lo como uma potencial ameaça.

A DEMÊNCIA ANTES DA DESCOBERTA DE ALZHEIMER

O século XIX foi decisivo para o estabelecimento de muitas das modernas ideias sobre demências, bem como para muitos equívocos que contribuíram para a confusão desse constructo. Muitas contribuições surgiram de um elenco invejável de pesquisadores, originários sobretudo das escolas psiquiátricas alemãs (Neumann, Kahlbaum e Griesinger na primeira metade do século e Emil Kraepelin, Alois Alzheimer, Franz Nissl e Lewy na segunda metade) e francesas. Como bem pontuou Domenico De Masi (1999) em seu livro *A emoção e a regra*, a Europa da segunda metade do século XIX estava muito propensa à formação de grupos criativos, os quais legaram inestimáveis contribuições científicas e intelectuais, como as aqui mencionadas. Muitos desses autores acreditavam na existência de apenas uma doença mental – insanidade –, e que as diversas outras síndromes clínicas constituíam não mais do que estágios de um processo mórbido unitário. Nesse sentido, para esses influentes autores, "demência" era considerada a fase final desse processo unitário, o estuário comum para onde caminhariam todas as formas de insanidade (Brannon, 1994).

O conceito de "demência senil", como entendido na modernidade, foi formado durante a última parte do século XIX (Berrios; Porter, 1995). Não poderia ser diferente, posto que as linguagens clínica e neurobiológica que o fizeram possível tornam-se acessíveis apenas nessa época, com o surgimento de grupos de eminentes médicos neuropsiquiatras.

Foi também nesse século que os defensores da etiologia orgânico-cerebral para as doenças mentais ganharam força, ajudando a desvincular as teorias morais e religiosas da gênese dos transtornos mentais, como, por exemplo, as teorias do psiquiatra britânico Prichard, de 1837, que dividiu a demência nas formas primária e secundária, porém atribuía a etiologia a causas morais e não orgânicas.

O modelo de explicação orgânico-cerebral para as manifestações mentais (para a demência, inclusive) destacou-se sobretudo graças à descoberta de Paul Broca de que determinadas lesões cerebrais podem resultar em alterações de linguagem. Contribuíram também para o destaque desse modelo, o desenvolvimento da frenologia por Franz Gall (acometida de exageros, diga-se de passagem) e a descoberta de Bayle de uma condição nosológica mental com substrato orgânico definido: a paralisia geral progressiva (Boller; Forbes, 1998).

Em 1880, surgiram as primeiras preocupações em tratar a demência não mais como uma entidade única, mas como um diagnóstico que poderia ser subdividido e melhor individualizado. Assim, os conceitos de pseudodemência melancólica, estupor, a maioria dos transtornos cognitivos associados a lesão cerebral e a "demência vesânica" (termo que designava a evolução nefasta, com muita deterioração cognitiva, de alguns pacientes com transtornos psiquiátricos como psicose maníaco-depressiva e esquizofrenia – o que hoje seria o equivalente ao "defeito esquizofrênico") começaram a ser separados do lugar-comum que era o conceito de demência até essa época. O que restou ao conceito de demência, após tal "limpeza conceitual e nosográfica", foram os grupos mais ou menos homogêneos das demências senis e arterioscleróticas.

Também a partir dessa época, ocorreu crescente interesse em se diferenciar a senilidade normal da patológica, fato muito importante, uma vez que encorajou o desenvolvimento de técnicas histológicas para o estudo mais aprimorado do processo de envelhecimento patológico, abrindo caminho para melhores conhecimento e classificação das demências (Berrios, 1996; Berrios; Porter, 1995).

O terço final do século XIX foi dominado em grande parte pela extensa contribuição do grupo de Emil Kraepelin no Instituto de Psiquiatria de Munique (hoje Instituto Max Planck para a Pesquisa do Cérebro), considerado o primeiro grande centro da modernidade para a investigação do cérebro, da mente e de seus transtornos (Shorter, 1997). Emil Kraepelin constituiu figura central na psiquiatria da segunda metade do século XIX, principalmente no campo da nosografia, colaborando com o conceito e diversas outras contribuições na área de demências. Faziam parte de seu grupo eminências como Alois Alzheimer, Franz Nissl, Lewy, Cerletti, Perusini e Bonfiglio. Kraepelin separou a demência precoce (atualmente "esquizofrenia") das outras formas de demência (paralítica e orgânica), decisão que muito ajudou na maior delimitação do conceito de demência, tornando-o mais restritivo, menos difuso. Ainda segundo Kraepelin, entretanto, a demência senil estava enquadrada na categoria das psicoses involutivas (ao lado da melancolia), aguardando, portanto, melhor posicionamento nosográfico para o século seguinte (Pitt, 1987).

ARTERIOSCLEROSE, ESCLEROSE E DEMÊNCIA VASCULAR

No início do século XX, já se sabia que o envelhecimento constituía um dos principais fatores de risco para a arteriosclerose. Mais um pouco e a arteriosclerose já era considerada um dos principais fatores de risco para a demência senil. Predominava a visão de que a demência arteriosclerótica resultava de um estrangulamento gradual do suprimento sanguíneo para o cérebro.

Nos primeiros dois terços do século XX, o conceito de arteriosclerose era superinclusivo, ou seja, muitas das formas de demência primariamente degenerativas eram colocadas debaixo dessa rubrica. Tanto era assim que o termo "esclerosado" (originário de arteriosclerose) tornou-se o adjetivo mais popularmente utilizado para se referir a pessoas dementes. Isso provavelmente ocorreu porque, no início desse século, sabia-se muito sobre a fisiopatologia das doenças vasculares e pouco sobre os fenômenos degenerativos cerebrais, o que resultou em uma espécie de "contaminação" daquilo que não se conhecia pelo que se conhecia. Foi assim que, nessa época, assumiam-se as demências vasculares como sendo ocorrências mais comuns do que as doenças primariamente degenerativas, noção que se inverteu a partir da década de 1970, quando se passou a assumir a DA como a forma de demência mais comum, ao menos no mundo ocidental.

O conceito de demência vascular (DV) ainda é nebuloso, carecendo de melhor especificidade (Bendixen, 1993). No final do século XX, com o reconhecimento de que a DA poderia coexistir com a DV e, por conseguinte, com a criação do conceito de "demência mista", seus limites ficaram ainda menos precisos. Um outro golpe à pureza do conceito de DA adveio da constatação mais recente (já no século XXI) de que os fenômenos vasculares são muito comuns e, portanto, parecem fazer parte da fisiopatologia dessa doença (Foster; Hichenbottom, 1999).

ALZHEIMER E SEU LEGADO

Aloysius Alzheimer nasceu em 1864, na Baviera, Alemanha. Depois de se tornar financeiramente independente por meio do casamento, pôde se dedicar à pesquisa clínico-neuropatológica (Goedert; Ghetti, 2007). Em 1907, Alzheimer, membro do produtivo e criativo grupo capitaneado por Kraepelin (o "pai" da nosologia psiquiátrica), publica um interessante caso de demência pré-senil tanto do ponto de vista clínico quanto do anatomopatológico (Alzheimer, 1907). Um ano antes, em 1906, o caso foi apresentado em um congresso psiquiátrico na Alemanha (37º Encontro da Sociedade Alemã de Alienistas do Sudoeste).

Seguem, adiante, alguns trechos fundamentais de seu relato original.

Alzheimer reconhece a originalidade de sua descoberta ao afirmar:

> Clinicamente, a paciente apresentava um quadro clínico tão diferente que o caso não pôde ser categorizado como qualquer doença conhecida. Anatomicamente, os achados foram diversos de todos os outros processos patológicos conhecidos até então. (Alzheimer, 1907)

Logo depois, descreve os detalhes do quadro clínico:

> Com 51 anos de idade, uma mulher apresentou ciúmes do marido como primeiro sintoma evidente de sua doença. Logo uma rápida deterioração progressiva da memória tornou-se aparente; ela

não conseguia orientar-se na própria casa. Mudava objetos de lugar e os escondia. Algumas vezes, acreditava que alguém queria matá-la e gritava.

No hospital psiquiátrico, seu comportamento era marcado pela perplexidade. Ela estava completamente desorientada no tempo e espaço. Ocasionalmente, salientava que não conseguia compreender coisa alguma e nada lhe era familiar. Algumas vezes, ela cumprimentava o clínico como se fosse um visitante e desculpava-se por não ter terminado seu trabalho, outras vezes gritava alto que ele queria machucá-la, ou o repudiava indignada, indicando que temia que sua castidade fosse por ele ameaçada. Algumas vezes, estava totalmente delirante, carregando a roupa de cama, chamando seu marido e sua filha e parecia ter alucinações auditivas. Frequentemente, gritava com voz pavorosa por várias horas.

Em razão de sua incapacidade de compreender a própria situação, ela sempre chorava muito quando alguém tentava examiná-la. Somente depois de repetidas tentativas, por fim foi possível conduzir alguma avaliação.

Sua capacidade de memória estava profundamente prejudicada. Se alguém lhe mostrava objetos, ela em geral era capaz de nomeá-los corretamente, mas logo depois esquecia tudo. Ao ler, confundia linhas, lia soletrando as palavras ou sem entonação, sem fazer sentido. Escrevendo, muitas vezes repetia sílabas ou as omitia e perdia a concentração rapidamente. Ao falar, frequentemente usava frases confusas ou parafasias ("jarro de leite" em vez de "xícara"). Algumas vezes

notava-se que ela ficava travada. Algumas questões, ela claramente não compreendia. Parecia não mais saber o modo de usar alguns objetos... (Alzheimer, 1907)

Imediatamente depois, Alzheimer descreve a progressão do quadro:

[...] O embotamento progrediu. Após quatro anos e meio de doença, ocorre a morte. No estágio final, a paciente apresentava completo estupor e permanecia com as pernas dobradas junto de si, estava incontinente e, apesar de todo o cuidado, havia desenvolvido escaras de decúbito. (Alzheimer, 1907)

Continuando, Alzheimer apresenta a primeira descrição das alterações histopatológicas clássicas da DA:

[...] Dentro de células aparentemente normais, uma ou algumas fibrilas destacam-se nitidamente por sua espessura e impregnação [foi usado o método de prata de Bielschowsky]. Mais à frente, muitas fibrilas paralelas com as mesmas mudanças aparecem. Essas fibrilas agregam-se em feixes densos e eventualmente emergem na superfície da célula. Finalmente, o núcleo e a célula fragmentam-se, e apenas um feixe emaranhado de fibras indica onde antes havia uma célula ganglionar. Como essas fibras podem ser coradas por corantes diferentes dos usados para corar neurofibrilas normais, uma mudança química na substância fibrilar deve ter ocorrido. Essa pode ser a razão para as fibrilas sobreviverem ao desaparecimento da célula [...].

[...] Por todo o córtex, particularmente nas camadas superiores, encontram-se focos miliares ocasionados pela deposição de uma substância peculiar no córtex cerebral, que pode ser reconhecida sem coloração e é bastante resistente à coloração. (Alzheimer, 1907)

No último parágrafo do texto, são identificadas as poucas alterações vasculares observadas, reforçando a ideia de que se trata de uma doença não descrita anteriormente:

> [...] Tudo considerado, obviamente estamos diante de um processo patológico peculiar [...]. Estas observações deveriam fazer com que não nos satisfizéssemos em tentar, com grande esforço, enquadrar um quadro clinicamente obscuro em uma categoria de doença que conhecemos [...]. Eventualmente conseguiremos isolar doenças individuais das grandes categorias de doenças de manuais, e definir essas doenças de modo clinicamente mais claro. (Alzheimer, 1907)

Mas será justa a homenagem prestada ao se batizar com seu nome a forma de demência mais comum e conhecida, sabendo, por exemplo, que Pinel, Esquirol e outros já haviam proporcionado boas descrições clínicas de demência? A importância de Alzheimer recai no fato de ele ter sido o primeiro a descrever alterações histopatológicas específicas (os emaranhados neurofibrilares) uma vez que as placas amiloides já haviam sido descritas por Oskar Fisher, em 1907, e associá-las a tal doença (Leibing, 1998). A paciente, chamada Auguste D., inicia sua doença com exuberantes alterações de comportamento (delírios de ciúme de seu marido) e vai aos poucos sofrendo perdas progressivas de memória, crítica e linguagem, até sua morte (Maurer; Volk; Gerbaldo, 1997). Foi Emil Kraepelin quem decidiu homenagear Alzheimer dando-lhe o nome à doença. Foi também Kraepelin quem resolveu separar a doença de Alzheimer da demência senil, situando-a como uma demência exclusivamente pré-senil (Boller; Forbes, 1998). Aos interessados em uma biografia mais aprofundada de Aloysius Alzheimer, recomenda-se consultar a interessante revisão de Devi e Quitschke (1999).

O exemplo da DA ilustra uma postura muito cara ao desenvolvimento do conceito de demência à época: o interesse pelas correlações da clínica com a patologia. A partir de então, tal postura passa a orientar todo o pensamento médico ocidental, influenciando novas descobertas e patrocinando descrições de várias formas de demência com diferentes substratos histopatológicos.

DEMÊNCIA SENIL *VERSUS* DOENÇA DE ALZHEIMER

Em suas *Conferências em psiquiatria clínica*, Kraepelin confirmava sua visão de que a demência senil representava "uma intensificação da senilidade normal", resultando da precária circulação cerebral e da atrofia cerebral (apud Amaducci; Rocca; Schoenberg, 1986). Ele escreveu:

> O comprometimento extenso da memória, que apenas preserva as impressões de um passado muito distante, completa o quadro daquela mórbida intensificação das mudanças observadas na senilidade normal, que é conhecida como demência senil [...]. A causa mais óbvia de tais distúrbios se encontra nas lesões senis dos vasos sanguíneos, mas não há dúvidas de que, independentemente dessas mudanças, uma grande área de atrofias teciduais corticais pode ser encontrada, em qualquer proporção, na demência senil mórbida.

Alzheimer reconheceu que alguns casos de demência senil podiam se apresentar com demência ou agitação psicomotora, como segue:

> Finalmente, pode-se observar casos de melancolia que, depois de um longo intervalo de saúde mental, recaem em uma segunda crise, na qual o defeito mental logo vem ao primeiro plano, ao que se segue uma demência senil progressiva. Não se pode definir uma fronteira exata entre as melancolias do período involutivo, as quais terminam com restituição, e aquelas que desembocam em uma demência senil [...]. As doenças delirantes da terceira idade propostas por Kraepelin podem ser expressões únicas da degeneração cerebral senil. Tendo como base os exames histológicos, eu devo endossar esta visão de Kraepelin. (apud Amaducci; Rocca, Schoenberg, 1986)

Alzheimer separou clinicamente a demência senil da pré-senil. Ele escreveu:

> A demência pré-senil é diferenciada da frequente demência senil pela debilidade preexistente do intelecto e aparência precoce da debilidade mental senil [...]. (apud Amaducci; Rocca, Schoenberg, 1986)

Kraepelin, por razões políticas (rivalizava com o grupo de Pick em Praga, que contava com várias descobertas nesse campo) e estratégicas (queria demarcar de forma pioneira o domínio de seu grupo no campo das doenças psiquiátricas), confere o nome de "doença de Alzheimer", em 1910, a uma forma pré-senil de demência em particular, descrita por seu discípulo (Kraepelin, 1910).

Até por volta de 1968, a DA era considerada uma forma de demência pré-senil rara, diferentemente da demência senil, muito comum, e, até por isso, eram raríssimos até aquela data os estudos dedicados àquela forma de demência (Beach, 1987). A partir da publicação do trabalho seminal de Blessed, Tomlinson e Roth (1968), tornou-se evidente a correlação entre a gravidade da demência da idade avançada e os achados neuropatológicos característicos de DA. Além disso, foi-se percebendo de maneira gradual que a antiga demência senil e a DA pré-senil partilhavam o mesmo quadro clínico e, como já dito, as mesmas características histopatológicas. Por essa razão, optou-se por aglutinar os dois conceitos em um só, a partir de 1976, com o termo "demência senil do tipo Alzheimer".

A DA migrou, portanto, de um extremo ao outro quando saiu de uma condição em que era considerada doença rara (até quase a década de 1970), para transformar-se em uma epidemia nos dias atuais (Caixeta, 2004, 2007), atraindo para si quase todos os diagnósticos que se encaixam em um quadro degenerativo primário a partir de então. Nas palavras de Hodges (2006), a história da DA lembra a da Cinderela, pois a doença transformou-se de uma condição de pobre órfã negligenciada para radiante princesa. A Tabela 1.1 dá a dimensão dessa mudança ao retratar a evolução do número de publicações sobre DA ao longo de décadas, desde a década de 1960, quando a DA era considerada uma forma de demência pré-senil rara, passando pela década de 1970, quando essa concepção mudou, até a atualidade.

Mais recentemente, a descoberta de formas familiares de início precoce da DA (com a identificação de fatores de risco genéticos) e a ocorrência de lesões na substância branca (mais intensas no grupo de início tardio) reacenderam a discussão sobre uma distinção entre formas de início pre-

Tabela 1.1
CRESCIMENTO DO NÚMERO DE ARTIGOS PUBLICADOS SOBRE A DOENÇA DE ALZHEIMER E INDEXADOS NO PUBMED DE 1960 A 2010

PERÍODO DE PUBLICAÇÃO	NÚMERO DE ARTIGOS PUBLICADOS
Década de 1960	18
Década de 1970	290
Década de 1980	5.720
Década de 1990	18.118
Década de 2000 a 2010	52.045

coce e tardio, sugerindo a possibilidade da existência de mais de um tipo de DA (van Gool; Eikelenboom, 2000).

COMPROMETIMENTO COGNITIVO LEVE, DOENÇA DE ALZHEIMER PRODRÔMICA E DOENÇA DE ALZHEIMER PRÉ-CLÍNICA

Nos últimos 13 anos, surgiu uma série de novos conceitos relacionados à evolução da DA que muito modificaram o enfoque do diagnóstico e do momento terapêutico ideal para o início da intervenção. Na primeira década do século XXI, surgiu o interesse de tornar o diagnóstico da DA mais precoce, com o objetivo principal de antecipar as intervenções terapêuticas a fim de, possivelmente, permitir o retardo na evolução dos sintomas e obter uma melhor qualidade de vida. Diante disso, houve a necessidade de um novo conceito operacional que abarcasse os casos de esquecimento associado ao envelhecimento e representasse o meio-caminho entre o envelhecimento normal e a DA, uma espécie de zona de risco para demência, merecedora de renovados cuidados e medidas para se evitar a propagação para DA. Esse novo conceito foi batizado de comprometimento cognitivo leve (CCL) (Petersen et al., 1999), um diagnóstico de espera, que pode representar tanto o esquecimento benigno da senilidade quanto uma DA ainda sem sintomas definidores da demência. Nesse novo *continuum* "envelhecimento normal-CCL-DA", o conceito de DA se desdobra em uma nova dimensão, a "DA pré-clínica".

Alguns preferem o conceito de DA prodrômica ao de CCL, dada sua maior utilidade clínica (Dubois, 2000).

DOENÇA DE ALZHEIMER – O FUTURO

O conceito de DA continuará evoluindo, uma vez que novas descobertas no campo da neurociência são constantes, sobretudo advindas dos avanços da genética, da neuropatologia, da biologia molecular, da neuroimagem e dos estudos transculturais. Muito desse novo conhecimento resultará em diagnósticos mais precoces antes mesmo da manifestação dos sinais clínicos da doença. Tal situação irá impor desafios éticos, uma vez que se estará diante da possibilidade de um diagnóstico preciso a um sujeito (ainda não doente) com plena consciência das consequências catastróficas de uma doença para a qual ainda não existe cura.

Com o progressivo e inexorável envelhecimento da população, a DA ganhará destaque como a epidemia deste novo milênio (Caixeta, 2007). Os países subdesenvolvidos e em desenvolvimento serão os mais impactados com essa transição, pois não estão preparados para lidar com o problema que sobrecarregará seus já claudicantes sistemas de saúde.

Muitos pontos nebulosos ainda existem e merecerão maior número de investigações, entre eles, a heterogeneidade clínica da DA com seus múltiplos fenótipos clínicos (atrofia cortical posterior, afasia progressiva primária, demência do tipo frontal), os quais desafiam os limites previamente impostos e convidam a um entendimento de que a topografia em que se localizam as lesões histopatológicas determina mais o fenótipo que sua etiologia. Outro aspecto que desafia o conceito puro de DA são as sobreposições, em um mesmo paciente, da fisiopatologia da DA (placas senis e emaranhados neurofibrilares) com outras fisiopatologias, como, por exemplo, de corpúsculos de Lewy, ou seja, pacientes com a chamada variante da DA com corpos de Lewy (Förstl et al., 1993). Além disso, a presença de patologia vascular cerebral, corpos de Lewy ou esclerose hipocampal em combinação com os sinais neuropatológicos da DA de gravidade limitada resultam em uma doença que é, em essência, diferente da DA grave, puramente degenerativa. Os sinais clínicos, a evolução da doença e os correlatos patológicos em pacientes idosos que sofrem de "demência mista do tipo Alzheimer" podem ser diferentes dos apresentados por aqueles com "DA puramente degenerativa", forma encontrada em pacientes mais jovens (van Gool; Eikelenboom, 2000). Alguns autores (Swerdlow, 2007) se aventuram na discussão: "o envelhecimento é parte da doença de Alzheimer, ou a doença de Alzheimer é parte do envelhecimento?".

Vários ensaios farmacológicos estão atualmente em curso com o objetivo de se ampliar o arsenal terapêutico da DA (Mangialasche et al., 2010). Os novos compostos estão em várias fases de aprovação. O futuro deve considerar as principais vias de interesse em inovação de fármacos, bem como a elucidação de novos alvos para os compostos mais promissores. Além de seus efeitos sintomáticos sobre os diferentes componentes da cognição, os fármacos devem ser neuroprotetores e reduzir as lesões documentadas na DA, com o objetivo de avançar para além da hipótese do amiloide (imunização, bloqueadores da cascata beta, inibidores da secretase). No entanto, a prevenção primária da DA continua a ser a meta final e mais importante dos esforços de investigação, uma vez que as características clínicas únicas dessa doença demenciante criam uma série de desafios e dificuldades para o desenvolvimento de fármacos (Fillit, 2008).

REFERÊNCIAS

Alzheimer A. Über eine eigenartige Erkrankung der Hirnrinde. Allgemeine Zeitschrift fur Psychiatrie und psychisch-gerichtliche. Medizin. 1907;64:146-8.

Amaducci LA, Rocca WA, Schoenberg BS. Origin of the distinction between Alzheimer's disease and senile dementia: how history can clarify nosology. Neurology. 1986;36(11):1497-9.

Ballenger JF. Progress in the history of Alzheimer's disease: the importance of context. J Alzheimers Dis. 2006;9(3 suppl):5-13.

Beach TG. The history of Alzheimer's disease: three debates. J Hist Med Allied Sci. 1987;42(3):327-49.

Bendixen B. Vascular dementia: a concept in flux. Curr Opin Neurosurg. 1993;6(1):107-12.

Berchtold NC, Cotman CW. Evolution in the conceptualization of dementia and Alzheimer's disease: Greco-Roman period to the 1960s. Neurobiol Aging. 1998;19(3):173-89.

Berrios GE. The history of mental symptoms: descriptive psychopathology since the nineteenth century. Cambridge: Cambridge University Press; 1996. p. 242-59.

Berrios GE, Porter R. A history of clinical psychiatry: the origin and history of psychiatric disorders. London: Athlone; 1995. p. 34-71.

Blessed G, Tomlinson BE, Roth M. The associative between quantitative measures of dementia and of senile change in the cerebral grey matter of elderly subjects. Br J Psychiatry. 1968;114(512):797-812.

Boller F, Forbes MM. History of dementia and dementia in history: an overview. J Neurol Sci. 1998;158(2):125-33.

Brannon WL. Alois Alzheimer (1864-1915). II. Dementia before and after Alzheimer: a brief history. J S C Med Assoc. 1994;90(9):402-3.

Caixeta L. Demências. São Paulo: Lemos Editorial; 2004.

Caixeta L. Velho mal do novo milênio. Rev Mente Cérebro. 2007;21:46-54.

De Masi D. A emoção e a regra: os grupos criativos na Europa de 1850 a 1950. Rio de Janeiro: José Olympio; 1999.

Devi G, Quitschke W. Alois Alzheimer, neuroscientist (1864-1915). Alzheimer Dis Assoc Disord. 1999;13(3):132-7.

Dubois B. 'Prodromal Alzheimer's disease': a more useful concept than mild cognitive impairment? Curr Opin Neurol. 2000;13(4):367-9.

Fillit H. Drug discovery and the prevention of Alzheimer's disease. Alzheimers Dement. 2008;4(1 Suppl 1):S26-8.

Fischer O. Miliare nekrosen mit drusigen wucherungen der neurofibrillen, eine regelmässige veränderung der hirnrinde bei seniler demenz. Monat Psychiat Neurologie. 1907;22:361-72.

Förstl H, Burns A, Luthert P, Cairns N, Levy R. The Lewy-body variant of Alzheimer's disease. Clinical and pathological findings. Br J Psychiatry. 1993;162:385-92.

Foster NL, Hichenbottom SL. When do strokes cause dementia? Arch Neurol. 1999;56(7):778-9.

Goedert M, Ghetti B. Alois Alzheimer: his life and times. Brain Pathol. 2007;17(1):57-62.

Goedert M, Spillantini MG. A century of Alzheimer's disease. Science. 2006;314(5800):777-81.

Hodges JR. Alzheimer's centennial legacy: origins, landmarks and the current status of knowledge concerning cognitive aspects. Brain. 2006;129(Pt 11):2811-22.

Kraepelin E. Psychiatrie: ein lehrbuch für studierende und ärzte. Leipzig: Barth; 1910. p. 593-632, v. 2

Lage JM. 100 Years of Alzheimer's disease (1906-2006). J Alzheimer's Dis. 2006;9(3 Suppl):15-26.

Leibing A. Doença de Alzheimer: (um)a história. Inform Psiq. 1998;17 supl 1:S4-S9.

Mangialasche F, Solomon A, Winblad B, Mecocci P, Kivipelto M. Alzheimer's disease: clinical trials and drug development. Lancet Neurol. 2010;9(7):702-16.

Maurer K, Volk S, Gerbaldo H. Auguste D and Alzheimer's disease. Lancet. 1997;349(9064):1546-9.

Petersen RC, Smith GE, Waring SC, Ivnik RJ, Tangalos EG, Kokmen E. Mild cognitive impairment. Clinical characterization and outcome. Arch Neurol. 1999;56(3):303-8.

Pitt B. Dementia. London: Churchill Livingstone; 1987. p.1-51.

Shorter E. A history of psychiatry. New York: John Wiley & Sons; 1997.

Swerdlow RH. Is aging part of Alzheimer's disease, or is Alzheimer's disease part of aging. Neurobiol Aging. 2007;28(10):1465-80.

van Gool WA, Eikelenboom P. The two faces of Alzheimer's disease. J Neurol. 2000;247(7):500-5.

NEUROBIOLOGIA DA DOENÇA DE ALZHEIMER E OUTRAS DEMÊNCIAS

VANESSA DE JESUS RODRIGUES DE PAULA
ORESTES V. FORLENZA

A diminuição da habilidade intelectual é a causa mais frequente da perda de qualidade de vida em idosos. Declínios cognitivos que dificultam a velocidade de aprendizagem em um período de tempo relativamente curto não fazem parte do curso normal do envelhecimento. Esse declínio intelectual é caracterizado por doenças cerebrais que envolvem a morte e a destruição de células neuronais, provocando privação de energia, anormalidades metabólicas e desestabilização de neurotransmissores (Kurz; Perneczky, 2009).

As demências são caracterizadas por, no mínimo, dois déficits cognitivos, como o de memória, associados a, pelo menos, outro comprometimento de funções cotidianas do indivíduo (Mattos, 2000).

Além do comprometimento da memória, a demência deve apresentar o desenvolvimento de outra perturbação cognitiva, como afasia (diminuição das funções de linguagem), apraxia (prejuízo na capacidade de executar atividades motoras), agnosia (dificuldade para reconhecer ou identificar objetos) ou uma perturbação do funcionamento executivo (capacidade de pensar de forma abstrata e planejar, iniciar, sequenciar, monitorar e cessar um comportamento complexo). Os déficits cognitivos devem prejudicar o funcionamento ocupacional e/ou social e representar um declínio em relação a um nível anteriormente superior de funcionamento (American Psychiatric Association, 1995). O declínio em geral é de natureza crônica e progressiva. O esquecimento costuma ser o primeiro sintoma, mas pode ser difícil de detectar nos estágios iniciais da doença. Nesses estágios, a memória para eventos recentes apresenta-se mais comprometida do que a memória para eventos remotos (Bottino et al., 1998).

Indivíduos com demência podem desenvolver desorientação espacial e apresentar dificuldade em tarefas espaciais. Isso se deve principalmente às perturbações no funcionamento executivo, sendo comuns diminuição do julgamento e fraco *insight*. Os indivíduos podem apresentar pouca ou nenhuma consciência de suas perdas, fazer falsas avaliações de suas capacidades e elaborar planos que não se mostram condizentes com seus déficits, subestimando os riscos envolvidos em certas atividades (como dirigir). Outras dificuldades cognitivas incluem prejuízo da atenção e concentração. São observadas possíveis perturbações motoras da marcha, levando a quedas, bem como a presença de delírios e alucinações. Os indivíduos com demência podem estar especialmente vulneráveis a estressores físicos, como doença ou cirurgia menor, e psicossociais, como hospitalização, que podem intensificar seus déficits (American Psychiatric Association, 1995).

PRINCIPAIS MECANISMOS PATOGÊNICOS NAS DEMÊNCIAS DEGENERATIVAS

O evento central na patogenia da maioria das demências neurodegenerativas é a agregação anormal de proteínas. Depósitos intracelulares e extracelulares de proteínas representam marcadores histopatológicos associados a neurodegeneração com deterioração cognitiva em idade avançada. Esses processos moleculares também envolvem outros processos moleculares defeituosos na plasticidade neuronal, com respostas regenerativas aberrantes, redução dos níveis de neurotrofinas e aumento da vulnerabilidade neuronal. Não está claro o quanto essas patologias contribuem para a morte neuronal e, por fim, para os sintomas clínicos de doenças como demência de Pick, doença de Alzheimer (DA), demência frontotemporal (DFT) e doença de Parkinson (DP) (Kurz; Perneczky, 2009).

A perda de sinapse ou de proteínas sinápticas tem um papel significativo nos diversos tipos de demência (Terry et al., 1991). O papel das proteínas sinápticas nas demências, sobretudo sua perda progressiva, levou ao aumento do interesse científico pelo estudo de proteínas neuronais, principalmente desde que foi estabelecida uma correlação entre elas e as doenças neurodegenerativas (Davies, 1996).

O diagnóstico de doenças neurodegenerativas deve ser feito em estágios iniciais. O tempo entre os primeiros eventos que levam à neurodegeneração e as primeiras manifestações clínicas pode ser de décadas, permitindo apenas cuidados paliativos. As doenças neurodegenerativas são tradicionalmente definidas como distúrbios com perda seletiva de neurônios e envolvimento distinto de sistemas funcionais como apresentação clínica. Sabe-se, no entanto, que a perda neuronal é um evento atrasado se comparado a alterações sinápticas.

O cérebro tem profunda complexidade funcional e estrutural, como seria de esperar de um órgão que controla o comportamento de atividades fisiológicas do corpo. Há vários neurotransmissores que, por meio de diferentes receptores neuronais, regulam a atividade elétrica em distintas partes do cérebro. Os neurotransmissores incluem o glutamato, a acetilcolina, a serotonina, o ácido γ-aminobutírico e a dopamina.

O avanço no conhecimento de algumas doenças neurodegenerativas só foi possível graças ao entendimento de duas linhas independentes de pesquisa: o estudo da bioquímica das lesões patológicas, que define e identifica a doença por seus componentes moleculares, e o estudo de formas familiais das doenças, identificando genes defeituosos que causam diferentes variantes patológicas.

Doenças neurodegenerativas com inclusões de neurofilamentos e/ou agregados de proteína são classificadas em quatro grupos: tauopatias, α-sinucleinopatias, doença poliglutamínica e doenças com ubiquitina.

O grupo das tauopatias é o mais prevalente, incluindo a DA, os diferentes subtipos de DFT e a doença de Pick; todas essas doenças têm em comum a presença de grandes quantidades de agregados de proteína tau (Robert; Mathuranath, 2007; Hasegawa, 2006). Vários estudos demonstraram que a hiperfosforilação reduz a capacidade da tau de estabilizar os microtúbulos. Isso compromete a dinâmica microtubular, afetando o transporte intraneuronal, o que resulta em efeitos deletérios sobre diversos processos celulares. Todos os defeitos na proteína tau alteram o transporte axonal, fator vital e necessário para a manutenção da homeostase neuronal. A regulação da dinâmica dos microtúbulos (estabilização e desestabilização) é essencial para a preservação da morfologia e da função da célula nervosa, da qual depende a manutenção da viabilidade celular. A hiperfosforilação da tau favorece a formação de agregados, bloqueando o tráfego intracelular de proteínas neurotróficas e outras proteínas funcionais, levado a uma perda ou declínio no transporte axonal ou dendrítico nos neurônios.

O aumento da expressão da tau também causa mudanças na morfologia celular, retarda o crescimento e provoca alterações significativas na distribuição de organelas transportadas por proteínas motoras dependentes de microtúbulos. A hiperfosforilação da tau presente no citosol durante os estágios iniciais de degeneração neurofibrilar induz mudanças conformacionais que precedem sua agregação.

A α-sinucleína é uma proteína abundante no cérebro. Estima-se que 1% de toda a proteína citosólica solúvel no cérebro seja α-sinucleína (Uversky, 2007). O nome "sinucleína" foi dado por Maroteaux; Campanelli e Scheller (1988) para uma proteína neuroespecífica com 143 aminoácidos. A família da sinucleína humana é composta por três membros: α, β e γ-sinucleína. O nome foi escolhido devido à localização da proteína em ambas as *sin*apses e no envoltório *nuclear* (membrana nuclear) (Maroteaux; Campanelli e Scheller, 1988). Trata-se de uma fosfoproteína pré-sináptica muito conservada e abundante, que se apresenta como o principal constituinte dos corpos de Lewy, e consiste em uma substituição entre uma alanina e uma treonina. É encontrada nos terminais nervosos próximos às vesículas sinápticas e está envolvida com a plasticidade das sinapses e a liberação de neurotransmissores (Lücking; Brice, 2000).

A proteína *ubiquitina* consiste na "marcação" de proteínas intracelulares para sua degradação, sendo intermediada por adições sucessivas de ubiquitina à proteína-alvo, criando-se, dessa maneira, uma cadeia de poliubiquitina na proteína que sofrerá degradação. Envolve a participação de três classes de enzimas ubiquitinadoras, denominadas ε1, ε2 e ε3. A cadeia de poliubiquitina e, portanto, a proteína-alvo serão reconhecidas por unidades regulatórias do proteassoma, que é a protease intracelular responsável pela degradação de proteínas que são rotuladas com cadeias de poliubiquitina. Havendo o reconhecimento da cadeia de poliubiquitina por essas unidades do proteassoma, a proteína-alvo será desdobrada, para ser hidrolisada, gerando cadeias polipeptídicas de 3 a 21 aminoácidos. Esses pequenos peptídeos são liberados da câmera proteolítica e hidrolisados por uma série de peptidases intracelulares, resultando em unidades de aminoácidos que podem ser reutilizadas pela célula para a síntese proteica. A cadeia de poliubiquitina é liberada da proteína, e as unidades de ubiquitina são recuperadas também por processo enzimático. Enzimas denominadas desubiquitinadoras estão envolvidas nesse processo (Pickart; Rose, 1985; Zhao; Yang, 2010).

As doenças com *poliglutamina* (poliQ) constituem o grupo mais comum de doenças neurodegenerativas hereditárias, sendo causadas pela expansão de repetições de CAG/poliQ em várias proteínas não homólogas. Atualmente, são conhecidas doenças degenerativas do sistema nervoso associadas à poliQ expandidas, entre as quais a doença de Huntington. As expansões de poliQ nas proteínas associadas a esse tipo de patologia provocam agregação que pode resultar em morte neuronal seletiva (Childs; Valle, 2000). As doenças de poliQ são incuráveis e caracterizadas por perda neuronal seletiva, específica a cada doença, causada pela expansão de um segmento poliQ nas proteínas correspondentes. Seu mecanismo patogênico continua desconhecido. Apesar de ter sido proposto como modelo de patogênese um ganho de função tóxica das proteínas expandidas, recentemente surgiu outro modelo, propondo uma combinação do ganho de função das proteínas mutadas com uma perda de função das proteínas normais. Desse modo, o conhecimento da função normal dessas proteínas, e não só do efeito celular das proteínas poliQ expandidas, pode ser importante para o desenvolvimento de estratégias terapêuticas para essas doenças.

Neste capítulo, serão discutidos os principais mecanismos patogênicos da DA e outras demências associadas.

DOENÇA DE ALZHEIMER

A DA é uma doença neurodegenerativa progressiva, sendo a mais prevalente das demências em estudos clínicos populacionais, com prevalência e incidência de 50 a 75% dos casos (Herrera et al., 2002; Nitrini et al., 2004). Essa manifestação clínica inclui deterioração progressiva de habilidades intelectuais e declínio cognitivo. A maioria dos casos inicia-se após os 65 anos de idade (início tardio), no entanto, alguns podem se manifestar em indivíduos mais jovens (início precoce de DA). Idade e baixa escolaridade são os fatores de risco mais importantes para início tardio (Hestad; Kveberg; Engedal, 2005). Outros fatores de risco relevantes para o início tardio são a presença do alelo ε4 do gene ApoE, história de traumatismo craniano com perda de consciência, descontrole de fatores de risco cardiovascular (hipertensão, diabetes melito, dislipidemia), estilo de vida sedentário e baixa demanda cognitiva ao longo da vida (American Psychiatric Association, 1995). Já a DA de início precoce em geral está associada a mutações genéticas, sendo mais comumente descrita a relacionada ao gene responsável pela proteína precursora do amiloide (APP) no cromossomo 21. Independentemente da idade de aparecimento, os achados neuropatológicos em pacientes com DA são muito semelhantes: presença de placas neuríticas (senis) e emaranhados neurofibrilares (NFTs), junto com perda neuronal, neurites distróficas e gliose em exame histológico *post mortem* (Peskind et al., 2006). Placas neuríticas (ou senis) são lesões extracelulares, cujo principal componente é a proteína amiloide β42 (Aβ42). Os NFTs são lesões intracelulares, em sua maioria compostos por proteína tau hiperfosforilada. Apesar dos resultados de pesquisas controversos, a progressão da síndrome clínica de demência da DA segue o padrão da progressão dessas lesões no cérebro.

A APP é uma proteína transmembrana, sendo uma das mais abundantes no sistema nervoso central. É expressa, também, em tecidos periféricos, no epitélio e nas células sanguíneas (Braak; Braak, 1998). A APP é metabolizada por duas vias distintas: a via α-secretase (ou via não amiloidogênica) e a via β-secretase (ou via amiloidogênica). Na via α-secretase, a APP é clivada pela enzima α-secretase, liberando um fragmento N-terminal solúvel (sAPPα) e um fragmento C-terminal (C83). O último é clivado pela atividade γ-secretase, liberando um fragmento C-terminal de 3KDa (C3). A clivagem da APP por α-secretase ocorre na região que contém o peptídeo Aβ e se opõe à formação deste (Di Luca et al., 2000). Alternativamente, a APP pode ser clivada pela enzima γ-secretase, liberando um fragmento N-terminal (sAPPβ) e um fragmento C-terminal (C99), o qual é clivado pela enzima γ-secretase, rendendo o peptídeo β-amiloide (Aβ).

Existem vários tipos de peptídeos β-amiloide, sendo que aqueles com 40 e 42 aminoácidos (Aβ40 e Aβ42) são os mais abundantes no cérebro (Recuero et al., 2004). Os tipos de Aβ são liberados como monômeros que, progressivamente, se agregam em dímeros, oligômeros, protofibrilas e, por fim, depósito de fibrilas, formando as placas amiloides. Apesar de suas semelhanças, o Aβ42 é o mais propenso a agregação e fibrilização, sendo o mais tóxico peptídeo Aβ e, portanto, fundamental na patogenia da DA (Schmitt, 2006).

Os oligômeros Aβ são considerados a forma mais tóxica do peptídeo β-amiloide (Sanz-Blasco et al., 2008). Eles interagem com neurônios e células gliais, levando a ativação das cascatas pró-inflamatórias, disfunção mitocondrial e aumento de estresse oxidativo (Rhein; Eckert, 2007), insuficiência de vias de sinalização intracelular e plasticidade sináptica, aumento da fosforilação da tau, aumento da atividade da GSK-3β, desregulamentação do metabolismo do cálcio, indução de apoptose neuronal e morte celular (Recuero et al., 2004).

Em condições fisiológicas, a APP é metabolizada preferencialmente pela via não amiloidogênica, e há equilíbrio entre a produção de peptídeo Aβ e o afastamento do cérebro (Vetrivel; Thinakaran, 2006). Atualmente, duas proteínas são consideradas como intimamente envolvidas na depuração de peptídeos Aβ no cérebro: a apolipoproteína E (ApoE) e a enzima degradante da insulina (IDE, *insulin-degrading enzyme*).

O acúmulo Aβ dispara vários eventos deletérios para os neurônios, levando a disfunção mitocondrial e aumento do estresse oxidativo anormal e de resposta inflamatória, diminuição do apoio de neurotróficos, diminuição da neuroplasticidade e neurogênese, hiperfosforilação da proteína tau, apoptose e disfunção do metabolismo do cálcio. Esses eventos ocorrem na forma de *feedback* positivo, ampliando a neurotoxicidade Aβ e, por fim, levando a morte neuronal (Rhein; Eckert, 2007). Mais recentemente, foi reconhecido que não só o acúmulo de Aβ desencadeia tais fenômenos lesivos, mas também as formas oligoméricas e fibrilares do peptídeo Aβ interagem com os neurônios e células gliais, desdobrando-se em uma série de eventos em cascata deletérios.

Outra característica neuropatológica da DA é a presença de lesão intraneuronal, os chamados NFTs (Mazanetz; Fischer, 2007). O principal componente do NFT são filamentos helicoidais emparelhados (PHF) formados pela proteína tau hiperfosforilada. A fosforilação anormal da proteína tau em resíduos de serina/treonina próximo da região de ligação dessa proteína favorece a desagregação da tubulina e a formação de PHF, o que dá origem aos NFTs (Johnson; Stoothoff, 2004). Devido à importância da tau na manutenção da estabilidade e da homeostase neuronal, sua hiperfosforilação leva a uma cascata de eventos neuronais que acaba por causar a morte neuronal.

Apesar das fortes evidências que suportam o papel principal de peptídeos Aβ ou proteínas tau hiperfosforiladas na etiopatogenia da DA, não existe uma única hipótese que abranja de forma exclusiva toda a gama de processos patológicos associados a essa doença. Assim, algumas hipóteses alternativas e complementares têm sido propostas para explicar a fisiopatologia da DA. A maioria delas implica a atividade das proteínas e enzimas em cascatas envolvidas na regulação da APP Aβ e no metabolismo da tau.

A enzima GSK3β é uma enzima-chave na regulação do metabolismo celular; portanto, seu nível de atividade é fundamental na regulação do estado de fosforilação da proteína tau nos neurônios, ou seja, quando se encontra hiperativa, pode ocasionar a hiperfosforilação da proteína tau, situação que constitui um dos marcadores da DA. Estudos recentes têm demonstrado também que a desregulação da atividade da GSK3β está envolvida em vários outros eventos patológicos associados com a DA, como o aumento da produção de peptídeo Aβ, o aumento da apoptose, a redução da neurogênese e a plasticidade sináptica (Wang et al., 2008).

A atividade GSK3β excessiva é o evento inicial na fisiopatologia da DA, provocando uma cascata de eventos sequenciais, culminando no aumento da produção de peptídeos Aβ e hiperfosforilação da tau. Apesar de os mecanismos envolvidos na hipótese GSK3β englobarem, em um sentido mais amplo, tanto as hipóteses do β-amiloide quanto da disfunção do metabolismo da tau, eles carecem de evidências empíricas consistentes para ir além das hipóteses atuais sobre a fisiopatologia da DA.

DOENÇA CEREBROVASCULAR (DEMÊNCIA VASCULAR)

A doença cerebrovascular, ou demência vascular (DV), é caracterizada por um grande número de patologias que têm em comum a origem no sistema vascular do indivíduo.

A DV compreende desde uma variedade de síndromes demenciais secundárias até o comprometimento vascular do sistema nervoso central (SNC). Essa denominação engloba quadros causados por múltiplas lesões tromboembólicas, demência por múltiplos infartos, lesões únicas em locais estratégicos, como tálamo e giro angular esquerdo, estados lacunares, alterações crônicas da circulação cerebral, lesões extensas da substância branca (doença de Binswanger), angiopatia amiloide e quadros decorrentes de acidentes vasculares cerebrais hemorrágicos (hemorragias subdurais, subaracnóideas ou intracerebrais) (Nitrini, 1995; Vega; Faccio, 1995).

O quadro clínico da DV inclui aspectos relacionados à doença cerebrovascular e ao declínio cognitivo. Em geral, a doença apresenta um início mais agudo que o da DA, com um curso de deterioração progressiva e pioras abruptas seguidas de períodos de estabilidade (platôs) (Quadro 2.1). Quando o início é gradual, as mudanças emocionais, de personalidade e queixas somáticas podem anteceder as evidências definitivas de alteração cognitiva. As características clínicas da doença cerebrovascular em geral variam conforme a localização preferencial das lesões. Os infartos lacunares costumam cursar com disartria, disfagia e labilidade emocional, marcha a *petit pas* e bradicinesia.

Os danos às artérias comprometem a circulação sanguínea cerebral. As lesões resultantes podem afetar tanto a substância cinzenta (onde se concentram os neurônios) como a substância branca (rica em prolongamentos desses neurônios e necessária para a comunicação entre as células). As lesões podem ser grandes, visíveis a olho nu em exames como a tomografia computadorizada (TC), ou mais discretas e difusas, provo-

> **Quadro 2.1**
> **FATORES DE RISCO PARA DEMÊNCIA VASCULAR E DOENÇA DE ALZHEIMER**
>
> - Idade
> - Hiperlipidemia
> - Diabetes melito
> - Hipertensão arterial
> - Hipotensão
> - Acidente vascular encefálico recorrente
> - Hiper-homocisteinemia
> - Hiperfibrinogenemia
> - Doenças cardíacas*
>
> *Fibrilação atrial, insuficiência cardíaca congestiva e outras arritmias cardíacas.

cando principalmente perda da camada de gordura das células – a chamada desmielinização ou leucoaraiose. Em geral, os vários tipos de lesão são visíveis na ressonância magnética nuclear do cérebro (RMN) (Battistin; Cagnin, 2010).

Pacientes com lesões vasculares no córtex cerebral apresentam principalmente afasia, apraxia e distúrbios visuoespaciais. Outras características clínicas que sugerem a presença de doença cerebrovascular são a preservação da personalidade até estágios avançados da doença, a manutenção de um grau considerável de julgamento e crítica, a presença de labilidade emocional, comportamento explosivo, ansiedade e depressão grave (Weiner; Gray, 1996).

Para o diagnóstico clínico, é necessário: 1) determinação de demência ou prejuízo cognitivo; 2) presença de lesão vascular cerebral pela história clínica ou técnicas de neuroimagem; e 3) evidência de uma relação entre disfunção cognitiva e lesão vascular (p. ex., relação temporal). Infelizmente, esses critérios não são intercambiáveis e podem resultar em diferenças de até três vezes no número de casos classificados como DV. (Battistin; Cagnin, 2010).

DEMÊNCIA FRONTOTEMPORAL (DOENÇA DE PICK)

Em 1892, Arnold Pick descreveu casos clínicos que cursavam com deterioração cognitiva, afasia progressiva e mudanças de conduta social, sendo essas manifestações associadas com a atrofia dos lobos temporais e frontais (Kertsz et al., 2005). Um século depois, os grupos de pesquisa de Lund, na Suécia, e Manchester, na Inglaterra, publicaram critérios clínicos e neuropatológicos para o diagnóstico da DFT que levam em consideração a presença e a distribuição das células (ou corpúsculos) de Pick (Brun; Gustafson; Passant; 1994).

As DFTs têm recebido bastante atenção nos últimos 10 anos. Considerando-se apenas as doenças primariamente degenerativas, as DFTs figuram entre as formas de demência mais comuns, suplantadas em frequência apenas pela DA e pela demência com corpos de Lewy (DCL) (Förstl et al., 2008). Segundo as manifestações clínicas, o diagnóstico de DFT é geralmente proposto para classificar cerca de 15 a 20% das síndromes demenciais. Segundo critérios anatomopatológicos, estima-se que 3 a 10% dos casos diagnosticados *post mortem* correspondam às DFTs, sendo esse número mais elevado (20%) nos casos de demência degenerativa pré-senil (Weder et al., 2007).

As DFTs podem ser subdivididas em três síndromes clínicas, dependendo da sintomatologia predominante, conforme mostra o Quadro 2.2. As manifestações neuropsíquicas primárias correlacionam-se com a distribuição anatômica das lesões que caracterizam o processo degenerativo (Graff-Radford; Woodruff, 2007); contudo, ao longo da evolução da doença, uma parcela significativa dos pacientes desenvolve síndromes secundárias ou terciárias, havendo sobreposição das apresentações clínicas (Kertesz, 2004).

Nas DFTs, ocorre acometimento dos córtices frontal, pré-frontal e temporal anterior. Seu início é insidioso, geralmente ocorrendo entre 45 e 65 anos de idade, e não há diferença entre sexos. Os sintomas manifestam-se com alterações da personalidade, perda do cuidado pessoal, estreitamento afetivo e rebaixamento da crítica. Os pacientes podem negar ou não demonstrar preocupação com suas deficiências, e apresentam mudanças importantes em suas crenças e comportamentos, culminando com uma mudança ou exacerbação de traços de personalidade. Tais manifestações podem estar presentes anos ou décadas antes do diagnóstico de demência, e tendem a se acentuar à medida que o processo degenerativo evolui. Disfunção na região orbitobasal (ventromedial) do lobo frontal em geral está associada a desinibição, impulsividade, labilidade emocional, estereotipias e comportamento antissocial ou violento. Lesões nas estruturas orbitofrontais alteram o altruísmo, a complacência, a direcionabilidade e a modéstia. Alguns pacientes podem apresentar alterações do comportamento sexual, com desinibição e gestos inadequados, incluindo masturbação em público. Podem ocorrer estereotipias, perseverações, sintomas obsessivo-compulsivos, hiperoralidade e alterações no hábito alimentar. Alterações de linguagem são frequentes, podendo ocorrer ecolalia, discurso estereotipado ou mutismo. A presença de compulsões, manifestações delirantes e euforia faz com que muitos pacientes recebam o diag-

Quadro 2.2
CLASSIFICAÇÃO DAS SÍNDROMES CLÍNICAS NA DEMÊNCIA FRONTOTEMPORAL

SÍNDROMES BASEADAS NAS CARACTERÍSTICAS NEUROPSICOLÓGICAS E NA DISTRIBUIÇÃO ANATÔMICA DAS LESÕES

SÍNDROME	SINTOMAS PRINCIPAIS	SÍTIOS LESIONAIS (PATOLOGIA)
Demência do tipo frontal	Alterações na personalidade e no comportamento	Frontal orbitobasal bilateral
Demência semântica	Afasia fluente anômica com compreensão alterada e perda do significado das palavras	Córtex temporal polar esquerdo (ou bilateral) e inferolateral
Afasia progressiva não fluente	Discurso distorcido, hesitante, não fluente, com compreensão preservada	Região perissilviana esquerda

nóstico de transtornos psiquiátricos, como o transtorno obsessivo-compulsivo e o transtorno bipolar.

A apatia é um sintoma que pode ocorrer em pacientes com alteração no giro do cíngulo anterior e na região medial do lobo frontal. As alterações de comportamento predominam em pacientes com alterações no hemisfério direito, enquanto pacientes com alterações no hemisfério esquerdo apresentam alterações de linguagem mais precoces. As funções executivas e a memória operacional são as habilidades cognitivas mais afetadas na demência frontal. A memória propriamente dita, assim como as capacidades visual e espacial, está normalmente preservada nas fases iniciais da doença. Nesses casos, o desempenho em testes de rastreio cognitivo, como o Miniexame do Estado Mental (MEEM), pode ser normal mesmo em casos de doença manifesta (Boxer; Miller, 2005).

Estudos demonstram associação entre demência semântica e atrofia do lobo temporal esquerdo. Diferentemente dos pacientes com demência frontal, pacientes com demência semântica apresentam uma atrofia mais circunscrita, envolvendo em geral os lobos temporais anteriores, o córtex perirrinal e o giro fusiforme anterior (Knibb; Kipps; Hodges, 2006). Existe também comprometimento do lobo frontal inferior, porém a atrofia temporal está mais relacionada com a perda da função semântica. O comprometimento principal desses pacientes é a quebra na formação de conceitos. A apresentação inicial mais comum nesses casos é anormalidade na linguagem, que inclui a perda do significado das palavras, dislexia e disgrafia. O discurso é fluente e foneticamente correto, sem alterações de sintaxe e prosódia. Entretanto, ocorre o uso de palavras genéricas no lugar de vocábulos específicos, uso de expressões e frases estereotipadas, troca de palavras e prejuízo na compreensão delas. A memória de trabalho, as habilidades visuais e espaciais e a capacidade de resolver problemas não verbais em geral estão intactas. Inicialmente, ocorre prejuízo na produção de palavras, depois na sua compreensão, na compreensão de sons, na compreensão de objetos e, por último, comprometimento do uso dos objetos associados às palavras cujos significados foram perdidos.

Na afasia progressiva não fluente, o paciente apresenta atrofia assimétrica do hemisfério esquerdo. A apresentação clínica caracteriza-se por dificuldade na pronúncia e na fluência verbal e padrão de discurso anormal, muitas vezes evoluindo para mutismo (American Psychiatric Association, 1995). Dificuldades de linguagem incluem agramatismo, parafasias de fonemas, anomia, repetição, apraxia de discurso e agrafia (Boxer; Miller, 2005). Para ser diagnosticado com afasia progressiva não fluente, o paciente deve apresentar alterações de linguagem como única alteração por pelo menos dois anos. No início do quadro, os pacientes mantêm intactas suas funções visuais e espaciais e são capazes de realizar as atividades do dia a dia sem intercorrências (Gladman et al., 2007). As memórias semânticas e episódicas estão preservadas, enquanto as funções executivas e a memória de trabalho podem estar prejudicadas (Boxer; Miller, 2005).

Apesar de a DFT se apresentar clinicamente com sintomas sobretudo do lobo frontal ou do lobo temporal, parecem não existir evidências claras entre alterações histopatológicas e alterações clínicas específicas (Sjögren; Andersen, 2006). O exame do cérebro de um paciente com DFT mostra atrofia simétrica do lobo frontal, temporal, ou de ambos. Em alguns pacientes, existe a assimetria da atrofia, principalmente na região perissilviana. Também podem ocorrer atrofia macroscópica dos gânglios de base e perda da pigmentação da substância negra. O exame do córtex cerebral mostra microvacúolos e perda neuronal. Na maioria dos casos, isso é mais evidente ao redor da camada II do tecido cortical das regiões afetadas. Em casos mais avançados, a perda neuronal e a formação de microvacúolos é transcortical. Perda de mielina na substância branca e gliosi de astrócitos podem ser observadas. Pode ocorrer perda neuronal significativa nos gânglios da base e substância negra.

A detecção de agregados proteicos anormais tanto nos neurônios como na glia é necessária para o diagnóstico neuropatológico. Entretanto, a distribuição e a densidade dos agregados anormais de proteína nem sempre se correlacionam com os achados clínicos. Outros marcadores, como perdas sinápticas e neuronais nas áreas afetadas, podem ter mais correlação com o comprometimento motor e cognitivo (Liscic et al., 2007). A patologia da DFT pode ser dividida em duas variáveis: *tau positiva* ou *tau negativa* (Kertesz et al., 2005).

Nas DFTs, agregados de proteína tau estão presentes em aproximadamente 40% dos casos, em geral em estado hiperfosforilado (Förstl et al., 2008). Portanto, o acúmulo intracelular da proteína tau hiperfosforilada em neurônios ou células gliais é um importante marcador biológico das tauopatias. Outras inclusões intracelulares imunorreativas à tau foram descritas em neurônios e células da glia, correspondendo aos NFTs, aos corpúsculos de Pick e aos acúmulos de ubiquitina.

Os casos de DFT com parkinsonismo ligado ao cromossomo 17 (FTDP-17) são caracterizados pela presença e inclusão de filamentos compostos por proteína tau hiperfosforilada (Ballatore; Lee; Trojanowski, 2007). Até o momento, mais de 30 mutações diferentes do gene que codifica a proteína tau foram descritas em pacientes com DFTP-17 (Hasegawa, 2006). Contudo, a frequência de mutação do gene codificador da proteína tau nos casos de DFT esporádica é baixa. Em pacientes com história familiar da doença, a mutação ocorre em 9,4 a 10,5% dos casos (Sjögren; Andersen, 2006; Weder et al., 2007). Em pacientes sem história familiar da demência, ocorre uma mutação de íntrons e éxons no gene da proteína tau (Taniguchi et al., 2004). Na degeneração lobar frontotemporal (DLFT), 60% dos casos esporádicos apresentam deposição de tau (Sutherland et al., 2007) e presença de inclusões positivas para ubiquitina (Munoz et al., 2007).

Há, todavia, subtipos de DFT independentes da proteína tau. Na demência semântica, são identificadas, basicamente, inclusões intracelulares positivas para ubiquitina e negativas para a proteína tau. Essas inclusões não têm as características morfológicas dos casos familiares de DFT. A maior parte dos pacientes com demência semântica apresenta material intracelular rico em ubiquitina e proteínas associadas a ela. Normalmente, a ubiquitina é um componente do proteassoma necessário para a degradação proteica. Inclusões de ubiquitina foram detectadas em pacientes com DFT, localizadas no núcleo ou no corpo celular dos neurônios, considerando um biomarcador para DFT (Buée et al., 2000). Na afasia progressiva não fluente, uma síndrome hereditária ligada ao cromossomo 17, são descritas inclusões de ubiquitina, α-sinucleína e proteínas associadas aos microtúbulos (Fabre et al., 2004).

DEMÊNCIA COM CORPOS DE LEWY

Demência com corpos de Lewy (DCL), ou doença cortical difusa dos corpos de Lewy, é uma espécie de variação da DA, presente em cerca de um terço das autópsias de pacientes diagnosticados clinicamente com DA. É associada com o desenvolvimento de sintomas parkinsonianos leves. Esses sintomas não respondem bem a medicamentos antiparkinsonianos, e os pacientes normalmente não apresentam tremor, mas rigidez e distúrbios da marcha. Podem ocorrer alucinações, ideação paranoide e perda de consciência. Os pacientes têm comprometimento cognitivo acentuado, com flutuações significativas, episódios de *delirium*, com pesadelos e piora noturna. Com o passar do tempo, ocorre um aumento da confusão, psicose e distúrbios comportamentais (agressividade, vagar, desinibição). O paciente sofre quedas com frequência, associadas a instabilidade postural ou distúrbios transitórios de consciência (Weiner, 1996).

Quando considerada separadamente da DA, a DCL é a segunda causa de demência neurodegenerativa mais prevalente (Papka et al., 1998). Kosaka e colaboradores (1984) observaram que cerca de 15 a 25% dos cérebros autopsiados de pacientes idosos demenciados apresentavam, no tronco cerebral e no córtex, os achados histopatológicos (corpos de Lewy) fundamentais para o diagnóstico de DCL.

Os corpúsculos de Lewy são formados por inclusões intracitoplasmáticas de α-sinucleína e ubiquitina. Em condições normais, a α-sinucleína interage com uma grande variedade de fosfolípides de membrana e participa na regulação da diferenciação celular, na plasticidade sináptica, na sobrevivência celular e na neurotransmissão dopaminérgica (Lücking, Brice, 2000).

Em alguns encéfalos de pacientes com DCL, pode haver a coexistência dos corpos de Lewy com as placas senis e os NFTs, estruturas presentes em abundância na DA e em menor quantidade em encéfalos de pacientes idosos sem demência. Porém, o achado de corpos de Lewy não é exclusivo da DCL. Eles também podem ser observados, ainda que em menor quantidade, no envelhecimento normal do encéfalo e na DA. Na DCL, são observados no encéfalo, ainda, perda regional de neurônios, microvacuolização (mudança espongiforme), perda de sinapses, anormalidades neuroquímicas e déficits de neurotransmissores (McKeith et al., 1996).

O diagnóstico *post mortem* de DCL dependerá da quantidade e da localização dos corpos de Lewy, sendo o tronco encefálico e o córtex cerebral os locais fundamentais para o diagnóstico dessa demência (McKeith et al., 1996).

DEMÊNCIA NA DOENÇA DE PARKINSON

A DP foi descrita por James Parkinson em 1817. Trata-se de uma doença neurodegenerativa que atinge de forma igual homens e mulheres de diferentes etnias e classes sociais. Tem prevalência de 1,8 casos a cada 100 habitantes com idade acima de 65 anos, e até 2,6 casos por 100 habitantes entre 85 e 89 anos (de Rijk et al., 2000). Um estudo epidemiológico no Brasil mostrou prevalência de 3,3% para DP em indivíduos com mais de 60 anos, sem diferença estatística entre homens e mulheres. Esses indivíduos com DP apresentaram mortalidade duas vezes maior do que a população em geral da mesma faixa etária (Barbosa et al., 2006).

O quadro clínico é caracterizado por progressão lenta de alterações neurológicas, como tremor, rigidez (resultado do aumento da musculatura axial), bradicinesia, instabilidade postural e marcha instável, causando quedas frequentes. Podem ocorrer confusão, delírios paranoides, alucinações visuais e distúrbios de memória. As alterações observadas nos testes cognitivos são lentificação do processamento de informações e comprometimento da atenção, da concentração, da memória, das habilidades visuais e espaciais e da abstração. Isolamento social, desinteresse e apatia são outras características comuns. Clinicamente, a ocorrência de demência é frequente na DP, com estimativa variando entre 18 e 60% (Weiner et al., 1996). Apesar de ser identificada como uma doença que causa distúrbio de movimentos, a DP também está associada a um amplo espectro de sintomas que não são motores (Adler, 2005), entre eles distúrbio do sono e sintomas neuropsiquiátricos, autonômicos, gastrintestinais e sensoriais. Muitas dessas manifestações não motoras se apresentam nos estágios iniciais da doença ou precedem o diagnóstico de DP (Braak et al., 2004).

A limitação para o diagnóstico da DP ainda é bastante grande, sendo necessária a utilização de instrumentos para avaliar e quantificar os sintomas motores e não motores, como a Escala Unificada para Doença de Parkinson (UPDRS) e a Escala Hoehn-Yahr (HY). Esta última permite detectar o estágio da doença. Para a quantificação dos sintomas não motores, podem ser utilizados instrumentos-padrão, e o resultado pode ser interpretado considerando-se um ponto de corte corrigido para indivíduos parkinsonianos, como acontece com o inventário de Beck para depressão (Leentjens; Verhey; Vreeling, 2000), ou podem ser utilizadas escalas específicas para DP, como, por exemplo, a avaliação de distúrbio do sono pela Escala de Sono na Doença de Parkinson (Chaudhuri et al., 2002).

As principais manifestações motoras da DP idiopática são rigidez, bradicinesia e tremor, associadas a alterações funcionais dos núcleos da base. Os núcleos da base estão funcionalmente interpostos entre o córtex e o tálamo, onde a informação cortical é recebida pelos núcleos da base a partir do estriado. A informação é processada e transmitida à porção interna do globo pálido (GPi) e à substância negra *pars* reticular (SNr), que são os núcleos de saída dos núcleos da base. A transmissão para os núcleos de saída pode se dar por duas vias: por uma via direta do estriado aos núcleos de saída (via direta) ou pelo globo pálido externo (GPe) e núcleos subtalâmicos (via indireta). A ativação da via direta provoca uma desinibição dos neurônios da região-alvo dos núcleos da base, enquanto a ativação da via indireta leva a uma inibição desses neurônios (Obeso et al., 2000; Rieder et al., 2004).

O estriado, além de receber projeções glutamatérgicas excitatórias corticais, também recebe projeções dopaminérgicas de neurônios localizados na substância negra *pars* compacta (SNc). Esses neurônios dopaminérgicos exercem um efeito excitatório, pela ativação de receptores dopaminérgicos do tipo D1, sobre neurônios estriatais que dão origem à via indireta; e um efeito inibitório, por meio da ativação de receptores dopaminérgicos do tipo D2, que dão origem à via indireta. A perda de neurônios dopaminérgicos na SNc, as inclusões intraneurais de corpos de Lewy e a grave deficiência dopaminérgica no caudado, no putame, no globo pálido, no *nucleus acumbens* e no núcleo subtalâmico são características da DP (Hornykiewicz, 1998).

Subsequentemente à perda de neurônios dopaminérgicos na substância negra, há uma redução de entrada de dopamina no estriado. A degeneração dos neurônios dopaminérgicos na SNc induz uma cascata de alterações que afeta todos os componentes do circuito dos gânglios da base. Os núcleos de saída, GPi e SNr, tornam-se hiperativos. Essa hiperatividade se deve ao aumento da estimulação glutamatérgica que os núcleos de saída recebem dos núcleos subtalâmicos. Assim, há um aumento da atividade GABAérgica dos núcleos de saída, o que provoca uma inibição do tálamo motor e possivelmente uma redução na sinalização talamocortical, sugerindo que as manifestações parkinsonianas são resultado de alterações em diferentes níveis cerebrais e que decorrem da falha dos mecanismos compensatórios em estabilizar os núcleos da base (Obeso et al., 2000).

O achado neuropatológico característico da DP é a presença, na substância negra do mesencéfalo, de corpúsculos de Lewy, que têm como maior componente filamentos que consistem em agregados de proteínas, entre elas a α-sinucleína. Assim, o diagnóstico definitivo da DP só é possível em exames *post mortem*, e se baseia na redução expressiva de neurônios da substância negra, acompanhada de gliose, e corpúsculos de Lewy na substância negra ou no *locus ceruleus*, além de não poder existir nenhuma evidência patológica de outra doença que produza parkinsonismo, como, por exemplo, paralisia supranuclear progressiva (Gelb, 1999). Os corpúsculos de Lewy apresentam uma coagregação de α-sinucleína na substância negra (Ihara et al., 2007).

A α-sinucleína é uma proteína que interage com uma variedade de proteínas, incluindo as envolvidas na regulação das vesículas sinápticas na transmissão de dopamina (Murphy et al., 2000). A dopamina, por sua vez, tem um papel crítico na formação de agregados de α-sinucleína com elevado peso molecular (Kao, 2009). O acúmulo de α-sinucleína pode interferir na solubilidade e na distribuição de α-tubulina, provocando disfunção neuronal. A superexpressão de α-sinucleína compromete o tráfego dependente de microtúbulos (Lee et al., 2006), e sua forma agregada está relacionada à patogênese da DP.

A coagregação de α-sinucleína e α-tubulina parece preceder a degeneração neurítica (Lee et al., 2006). A parkina é uma proteína ligada à ubiquitina ε3 ligase que ubiquitiniza α- e β-tubulina e acelera sua degradação pelo 26s proteassoma. O acúmulo de α-sinucleína interfere com a parkina e com a solubilidade e distribuição de α-tubulina, provocando alterações de citoesqueleto e disfunções neurais. A superexpressão de α-sinucleína reduz a α-tubulina ubiquitinada, e isso poderia provocar o acúmulo de α-tubulina insolúvel. A parkina protege neurônios dopaminérgicos contra toxinas despolimerizantes de microtúbulos por meio da atenuação da ativação de proteinoquinase a microtúbulos (Ren et al., 2009). A despolimerização do microtúbulo desencadeia rápida degradação de tubulina, sendo que a despolimerização de microtúbulos exerce maior toxicidade em neurônios dopaminérgicos do que nos não dopaminérgicos. Os neurônios dopaminérgicos têm longos axônios, que se projetam ao estriado; estima-se que uma alta porcentagem de seu volume celular seja constituída por seu axônio, que possui grande quantidade de microtúbulos (constituídos por polímeros de α- e β-tubulina). O comprometimento do transporte com base em microtúbulos provoca maior acúmulo de vesículas no corpo celular e elevadas concentrações citosólicas de dopamina provindas de vesículas. Isso promove aumento do estresse oxidativo e da morte celular decorrente da oxidação de dopamina (Kao, 2009).

Os fatores neurotróficos, como o fator neurotrófico derivado do cérebro (BDNF), apresentam expressão alterada nesses pacientes, promovendo a sobrevida de neurônios dopaminérgicos e protegendo-os de danos provocados por toxinas (Murer; Yan; Raisman-Vozari, 2001). O BDNF é um inibidor de morte celular mediado por apoptose e de neurodegeneração de neurônios dopaminérgicos induzida por neurotoxina (Jiang; Yan; Feng, 2006).

Indivíduos com DP apresentam expressão reduzida de BDNF na substância negra em relação aos indivíduos-controle e níveis aumentados no líquido cerebrospinal (Salehi; Mashayekhi, 2009). Esse aumento de BDNF no líquido cerebrospinal pode ser causado por aumento da produção nas células gliais, resultante do dano cerebral (Knott et al., 2002). Em condições fisiológicas, os neurônios apresentam o principal papel na síntese do BDNF, enquanto, em situações de dano cerebral, as células da glia produzem BDNF. Acredita-se que essa produção de BDNF pelas células gliais nos pacientes com DP poderia representar uma resposta ativa à neurodegeneração (Salehi; Mashayekhi, 2009).

DOENÇA DE HUNTINGTON

A doença de Huntington é uma doença de natureza hereditária, que se inicia de forma insidiosa entre os 25 e os 40 anos. Os sinais precoces da doença são movimentos coreicos da face, das mãos e dos ombros. Os movimentos são súbitos, sem objetivo e involuntários. Além da coreia, podem-se observar mioclonias, atetose e distonia. Com a progressão da doença, porém, os movimentos involuntários vão se tornando cada vez mais óbvios, e o paciente acaba sucumbindo a uma infinidade de movimentos atáxicos e de contorção, tornando-se incapaz de segurar objetos e sofrendo quedas repetidas. Rigidez, bradicinesia, convulsões, disartria, disfagia e movimentos sacádicos dos olhos são frequentes em fases mais tardias da doença, quando andar, comer e mesmo sentar passam a ser tarefas extremamente difíceis.

Déficits cognitivos são evidentes desde as fases mais precoces da evolução da doença e tendem a progredir lentamente e a se acentuar em uma fase na qual cerca de dois terços dos pacientes já preenchem critérios diagnósticos para demência.

REFERÊNCIAS

Adler CH. Nonmotor complications in Parkinson's disease. Mov Disord. 2005;20 Suppl 11:S23-9.

American Psychiatric Association. Manual diagnóstico e estatístico de transtornos mentais: DSM-IV. 4. ed. Porto Alegre: Artmed; 1995.

Ballatore C, Lee VM, Trojanowski JQ. Tau-mediated neurodegeneration in Alzheimer's disease and related disorders. Nat Rev Neurosci. 2007;8(9):663-72.

Barbosa MT, Caramelli P, Maia DP, Cunningham MC, Guerra HL, Lima-Costa MF, et al. Parkinsonism and Parkinson's disease in the elderly: a community-based survey in Brazil (the Bambuí study). Mov Disord. 2006;21(6):800-8.

Battistin L, Cagnin A. Vascular cognitive disorder. A biological and clinical overview. Neurochem Res. 2010;35(12):1933-8.

Bottino CMC, Louzã Neto MR, Castro CC, Gomes RLE. Doença de Alzheimer, transtorno cognitivo leve e envelhecimento normal: avaliação por medidas de ressonância magnética volumétricas Rev Psiq Clin. 1998;25(2):88-97.

Boxer AL, Miller BL. Clinical features of frontotemporal dementia. Alzheimer Dis Assoc Disord. 2005;19 Suppl 1:S3-6.

Braak H, Braak E. Evolution of neuronal changes in the course of Alzheimer's disease. J Neural Transm. 1998;53:127-40.

Braak H, Ghebremedhin E, Rüb U, Bratzke H, Del Tredici K. Stages in the development of Parkinson's disease-related pathology. Cell Tissue Res. 2004;318(1):121-34.

Brun A, Gustafson L, Passant U. A new kind of degenerative dementia. Localization, rather than type is significant in frontal lobe dementia. Lakartidningen. 1994;91(50):4751-7.

Buée L, Bussière T, Buée-Scherrer V, Delacourte A, Hof PR. Tau protein isoforms, phosphorylation and role in neurodegenerative disorders . Brain Res Brain Res Rev. 2000;33(1): 95-130.

Chaudhuri KR, Pal S, DiMarco A, Whately-Smith C, Bridgman K, Mathew R, et al. The Parkinson's disease sleep scale: a new instrument for assessing sleep and nocturnal disability in Parkinson's disease. J Neurol Neurosurg Psychiatry. 2002;73(6):629-35.

Childs B, Valle D. Genetics, biology and disease. Annu Rev Genomics Hum Genet. 2000;1:1-19.

Davies H. Living with dying: families coping with a child who has a neurodegenerative genetic disorder. Axone. 1996;18(2):38-44.

de Rijk AE, Schreurs KM, Bensing JM. Patient factors related to the presentation of fatigue complaints: results from a women's general health care practice. Women Health. 2000;30(4):121-36.

Di Luca M, Colciaghi F, Pastorino L, Borroni B, Padovani A, Cattabeni F. Platelets as a peripheral district where to study pathogenetic mechanisms of Alzheimer disease: the case of amyloid precursor protein. Eur J Pharmacol. 2000;405(1-3):277-83.

Fabre SF, Skoglund L, Ostojic J, Kilander L, Lindau M, Glaser A, et al. Clinical and molecular aspects of frontotemporal dementia. Neurodegener Dis. 2004;1(4-5):218-24.

Förstl H, Gratz S, Hahn U, Schwarz J, Jarnig M. Dementia with Lewy bodies and reduced dopamine transporter binding indicates significant acetylcholine deficiency. Dtsch Med Wochenschr. 2008;133 Suppl 1:S11-4.

Gelb AW. Mechanisms of brain injury and potential therapies. Acta Anaesthesiol Belg. 1999;50(4):193-7.

Gladman JR. Jones RG, Radford K, Walker E, Rothera I. Person-centred dementia services are feasible, but can they be sustained? Age Ageing. 2007;36(2):171-6.

Graff-Radford NR, Woodruff BK. Frontotemporal dementia. Semin Neurol. 2007;27(1):48-57.

Hasegawa M. Biochemistry and molecular biology of tauopathies. Neuropathology. 2006;26(5):484-90.

Herrera E Jr, Caramelli P, Silveira AS, Nitrini R. Epidemiologic survey of dementia in a community-dwelling Brazilian population. Alzheimer Dis Assoc Disord. 2002;16(2):103-8.

Hestad K, Kveberg B, Engedal K. Low blood pressure is a better predictor of cognitive deficits than the apoliporotein e4 allele in the oldest old. Acta Neurol Scand. 2005;111(5):323-8.

Hornykiewicz O. Biochemical aspects of Parkinson's disease. Neurology. 1998;51(2 Suppl 2):S2-9.

Ihara M, Yamasaki N, Hagiwara A, Tanigaki A, Kitano A, Hikawa R, et al. Sept4, a component of presynaptic scaffold and Lewy bodies, is required for the suppression of alpha-synuclein neurotoxicity. Neuron. 2007;53(4):519-33.

Jiang Q, Yan Z, Feng J. Neurotrophic factors stabilize microtubules and protect against rotenone toxicity on dopaminergic neurons. J Biol Chem. 2006;281(39):29391-400.

Johnson GV, Stoothoff WH. Tau phosphorylation in neuronal cell function and dysfunction. J Cell Sci. 2004;117(Pt 24):5721-9.

Kao SY. Regulation of DNA repair by parkin. Biochem Biophys Res Commun. 2009;382(2):321-5.

Kertesz A. Frontotemporal dementia/Pick's disease. Arch Neurol. 2004;61(6):969-71.

Kertesz A, McMonagle P, Blair M, Davidson W, Munoz DG. The evolution and pathology of frontotemporal dementia. Brain. 2005;128(Pt 9):1996-2005.

Knibb JA, Kipps CM, Hodges JR. Frontotemporal dementia. Curr Opin Neurol. 2006;19(6):565-71.

Knott C, Stern G, Kingsbury A, Welcher AA, Wilkin GP. Elevated glial brain-derived neurotrophic factor in Parkinson's diseased nigra. Parkinsonism Relat Disord. 2002;8(5):329-41.

Kosaka K, Yoshimura M, Ikeda K, Budka H. Diffuse type of Lewy body disease: progressive dementia with abundant cortical Lewy bodies and senile changes of varying degree-a new disease? Clin Neuropathol. 1984;3(5):185-92.

Kurz A, Perneczky R. Neurobiology of cognitive disorders. Curr Opin Psychiatry. 2009;22(6):546-51.

Lee HJ, Khoshaghideh F, Lee S, Lee SJ. Impairment of microtubule-dependent trafficking by overexpression of alpha-synuclein. Eur J Neurosci. 2006;24(11):3153-62.

Leentjens AF, Verhey FR, Vreeling FW. Successful treatment of depression in a Parkinson disease patient with bupropion. Ned Tijdschr Geneeskd. 2000;144(45):2157-9.

Liscic RM, Storandt M, Cairns NJ, Morris JC. Clinical and psychometric distinction of frontotemporal and Alzheimer dementias. Arch Neurol. 2007;64(4):535-40.

Lücking CB, Brice A. Alpha-synuclein and Parkinson's disease. Cell Mol Life Sci. 2000;57(13-14):1894-908.

Maroteaux L, Campanelli JT, Scheller RH. Synuclein: a neuron-specific protein localized to the nucleus and presynaptic nerve terminal. J Neurosci. 1988;8(8):2804-15.

Mattos P. Demências e outros distúrbios relacionados. In: Bueno JR, Nardi AE, organizadores. Diagnóstico e tratamento em psiquiatria. Rio de Janeiro: MEDSI; 2000. p. 219-60.

Mazanetz MP, Fischer PM. Untangling tau hyperphosphorylation in drug design for neurodegenerative diseases. Nat Rev Drug Discov. 2007;6(6):464-79.

McKeith IG, Galasko D, Kosaka K, Perry EK, Dickson DW, Hansen LA, Salmon DP, et al. Consensus guidelines for the clinical and pathologic diagnosis of dementia with Lewy bodies (DLB): report of the consortium on DLB international workshop. Neurology. 1996;47(5):1113-24.

Munoz DG, Ros R, Fatas M, Bermejo F, de Yebenes JG. Progressive nonfluent aphasia associated with a new mutation V363I in Tau gene. Am J Alzheimers Dis Other Demen. 2007;22(4):294-9.

Murer MG, Yan Q, Raisman-Vozari R. Brain-derived neurotrophic factor in the control human brain, and in Alzheimer's disease and Parkinson's disease. Prog Neurobiol. 2001;63(1):71-124.

Murphy DD, Rueter SM, Trojanowski JQ, Lee VM. Synucleins are developmentally expressed, and alpha-synuclein regulates the size of the presynaptic vesicular pool in primary hippocampal neurons. J Neurosci. 2000;20(9):3214-20.

Nitrini R. Demências vasculares. In: Almeida OP, Nitrini R, editores. Demência. São Paulo: Fundo Editorial Byk; 1995. p. 106-12.

Nitrini R, Caramelli P, Herrera E Jr, Bahia VS, Caixeta LF, Radanovic M, et al. Incidence of dementia in a community-dwelling Brazilian population. Alzheimer Dis Assoc Disord. 2004;18(4):241-6.

Obeso JA, Rodriguez-Oroz MC, Rodriguez M, Macias R, Alvarez L, Guridi J, et al. Pathophysiologic basis of surgery for Parkinson's disease. Neurology. 2000;55(12 Suppl 6):S7-12.

Papka M, Rubio A, Schiffer RB, Cox C. Lewy body disease: can we diagnose it? J Neuropsychiatry Clin Neurosci. 1998;10(4):405-12.

Peskind ER, Ge L, Shofer J, Quinn JF, Kaye JA. Time will be of the essence in treating Alzheimer disease. JAMA. 2006;296(3):327-9.

Pickart CM, Rose IA. Functional heterogeneity of ubiquitin carrier proteins. J Biol Chem. 1985;260(3):1573-81.

Recuero M, Serrano E, Bullido MJ, Valdivieso F. Abeta production as consequence of cellular death of a human neuroblastoma overexpressing APP. FEBS Lett. 2004;570(1-3):114-8.

Ren Y, Jiang H, Yang F, Nakaso K, Feng J. Parkin protects dopaminergic neurons against microtubule-depolymerizing toxins by attenuating microtubule-associated protein kinase activation. J Biol Chem. 2009;284(6):4009-17.

Rhein V, Eckert A. Effects of Alzheimer's amyloid-beta and tau protein on mitochondrial function: role of glucose metabolism and insulin signalling. Arch Physiol Biochem. 2007;113(3):131-41.

Rieder CR, dos Santos Souza MP, de Freitas RM, Fricke D. Superficial siderosis of the central nervous system associated with parkinsonism. Parkinsonism Relat Disord. 2004;10(7):443-5.

Robert M, Mathuranath PS. Tau and tauopathies. Neurol India. 2007;55(1):11-6.

Salehi Z, Mashayekhi F. Brain-derived neurotrophic factor concentrations in the cerebrospinal fluid of patients with Parkinson's disease. J Clin Neurosci. 2009;16(1):90-3.

Sanz-Blasco S, Valero RA, Rodríguez-Crespo I, Villalobos C, Núñez L. Mitochondrial Ca2+ overload underlies Abeta oligomers neurotoxicity providing an unexpected mechanism of neuroprotection by NSAIDs. PLoS ONE. 2008;23(7):2718.

Schmitt HP. Protein ubiquitination, degradation and the proteasome in neuro-degenerative disorders: No clear evidence for a significant pathogenetic role of proteasome failure in Alzheimer disease and related disorders. Med Hypotheses. 2006;67(2):311-7.

Sjögren M, Andersen C. Frontotemporal dementia-a brief review. Mech Ageing Dev. 2006;127(2):180-7.

Sutherland GT, Nowak G, Halliday GM, Kril JJ. Tau isoform expression in frontotemporal dementia without Tau deposition. J Clin Neurosci. 2007;14(12):1182-5.

Taniguchi S, McDonagh AM, Pickering-Brown SM, Umeda Y, Iwatsubo T, Hasegawa M, et al. The neuropathology of frontotemporal lobar degeneration with respect to the cytological and biochemical characteristics of Tau protein. Neuropathol Appl Neurobiol. 2004;30(1):1-18.

Terry RD, Masliah E, Salmon DP, Butters N, DeTeresa R, Hill R, et al. Physical basis of cognitive alterations in Alzheimer's disease: synapse loss is the major correlate of cognitive impairment. Ann Neurol. 1991;30(4):572-80.

Uversky VN. Neuropathology, biochemistry and biophysics of alpha-synuclein aggregation. J Neurochem. 2007;103(1):17-37.

Vega MG, Faccio EJ. Enfermedad de Binswanger: evolucion de las ideas y propuesta d eun tripode diagnóstico. Arq Neuropsiquiatr. 1995;53(3A):518-25.

Vetrivel KS, Thinakaran G. Amyloidogenic processing of â-amyloid precursor protein in intracellular compartments. Neurology. 2006;66(2 Suppl 1):S69-S73.

Wang Y, Zhang JX, Du XX, Zhao L, Tian Q, Zhu LQ, et al. Temporal correlation of the memory deficit with Alzheimer-like lesions induced by activation of glycogen synthase kinase-3. J Neurochem. 2008;106(6):2364-74.

Weder ND, Aziz R, Wilkins K, Tampi RR. Frontotemporal dementias: a review. Ann Gen Psychiatry. 2007;6:15.

Weiner MF, Gray KF. Differential diagnosis. In: Weiner MF, editor. Dementias: diagnosis, management and research. 2nd ed. Washington: American Psychiatric; 1996. p. 101-38.

Weiner WJ, Singer C, Shulman LM. Parkinsonism and parkinson's disease. N Engl J Med. 1996;334(24):1611.

Zhao X, Yang J. Amyloid-â peptide is a substrate of the human 20S proteasome. ACS Chem Neurosci. 2010;1(10):655-60.

LEITURAS RECOMENDADAS

Bardinet E, Dormont D, Malandain G, Bhattacharjee M, Pidoux B, Saleh C, et al. Retrospective cross-evaluation of an histological and deformable 3D atlas of the basal ganglia on series of Parkinsonian patients treated by deep brain stimulation. Med Image Comput Comput Assist Interv. 2005;8(Pt 2):385-93.

Crystal HA, Dickson DW, Sliwinski MJ, Lipton RB, Grober E, Marks-Nelson H, et al. Pathological markers associated with normal aging and dementia in the elderly. Ann Neurol. 1993;34(4):566-73.

Hershko A, Heller H, Elias S, Ciechanover A. Components of ubiquitin-protein ligase system. J Biol Chem. 1983;258(13):8206-14.

Kunjathoor VV, Tseng AA, Medeiros LA, Khan T, Moore KJ. â-Amyloid promotes accumulation of lipid peroxides by inhibiting CD36-mediated clearance of oxidized lipoproteins. J Neuroinflammation. 2004;16(1):23.

Winkler AS, Reuter I, Harwood G, Chaudhuri KR. The frequency and significance of 'striatal toe' in parkinsonism. Parkinsonism Relat Disord. 2002;9(2):97-101.

CAPÍTULO 3

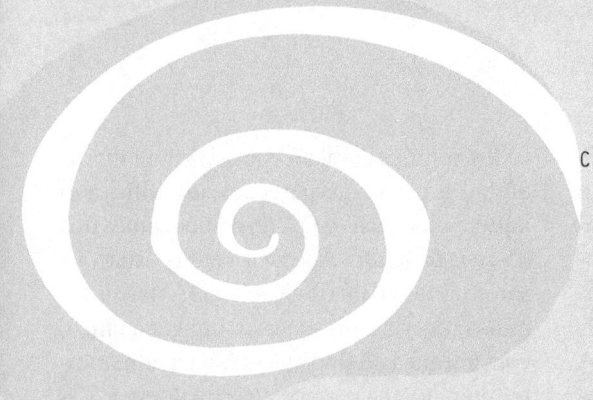

BASES GENÉTICAS DA DOENÇA DE ALZHEIMER

QUIRINO CORDEIRO
HOMERO PINTO VALLADA FILHO

Demência é um quadro neuropsiquiátrico que pode resultar de diferentes doenças. Assim, este capítulo tratará do componente genético envolvido no quadro demencial decorrente da doença de Alzheimer (DA). Ademais, também serão discutidos aspectos relacionados à aplicação dos conhecimentos atuais na área da genética, com o objetivo de auxiliar no tratamento medicamentoso dos pacientes com DA. É bem sabido que a diferença interindividual na reposta terapêutica ao uso de medicações psicotrópicas é um problema importante na prática clínica do tratamento de pacientes com demência. Esforços para identificar fatores clínicos preditores de resposta às medicações colinomiméticas não têm obtido resultados satisfatórios. Algumas variáveis biológicas também passaram a ser investigadas como fatores preditores de resposta ao tratamento, porém, apesar de inicialmente promissores, tais marcadores não têm demonstrado consistência para ser empregados na prática clínica. Diante disso, a farmacogenética vem buscando qualificar os fatores genéticos como preditores de resposta terapêutica, bem como quantificá-los quanto à proporção do efeito que exercem. Desse modo, este capítulo também apresentará e discutirá os principais resultados de trabalhos na área de farmacogenética do tratamento de demência com substâncias colinomiméticas, além de trazer à tona a discussão de aspectos relacionados ao aconselhamento genético nos casos de DA.

■ GENÉTICA DA DOENÇA DE ALZHEIMER

A DA é um transtorno neurodegenerativo, que apresenta prevalência ao longo da vida de cerca de 10%. Pesquisas realizadas até o momento demonstram que existe a participação do componente genético em seu aparecimento. As primeiras evidências vêm dos estudos genético-epidemiológicos. Os estudos em famílias demonstram um risco para desenvolver DA quatro vezes maior em parentes de pacientes quando comparados com parentes de indivíduos da população em geral (Heston et al., 1981; Larsson;

Sjögren; Jacobson, 1963). Estudos com gêmeos têm demonstrado um risco aumentado em cerca de cinco vezes para gêmeos monozigóticos (que compartilham praticamente 100% da carga genética) quando comparados com gêmeos dizigóticos (que compartilham cerca de 50% da carga genética). A concordância para DA em gêmeos monozigóticos é em torno de 50% (Bergem; Engedal; Kringlen, 1997; van Broeckhoven, 1996). Calcula-se que o componente genético (herdabilidade) da DA corresponda a cerca de 50% do total de fatores responsáveis pelo desenvolvimento da doença, levando-se em consideração na análise todos os tipos de casos de DA.

A DA é um transtorno neuropsiquiátrico bastante heterogêneo em sua manifestação clínica. No entanto, um dos aspectos mais importantes dessa heterogeneidade para os estudos genéticos é a idade de aparecimento dos sintomas. Os pacientes são subdivididos em dois grandes grupos: os de início precoce, ou seja, com o aparecimento do quadro clínico antes dos 65 anos, e os de início tardio, com início após os 65 anos de idade. A importância dessa divisão vem do fato de a idade de início dos sintomas apresentar uma grande correlação entre os membros afetados de uma mesma família (Bird; Nemens; Kukull, 1993; Farrer et al., 1989; Farrer et al., 1990; Silverman et al., 1994), ou seja, há uma agregação de determinado tipo de caso nas diferentes famílias, mostrando que deve haver uma base genética distinta.

Genética da doença de Alzheimer de início precoce

A partir da segunda metade dos anos 1980, com o advento da biologia molecular, passou-se a investigar os possíveis genes envolvidos na etiologia da DA. Uma das estratégias adotadas foi a de utilizar para esses estudos grandes famílias, com vários membros afetados nas várias gerações, identificando aqueles nos quais a DA teve início antes dos 65 anos de idade. Apesar de essas situações serem raras, a distribuição da DA nessas famílias sugeria a presença de um gene único, com herança do tipo autossômica dominante (mendeliana) como causa da doença. Esses casos de DA de início precoce, com padrão de herança genética autossômica dominante, representam de 8 a 10% do total dos casos de pacientes com DA.

Gene da proteína precursora do amiloide

O β-amiloide, fragmento proteico encontrado nos depósitos das placas senis dos cérebros de pacientes com DA, é originado de uma proteína maior, denominada "proteína precursora do amiloide" (PPA). O gene que codifica a PPA se localiza no cromossomo 21, já tendo sido identificadas seis mutações associadas à DA. Tais mutações correspondem a menos de 0,5% do total de casos de DA (Heston et al., 1981; Levy; Carman; Fernandez-Madrid, 1990; Onda; Kasuya; Yoneyama, 2001).

Gene da pré-senilina 1

Em um estudo sistemático ao longo de todos os cromossomos, identificou-se, em 1992, outro gene em famílias com vários membros afetados pela DA, os quais não apresentavam as recém-descobertas mutações no gene da PPA. Esse novo gene localizava-se no cromossomo 14 e dava origem a uma proteína formada por 467 aminoácidos, recebendo o nome de pré-senilina 1 (PS1). Já foram identificadas mais de 45 mutações na PS1 associadas à DA. Acredita-se que esse gene seja responsável por cerca de 50% das DAs de herança autossômica dominante, ou seja, dos casos de início precoce ou pré-senis, correspondendo, assim, a aproximadamente 4% de todos os casos de pacientes com DA.

Gene da pré-senilina 2

Na sequência, outro gene associado aos casos de DA de início precoce foi identificado. Localizava-se no cromossomo 1 e foi denominado "gene codificador da pré-senilina 2" (PS2). O produto desse gene é uma proteína com sequência de aminoácidos 67% igual à da PS2. Duas mutações nesse gene foram relacionadas à DA de início precoce. Estima-se que esse gene seja responsável por um número bastante pequeno dos casos de DA (menos de 0,5%) (Levy-Lahad et al., 1995; Rogaev et al., 1995; Sandbrink et al., 1996).

Genética da doença de Alzheimer de início tardio

Na maioria das vezes, em torno de 90% dos casos, a DA tem início após os 65 anos de idade. Nesses casos, o padrão de herança genética é complexo, ou seja, não há um único gene que determina o aparecimento do quadro. Provavelmente, há a participação de vários genes, que interagem com fatores ambientais e possivelmente também entre si. Um desses genes que funciona como fator de risco para o desenvolvimento da doença já foi descoberto: o gene da apolipoproteína E (ApoE).

Gene da ApoE

Um estudo com famílias de pacientes com DA do tipo tardio mostrou a presença de uma região no cromossomo 19 associada à DA (Perick-Vance et al., 1991). Mais tarde, identificou-se nessa região o gene codificador da ApoE, uma proteína associada a lipoproteínas plasmáticas que participa na modulação do metabolismo e na excreção do colesterol e de outras lipoproteínas de baixa densidade (LDL e VLDL). Esse gene apresenta três variantes (alelos) mais comuns, chamadas ε2, ε3 e ε4, que darão origem a moléculas de proteína diferentes entre si apenas pela permuta de dois aminoácidos nas posições 112 e 158 (Corder et al., 1993; Strittmatter et al., 1993) (Tabela 3.1).

Tabela 3.1
FREQUÊNCIA DOS ALELOS DA ApoE ENCONTRADOS NA POPULAÇÃO EM GERAL E EM PACIENTES COM DOENÇA DE ALZHEIMER

ALELO	CÓDON 112	CÓDON 158	POPULAÇÃO EM GERAL	PACIENTES COM DA
E2	cisteína	cisteína	7%	4%
E3	cisteína	arginina	78%	56%
E4	arginina	arginina	14%	40%

Fonte: Corder e colaboradores (1993).

Vários estudos têm demonstrado que a presença do alelo ε4 aumenta o risco de desenvolvimento da DA. A presença do alelo ε4 parece estar associada a manifestações mais precoces da doença em pacientes que também apresentam as mutações já descritas relacionadas à DA de início pré-senil. Há evidências também de que o alelo ε2 seria um alelo de proteção contra a DA, ou seja, o portador desse alelo teria menos chance de apresentar a doença.

Estudos em populações (etnias) têm demonstrado associação entre o alelo ε4 do gene da ApoE e o aumento da suscetibilidade para o desenvolvimento da DA, inclusive em populações brasileiras (Andrade et al., 2000; Souza et al., 2003). Vale ressaltar, no entanto, que os alelos da ApoE funcionam como fator de risco para a DA, ou seja, o fato de um indivíduo ser portador desse alelo não significa que ele obrigatoriamente terá a doença, apenas que ele tem uma chance maior de desenvolvê-la. Em contrapartida, um indivíduo pode ter DA mesmo sem ser portador do alelo ε4.

Em adultos assintomáticos, estudos sugerem que indivíduos portadores dos dois alelos ε4 do gene da ApoE (E4/E4) têm um risco ao longo da vida de 30% para o desenvolvimento da DA (Breitner, 1996). Um refinamento desses dados revela que mulheres portadoras do genótipo homozigoto ε4/ε4 (carregam os dois alelos) têm 45% de chance de apresentar DA aos 73 anos de idade, e homens, 25%. Indivíduos que carregam apenas um alelo ε4 apresentam pico de incidência para DA aos 87 anos de idade, enquanto indivíduos que não carregam o alelo ε4, aos 95 anos (Breitner et al., 1999). Seshadri e colaboradores (1995; 1997) também confirmam o aumento do risco em portadores do alelo ε4, risco esse que é cumulativo, ou seja, aumenta conforme o número de alelos ε4 presentes, e que mulheres são mais vulneráveis à presença desse alelo (Tabela 3.2).

Estudos com outros genes

Outros genes têm sido estudados como fatores de risco para o desenvolvimento de DA de início tardio, como, por exemplo, o gene da α2 macroglobulina no cromossomo 12 (Blacker et al., 1998; Dodel et al., 2000) e

Tabela 3.2
RISCO DE DOENÇA DE ALZHEIMER AO LONGO DA VIDA DE ACORDO COM O NÚMERO DE ALELOS ε4 DO GENE DA ApoE E GÊNERO

	MASCULINO (%)	FEMININO (%)
ε4 *status* desconhecido (população em geral)	6,3	12
Ausência de ε4	4,6	9,3
ε4 heterozigoto (um alelo)	12	23
ε4 homozigoto (dois alelos)	35	53

os genes do GST01 e GST02 no cromossomo 10 (Li et al., 2003). Porém, até o momento, se aguardam comprovações desses outros genes como fatores de risco para a DA.

■ FARMACOGENÉTICA DOS COLINOMIMÉTICOS

A diferença interindividual na resposta terapêutica ao uso de medicações psicotrópicas é um problema importante no tratamento dos quadros de demência. Esforços para identificar fatores clínicos preditores de resposta às medicações utilizadas no tratamento dessas afecções clínicas não têm obtido resultados satisfatórios. Algumas variáveis biológicas também passaram a ser investigadas como fatores preditores de resposta, tais como níveis séricos e no líquido cerebrospinal de metabólitos de neurotransmissores, neuro-hormônios e medidas de volume cerebral por meio de técnicas de neuroimagem. Apesar de inicialmente promissores, tais marcadores biológicos não têm mostrado consistência para ser empregados na prática clínica.

Diante disso, a farmacogenética, disciplina que objetiva correlacionar a resposta terapêutica medicamentosa dos pacientes com seu componente genético, vem tentando qualificar diferentes fatores genéticos como possíveis preditores de resposta terapêutica, bem como qualificá-los quanto à proporção do efeito que exercem. Com isso, vislumbra-se para o futuro uma prática médica que possa incluir o conhecimento do genoma humano, tornando a terapêutica medicamentosa individualizada, de modo que o efeito benéfico de uma substância, bem como seu efeito colateral, possa ser previsível, diminuindo a chance de exposição do paciente a tratamentos ineficazes e a efeitos colaterais potencialmente graves ou mesmo fatais. No contexto econômico, para doenças de ampla abrangência na população – como é o caso dos quadros de demência –, a farmacogenética representa uma nova perspectiva para combater os elevados custos associados à saúde devido a problemas relacionados ao tratamento. A farmacogenética pode vir a desempenhar também um papel bastante importante no auxílio da compreensão dos fenótipos comportamentais, por meio do estudo da modificação no comportamento provocada por psicofármacos, possibilitando melhor entendimento sobre as redes de sinalização intracelular e sua interação com receptores de membrana e com fatores relacionados à transcrição gênica.

A seguir, serão apresentados os resultados dos principais estudos conduzidos com o uso de colinomiméticos no tratamento de pacientes com quadros de demência.

Estudos recentes indicam que a resposta terapêutica na DA depende dos genes associados à patogênese da doença e/ou a genes responsáveis pela metabolização dos fármacos. Variantes de enzimas do CYP450, em especial do CYP2D6, cujas formas variantes metabolizadoras lentas e ultrarrápidas se associam a uma pior resposta aos inibidores colinesterásicos, bem como homozigotos para a ApoE4, apresentam piores respostas ao tratamento (Cacabelos, 2007). Resultados interessantes também têm sido observados no estudo de efeitos colaterais no tratamento da DA. As glutationa-S-transferases (GSTs) são enzimas parcialmente responsáveis pelo metabolismo da tacrina e apresentam duas isoenzimas (M1 e T1). Simon e colaboradores (2000) conduziram um estudo com 141 pacientes com DA em uso de tacrina, encontrando associação entre a combinação de alelos das duas isoenzimas GST e hepatotoxicidade. Do total de pacientes, 18 não apresentavam atividade enzimática de nenhuma das isoenzimas das GST, sendo que 13 deles apresentaram elevação da enzima hepática alanina metiltransferase (ALT) três vezes maior do que o normal na vigência do uso de tacrina, mostrando o grau de toxicidade hepática.

ACONSELHAMENTO GENÉTICO

Aconselhamento genético é o processo pelo qual pacientes e familiares em situação de risco para o desenvolvimento de determinada doença contendo um componente genético são informados das consequências dessa doença, da probabilidade de a desenvolverem ou de a transmitirem e dos meios pelos quais ela pode ser evitada ou minimizada (quando possível). Um princípio bastante importante no aconselhamento genético é que ele seja não diretivo, ajudando os indivíduos e suas famílias a tomarem suas próprias decisões. Qualquer profissional que se disponha a trabalhar nessa área deve observar os seguintes aspectos:

- Tentar identificar quais são as principais questões apresentadas pelo cliente com o objetivo de ajudá-lo da melhor maneira possível.
- Certificar-se de que o diagnóstico do paciente e/ou de seus familiares foi realizado de maneira adequada. Analisar de maneira acurada os indivíduos nas várias gerações da família para tentar estabelecer o tipo de herança genética presente no caso em questão.
- Comunicar as informações de maneira não diretiva e de modo apropriado aos conhecimentos do paciente.

Assim, já que a DA apresenta um componente genético em seu aparecimento e há genes identificados como participantes na etiopatogenia de tal quadro clínico, como as informações disponíveis até o presente momento podem ser utilizadas para o diagnóstico da DA e a predição de seu aparecimento em indivíduos ainda assintomáticos?

Como já descrito, o componente genético da etiopatogenia da DA é heterogêneo; assim, o aconselhamento genético para pessoas com esses quadros clínicos, bem como para seus familiares, deve ser baseado nas características de transmissão naquela determinada família, ou seja, deve ser individualizado. O padrão de herança genética pode ser basicamente de caráter autossômico dominante, no qual há apenas um gene responsável pela demência, ou de caráter poligênico (vários genes envolvidos) e multifatorial (ação conjunta entre genes e fatores ambientais na determinação do aparecimento da doença).

Desse modo, o aconselhamento genético na DA pode ser realizado para auxiliar no diagnóstico de alguns pacientes, bem como para predizer o aparecimento da doença em indivíduos assintomáticos. Tal aconselhamento pode ocorrer nos casos de DA de herança autossômica dominante para os quais as mutações genéticas já são conhecidas. Para os demais tipos de DA de herança autossômica dominante, para os quais as mutações ainda não foram determinadas, bem como para os casos de demência de herança do tipo complexa (como acontece na maioria dos casos de DA), o aconselhamento genético não pode predizer o aparecimento do quadro clínico nem pode auxiliar no diagnóstico de um indivíduo sintomático.

Diante da possibilidade de se utilizar os conhecimentos genéticos para auxiliar no diagnóstico e na predição do aparecimento de alguns quadros de DA, questões éticas e legais surgem, e, por certo, necessitarão de um posicionamento por parte da sociedade. Há que se salvaguardar a privacidade e proteger contra a discriminação qualquer indivíduo que se submeta a um exame genético nessas circunstâncias. Pacientes que estão iniciando um quadro demencial, por exemplo, podem não estar em condições de firmar um consentimento para a realização de um teste genético, tampouco estar em condições de compreender seus resultados. Nesse caso, quem deve se responsabilizar pela realização do teste? Um familiar? É importante lembrar que as informações provenientes de um exame desses podem ser utilizadas por um familiar contra os interesses do paciente. Nessa situação, como fica a privacidade do paciente? Outra questão importante relaciona-se aos serviços de avaliação genética e ao trabalho de aconselhamento. Profissionais tecnicamente capacitados devem compor o quadro de funcionários desses serviços para que os resultados dos exames sejam fidedignos e para que as informações sejam passadas aos pacientes e familiares em uma linguagem acessível. Deve-se também oferecer acompanhamento psicológico após as informações serem fornecidas aos pacientes e familiares, e evitar o uso inapropriado dos resultados dos testes. As empresas de seguro e de planos de saúde podem querer se valer de exames genéticos antes de aceitar um determinado indivíduo como seu cliente. Políticas públicas devem proteger as pessoas do mau uso dos testes genéticos.

CONSIDERAÇÕES FINAIS

Nos últimos anos, obteve-se um grande avanço na compreensão dos mecanismos genéticos envolvidos nas formas de DA causadas por mutações em genes únicos, cuja prevalência é rara.

Estudos em genética molecular implicam claramente o gene da ApoE como fator de risco para o desenvolvimento de DA. No momento, outros genes vêm sendo estudados, porém com resultados necessitando maiores esclarecimentos.

Em relação à farmacogenética, os resultados obtidos até o momento demonstram que tal disciplina poderá se constituir em um instrumento importante para a prática clínica do tratamento de pacientes com quadros de DA.

O aconselhamento genético nos casos de DA também tende a se desenvolver com as futuras descobertas na área. No entanto, os aspectos éticos devem ser cada vez mais observados nessa situação.

O que se espera para o futuro é que, com o desenvolvimento de novos métodos para a realização de estudos genéticos, não ocorra uma melhor compreensão apenas dos mecanismos genéticos envolvidos nos quadros de DA, mas também dos componentes ambientais em questão.

REFERÊNCIAS

Andrade FM, Larrandaburu M, Callegari-Jacques SM, Gastaldo G, Hutz MH. Association of apolipoprotein E polymorphism with plasma lipids and Alzheimer's disease in a Southern Brazilian population. Braz J Med Biol Res. 2000;33(5):529-37.

Bergem AL, Engedal K, Kringlen E. The role of heredity in late-onset Alzheimer disease and vascular dementia: a twin study. Arch Gen Psychiatry. 1997;54(3):264-70.

Bird TD, Nemens EJ, Kukull WA. Conjugal Alzheimer's disease: is there an increased risk in offspring? Ann Neurol. 1993;34(3):396-9.

Blacker D, Wilcox MA, Laird NM, Rodes L, Horvath SM, Go RC, et al. Alpha-2 macroglobulin is genetically associated with Alzheimer disease. Nat Genet. 1998;19(4):357-60.

Breitner JC. APOE genotyping and Alzheimer's disease. Lancet. 1996;347(9009):1184-5.

Breitner JC, Wyse BW, Anthony JC, Welsh-Bohmer KA, Steffens DC, Norton MC, et al. APOE-epsilon4 count predicts age when prevalence of AD increases, then declines: the Cache County Study. Neurology. 1999;53(2):321-31.

Cacabelos R. Pharmacogenetic basis for therapeutic optimization in Alzheimer's disease. Mol Diagn Ther. 2007;11(6):385-405.

Corder EH, Saunders AM, Strittmatter WJ, Schmechel DE, Gaskell PC, Small GW, et al. Gene dose of apolipoprotein E type 4 allele and the risk of Alzheimer's disease in late onset families. Science. 1993;261(5123):921-3.

Dodel RC, Du Y, Bales KR, Gao F, Eastwood B, Glazier B, et al. Alpha2 macroglobulin and the risk of Alzheimer's disease. Neurology. 2000;54(2):438-42.

Farrer LA, Myers RH, Cupples LA, St George-Hyslop PH, Bird TD, Rossor MN. Transmission and age-at-onset patterns in familial Alzheimer's disease: evidence for heterogeneity. Neurology. 1990;40(3 Pt 1):395-403.

Farrer LA, O'Sullivan DM, Cupples LA, Growdon JH, Myers RH. Assessment of genetic risk for Alzheimer's disease among first-degree relatives. Ann Neurol. 1989;25(5):485-93.

Heston LL, Mastri AR, Anderson VE, White J. Dementia of the Alzheimer type. Clinical genetics, natural history, and associated conditions. Arch Gen Psychiatry. 1981;38(10):1085-90.

Larsson T, Sjögren T, Jacobson G. Senile dementia: a clinical, sociomedical and genetic study. Acta Psychiatr Scand. 1963;Suppl 1:167:259.

Levy E, Carman MD, Fernandez-Madrid IJ. Mutation of the Alzheimer´s disease amyloid gene in hereditary cerebral hemorrhage, Dutch type. Science. 1990;248(4959):1124-6.

Levy-Lahad E, Wasco W, Poorkaj P, Romano DM, Oshima J, Pettingell WH, et al. Candidate gene for the chromosome 1 familial Alzheimer's disease locus. Science. 1995;269(5226):973-7.

Li YJ, Oliveira SA, Xu P, Martin ER, Stenger JE, Scherzer CR, et al. Glutathione S-transferase omega-1 modifiesage-at-onset of Alzheimer disease and Parkinson disease. Hum Mol Genet. 2003;12(24):3259-67.

Onda H, Kasuya H, Yoneyama T. Genomewide-linkage and haplotype-association studies map intracranial aneurysm to chromosome 7q11. Am J Hum Genet. 2001;69(4):804-19.

Perick-Vance MA, Bebout JL, Gaskel PC Jr, Yamaoka LH, Hung W-Y, Alberts MJ, et al. Linkage studies in familial Alzheimer disease: evidence for chromosome 19 linkage. Am J Hum Genet. 1991;48(6):1034-50.

Rogaev EI, Sherrington R, Rogaeva EA, Levesque G, Ikeda M, Liang Y, et al. Familial Alzheimer's disease in kindreds with missense mutations in a gene on chromosome 1 related to the Alzheimer's disease type 3 gene. Nature. 1995;376(6543):775-8.

Sandbrink R, Hartmann T, Masters CL, Beyreuther K. Genes contributing to Alzheimer's disease. Mol Psychiatry. 1996;1(1):27-40.

Seshadri S, Drachman DA, Lippa CF. Apolipoprotein E: 4 allele and the lifetime risk of Alzheimer's disease: what physicians know and what they should know. Arch Neurol. 1995;52(11):1074-9.

Seshadri S, Wolf PA, Beiser A, Au R, McNulty K, White R, et al. Lifetime risk of dementia and Alzheimer's disease: the impact of mortality on risk estimates in the Framingham study. Neurology. 1997;49(6):1498-504.

Silverman JM, Li G, Zaccario ML, Smith CJ, Schmeidler J, Mohs RC, et al. Patterns of risk in first-degree relatives of patients with Alzheimer's disease. Arch Gen Psychiatry. 1994;51(7): 577-86.

Simon T, Becquemont L, Mary-Krause M, de Waziers I, Beaune P, Funck-Brentano C, et al. Combined glutathione-S-transferase M1 and T1 genetic polymorphism and tacrine hepatotoxicity. Clin Pharmacol Ther. 2000;67(4):432-7.

Souza DR, de Godoy MR, Hotta J, Tajara EH, Brandão AC, Pinheiro Junior S, et al. Association of apolipoprotein E polymorphism in late-onset Alzheimer's disease and vascular dementia in Brazilians. Braz J Med Biol Res. 2003;36(7): 919-23.

Strittmatter WJ, Saunders AM, Schmechel D, Pericak-Vance M, Enghild J, Salvesen GS, et al. Apolipoprotein E: high-avidity binding to b-amyloid and increased frequency of type 4 allele in late-onset familial Alzheimer disease. Proc Natl Acad Sci USA. 1993;90(5):1977-81.

van Broeckhoven C. The genetics of alzheimer´s disease. In: Papadimitriou GN, Mendlewicz J, editors. Genetics of mental disorders part II: clinical issues. London: W.B. Saunders; 1996. p. 99-112.

CAPÍTULO **4**

RENATA TELES VIEIRA
LEONARDO CAIXETA

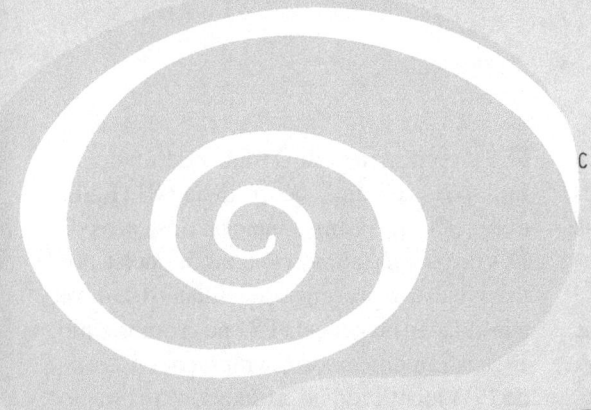

EPIDEMIOLOGIA DA DOENÇA DE ALZHEIMER

A importância do estudo epidemiológico de doenças "relacionadas com a idade" baseia-se no fato de que os processos da doença começam muito antes de ser clinicamente evidentes. Após os 65 anos de idade, e muitas vezes bem antes dessa faixa etária, os indivíduos já experimentam as alterações patológicas iniciais que levam a uma degeneração na estrutura e na função cerebral.

O impacto dos fatores ambientais, como tabagismo, dieta, atividade física e doença vascular, muda ao longo do tempo. Fatores de risco cardiovascular, como hipertensão, hipercolesterolemia e diabetes, aumentam sua prevalência na meia-idade. O uso do cigarro diminui com a idade e é mais comum em homens. Nas últimas décadas, a frequência de obesidade e diabetes vem aumentando. Os níveis de escolaridade dos indivíduos também sofrem mudanças; gerações passadas não tiveram o ensino obrigatório, como ocorre atualmente.

Todos esses fatores externos, somados a fatores internos e relacionados à idade, são examinados em estudos epidemiológicos da doença de Alzheimer (DA), sendo de suma importância a correta interpretação da associação desses fatores de risco, sobretudo se detectados de maneira precoce.

Neste capítulo, serão abordados os fatores de risco da DA, a prevalência em diversas regiões do mundo e no Brasil, bem como os fatores relacionados à sobrevida característicos dessa doença.

■ FATORES DE RISCO NA DOENÇA DE ALZHEIMER

A DA é um distúrbio neurodegenerativo comum, caracterizado por emaranhados neurofibrilares (NFT) e depósitos de amiloide cerebral, que são compostos de agregados peptídeos β-amiloide (Aβ), derivados da clivagem proteolítica anômala na proteína precursora do amiloide (PPA).

Cerca de 50 a 60% dos pacientes com mais de 65 anos com demência sofrem de DA. As taxas de prevalência aumentam exponencialmente entre os 60 e os 90 anos. Uma série de estudos epidemiológicos mostra de forma consistente o aumento da prevalência relacionada à idade. Cerca de 9% da população acima de 65 anos são acometidos pela DA, o que acontece com 34% das pessoas com mais de 85 anos e 43% daquelas acima dos 95 anos.

As formas familiares são separadas das formas esporádicas da DA. A parcela de DA familiar é estimada em 5 a 10%. A frequência das formas esporádicas da doença é estimada em 90%. Mutações nos cromossomos 1, 14 e 21 constituem defeitos genéticos denominados causativos. Para Tanzi e Bertram (2005), cerca de 2% dos casos de DA são causados por mutações genéticas específicas, e 50% dos casos de DA não apresentam o polimorfismo da apolipoproteína ε4, que é bem estabelecido como um fator de risco genético para essa forma de demência.

A história familiar de DA aumenta o risco para o desenvolvimento da síndrome em aproximadamente quatro vezes. Alterações genéticas têm sido identificadas em casos nos quais a DA apresenta um padrão autossômico dominante (doença de Alzheimer familiar, ou DAF). A alteração genética mais comum em DAF parece estar relacionada ao cromossomo 14, sendo também encontrada nos cromossomos 19 e 21.

DAF com início precoce (< 65 anos) tem sido distinguida daquelas formas com início tardio. De maneira geral, a DA com início precoce está associada com mutações na presenilina 1 (PS1), na 2 (PS2) e na PPA. Dados epidemiológicos, que determinam uma série de casos esporádicos e familiares de início precoce de DA, mostraram uma prevalência de 6% para mutações de PS1 e 1% para PS2, sendo a prevalência ainda menor para PPA. A PPA e a PS2 são causas raras de DA na população em geral, representando um quinto dos casos fortemente familiares. Uma recente revisão da literatura demonstrou que em indivíduos com DA e com menos de 35 anos de idade, as mutações genéticas ocorrem na PS1 (Filley et al., 2007). Assim, a maioria dos casos de DA pré-senil (falando apenas daqueles nos quais existe a presença de mutação) se deve a mutações no gene da PS1 no cromossomo 14, e raramente ocorrem mutações no gene da PPA localizado no cromossomo 21 ou no gene do PS2 localizado no cromossomo 1.

A trissomia do cromossomo 21 (síndrome de Down) aumenta o risco para DA, devido a uma carga genética triplicada da PPA, que está localizada nesse cromossomo. Indivíduos com síndrome de Down apresentam expressão elevada do gene da proteína precursora do amiloide localizada no cromossomo 21, sugerindo uma associação dessa síndrome com a DA (Visser et al., 2000).

O gene que codifica a apolipoproteína E (ApoE – forma heterozigótica e homozigótica) é um fator de risco importante para o desenvolvimento de DA tanto familiar como esporádica de início tardio. Apenas o alelo ε4 do gene ApoE (19q13.2) mostrou uma associação consistente com a DA tardia familiar em vários estudos independentes, com uma relação ainda incerta na DA esporádica. A frequência de ApoE4 tem sido relatada como duas vezes maior em pacientes com autópsia confirmada de DA (40%) em relação aos controles (16%). O risco relativo de desenvolver DA aumenta de 1,0 (sem ε4) para 2,8 em indivíduos mostrando heterozigose para alelo ε4 e para 8,1 naqueles com ε4 homozigótico (Laws et al., 2003).

A isoforma correspondente ao ε4 mostra alta afinidade com o peptídeo β-amiloide, sugerindo que esse alelo acelera a deposição da proteína β-amiloide, desenvolvendo assim a DA. A média de início da doença parece ser mais precoce em pacientes com homozigose ε4 do que em pacientes com heterozigose ε4 ou indivíduos sem o alelo

ApoE4. Tem sido postulado ainda que o alelo ε2 do gene ApoE (19q13.2) pode proteger contra o desenvolvimento da DA pré-senil.

Na DA, assim como em outras doenças crônicas, a causa de demência provavelmente deriva de uma combinação complexa de influências genéticas e exposições ambientais, e é provável que essas exposições se acumulem ao longo da vida inteira. Esses fatores representam um grande desafio e uma importante implicação para a intervenção preventiva da demência.

Existem outros fatores associados ao risco para DA. Apesar de sua evidência na literatura ainda ser questionável, pode-se citar o trauma craniencefálico, o sexo feminino, a etnia caucasiana, o alumínio e a aterosclerose.

Diversos fatores potencialmente protetores contra a DA foram recentemente estudados, como, por exemplo, anti-inflamatórios não hormonais (AINEs), esteroides e vitamina E. Os AINEs parecem ser protetores contra DA em usuários crônicos desses fármacos. A relação entre a atividade inflamatória e a DA pode advir da observação de inúmeras substâncias pró-inflamatórias envolvidas na fisiopatologia da doença e diretamente presentes em placas neuríticas e emaranhados neurofibrilares, assim como pela ação direta de certos anti-inflamatórios sobre a clivagem de PPA. Uma recente análise realizada em 3.229 pacientes do Cardiovascular Health Cognitive Study, usuários de AINEs sem demência, demonstrou menor risco para DA nos pacientes portadores de ApoE ε4.

A ação do estrogênio como fator protetor da DA é ainda muito controversa. Tem sido demonstrado experimentalmente que os estrogênios ativam a enzima acetilcolinatransferase de maneira dose-dependente, favorecendo a síntese de acetilcolina e inibindo a acetilcolinesterase. O mecanismo pelo qual os estrogênios aumentam a acetilcolinatransferase não é conhecido, poderia ser tanto por indução de síntese como por ativação de proteína preexistente ou consequente a uma diminuição do processo de degradação da enzima. Apesar de estudos retrospectivos demonstrarem benefício sintomático ou redução de risco de DA em mulheres após a menopausa que fazem uso de estrógenos, trabalhos prospectivos e randomizados não comprovaram alteração cognitiva ou quaisquer outros benefícios do uso do estrogênio. Dados do Women's Health Initiative Memory Study mostraram aumento significativo do risco para demência após quatro anos de reposição hormonal com estrogênio (Shumaker et al., 2003).

Em um estudo aleatório placebo-controlado, a vitamina E, um antioxidante, fornecida em alta dose, foi administrada em pacientes com DA moderada, tendo como resultado melhora no quadro clínico e menor institucionalização. As estatinas são fármacos promissores incluídos no tratamento da DA e parecem apresentar efeito protetor contra ela, embora seja precoce afirmar seu benefício real. Estudos epidemiológicos observaram que necrópsias realizadas em pacientes normais que estavam em uso contínuo do fármaco encontraram menos placas amiloides do que em não usuários.

A relação entre pressão arterial (PA) e demência é confusa. Ambas as PAs, sistólica e diastólica, com níveis mais altos ou mais baixos, têm sido implicadas no aumento do risco de desenvolver demência; além disso, casos pré-clínicos com PA baixa foram encontrados seis anos antes do início da demência.

Outros estudos têm mostrado a ligação entre diabetes melito e risco de desenvolver demência. O efeito prejudicial do diabetes sobre a demência pode ser aliviado pelo efetivo controle de glicose no sangue. A descoberta de que diabetes limítrofe e diabetes não diagnosticado estão mais relacionados à DA sem comorbidades vasculares sugere uma ligação direta entre desregulação da glicose e neurodegeneração (Xu et al., 2009).

O aumento do colesterol sanguíneo, o hipertireoidismo, o hipotireoidismo, os sintomas depressivos, a dieta (alto teor de gordura) e a exposição a toxinas e drogas (pesticidas, agentes redutores de lipídeos, benzodiazepínicos, vacinas, entre outras) também são fatores que parecer estar associados com o desenvolvimento da DA.

O baixo risco de DA observado em alguns países desenvolvidos pode estar associado ao tipo de dieta. Dietas ricas em frutas, legumes e fibras sugerem redução no risco do processo patológico característico dos distúrbios neurodegenerativos. O risco para a DA é maior em pessoas que consomem alimentos ricos em colesterol, gorduras saturadas com dieta pobre em fibras, verduras e frutas. Essas dietas parecem desempenhar um papel na formação de placas de β-amiloide, causando danos oxidativos neuronais.

Fatores de risco são importantes para a descoberta dos mecanismos básicos que levam à DA e ajudam a modificar o curso da doença. Diferenças raciais e étnicas como fator de risco para a DA têm sido documentadas, mas as explicações para essas diferenças são elusivas. Raça e etnia são confundidas com outras variáveis, como atividade cognitiva e *status* socioeconômico. *Status* socioeconômico é um importante preditor de demência; as medidas incluem renda, educação e ocupação, e cada medida é associada de forma independente à DA.

Analfabetismo e baixa escolaridade têm se mostrado fatores de risco importantes para o desenvolvimento da DA. Taxas de escolaridade reduzidas costumam ser associadas à pobreza ou ao *status* socioeconômico mais baixo, o que também está relacionado com saúde mais deficiente, acesso restrito aos serviços de saúde e, consequentemente, a maior risco de desenvolver demência.

Um estudo realizado no Brasil, na cidade de São Paulo, sobre a estimativa de prevalência da demência e sua associação com variáveis sociodemográficas, relatou maiores taxas de demência para DA, a qual foi associada com idade avançada, baixa escolaridade, acidente vascular encefálico (AVE), traumatismo craniencefálico (TCE) e diabetes melito tipo II. Seus resultados sugeriram ainda que presença de tumor, atividade laboral e leitura de livros foram considerados fatores protetores para o aparecimento da demência (Bottino et al., 2008).

Quanto ao risco maior de DA em sujeitos do gênero feminino, ainda existem dúvidas. As mulheres não têm risco aumentado de desenvolver DA, mas são maioria em idades nas quais a prevalência de DA é maior. Dessa forma, é a idade avançada, e não o gênero, que pode ser considerada como fator de risco para o desenvolvimento da DA.

Diferenças raciais na herança genética dos efeitos do alelo ApoE ε-4 (o mais importante fator de risco para DA de início tardio) também são encontradas. Japoneses têm uma forte associação genética na DA se comparados aos brancos, e africanos apresentam uma associação ainda menor que os brancos em relação à herança genética de desenvolver DA.

Gêmeos idênticos, monozogóticos, apresentam concordância para Alzheimer de aproximadamente 60% e, quando ambos os gêmeos são afetados, pode haver uma diferença de sete anos para o início dos sintomas. Em um estudo recente com 30 gêmeos (média de idade de 70 anos) que desenvolveram demência, foi observado que os pacientes com diminuição na força de preensão, perfil lipídico desfavorável e com altos níveis de sintomas depressivos foram os que mais desenvolveram a demência (Gatz et al., 2010).

Apesar de a causa exata dessa doença não ser clara, há uma interação entre múltiplos fatores. Em associação aos aspectos genéticos, os fatores demográficos, ambientais e comportamentais também vêm sendo estudados e apontados como risco para o desenvolvimento da DA. Doenças vasculares também têm sido relacionadas a declínio cognitivo e DA, sugerindo que o diagnóstico e o tratamento precoces dos distúrbios vasculares podem interferir no desenvolvimento e avanço de quadros demenciais. O Quadro 4.1 apresenta um resumo dos principais fatores de risco para a DA.

Por fim, é de extrema importância a adoção de medidas de saúde pública para prevenção e controle dos fatores de risco potencialmente modificáveis a fim de reduzir os níveis elevados de prevalência da DA.

Quadro 4.1
PRINCIPAIS FATORES DE RISCO PARA DOENÇA DE ALZHEIMER

- Idade avançada (envelhecimento)
- História familiar
- Alterações genéticas: cromossomo 14
- Presença do alelo ε4 do gene que codifica a ApoE
- Trissomia do cromossomo 21
- Alterações na pressão arterial
- Diabetes melito
- Dieta inadequada
- Traumatismo craniencefálico
- Doenças cerebrovasculares
- Baixo nível socioeconômico

PREVALÊNCIA DA DOENÇA DE ALZHEIMER EM DIVERSAS REGIÕES DO MUNDO

Estudos epidemiológicos de base populacional realizados em países ocidentais relatam menores variações geográficas em relação à prevalência da DA, enquanto em países orientais parece haver uma maior variação. Estudos de prevalência na China e em outros países asiáticos têm relatado valores mais baixos para DA em comparação a países da Europa e da América do Norte.

A antiga concepção de que a DA predomina na Europa e na América do Norte e de que no Japão e na China parece haver um predomínio de demência vascular (DV) sobre a DA vem sofrendo modificações. Estudos mais recentes têm mostrado que, em países asiáticos como China, Coreia e Japão, a relação entre DV e DA diminui com o tempo. Além disso, parece ter havido uma inversão, pois, no Japão, Sekita e colaboradores (2010) observaram uma maior prevalência de DA sobre DV.

Uma possível explicação para essa inversão seria o aumento crescente na prevalência de distúrbios metabólicos, como obesidade, hipercolesterolemia e intolerância à glicose, as quais estariam associadas ao aumento do número de DA. Além disso, a diminuição da DV pode estar associada com a diminuição de episódios de AVE e maior controle da hipertensão (Sekita et al., 2010).

Na China, um estudo multicêntrico com 34.807 habitantes com mais de 55 anos mostrou que a prevalência de subtipos de demência se aproxima de relatos de países ocidentais, com maior número de casos de DA. A prevalência de DA dobra em um intervalo de cinco anos após os 85 anos de idade em homens (Zhang et al., 2005).

Embora os fatores metodológicos, como integralidade da apuração dos casos, possam explicar essas variações de prevalência, a maioria dos pesquisadores acredita que diferenças de origem étnica, cultural e socioeconômica podem modificar os fatores de risco subjacentes para a DA. Muitos desses fatores podem estar mudando com o desenvolvimento econômico em diferentes nações e em regiões de diferentes partes do mundo.

Na Nigéria (África), a DA foi considerada o tipo mais comum de demência na comunidade, semelhantes aos achados de outros estudos em países ocidentais. Os pacientes com DA eram mais velhos e predominantemente do sexo feminino (Ogunniyi et al., 1997).

Na Tabela 4.1, verificam-se as etiologias das demências encontradas em diversas regiões do mundo. A DA foi predominante em todos os estudos aqui analisados. Além disso, em quase todos eles, ela foi seguida de DV. Somente em Garre-Olmo e colaboradores (2009), Kornhuber e colaboradores (2009) e Llibre e colaboradores (2009), a demência mista foi classificada como segunda causa, tendo a DV como terceira posição das etiologias mais frequentes na demência senil.

Na Tabela 4.1 observa-se que a DA foi a principal etiologia encontrada, com uma frequência que varia de 45 a 73%, com 45% de prevalência no estudo de Matsui e colaboradores (2009), realizado no Japão, e 73% no de Kornhuber e colaboradores (2009), realizado na Alemanha.

Os resultados dos estudos de prevalência diferem bastante entre regiões e mesmo dentro de um único país. Essas diferenças podem refletir diferenças regionais reais nas taxas de prevalência de demência, causadas por diferenças raciais e socioculturais, ou mesmo nas taxas de mortalidade entre essas populações. Ainda não é possível esclarecer, no entanto, as causas que justificam os valores extremos citados. Não se sabe ao certo se essas diferenças são de fato regionais ou causadas por vieses metodológicos.

PREVALÊNCIA DA DOENÇA DE ALZHEIMER NO BRASIL

No Brasil (Tabela 4.2), a DA também foi a demência mais frequentemente observada em vários estudos, com exceção do de Silva e Dasmasceno (2002), que encontrou mais DV (24,9%) do que DA (23,7%), e do de Scazufca e colaboradores (2008), que apresentou uma similaridade entre as frequências de DA e DV (32,4%). Essa diferença mínima talvez possa ser explicada por diferenças metodológicas entre os estudos. A frequência da DA na população brasileira variou de 23,7 (Silva; Dasmaceno, 2002) a 62,8% (Tascone et al., 2008).

Outro ponto importante observado nos estudos brasileiros foi o fato de quase todos terem sido realizados no estado de São Paulo, com exceção do estudo de Godinho e colaboradores (2010), que realizou o estudo em um hospital universitário na cidade de Porto Alegre, Rio Grande do Sul.

ESTUDOS DE REGISTROS DE CASOS DE DOENÇA DE ALZHEIMER NO BRASIL

Nitrini e colaboradores (1995) investigaram 100 pacientes ambulatoriais com demência atendidos em um hospital público em São Paulo e analisaram o diagnóstico etiológico das demências, correlacionando-o com *status* socioeconômico e escolaridade. A DA foi a causa mais comum (54%), seguida de

Tabela 4.1
PREVALÊNCIA DA DOENÇA DE ALZHEIMER EM DIVERSAS REGIÕES DO MUNDO

DIAGNÓSTICO	ÁFRICA Ogunniyi e colaboradores n=28 (1997)	ÍNDIA Vas e colaboradores n=105 (2001)	VENEZUELA Molero, Pino-Ramirez e Moestre n=196 (2007)	ESPANHA Bermejo e colaboradores n=161 (2008)	CUBA Llibre e colaboradores n=1499 (2009)	ALEMANHA Kornhuber e colaboradores n=790 (2009)	ESPANHA Garre-Olmo e colaboradores n=577 (2009)	JAPÃO Matsui e colaboradores n=275 (2009)	ÍNDIA Mathuranath e colaboradores n=66 (2010)
DA	18 (64,28%)	62 (59%)	97 (49,9%)	115 (71,4%)	696 (46%)	577 (73%)	346 (60%)	124 (45,15)	47 (71,3%)
DV	8 (28,57%)	23 (21,9%)	52 (26,53%)	18 (11,2%)	331 (23%)	35 (4,4%)	66 (11,5%)	81 (29,5%)	11 (16,6%)
D. mista	NR	NR	14 (7,14%)	NR	423 (28%)	72 (9,1%)	62 (10,7%)	33 (11,6%)	NR
DFT	NR	NR	NR	NR	NR	51 (6,5%)	NR	NR	NR
DCL	NR	NR	4 (2,04%)	NR	5 (0,3%)	8 (1,01%)	32 (5,6%)	12 (4,4%)	NR
TCE	NR	NR	1 (0,51%)	NR	NR	NR	NR	2 (0,7%)	NR
D. alcoólica	NR	19 (14%)	2 (1,02%)	NR	4 (0,2%)	NR	1 (0,1%)	NR	NR
D. Huntington	NR	NR	NR	NR	NR	2 (0,2%)	NR	NR	NR
DPP	1 (3,5%)	NR	4 (2,04%)	11 (6,8%)	33 (2,2%)	NR	15 (2,7%)	NR	NR

Tabela 4.1 (continuação)
PREVALÊNCIA DA DOENÇA DE ALZHEIMER EM DIVERSAS REGIÕES DO MUNDO

DIAGNÓSTICO	ÁFRICA Ogunniyi e colaboradores n=28 (1997)	ÍNDIA Vas e colaboradores n=105 (2001)	VENEZUELA Molero, Pino-Ramírez e Moestre n=196 (2007)	ESPANHA Bermejo e colaboradores n=161 (2008)	CUBA Llibre e colaboradores n=1499 (2009)	ALEMANHA Kornhuber e colaboradores n=790 (2009)	ESPANHA Garre-Olmo e colaboradores n=577 (2009)	JAPÃO Matsui e colaboradores n=275 (2009)	ÍNDIA Mathuranath e colaboradores n=66 (2010)
HPN	NR	NR	NR	6 (4,2%)	NR	NR	NR	NR	NR
D. metabólicas	NR	NR	NR	NR	7 (0,4%)	NR	NR	NR	NR
D. no HIV	NR	NR	NR	NR	NR	NR	NR	NR	NR
Outras	1 (3,5%)	29 (22%)	19 (9,69%)	18 (11,18%)	NR	40 (5,6%)	52 (9,01%)	23 (8,4%)	8 (12,1%)

DA = doença de Alzheimer; DV = demência vascular; D = demência; DFT = demência frontotemporal; DCL = demência por corpos de Lewy; TCE = traumatismo craniencefálico; Do = Doença; DPP = doença de Parkinson com demência; HPN = hidrocefalia de pressão normal; HIV = vírus da imunodeficiência humana; n = número da amostra; NR = não relatado.

Tabela 4.2
PREVALÊNCIA DE DEMÊNCIAS NO BRASIL

AUTOR/CIDADE	NÚMERO DE CASOS	DA (%)	DV (%)	DA+DV (%)	OUTROS (%)
Nitrini e colaboradores (1995)/São Paulo	100	54	20	–	26
Godoy; Tognola; Ferraz (1998)/ São José do Rio Preto	250	55,2	27,6	12,8	4,4
Herrera e colaboradores (2002)/Catanduva	118	54,7	9,4	14,5	21,4
Vale e Miranda (2002)/ Ribeirão Preto	104	33,6	19,2	6,45	40,7
Silva e Dasmasceno (2002)/Campinas	261	23,7	24,9	5,4	46
Takada e colaboradores (2003)/São Paulo	275	59,6	13,4	–	27
Scazufca e colaboradores (2008)/São Paulo	105	32,4	32,4	27.61	7,59
Tascone e colaboradores (2008)/São Paulo	113	62,8	—	8,8	25,7
Bottino e colaboradores (2008)/São Paulo	107	59,8	15,9	–	24,3
Godinho e colaboradores (2010)/Porto Alegre	105	60	18,1	9,5	12,4

DA = doença de Alzheimer; DV = demência vascular.

DV (20%). Não foi possível diferenciar a frequência da demência de acordo com *status* socioeconômico e escolaridade. Demências reversíveis, DV e outras demências não degenerativas foram igualmente encontradas em diferentes níveis socioeconômicos.

Silva e Damasceno (2002) descreveram os subtipos de demência na população de pacientes do Hospital das Clínicas da Unicamp no período de 1989 a 1998, em Campinas – SP, e encontraram uma proporção de DV de 24,9%, de DA de 23,7%, e de hidrocefalia de pressão normal de 10,7%, contrastando com a proporção da literatura (20 a 30%, 50% e 1 a 4%, respectivamente), provavelmente por se tratar de casos admitidos em um hospital terciário.

Vale e Miranda (2002) descreveram características clínicas e sociodemográficas dos pacientes com demência de um ambulatório terciário em Ribeirão Preto – SP, atendidos em um período de três anos. DA foi a etiologia mais frequente, seguida de doença cerebrovascular, alcoolismo e hidrocefalia de pressão normal. A maioria dos pacientes apresentava concomitantemente transtornos neurológico-psiquiátricos não etiológicos, destacando-se alcoolismo e depressão, e doenças não neurológico-psiquiátricas, destacando-se hipertensão, cardiopatia e diabetes.

Em estudo realizado em um hospital universitário público em São Paulo, no período de 1991 a 2001, Takada e colaboradores (2003) verificaram que DA foi o diagnóstico mais frequente (164 casos; 59,6%). Vinte e dois casos (8%) de demência potencialmente reversível foram encontrados, sendo os diagnósticos etiológicos mais frequentes representados por neurossífilis (nove casos) e hidrocefalia (seis casos).

Tascone e colaboradores (2008) apresentaram as características de 113 pacientes diagnosticados em um ambulatório de demência de um hospital universitário em São Paulo. A DA foi diagnosticada em 62,8% dos casos; a DV, em 8,8%; outras demências, em 14,2%; e comprometimento leve, em 2,7%. Ao menos um sintoma psiquiátrico foi diagnosticado em 96,9% da amostra, sendo associado ao comprometimento funcional.

Um estudo recente realizado em um hospital universitário de Porto Alegre, com 105 pacientes com demência, observou que DA foi a etiologia mais comum (60%), seguida de DV (18,1%) e demência mista (9,5%). Uma diferença significativa nos escores do Miniexame do Estado Mental (MEEM) e nos escores funcionais foi observada entre as categorias de Clinical Dementia Rating Scale (CDR) (gravidade da doença). Não houve associação significativa entre gravidade e comprometimento nos testes de memória e sintomas comportamentais. No diagnóstico das demências, a maioria dos pacientes apresentou gravidade da demência de grau leve a moderado, independentemente da causa (Godinho et al., 2010).

ESTUDOS POPULACIONAIS DE DOENÇA DE ALZHEIMER NO BRASIL

Um levantamento epidemiológico (estudo populacional) realizado na cidade de Catanduva – SP (zona urbana), por Herrera e colaboradores (2002), utilizando um desenho em corte transversal, avaliou 1.656 indivíduos com idade igual ou superior a 65 anos (25% da população idosa) com uso de MEEM e questionário de atividades de Pfeffer. As prevalências de demência e DA foram de 7,1 e 4,9%, respectivamente. A DA (55,1%) foi a causa mais frequente, seguida de demência mista (14,4%) e DV (9,3%). A prevalência de demência estava claramente relacionada com a idade; a DA foi mais comum em mulheres; e o nível educacional foi apontado como importante fator protetor.

Scazufca e colaboradores (2008) estudaram os fatores de risco da demência em 2.072 pacientes com mais de 65 anos que moravam em 66 setores predefinidos na cidade de Butantan – SP. A prevalência populacional da DA foi de 1,6%, e a frequência da doença entre as etiologias analisadas foi de 32,4%. Foram avaliados os fatores de risco para prevalência de demência e observou-se que indicadores socioeconômicos no início da vida foram associados com demência.

Bottino e colaboradores (2008) estimaram a prevalência de demência e descreveram sua etiologia em uma amostra comunitária de indivíduos com mais de 60 anos da cidade de São Paulo. A idade média foi 71,5 anos (n = 1.563), e 58,3% dos indivíduos tinham até quatro anos de escolaridade (68,7% do sexo feminino). Demência foi diagnosticada em 107 indivíduos, com uma prevalência observada de 6,8%. A DA foi a causa mais frequente de demência (59,8%), seguida pela DV (15,9%). A idade avançada e o analfabetismo foram significativamente associados com demência.

SOBREVIVÊNCIA NA DOENÇA DE ALZHEIMER

Estimativas do risco de mortalidade e tempo de sobrevivência, bem como avaliação do tempo de sofrimento psicológico e da qualidade de vida de pacientes e cuidadores, são fatores importantes para a saúde pública, uma vez que auxiliam no planejamento das despesas e dos custos assistenciais.

Ao analisar os preditores da sobrevida na DA, verifica-se que quanto mais cedo a DA se inicia, maior é a sobrevida. Indivíduos com DA possivelmente sobrevivem um pouco mais do que aqueles com diagnóstico de provável DA. Essa diferença pode ser devida à heterogeneidade das causas nos casos classificados como possíveis.

Quanto mais idoso o indivíduo se apresenta no momento do diagnóstico, menor será a sobrevivência, e aqueles diagnosticados em uma faixa etária mais jovem apresentam uma sobrevida duas vezes maior do que o grupo mais idoso (acima de 85 anos), provavelmente porque os pacientes mais velhos são mais propensos a morrer de outras causas (comorbidades). Cuidadores, pacientes e seus familiares poderiam planejar uma expectativa média de vida de 7 a 10 anos para pacientes diagnosticados entre 60 a 70 anos e 3 anos a menos para pacientes com 90 anos ou mais.

A DA é associada com uma variável e baixa expectativa de vida. Muitos pacientes que apresentam a doença em uma fase leve a moderada falecem precocemente de maneira inesperada, enquanto outros vivem mais de uma década. Não está bem esclarecido se um paciente com DA mantém a mesma taxa de progressão no curso da doença ou se há mudanças na trajetória devidas a fatores endógenos e/ou exógenos (como o tratamento).

Paradise e colaboradores (2009), em estudo de coorte com 158 pacientes com DA leve a moderada, realizado durante 42 meses, determinaram um modelo de sobrevida para a doença. Os resultados sugeriram que os principais preditores de baixa sobrevida na DA são idade avançada e apraxia da marcha e construcional. A apraxia é uma determinante pouco avaliada nos estudos de sobrevida. Os autores relatam que a apraxia da marcha se deve a lesões nas porções mesiais do lobo frontal que aparecem de forma tardia na DA, determinadas por uma neuropatologia grave, o que explicaria sua relação com a sobrevida. Já a apraxia construcional está associada com a neuropatologia parietal ou parieto-occipital, o que também pressupõe um pior prognóstico. Os autores consideraram ainda que a apraxia seja um melhor indicador da gravidade da neuropatologia comparada aos testes cognitivos globais, uma vez que as apraxias estão livres do viés cultural e educacional.

No Canadá, a sobrevivência média de indivíduos com demência foi estimada em 3,3 anos. A média de sobrevivência para DA provável foi de 3,1 anos, e para DA possível foi de 3,5 anos. Além disso, foi observado que 7,1% de todas as mortes foram atribuídas à DA, colocando essa doença no mesmo patamar das doenças cerebrovasculares e como terceira causa de morte.

Outro estudo epidemiológico prospectivo realizado por 15 anos investigou a duração da sobrevida da DA, concluindo que o tempo de sobrevida médio é de 5,9 anos e de 3,8 anos para o grupo com início de DA após os 85 anos (Ganguli et al., 2005).

O aumento da mortalidade em pacientes institucionalizados com DA está relacionado com idade avançada, sexo masculino, limitação na capacidade funcional, desnutrição (anemia, caquexia, baixo índice de massa corporal [IMC]), úlcera de pressão, diabetes melito, doenças cardiovasculares e respiratórias, independentemente da fase da DA.

A principal causa de morte da DA relatada por muitos estudos é a broncopneumonia (57%), seguida por doenças cardiovasculares (16%) e embolia pulmonar (14%). A broncopneumonia é a principal causa de morte na DA, e o AVE é a principal causa de morte na DV.

Em emigrantes japoneses que vivem em São Paulo, a causa de morte na demência foi relacionada a doença cardíaca (27,9%), seguida por AVE (16,3%). De 108 pacientes analisados, 54% tinham pelo menos um fator de risco cardiovascular, como hipertensão. Entre os pacientes com fatores de risco, a taxa de mortalidade foi de 47%, superior aos casos sem fatores de risco (32%). A doença cardíaca foi considerada a principal causa de morte na demência, sendo justificada pela grande frequência de diabetes melito entre esses emigrantes (Meguro et al., 2011).

A sobrevida na DA varia muito entre os diversos países e até mesmo em uma área geográfica. Essa variação está associada com idade, gênero, características sociodemográficas, gravidade inicial da demência, outras comorbidades e características genéticas. Variações na sobrevivência também podem ser causadas por diferentes tipos de estudos, metodologia e critérios de diagnóstico.

A alta mortalidade persiste em idades mais avançadas e relaciona-se com a gravidade da doença. Gênero não é bem relacionado com a mortalidade, embora muitos estudos relatem sobrevida menor em homens do que em mulheres. Outros preditores de mortalidade para DA podem ser citados: apraxia, afasia, depressão, escolaridade, anormalidades da marcha, sinais extrapiramidais, quedas e sintomas psicóticos.

A determinação de sintomas comportamentais e psiquiátricos como preditores de mortalidade na DA é complexa e quase não realizada, devido à grande variabilidade da apresentação desses sintomas durante a história natural da doença.

Outras pesquisas sugerem, ainda, que os fatores que promovem uma maior sobrevida na DA são: sexo feminino; ser casado, em comparação a solteiros/divorciados/viúvos; ocupação (p. ex., médico ou advogado em comparação a pedreiro); e manter estilo de vida saudável e bons hábitos alimentares (Scarmeas et al., 2007).

Quanto maior o nosso conhecimento sobre os preditores da sobrevida da DA, melhor será nosso entendimento da doença. Mais pesquisas ainda são necessárias para melhor elucidar tais preditores.

■ COMENTÁRIOS FINAIS

Neste capítulo, procurou-se descrever a prevalência da DA nas diversas regiões do mundo e apontar fatores de risco relacionados. A prevalência da DA variou de forma considerável entre os estudos revisados. Entre os aspectos que podem explicar essa variabilidade, destacam-se os diferentes critérios para diagnóstico, as diversidades raciais e socioculturais, a idade e as diferenças na longevidade entre os países e entre os gêneros.

Possivelmente, esses números não correspondem com exatidão à realidade, visto que são muitos os idosos que desenvolvem quadro demencial e não procuram o serviço de saúde, não sendo, portanto, diagnosticados. Outra razão para o possível subdiagnóstico seria a escassez de profissionais qualificados para fazer um diagnóstico correto das síndromes demenciais.

REFERÊNCIAS

Bermejo-Pareja F, Benito-León J, Vega S, Medrano MJ, Román GC; Neurological Disorders in Central Spain (NEDICES) Study Group. Incidence and subtypes of dementia in three elderly populations of central Spain. J Neurol Sci. 2008;264(1-2):63-72.

Bottino CM, Azevedo D Jr, Tatsch M, Hototian SR, Moscoso MA, Folquitto J, et al. Estimate of dementia prevalence in a community sample from Sao Paulo, Brazil. Dement Geriatr Cogn Disord. 2008;26(4):291-9.

Filley CM, Christopher M, Rollins YD, Alan AC, Arciniegas DB, Howard KL, et al. The genetics of very early onset Alzheimer disease. Cogn Behav Neurol. 2007;20(3):149-56.

Ganguli M, Dodge HH, Shen C, Pandav RS, DeKosky ST. Alzheimer disease and mortality: a 15-year epidemiological study. Arch Neurol. 2005;62(5):779-84.

Garre-Olmo J, Flaqué M, Gich J, Pulido TO, Turbau J, Vallmajo N, et al. A clinical registry of dementia based on the principle of epidemiological surveillance. BMC Neurol. 2009;28:9(5):1-9.

Gatz M, Reynolds CA, Finkel D, Pedersen NL, Walters E. Dementia in Swedish twins: predicting incident cases. Behav Genet. 2010;40(6):768-75.

Godinho C, Gorczevski L, Heisler, Andrea C, Maria O, Chaves ML. Clinical and demographic characteristics of elderly patients with dementia assisted at an outpatient clinic from Southern Brazil. Dement Neuropsychol. 2010;4(1):42-6.

Godoy MR, Tognola W, Ferraz MR. Etiological profile of dementia in an ambulatory population. Arq Neuropsiquiatr. 1998;56 Suppl 1:334.

Herrera E Jr, Caramelli P, Silveira AS, Nitrini R. Epidemiologic survey of dementia in a community-dwelling Brazilian population. Alzheimer Dis Assoc Disord. 2002;16(2):103-8.

Kornhuber J, Schmidtke K, Frolich L, Perneczky R, Wolf S, Hampel H, et al. Early and differential diagnosis of dementia and mild cognitive impairment: design and cohort baseline characteristics of the German Dementia Competence Network. Dement Geriatr Cogn Disord. 2009;27(5):404-17.

Laws SM, Hone E, Gandy S, Martins RN. Expanding the association between the APOE gene and the risk of Alzheimer's disease: possible roles for APOE promoter polymorphisms and alterations in APOE transcription. J Neurochem. 2003;84(6):1215-36.

Llibre J de J, Fernández Y, Marcheco B, Contreras N, López AM, Otero M, et al. Prevalence of dementia and Alzheimer's disease in a Havana municipality: a community-based study among elderly residents. MEDICC Rev. 2009;11(2):29-35.

Mathuranath PS, Cherian PJ, Mathew R, Kumar S, George A, Alexander A, et al. Dementia in Kerala, South India: prevalence and influence of age, education and gender. Int J Geriatr Psychiatry. 2010;25(3):290-7.

Matsui Y, Tanizaki Y, Arima H, Yonemoto K, Doi Y, Ninomiya T, et al. Incidence and survival of dementia in a general population of Japanese elderly: the Hisayama study. J Neurol Neurosurg Psychiatry. 2009;80(4):366-70.

Meguro K, Chubaci RY, Meguro M, Kawamorida K, Goto N, Caramelli P. Incidence of dementia and cause of death in elderly Japanese emigrants to Brazil before World War II. Arch Gerontol Geriatr. 2011;52(1):75-8.

Molero AE, Pino-Ramírez G, Maestre GE. High prevalence of dementia in a Caribbean population. Neuroepidemiology. 2007;29(1-2):107-12.

Nitrini R, Mathias SC, Caramelli P, Carrilho PE, Lefèvre BH, Porto CS, et al. Alzheimer evaluation of 100 patients with dementia in Sao Paulo, Brazil: correlation with socioeconomic status and education. Alzheimer Dis Assoc Disord. 1995;9(3):146-51.

Ogunniyi A, Gureje O, Baiyewu O, Unverzagt F, Hall KS, Oluwole O, et al. Profile of dementia in a Nigerian community: types, pattern of impairment, and severity rating. J Natl Med Assoc. 1997;89(6):392-6.

Paradise M, Walker Z, Cooper C, Blizard R, Regan C, Katona C, et al. Prediction of survival in Alzheimer's disease—the LASER-AD longitudinal study. Int J Geriatr Psychiatry. 2009;24(7):739-47.

Scarmeas N, Luchsinger JA, Mayeux R, Stern Y. Mediterranean diet and Alzheimer disease mortality. Neurology. 2007;69(11):1084-93.

Scazufca M, Menezes PR, Araya R, Di Rienzo VD, Almeida OP, Gunnell D, et al. Risk factors across the life course and dementia in a Brazilian population: results from the Sao Paulo Ageing & Health Study (SPAH). Int J Epidemiol. 2008;37(4):879-90.

Sekita A, Ninomiya T, Tanizaki Y, Doi Y, Hata J, Yonemoto K, et al. Trends in prevalence of Alzheimer's disease and vascular dementia in a Japanese community: the Hisayama Study. Acta Psychiatr Scand. 2010;122(4):319-25.

Shumaker SA, Legault C, Rapp SR, Thal L, Wallace RB, Ockene JK, et al. Estrogen plus progestin and the incidence of dementia and mild cognitive impairment in postmenopausal women: the Women's Health Initiative Memory Study: a randomized controlled trial. JAMA. 2003;289(20):2651-62.

Silva DW, Damasceno BP. Demência na população de pacientes do Hospital das Clínicas da UNICAMP. Arq Neuropsiquiatr. 2002;60(4):966-99.

Takada LT, Caramelli P, Radanovic M, Anghinah R, Hartmann APBJ, Guariglia CC, et al. Prevalence of potentially reversible dementias in a dementia outpatient clinic of a tertiary university-affiliated hospital in Brazil. Arq Neuropsiquiatr. 2003;61(4):925-9.

Tanzi RE, Bertram L. Twenty years of the Alzheimer's disease amyloid hypothesis: a genetic perspective. Cell. 2005;120(4):545-55.

Tascone LS, Marques RCG, Pereira EC, Bottino C. Characteristics of patients assisted at an ambulatory of dementia from a university hospital. Arq Neuropsiquiatr. 2008;66(3):631-5.

Vale FAC, Miranda SJC. Clinical and demographic features of patients with dementia attended in a tertiary outpatient clinic. Arq Neuropsiquiatr. 2002;60(3):548-52.

Vas CJ, Pinto C, Panikker D, Noronha S, Deshpande N, Kulkarni L, et al. Prevalence of dementia in an urban Indian population. Int Psychogeriatr. 2001;13(4):439-50.

Visser PJ, Verhey FR, Ponds RW, Kester A, Jolles J. Distinction between preclinical Alzheimer's disease and depression. J Am Geriatr Soc. 2000;48(5):479-84.

Xu WL, von Strauss E, Qiu CX, Winblad B, Fratiglioni L. Uncontrolled diabetes increases the risk of Alzheimer's disease: a population-based cohort study. Diabetologia. 2009;52(6): 1031-9.

Zhang ZX, Zahner GE, Román GC, Liu J, Hong Z, Qu QM, et al. Dementia subtypes in China: prevalence in Beijing, Xian, Shanghai, and Chengdu. Arch Neurol. 2005;62(3):447-53.

DOENÇA DE ALZHEIMER: ASPECTOS TRANSCULTURAIS

LEONARDO CAIXETA
DANIELLY BANDEIRA LOPES

O aumento na incidência da doença de Alzheimer (DA) apresenta grandes desafios para os sistemas de saúde de todo o mundo. O impacto da DA em culturas não ocidentais cresce de maneira desalentadora, e os países em desenvolvimento deverão superar os países desenvolvidos em termos da prevalência dessa demência nos próximos anos. O ponto de vista das nações em desenvolvimento sobre o problema e suas considerações transculturais, contudo, são negligenciados na literatura mundial.

Existem relações consistentes entre DA, etnia e cultura que ajudarão a entender a ocorrência, o tratamento e os cuidados? Para obter resposta a essa pergunta, pode-se analisar os estudos epidemiológicos em diferentes países e culturas, bem como a observação clínica dos procedimentos de avaliação validadas, as crenças culturais sobre a demência e os tipos de cuidados mais eficazes em cada cenário étnico. À primeira vista, pode-se perguntar por que esse é um tema relevante, afinal, não é a DA essencialmente um distúrbio cerebral pouco influenciado por fatores ambientais e antecedentes culturais, étnicos e raciais? Por um lado, é verdade que a DA é encontrada em todos os grupos raciais, étnicos e culturais que tenham sido especificamente estudados; por outro, também é verdade que as suas taxas de prevalência variam de acordo com a etnia. O que também varia de maneira considerável é a natureza da resposta do indivíduo e de sua família ao processo mórbido causado pela DA. Há uma oportunidade única proporcionada pela influência geopolítica e sociocultural para se estudar as exposições ambientais importantes na causa das demências.

A neurociência cultural é um campo emergente e interdisciplinar que investiga a influência da cultura e dos genes no cérebro e no comportamento em várias escalas temporais. Integrando teoria e métodos da psiquiatria transcultural com as ciências do cérebro e a genética populacional, a neurociência cultural é o estudo de como os valores culturais, as práticas e as crenças formam as funções cerebrais e de como o cérebro humano dá origem à capacidade cultural e sua transmissão por meio de macro (p. ex., filogenia) e microescalas de tempo (p. ex., a situação) (Chiao, 2009; Chiao; Ambady, 2007).

Chiao (2009) considera que a pesquisa em neurociência cultural é motivada por duas questões intrigantes da natureza humana: como traços culturais (valores, crenças, práticas) formam a neurobiologia (p. ex., os processos genéticos e neurais) e o comportamento, e como os mecanismos neurobiológicos (p. ex., os genéticos e os processos neurais) facilitam a emergência e a transmissão de traços culturais.

Diversos autores relatam a influência dos aspectos culturais em várias funções cerebrais e atividades: na música (Morrison; Demorest, 2009), nas bases neurais da teoria da mente (Frank; Temple, 2009), na memória (Gutchess; Indeck, 2009) e na percepção visual e social (Freeman; Rule; Ambady, 2009), evidenciando a abrangência e a interdisciplinaridade dessa "nova ciência" nas pesquisas neurocientíficas em geral e no estudo da DA em particular.

Muitos daqueles países desenvolvidos que nos influenciam na teoria e na prática no campo das demências e da DA são cultural e etnicamente homogêneos, divergindo, portanto, de nossa formação étnica e cultural, muito mais heterogênea. Somos uma nação mestiça; entretanto, viramos as costas para esse fato ao absorver de olhos vendados as influências e a herança estrangeiras. Apesar de sermos ricos culturalmente, ainda não proclamamos esse atributo e esse valor nas ciências que praticamos: a comemoração e o orgulho de nossa diversidade ficam restritos ao âmbito recreacional, musical, artístico, etc. Ironicamente, até pouco tempo atrás (ou até o presente?), nossas riquezas culturais eram mais exploradas no âmbito científico pelos estrangeiros do que pelos próprios brasileiros.

Nossa particularidade étnica e cultural suscita uma série de valores e desafios teóricos para a área de demências e disciplinas relacionadas. Por exemplo: como fatores culturais influenciam o desenvolvimento do cérebro, da mente e do comportamento? De que forma a cultura afeta a saúde e modela os sinais e sintomas da DA e outras formas de desconforto? Todos os testes neuropsicológicos importados devem ser validados no Brasil? Que orientações importadas de países desenvolvidos devem figurar como úteis na avaliação do diagnóstico, do tratamento, da reabilitação e do aconselhamento de indivíduos com DA com grandes diferenças linguísticas e culturais?

O objetivo deste capítulo é estimular o desenvolvimento de recursos humanos e serviços clínicos brasileiros qualificados, bem como de pesquisas na interface da DA com a neurociência cultural. A realidade clínica dita que muitos aspectos do diagnóstico diferencial na DA – incluindo condições de baixo acesso à instrução, carência de estímulos ambientais e mesmo condições psiquiátricas e "pseudoneurológicas" – deveriam ser contemplados na agenda de discussões.

A neurociência cultural se interessa pela investigação da influência da cultura e seus mecanismos sobre as funções cognitivas, bem como pela modelagem que as variáveis culturais exercem sobre os sintomas neuropsicológicos da DA. Além disso, destaca a necessidade de customizar os instrumentos de medidas – geralmente importados – utilizados na avaliação neuropsicológica de DA em populações cultural e etnicamente distintas (Nitrini et al., 2004; Ostrosky-Solis et al., 1998).

BIOLOGIA *VERSUS* AMBIENTE: O QUE MAIS INFLUENCIA A COGNIÇÃO E O COMPORTAMENTO?

A discussão sobre o que mais influencia o comportamento e a cognição – e suas alterações – é muito antiga, mas foi remodelada atualmente e denominada "debate Biologia *versus* Ambiente" (em inglês, *Nature versus Nurture*). Os teóricos do assunto em geral estão situados em uma posição entre dois polos opostos: o polo que defende a biologia como sendo o fator que mais influencia o comportamento e a cognição e, no outro extremo, o polo que defende as influências ambientais como sendo as mais decisivas. Talvez a maioria dos pesquisadores no assunto esteja situada em alguma posição intermediária nesse espectro quando se trata da consideração dos fatores que modelam os comportamentos e a cognição. Evidentemente, porém, existem alterações de comportamento ou cognitivas que atraem o pêndulo da discussão mais para aspectos biológicos ou ambientais.

Vygotsky admitiu a existência de uma base biológica para o funcionamento dos processos psicológicos básicos (ações reflexas, reações automáticas e associações simples) no início da vida, anterior ao efeito cultural sobre o desenvolvimento. Para esse autor, mecanismos intencionais, voluntários – as funções psicológicas superiores, como, por exemplo, raciocínio, memória declarativa, planejamento e organização – se desenvolveriam gradativamente a partir da interação consciente da criança com seu próprio contexto sociocultural, tornando-se estes parte constitutiva da sua natureza (Vygotsky, 1978).

Henry Wallon assume uma postura parecida com a de Vygotsky, notadamente interacionista, quando aborda o desenvolvimento cognitivo da criança, perpassando a ideia de que o processo de aprendizagem é dialético. Reconhece também que o fator biológico é a primeira condição para o desenvolvimento do pensamento, ressaltando, porém, a importância das influências do meio. O homem, para Wallon, seria o resultado de influências sociais e fisiológicas, de modo que o estudo do psiquismo não pode desconsiderar nem um nem outro aspecto do desenvolvimento humano. Contudo, para o autor, as potencialidades psicológicas dependem especialmente do contexto sociocultural. O desenvolvimento do sistema nervoso, então, não seria suficiente para o pleno desenvolvimento das habilidades cognitivas (apud Caixeta, 2007).

A principal corrente da psicologia cognitiva, até pouco tempo, defendia a ideia de que processos cognitivos básicos são universais. Entretanto, as pesquisas em psicologia durante a última década têm demonstrado que os processos de atenção, inferência e aprendizado diferem de forma acentuada entre os adultos em diferentes culturas (Nisbett; Miyamoto, 2005).

Recentemente, neurocientistas cognitivos se voltaram para o tema da diferença cultural e começaram a investigar como a cultura interage com os mecanismos neurais associados aos processos sociais, emocionais, de atenção e percepção. Se as variações culturais dos sintomas demenciais se refletem nas diferenças estruturais e funcionais no cérebro, então os dados da neurociência cultural podem ser utilizados na avaliação diagnóstica (Han; Northoff, 2008).

O grande auxílio da neurociência cultural encontra-se no fato de que a psicopatologia não é meramente uma questão neural e de assinaturas genéticas distintas, mas de experiência vivida, história do desenvolvimento, interações dinâmicas e contextos culturais (Henningsen; Kirmayer, 2000). Cruz e Landeira-Fernandez (2007) lembram que a plasticidade cerebral é exatamente a habilidade do cérebro de reorganizar suas vias neurais com base sobretudo nas experiências ao longo da vida, modificando-se estrutural e funcionalmente. Os problemas que os pacientes trazem para profissionais dos serviços de saúde muitas vezes incluem impasses sociais que exigem correspondentes estruturas conceituais para orientar a avaliação e a intervenção (Kirmayer, 2005).

Embora, em nosso conhecimento, os dados da neurociência cultural ainda não tenham sido aplicados para explicar as diferenças culturais em psicopatologia, a neurociência cultural, eventualmente, pode permitir a abordagem de um vasto leque de questões de interesse para as neurociências cognitivas e a neuropsiquiatria, incluindo: como justificar social e culturalmente diferenças na vulnerabilidade aos transtornos neuropsiquiátricos? Quais os processos que medeiam os efeitos negativos da discriminação racial e o preconceito? Como experiências de desenvolvimento mediadas por uma cultura influenciam na posterior regulação da emoção e de expressão? Como as diferenças culturais na autoimagem interagem com a regulação do humor para modular a vulnerabilidade à depressão? Como estilos culturais de expressar desconforto influenciam a experiência do sintoma? Como os agentes psicofarmacológicos afetam diferentemente os cérebros de pessoas com diferentes experiências culturais com base em desenvolvimento ou circunstâncias da vida atual? Como placebos, psicoterapia e outras intervenções psicossociais e simbólicas exercem seus efeitos sobre a cognição, a emoção, a fisiologia e o comportamento? (Kirmayer, 2006).

Alguns autores acreditam que a neurociência cultural pode adicionar dimensões cruciais para o projeto de uma neuropsiquiatria transcultural, esclarecendo como determinadas experiências sociais e culturais influenciam o cérebro na saúde e na doença (Choudhury; Kirmayer, 2009).

■ VARIÁVEIS CULTURAIS QUE INFLUENCIAM A COGNIÇÃO

De acordo com as teorias que fundamentam a neuropsicologia transcultural, o padrão cognitivo pode ser diretamente influenciado por variáveis culturais relativas a nacionalidade (países mais ou menos industrializados), procedência (zonas urbanas ou rurais), etnia (Caixeta, 2011), usos e costumes dos grupos sociais, como, por exemplo, as condições do hábitat, o modo empregado para gerir a subsistência, os fatores ecológicos (Vygotsky; Luria; Leontiev, 1994), características nutricionais (Halpern; Nazroo, 2000), escolaridade e *status* social e econômico (Luria, 1994; Vygotsky, 1978).

A seguir, serão abordadas algumas dessas características que influenciam a cognição de um povo.

■ COGNIÇÃO E ESCOLARIDADE

O grupo de Nitrini e colaboradores (Brucki; Nitrini, 2008, 2009; Caramelli et al., 2007; Nitrini et al., 2004) tem produzido interessante material sobre a associação de analfabetismo e DA, além de validar testes adequados para a população de baixa escolaridade no Brasil. Brucki e Nitrini (2008) estudaram, por exemplo, testes de cancelamento em populações ribeirinhas na Amazônia (analfabetas e escolarizadas) e constataram que um mínimo de contato educacional com apresentações gráficas e organização da escrita é capaz de modificar a habilidade cognitiva envolvida nessa tarefa.

Ostrosky-Solis e colaboradores (1998) compararam analfabetos a pessoas com várias faixas de escolaridade e constataram que os anos de estudo influenciaram diretamente um conjunto de funções: a linguagem (compreensão e fluência verbal fonológica), as funções conceituais que envolvem maior grau de abstração (semelhanças, cálculos e sequências) e as habilidades visuoconstrutivas. O parâmetro utilizado foi o desempenho de pessoas da mesma cultura, com as com 1 a 2 ou 3 a 4 anos de escolaridade comparadas àquelas sem escolarização. Parece, portanto, que, com o aumento da escolaridade – aprendizagem da leitura, da escrita e do cálculo –, o uso da abstração acerca dos fenômenos, ou de inferências, hipóteses e deduções, torna-se mais evidente (Ardila et al., 2000; Luria, 1994; Ostrosky-Solis et al., 1998).

A neuropsicologia, com o apoio da neuroimagem, mostra que a escolaridade promove mudanças na percepção visual, no raciocínio lógico, nas estratégias de memorização, na resolução de problemas, entre outras capacidades e habilidades. Além disso, o efeito da educação não é homogêneo nos diferentes domínios cognitivos (Quadro 5.1) (Ardila et al., 2000).

COGNIÇÃO E CARACTERÍSTICAS NUTRICIONAIS DE UM POVO

Outros elementos culturais além da escolaridade, como, por exemplo, as características nutricionais de um povo, podem provocar impacto e influenciar o desenvolvimento da fisiopatologia da DA pela agregação, por exemplo, de fatores de risco cardiovasculares ou outros sabidamente associados aos hábitos alimentares.

Mudanças no estado nutricional relacionadas à idade podem desempenhar um papel importante no funcionamento do cérebro. Deficiências nutricionais específicas em

Quadro 5.1
PORCENTAGEM DA VARIÂNCIA ATRIBUÍDA ÀS VARIÁVEIS EDUCACIONAIS EM DIFERENTES SUBTESTES NEUROPSICOLÓGICOS

TESTE	PORCENTAGEM DA VARIÂNCIA
Fluência verbal: fonológico	38,5
Compreensão da linguagem	35,3
Cópia de figura	32,9
Sequências	32,9
Span de dígitos (inverso)	29,5
Similaridades	27,3
Fluência verbal (semântica)	23,6
Cálculo	22,6
Evocação de figura	21,1
Movimentos alternados	20,6
20 menos 3	19,0
Detecção visual	17,1
Orientação temporal	12,0
Evocação de palavras	10,3
Codificação: memória verbal	9,7
Evocação com pistas	10,3
Linguagem: nomeação	7,9
Reações de oposição	7,2
Linguagem: repetição	7,0
Funções motoras: mão direita	6,9
Funções motoras: mão esquerda	5,7
Reconhecimento	1,5
Orientação pessoal	0,7
Orientação espacial	0,6

Fonte: Ardila e colaboradores (2000).

idosos, incluindo os ácidos graxos ômega 3, vitaminas do complexo B e antioxidantes, entre outros, podem exacerbar processos patológicos no cérebro. Por conseguinte, as características nutricionais de determinada população devem ser estudadas e confrontadas com o potencial da intervenção nutricional para prevenir ou retardar o prejuízo cognitivo e o desenvolvimento da DA, tema de interesse científico crescente. Como se sabe, os processos subjacentes à patogênese da DA incluem: degeneração sináptica e de membrana, processamento anormal de proteínas (β-amiloide, tau), fatores de risco vasculares (hipertensão, hipercolesterolemia), inflamação e estresse oxidativo. A apreciação de algumas evidências científicas até o momento sugere que vários compostos nutricionais podem neutralizar de maneira eficaz esses processos, por exemplo, promovendo a formação de membranas e sinaptogênese, melhora da memória e do comportamento, melhora da função endotelial e da saúde cerebrovascular (Kamphuis; Scheltens, 2010).

A literatura reforça a necessidade de intervenção precoce na DA e sugere que a intervenção multinutricional, visando múltiplos aspectos do processo neurodegenerativo durante a fase mais precoce possível no desenvolvimento da doença, provavelmente tem o maior potencial terapêutico (Kamphuis; Scheltens, 2010).

■ COGNIÇÃO E ETNIA

Em um estudo realizado com grupos étnicos minoritários, nos Estados Unidos, acerca dos tipos e da prevalência de demências nos idosos, constatou-se diferença significativa na distribuição dos tipos de demências entre as categorias étnicas, sendo que os idosos brancos apresentaram alta porcentagem de DA. Já os afro-americanos e asiáticos tiveram como diagnóstico prevalente a demência vascular (Yeo; Gallagher-Thompson; Lieberman, 1996).

No Brasil, um estudo realizado com idosos japoneses imigrantes residentes em Campo Grande, Mato Grosso do Sul, revelou uma prevalência de 12,1% de demência, considerada elevada com relação a outros estudos semelhantes realizados com idosos residentes no Japão, ressaltando a influência de hábitos alimentares no desenvolvimento de alterações psiquiátricas (Yamada et al., 2002). Esse estudo proporciona subsídios para o embate entre cultura e etnia e o desenvolvimento de demências nas populações. Além disso, a migração de uma população étnica permite o entendimento da relação entre genética e fatores ambientais, questão chamada de "natureza *versus* nutrição".

Diversos estudos procuram verificar a existência de diferença e prevalência de alterações psiquiátricas de acordo com os aspectos étnicos/raciais (Shim et al., 2009), principalmente no que se refere ao acesso a cuidados da saúde mental e à adesão ao tratamento entre a população branca e negra, considerando-se que esta última tem o acesso prejudicado, sobretudo por questões de preconceito racial (Anglin et al., 2008).

Com relação aos idosos negros, os principais estudos envolvem a análise de alterações cognitivas e funcionais e demência. Em um estudo realizado com idosos negros da Nigéria, oeste da África, e afro-americanos, detectou-se que a incidência de demência e DA era maior nestes últimos (Hendrie et al., 2001). Afro-americanos são predominantemente da linhagem de negros do oeste africano, mas residem em ambientes completamente diferentes dos nigerianos, estando suscetíveis, portanto, a exposições diferentes para possíveis fatores de risco ambiental.

Em um levantamento porta a porta, realizado em Benin, oeste da África, com idosos acima de 65 nos para estimar prevalência de demência e alteração cognitiva, foi detectada uma porcentagem de 10,4 e 2,6% na prevalência de disfunção cognitiva e demência, respectivamente. Mesmo com esses valores, a prevalência de demência e comprometimento cognitivo é menor nesse estudo do que nos países desenvolvidos (Guercher et al. 2009), fato que dá subsídios para colocar em embate o papel da cultura e da etnia sobre as alterações cognitivas e demência nas populações.

Transtornos psiquiátricos em idosos, depressão e demência parecem aumentar na África subsaariana, de acordo com um recente estudo etnopsiquiátrico de revisão (Nubukpo et al., 2009). Os autores desse trabalho ainda ressaltam a necessidade do preparo dos profissionais da saúde para lidar com as diferentes culturas nos aspectos psiquiátricos de idosos.

CULTURA E TAREFAS COGNITIVAS

Variáveis culturais podem influenciar o resultado de testes cognitivos (Luria, 1994; Puente; Salazar, 1998), e, por isso, dependendo da escolha da tarefa e dos determinantes subjacentes à avaliação cognitiva, os resultados podem subestimar a habilidade psicomotora e a capacidade intelectual do indivíduo avaliado (Puente; Salazar, 1998).

Autores brasileiros também têm chamado a atenção para a influência de fatores culturais (principalmente a escolaridade) sobre o desempenho em testes neuropsicológicos importados (Andrade; Bueno, 2007; Nitrini et al. 2004). Outros autores de países em desenvolvimento também têm alertado para esse fato (Ardila et al., 2000; Puente; Salazar, 1998). Na avaliação neuropsicológica, não apenas o escore final alcançado pode ser diferente quando comparado com grupos de maior escolaridade, mas também, e talvez principalmente, as estratégias e os estilos cognitivos utilizados pelo indivíduo para resolver problemas podem sofrer influência cultural e étnica (Costa e Silva, 2005; Ferreira, 2005; Pica et al., 2004; Puente; Salazar, 1998).

Como exemplo, pode-se citar o fato de que índios amazônicos brasileiros da tribo Munduruku resolvem problemas de matemática sem utilizar conceitos matemáticos linguísticos (Pica et al., 2004). Ferreira (2005) constatou, da mesma forma, a utilização de uma lógica própria pelos indígenas amazônicos ao resolverem problemas. Indivíduos provenientes de áreas rurais carentes, analfabetas, usam mais a inteligência prática e o raciocínio espacial do que o conceitual: parecem fazer e agir, mais do que se posicionar no mundo analítico-cognitivo das ideias. Luria (1994) apresentou relato de experiência nesse âmbito, conduzindo uma série de trabalhos de campo sobre o desempenho neuropsicológico de indivíduos residentes em vilarejos e áreas rurais bastante isoladas e pouco desenvolvidas do Usbequistão e do Quirguistão, na Ásia Central. O autor descreveu que os trabalhadores rurais analfabetos moradores dessas áreas apresentavam desempenho menos elaborado do que os sujeitos com maior escolaridade e outro tipo de ocupação (tarefas menos braçais e mais intelectualizadas). Os indivíduos do primeiro grupo não usavam a mesma lógica para deduções que os do segundo, tampouco estabeleciam relações entre os objetos igualmente, além de usarem menos abstração. Para a confecção de suas respostas, costumam evocar suas experiências cotidianas, remetendo essas respostas mais para o que conheciam de fato (raciocínio concreto) do que para abstrações, inferências e hipóteses acerca dos fenômenos (raciocínio dedutivo).

Se, por um lado, a cultura pode provocar diferenças nos desempenhos em tarefas cognitivas, por outro, alguns autores se esforçam na demonstração de que, mesmo em culturas isoladas e bastante diferentes da ocidental, existem características comuns no estilo cognitivo para a resolução de problemas.

Alguns autores que investigaram características cognitivas em população indígena (Dehaene et al., 2006) sugeriram a existência de um conjunto de intuições presente, naturalmente, em todos os seres humanos. Seriam espontâneas e constituídas até mesmo na ausência da escolarização. Nesse estudo, eles apontaram o conhecimento de geometria como um exemplo, após investigarem índios isolados da Amazônia em distintas fases do desenvolvimento. Utilizaram atividades que envolviam a compreensão e interpretação de conceitos geométricos básicos – pontos, linhas, paralelas, ângulos retos inseridos em figuras simples – e observaram que os elementos foram utilizados instintiva e naturalmente pelos índios Munduruku. As tarefas permitiam destacar que os índios tinham noção de distância e senso de direção quando tinham de, com base em mapas geométricos, localizar objetos escondidos. Esses índios não eram aculturados, e era baixa a probabilidade de convivência prévia com populações de outras culturas que pudessem tê-los capacitado nos quesitos avaliados.

Para investigar a influência da cultura sobre o desempenho cognitivo, Andrade e Bueno (2007) estudaram processos intelectuais em indivíduos de populações etnicamente diferentes. Avaliaram 12 índios aculturados e 12 pessoas não indígenas, ambos os grupos constituídos por moradores da periferia de São Paulo, pareados de acordo com idade e nível educacional. Para isso, usaram os testes *dígitos, blocos de Corsi, desenho com cubos* e *nomeação de figuras*. A memória verbal imediata e tardia foi avaliada por meio de histórias relacionadas ao contexto ecológico de ambos os grupos, e a memória visual, pela apresentação e recuperação de figuras. Os resultados quantitativos não demonstraram diferenças significativas entre os grupos, porém, ocorreu uma tendência estatística dos índios de mostrarem maior domínio das tarefas visuais e motoras, e os não índios das tarefas verbais. Os autores concluíram ser possível que o grupo indígena use a cognição de forma mais concreta e intuitiva, em função do estilo peculiar de vida e das habilidades desenvolvidas, associados à baixa escolaridade (Andrade; Bueno, 2007).

CULTURA E INSTRUMENTOS NEUROPSICOLÓGICOS

Um tema bastante difícil e que tem despertado a atenção de muitos dos que se dedicam à neuropsicologia – sobretudo os que habitam mundos culturalmente diversos daqueles que originaram os testes cognitivos mais usados – é a escolha do instrumento a ser utilizado na avaliação neuropsicológica, além, também, dos parâmetros de comparação estabelecidos.

Puente e Salazar (1998) sublinharam o fato de que as diferenças no desempenho cognitivo de pessoas pertencentes a raças e grupos étnicos distintos precisam ser avaliadas com rigor metodológico para que não ocorra um viés nos resultados em função de variáveis não relacionadas ao intelecto. Dados obtidos após aplicação das baterias Wechsler em crianças descendentes de mexicanos, nascidas nos Estados Unidos, indicaram escores menores por parte das crianças *ticanas* (Wechsler, 1987). Porém, o teste é originalmente norte-americano, idealizado e normatizado segundo amostras daquela população e, muitas vezes, aplicado também por um psicólogo norte-americano, favorecendo ainda outros vieses.

A maioria das baterias neuropsicológicas disponíveis necessita de adaptação e validação para a população brasileira. Nitrini e colaboradores (1994) validaram uma bateria neuropsicológica breve para avaliação de demência para uso na população brasileira de baixa escolaridade. Caramelli e colaboradores (2007) registraram a importância de se utilizar pontos de corte diferenciados no teste de fluência verbal para pacientes com demência com diferentes escolaridades.

REFERÊNCIAS

Andrade VM, Bueno OFA. Neuropsicologia transcultural: grupo indígena guarani. Estud Psicol (Natal). 2007;12(3):253-8.

Anglin DM, Alberti PM, Link BG, Phelan JC. Racial differences in beliefs about the effectiveness and necessity of mental health treatment. Am J Community Psychol. 2008;42(1-2):17-24.

Ardila A, Ostrosky-Solis F, Rosselli M, Gómez C. Age-related cognitive decline during normal aging: the complex effect of education. Arch Clin Neuropsychol. 2000;15(6):495-513.

Brucki SM, Nitrini R. Cancellation task in very low educated people. Arch Clin Neuropsychol. 2008;23(2):139-47.

Brucki SM, Nitrini R. Subjective memory impairment in a rural population with low education in the Amazon rainforest: an exploratory study. Int Psychogeriatr. 2009;21(1):164-71.

Caixeta L. Transcultural perspectives of dementia. Lancet Neurol. 2011;10(4):306-7.

Caixeta M, Costa FCO, Hanna MM. A mente de Wallon. São Paulo: Ciência Moderna; 2007.

Caramelli P, Carthery-Goulart MT, Porto CS, Charchat-Fichman H, Nitrini R. Category fluency as a screening test for Alzheimer disease in illiterate and literate patients. Alzheimer Dis Assoc Disord. 2007;21(1):65-7.

Chiao JY. Cultural neuroscience: a once and future discipline. Prog Brain Res. 2009;178:287-304.

Chiao JY, Ambady N. cultural neuroscience: parsing universality and diversity across levels os analysis. In: Kitayama S, Cohen D, editors. Handbook of cultural psychology. New York: Guilford Press; 2007. p. 237-54.

Choudhury S, Kirmayer LJ. Cultural neuroscience and psychopathology: prospects for cultural psychiatry. Prog Brain Res. 2009;178:263-83.

Costa WNG, Silva VL da. Matemática do negro brasileiro. Scientific American Brasil. 2005;(11):94-7.

Cruz APM, Landeira-Fernandez J. Por uma psicologia baseada em um cérebro em transformação. In: Landeira-Fernandez J, Silva MTA, organizadores. Intersecções entre psicologia e neurociências. Rio de Janeiro: MedBook; 2007.

Dehaene S, Izard V, Pica P, Spelke E. Core knowledge of geometry in an Amazonian indigene group. Science. 2006;311(5759):381-4.

Ferreira ES. Racionalidade dos índios brasileiros. Sci Am Br. 2005;11:90-3.

Frank CK, Temple E. Cultural effects on the neural basis of theory of mind. Progr Brain Res. 2009;178:213-23.

Freeman JB, Rule NO, Ambady N. The cultural neuroscience of person perception. Progr Brain Res. 2009;178:91-201.

Guerchet M, Houinato D, Paraiso MN, von Ahsen N, Nubukpo P, Otto M, et al. Cognitive impairment and dementia in elderly people living in rural Benin, west Africa. Dement Geriatr Cogn Disord. 2009;27(1):34-41.

Gutchess AH, Indeck A. Cultural influences on memory. Progr Brain Res. 2009;178:137-50.

Halpern D, Nazroo J. The ethnic density effect: results from a national community survey of England and Wales. Int J Soc Psychiatry. 2000;46(1):34-46.

Han S, Northoff G. Culture-sensitive neural substrates of human cognition: a transcultural neuroimaging approach. Nat Rev Neurosci. 2008;9(8):646-54.

Hendrie HC, Ogunniyi A, Hall KS, Baiyewu O, Unverzagt FW, Gureje O, et al. Incidence of dementia and Alzheimer disease in 2 communities: Yoruba residing in Ibadan, Nigeria, and African Americans residing in Indianapolis, Indiana. JAMA. 2001;285(6):739-47.

Henningsen P, Kirmayer LJ. Mind beyond the net: implications of cognitive neuroscience for cultural psychiatry. Transcult Psychiatry. 2000;37(4):467-94.

Kamphuis PJGH, Scheltens P. Can nutrients prevent or delay onset of Alzheimer's disease? J Alzheimers Dis. 2010;20(3):765-76.

Kirmayer LJ. Beyond the 'new cross-cultural psychiatry': cultural biology, discursive psychology and the ironies of globalization. Transcult Psychiatry. 2006;43(1):126-44.

Kirmayer LJ. Culture, context and experience in psychiatric diagnosis. Psychopathology. 2005;38(4):92-6.

Luria AR. Desenvolvimento cognitivo: seus fundamentos culturais e sociais. 2. ed. São Paulo: Ícone; 1994.

Morrison SJ, Demorest SM. Cultural constraints on music perception and cognition. Progr Brain Res. 2009;178:67-77.

Nisbett RE, Miyamoto Y. The influence of culture: Holistic *versus* analytic perception. Trends Cogn Sci. 2005;9(10):467-73.

Nitrini R, Caramelli P, Herrera Jr E, Porto CS, Charchat-Fichman H, Carthery MT, et al. Performance of illiterate and literate nondemented elderly subjects in two tests of long-term memory. J Int Neuropsychol Soc. 2004;10(4):634-8.

Nitrini R, Lefèvre BH, Mathias SC, Caramelli P, Carrilho PE, Sauaia N, et al. Neuropsychological tests of simple application for diagnosing dementia. Arq Neuropsiquiatr. 1994;52(4):457-65.

Nubukpo P, Revue P, Herrmann C, Clément JP. Ethnopsychiatrie et sujets âgés. Psychol Neuro Psychiatr Vieil. 2009;7(3):175-83.

Ostrosky-Solis F, Ardila A, Rosselli M, Lopez-Arango G, Uriel-Mendoza V. Neuropsychological test performance in illiterate subjects. Arch Clin Neuropsychol. 1998;13(7):645-60.

Pica P, Lemer C, Izard V, Dehaene S. Exact and approximate arithmetic in an Amazonian indigene group. Science. 2004;306(5695):499-503.

Puente AE, Salazar GD. Assessment of minority and culturally diverse children. In: Prifitera A, Saklofske DH, editors. WISC-III clinical use and interpretation. San Diego: Academic Press; 1998. p. 227-48.

Shim RS, Compton MT, Rust G, Druss BG, Kaslow NJ. Race-ethnicity as a predictor of attitudes toward mental health treatment seeking. Psychiatr Serv. 2009;60(10):1336-41.

Vygotsky LS. Mind in ociety: the development of higher psychological processes. Cambridge: Harvard University Press; 1978.

Vygotsky LS, Luria AR, Leontiev NA. Linguagem, desenvolvimento, e aprendizagem. 5. ed. São Paulo: Ícone; 1994.

Wechsler D. Wechsler memory scale revised manual. San Antonio: Psychological Corporation; 1987.

Yamada T, Kadekaru H, Matsumoto S, Inada H, Tanabe M, Moriguchi EH, et al. Prevalence of dementia in the older japanese-brazilian population. Psychiatry Clin Neurosci. 2002;56(1):71-5.

Yeo G, Gallagher-Thompson D, Lieberman M. Variations in dementia characteristics by ethnic category. In: Yeo G, Gallagher-Thompson D. Ethnicity and the dementias. New York: Taylor and Francis;1996. p. 21-9.

PARTE 2
DIAGNÓSTICO E AVALIAÇÃO

NOVOS CRITÉRIOS DIAGNÓSTICOS E MARCADORES BIOLÓGICOS DA DOENÇA DE ALZHEIMER

LEONARDO CAIXETA
ALEXANDRE AUGUSTO DE CASTRO PELEJA
NORAMI DE MOURA BARROS

A criação de critérios diagnósticos para determinada doença passa por crivos diversos, preferencialmente científicos, mas algumas vezes também socioculturais (traduzindo o estado da arte daquele conceito) e até políticos (ainda que de modo sutil ou disfarçado), com o objetivo de apresentar, de forma clara e prática, os elementos essenciais da doença para, assim, instrumentalizar de maneira adequada o médico responsável por sua detecção ou o pesquisador interessado em sua investigação. Desde a introdução do construto da doença de Alzheimer (DA) pelo psiquiatra que lhe emprestou o nome, foram realizadas várias tentativas de eleger critérios que pudessem retratar com sensibilidade e especificidade minimamente razoáveis a suposta verdade ou essência embutida no conceito da doença.

Nos últimos 30 anos, vários consensos diferentes renderam conjuntos de critérios muito parecidos entre si, apresentados no corpo de manuais diagnósticos como a *Classificação internacional de doenças e problemas relacionados à saúde* (CID-10) e o *Manual diagnóstico e estatístico de transtornos mentais* (DSM-IV) (ambos em fase de atualização) ou, ainda, na forma de critérios estabelecidos por entidades científicas altamente qualificadas, como o National Institute of Neurological and Communicative Disorders and Stroke (NINCDS) e Alzheimer's Disease and Related Disorders Association (ADRDA). Os critérios para o diagnóstico clínico da DA estabelecidos pelos NINCDS-ADRDA em 1984 (McKhann et al., 1984) reuniram informações a respeito de fatos históricos, testes neuropsiquiátricos e exames clínicos e laboratoriais relacionados à DA, elaborando um texto que estabelecia critérios diagnósticos extremamente úteis e que, por mais de um quarto de século, permaneceram inalterados.

Esses critérios, que foram adotados quase universalmente, mostraram-se confiáveis para o diagnóstico de "DA provável", alcançando sensibilidade de 81% e especificidade de 70% em mais de uma dúzia de estudos clinicopatológicos (Knopman et al., 2001). Triagens e pesquisas clínicas utilizaram amplamente esses critérios; entretanto, no decorrer de 27 anos, ocorreram avanços importantes no conhecimento a respeito da DA e na habilidade de descrever sua fisiopatologia. A definição do espectro clínico da doença também mudou.

Até o ano de 1975, de acordo com o Medline, havia cerca de 42 artigos publicados sobre a DA. Em 2011, esse número pulou para uma incrível marca, superior a 77.300 artigos publicados. Fica fácil perceber que o conhecimento a respeito das manifestações clínicas e da biologia molecular da DA aumentou vastamente. Com base nessas novas informações, foi necessária uma revisão dos seguintes aspectos dos critérios originais:

- Décadas atrás, aspectos que distinguiam a DA de outras demências que ocorrem em uma população de mesma faixa etária não eram completamente reconhecidos. Por exemplo, demência com corpos de Lewy (DCL) (McKeith et al., 2005), demência vascular (DV) (Román et al., 1993), demência frontotemporal (DFT) (McKhann et al., 2001; Neary et al., 1998; Rascovsky et al., 2007) e afasia progressiva primária (Gorno-Tempini et al., 2011), que têm sido caracterizadas exaustivamente. Resultados histopatológicos na DA podem ser encontrados em um amplo espectro clínico (inclusive em indivíduos cognitivamente normais, naqueles com comprometimento cognitivo leve e também nos pacientes com demência) (Fagan et al., 2009; Jack et al., 2010). Por isso, o termo "processo fisiopatológico da DA" será utilizado para englobar as mudanças biológicas *ante mortem* que precedem o diagnóstico neuropatológico *post mortem* da DA, assim como seu substrato neuropatológico. "Demência por DA" será o termo usado para fazer referência à síndrome clínica decorrente do processo fisiopatológico da DA.
- Sugestão de que o comprometimento de memória seria sempre o primeiro déficit cognitivo nos pacientes com demência por DA. Pesquisas têm mostrado que há várias apresentações não amnésticas do processo fisiopatológico da DA, sendo as síndromes mais comuns a atrofia cortical posterior (Alladi et al., 2007) e a síndrome da afasia primária progressiva não fluente (Rabinovici et al., 2008).
- A extrema heterogeneidade da categoria "possível DA" acaba por provocar a inclusão de um grupo de pacientes que atualmente teria diagnóstico de "comprometimento cognitivo leve" (CCL).
- Pontos de corte de idade propostos para o diagnóstico de demência por DA. Nas últimas décadas, tem-se estabelecido que a demência por DA em pessoas com idade inferior a 40 anos, embora rara, não difere em sua fisiopatologia da demência nas pessoas idosas (Lleó et al., 2004). A demência por DA em pessoas com idade superior a 90 anos também faz parte do mesmo espectro das pessoas mais jovens, embora as correlações clinicopatológicas sejam atenuadas (Dolan et al., 2010).
- Não foram incluídos no processo de decisão resultados de exames: ressonância magnética nuclear (RMN), tomografia por emissão de pósitrons (PET) e exame do líquido cerebrospinal (LCS) (a que posteriormente vamos nos referir como marcadores biológicos). Esforços iniciais para incorporar marcadores biológicos no diagnóstico de DA e CCL (Dubois et al., 2007) precisam ser associados a uma abordagem mais abrangente do processo de diagnóstico.
- Falta de informações sobre a genética da DA àquela época. Hoje, são conhecidas mutações em três genes – precursor da proteína β-amiloide, pré-senilina 1 e pré-

-senilina 2. Essas mutações causam uma DA de início precoce, de herança autossômica dominante (Bertram; Tanzi, 2008).

Um novo consenso emergiu em 2011 para revisar e atualizar os critérios NINDS-ADRDA para a "demência por DA" (que é a demência secundária à fisiopatologia da DA), incorporando inovações mais modernas às abordagens clínica, de imagem e laboratorial (Albert et al., 2011; Jack et al., 2011; McKhann et al., 2011; Sperling et al., 2011). Os autores desse conjunto de publicações defenderam que essa revisão dos critérios NINDS-ADRDA deve ser flexível o suficiente para ser usada tanto por médicos generalistas, sem acesso a testes neuropsicológicos e exames avançados de imagem e LCS, quanto por investigadores especializados envolvidos em pesquisas e em estudos de ensaios clínicos, que teriam essas medidas disponíveis.

Este capítulo será dividido em duas partes, seguindo a sistemática daquele conjunto de artigos publicados: (1) critérios para demências das várias etiologias e (2) critérios para demência por DA.

CRITÉRIOS PARA DEMÊNCIAS DAS VÁRIAS ETIOLOGIAS: CRITÉRIOS CLÍNICOS CENTRAIS

Nem toda demência é do tipo Alzheimer. Apesar da obviedade dessa afirmação, muitos, infelizmente, parecem desconhecer sua extensão e suas implicações prognósticas e terapêuticas. Brasil afora, a maioria dos pacientes diagnosticados como tendo DA padecem, na verdade, de outra forma de demência, não diagnosticada pela falta de conhecimento do médico assistente envolvido.

Na verdade, existem mais de 140 etiologias diferentes para a síndrome demencial, das quais a DA representa apenas uma, ainda que seja a mais comum. Dada, portanto, sua relevância, nesta seção serão apresentados os critérios clínicos centrais usados para todas as definições clínicas da síndrome demencial em geral, independentemente de suas várias etiologias.

O diagnóstico de demência deve englobar todo o espectro de gravidade, indo desde as formas mais suaves até os estágios mais graves da síndrome. Obviamente, a tarefa de criar critérios diagnósticos que abarquem toda a heterogeneidade da síndrome não é fácil. No Quadro 6.1 são mostrados os critérios diagnósticos de demência recentemente formulados (McKhann et al., 2011).

Em relação aos critérios anteriores, os presentes se tornaram mais detalhados, especificando melhor várias modalidades de alterações, as quais podem ser reunidas em três grandes domínios: funcional, cognitivo e comportamental. As classificações anteriores se apoiavam de maneira excessiva no domínio cognitivo em detrimento do comportamental, uma falha que parece ter sido minimizada (mas não totalmente corrigida) pelos novos critérios.

A diferença entre demência e CCL nem sempre é clara, sobretudo nas fases iniciais (precoces) das doenças demenciantes. No que se refere aos critérios diagnósticos, a diferença entre demência e CCL reside em determinar se há ou não interferência significativa na habilidade para desempenhar funções no trabalho ou realizar atividades da vida diária (Albert et al., 2011). Essa afirmação é inerente ao julgamento clínico de um médico qualificado, com base em circunstâncias individuais de cada paciente e na descrição de suas atividades diárias, obtida do paciente e de um informante.

Quadro 6.1
CRITÉRIOS DIAGNÓSTICOS PARA DEMÊNCIA

O diagnóstico de demência é formulado quando há sintomas cognitivos e/ou comportamentais (neuropsiquiátricos) que:

1. Interferem na habilidade de trabalhar ou executar atividades corriqueiras (atividades da vida diária – AVDs).

2. Representam um declínio nos níveis de desempenho anteriores (para se diferenciar de oligofrenia ou retardo mental).

3. Não são explicados por *delirium* (confusão mental) ou transtornos psiquiátricos maiores.

4. São detectados e diagnosticados por meio de uma combinação de: (a) história relatada pelo paciente e por um acompanhante confiável; (b) avaliação cognitiva objetiva, como exame do estado mental ou teste neuropsicológico. Testes neuropsicológicos mais abrangentes devem ser usados quando a história contada pelo paciente e o exame do estado mental não possam fornecer um diagnóstico de certeza.

5. Envolvem no mínimo dois dos seguintes domínios:
   a) Habilidade prejudicada de adquirir e lembrar de novas informações – os sintomas incluem: fazer perguntas e conversas repetitivas, perder objetos pessoais, esquecer de eventos ou compromissos, perder-se em uma rota familiar.
   b) Capacidade prejudicada de raciocinar, julgar e lidar com tarefas complexas – os sintomas incluem: incompreensão de riscos a sua segurança; incapacidade de gerenciar finanças, tomar decisões, planejar tarefas complexas e sequenciais.
   c) Déficit de habilidades visuoespaciais – os sintomas incluem: dificuldade de reconhecer faces e objetos comuns; dificuldade de encontrar objetos no centro de seu campo visual, apesar de ter boa acuidade visual; incapacidade para operar instrumentos simples ou vestir-se.
   d) Funções de linguagem prejudicadas (fala, leitura, escrita) – os sintomas incluem: dificuldade de acessar palavras comuns durante o discurso, causando hesitações; erros de ortografia e na oratória.
   e) Mudanças na personalidade e no comportamento – os sintomas incluem: flutuações não características de humor, como agitação, falta de motivação ou iniciativa, apatia, perda de controle, introversão social, diminuição do interesse em atividades antes excitantes, perda da empatia, comportamentos compulsivos ou obsessivos, comportamentos socialmente inadequados.

Fonte: Mckhann e colaboradores (2011).

CRITÉRIOS DE CLASSIFICAÇÃO PROPOSTOS PARA DEMÊNCIA POR DOENÇA DE ALZHEIMER

Os autores da nova versão de critérios diagnósticos da DA alteraram muitos aspectos nos critérios recém-divulgados, mas também preservaram muitos conceitos. Mantiveram, por exemplo, o conceito geral de "provável DA" dos critérios de 1984. Também foi mantido o termo "possível DA", mas foi redefinido de modo mais focado do que antes. Marcadores biológicos também foram integrados nas formulações diagnósticas para "provável" e "possível DA", para uso em contexto de pesquisa. Os critérios clínicos centrais para DA continuarão a ser a pedra angular do diagnóstico na prática clínica.

É proposta a seguinte terminologia para classificar os indivíduos com demência por DA:

- demência por provável DA,
- demência por possível DA,
- demência por provável ou possível DA com evidência de processo fisiopatológico de DA.

Segundo os autores dos novos critérios (McKhann et al., 2011), os dois primeiros devem ser usados principalmente na clínica. O terceiro é direcionado para fins de pesquisa.

Demência por provável DA: critérios clínicos centrais

Como já mencionado, os autores da nova versão de critérios diagnósticos da DA identificaram como sendo útil e preservaram o conceito geral de "provável DA" dos critérios de 1984. No Quadro 6.2 são apresentados os principais critérios clínicos para demência por provável DA (McKhann et al., 2011).

Demência por provável doença de Alzheimer com crescente nível de certeza

Com essa chamada, os autores dos critérios desejaram somar evidências adicionais aos critérios diagnósticos centrais (ver Quadro 6.2) no intuito de fortalecer a especificidade do diagnóstico de demência por provável DA.

- **Demência por provável DA com declínio documentado.** Os autores dos critérios expostos criaram essa especificação ("com declínio documentado") no intuito de garantir que o diagnóstico não seja realizado de forma fortuita, pouco cuidadosa, sem a devida documentação objetiva (e, portanto, de forma excessivamente subjetiva), o que permitiria abarcar, de forma equivocada, outros tipos de demência que não a DA. Naqueles que se enquadram nos principais critérios clínicos para "demência por provável DA", o declínio cognitivo documentado aumenta a certeza de que a condição do paciente representa um processo patológico ativo e em evolução; entretanto, não se pode especificar que esse processo fisiopatológico se deva à DA.

Como seria essa documentação do declínio? Demência por provável DA com declínio documentado é definida como: evidência de declínio cognitivo progressivo (identificada em avaliações subsequentes, com base em informações dos acompanhantes do paciente) e em testes cognitivos, como avaliação neuropsicológica formal ou exame padronizado do estado mental (McKhann et al., 2011). Dois conceitos emer-

Quadro 6.2
CRITÉRIOS CLÍNICOS PARA DEMÊNCIA POR PROVÁVEL DOENÇA DE ALZHEIMER

A demência por provável DA é diagnosticada quando o paciente:

1. Atende aos critérios para a demência descritos anteriormente e, além disso, apresenta as seguintes características:

A. Início insidioso. Os sintomas não surgem repentinamente, eles têm uma evolução gradual, com duração de meses a anos.

B. História nitidamente marcada por piora da cognição.

C. Os déficits cognitivos iniciais e mais proeminentes, que são evidentes na história e no exame, se enquadram em uma das seguintes categorias:
   a) Apresentação amnéstica – é a apresentação sindrômica mais comum em pacientes com DA. Os déficits devem incluir comprometimento do aprendizado e da recordação de informações recentemente adquiridas. Também deve haver evidências de disfunção cognitiva em pelo menos um dos domínios cognitivos descritos anteriormente.
   b) Apresentações não amnésticas
      - Apresentações linguísticas – os déficits mais comuns são os relacionados à dificuldade de encontrar palavras, mas devem ser encontrados déficits também em outros domínios cognitivos.
      - Apresentação visuoespacial – a cognição espacial é a mais comprometida. O paciente apresenta agnosia para objetos, reconhecimento de faces prejudicado (prosopagnosia), simultagnosia (síndrome de Balint) e alexia. Déficits em outros domínios cognitivos também devem estar presentes.
      - Disfunção executiva – comprometimento do raciocínio, do julgamento e dificuldade de resolução de problemas são os déficits mais proeminentes. Outros domínios cognitivos também podem apresentar comprometimento.

D. O diagnóstico de "demência por provável DA" **não deve** ser aplicado quando houver evidências de doença cerebrovascular substancial concomitante, definida por: (a) história de acidente vascular encefálico relacionado temporalmente ao início ou à piora do comprometimento cognitivo; presença de múltiplos ou extensos infartos ou vários sinais hiperintensos na substância branca; (b) características centrais de DCL; (c) características proeminentes de variações de comportamento por DFT; (d) características marcantes da variante semântica ou não fluente da afasia primária progressiva; (e) evidência de alguma outra doença neurológica concomitante, comorbidade não neurológica ou uso de medicações que possam alterar a cognição do paciente.

Fonte: McKhann e colaboradores (2011).

Nota: Todos os pacientes que se enquadram nos critérios para "provável DA", segundo a classificação NINCDS-ADRDA de 1984, se encaixariam nos critérios apresentados neste texto para "demência por provável DA" (McKhann et al., 1984).

gem dessa iniciativa: enfatizar a natureza declinante das habilidades cognitivas prévias (para se diferenciar do retardo mental ou de qualquer outra forma de limitação cognitiva previamente existente) e o caráter progressivo do processo (para se diferenciar das encefalopatias fixas, formas de demências que não progridem – p. ex., demência pelo TCE, demência no alcoolismo).

- **Demência por provável DA em portadores de mutações genéticas causadoras de DA.** Em pacientes que preenchem os critérios clínicos centrais para provável DA, evidência de uma mutação genética potencialmente causal (em APP, PSEN1 ou PSEN2) aumenta a certeza de que a condição é causada pela DA. O grupo notou que portar o alelo ε4 do gene da apolipoproteína E não foi suficientemente específico para ser considerado nessa categoria (Mayeux et al., 1998).

Na prática no Brasil, sabe-se o quanto é difícil o acesso a dados genéticos dos pacientes, uma vez que são procedimentos de altíssimo custo, constituindo, portanto, uma especificação de pouco valor prático em nossa realidade ainda tão pobre.

Demência por possível DA: critérios clínicos centrais

O diagnóstico de possível DA deve ser feito em qualquer uma das circunstâncias mencionadas no Quadro 6.3.

Quadro 6.3
CRITÉRIOS CLÍNICOS PARA DEMÊNCIA POR POSSÍVEL DOENÇA DE ALZHEIMER

CURSO ATÍPICO

O curso atípico preenche os critérios clínicos principais em termos da natureza dos déficits cognitivos para demência por DA, mas tem um início súbito de déficit cognitivo, demonstra detalhes insuficientes na história ou apresenta documentação cognitiva objetiva de declínio progressivo também insuficiente, OU

APRESENTAÇÃO ETIOLOGICAMENTE MISTA

Apresentação etiologicamente mista preenche todos os critérios clínicos centrais para DA, mas apresenta:

(a) evidência de doença cerebrovascular concomitante, definida por uma história de evento cerebrovascular temporalmente relacionada com o início ou a piora do prejuízo cognitivo; presença de infartos múltiplos e extensos; vários focos de hipersinal na substância branca; ou
(b) características de DCL, além da própria demência; ou
(c) evidência de outra doença neurológica, de uma comorbidade médica não neurológica ou uso de medicação que possa exercer efeito substancial na cognição.

Fonte: McKhann e colaboradores (2011).
Nota: O diagnóstico de provável DA pelo critério NINCDS-ADRDA de 1984 (McKhann et al., 1984) não precisa, necessariamente, preencher o atual critério para possível DA. Tal paciente teria de ser reavaliado.

Demência por provável doença de Alzheimer com evidência do processo fisiopatológico

Os principais marcadores biológicos que foram investigados de forma ampla até recentemente (Hampel et al., 2008) podem ser divididos em duas classes baseadas no aspecto biológico que investigam:

- Marcadores da deposição de proteína cerebral β-amiloide (Aβ) – baixa concentração de Aβ42 no LCS e imageamento positivo de amiloide pelo PET (Chételat et al., 2010; Jack et al., 2008).
- Marcadores biológicos de lesão ou degeneração neuronal retrógrada. Os três principais marcadores biológicos nessa categoria são proteína tau elevada no LCS, tanto a tau total quanto a tau fosforilada (p-tau); captação diminuída de ^{18}fluordesoxiglicose (FDG) pelo PET no córtex temporoparietal; atrofia desproporcional na ressonância magnética estrutural no lobo temporomedial, basal e lateral, além do córtex medial parietal.

Em pessoas que preenchem os critérios clínicos centrais para demência por provável DA, os marcadores biológicos devem aumentar a certeza de que a base da síndrome demencial clínica é o processo fisiopatológico da DA. Entretanto, não se preconiza o uso de marcadores biológicos da DA para rotina diagnóstica atualmente. Há várias razões para essa limitação: (1) os critérios clínicos centrais proporcionam boa acurácia diagnóstica e são úteis na maioria dos pacientes; (2) mais pesquisas são necessárias para assegurar que os critérios associados aos marcadores biológicos foram apropriadamente delineados; (3) os marcadores biológicos de um local para outro são pouco padronizados; e (4) o acesso aos marcadores é limitado em vários graus, em diferentes comunidades.

Atualmente, o uso de marcadores biológicos para reforçar a segurança do processo fisiopatológico da DA pode ser útil em três circunstâncias: estudos de investigação, ensaios clínicos (como ferramenta clínica opcional) e quando o médico julgar apropriado.

Os resultados dos testes com marcadores biológicos podem ser separados em três categorias: claramente positivos, claramente negativos e indeterminados. Alguns autores preveem que a aplicação dos marcadores biológicos para o processo fisiopatológico da DA funcionaria como descrito no Quadro 6.4 (McKhann et al., 2011).

Demência por possível doença de Alzheimer com evidência de processo fisiopatológico

Sabe-se que o fenótipo de uma demência depende mais da localização neuroanatômica das lesões do que do subtipo histopatológico subjacente a tais lesões. É por isso que podemos encontrar alguns subtipos de DA com fenomenologia, em essência, de DFT (de fato, cerca de 5% dos casos de DA têm apresentação mais frontal) simplesmente porque os marcadores histopatológicos da DA se concentraram, de maneira predominante, mais nos lobos frontais do que nas clássicas localizações da DA (regiões mesiais temporais ou áreas mais posteriores do encéfalo).

A categoria "demência por possível DA com evidência de processo fisiopatológico" é para indivíduos que preenchem os critérios clínicos para demência do tipo não Alzheimer, mas apresentam marcadores biológicos para o processo fisiopatológico da DA ou preenchem os critérios neuropato-

Quadro 6.4
CRITÉRIOS DE DEMÊNCIA PELA DOENÇA DE ALZHEIMER INCORPORANDO OS DADOS SOBRE MARCADORES BIOLÓGICOS

CATEGORIA DIAGNÓSTICA	PROBABILIDADE DO BIOMARCADOR DE INDICAR ETIOLOGIA POR DA	Aβ (PET OU LCS)	LESÃO NEURONAL (TAU NO LCS, FDG-PET, RMN ESTRUTURAL)
1) PROVÁVEL DA			
Baseado em critérios clínicos	Não informativo	Não disponível, conflitante ou indeterminado	Não disponível, conflitante ou indeterminado
Com três níveis de evidência do processo fisiopatológico da DA	Intermediário	Não disponível ou indeterminado	Positivo
	Intermediário	Positivo	Não disponível ou indeterminado
	Alto	Positivo	Positivo
2) POSSÍVEL DA (APRESENTAÇÃO CLÍNICA ATÍPICA)			
Baseado em critérios clínicos	Não informativo	Não disponível, conflitante ou indeterminado	Não disponível, conflitante ou indeterminado
Com evidência do processo fisiopatológico da DA	Alto, mas não descarta uma segunda etiologia	Positivo	Positivo
3) DEMÊNCIA IMPROVÁVEL POR DA	Baixo	Negativo	Negativo

Fonte: McKhann e colaboradores (2011).

DA = doença de Alzheimer; Aβ = β-amiloide; PET = tomografia por emissão de pósitrons; LCS = líquido cerebrospinal; FDG = [18]fluordesoxiglicose; RMN = ressonância magnética nuclear.

lógicos para DA. Exemplos incluiriam pessoas que preenchem os critérios clínicos para DCL (ou para um subtipo de degeneração lobar frontotemporal), mas que têm marcadores biológicos positivos para DA ou apresenta critérios patológicos para DA em autópsia. Nós, particularmente, julgamos confuso esse modo de classificar, uma vez que o achado de neuropatologia específica para a DA na autópsia remete ao diagnóstico de DA definitiva (ver mais adiante neste capítulo). Esse embate se dá, entretanto, porque o desejo do clínico de encontrar uma correspondência invariável entre o quadro clínico e a patologia subjacente nem sempre é atendido. É verdade que esses desencontros ou essa falta de correspondência sempre suscitam um desafio extra na confecção de critérios diagnósticos para as doenças. Em última análise, o diagnóstico deve passar sempre pelo crivo do bom senso do médico, competente para lidar com tais questões, não se deixando subjugar exclusivamente pela ditadura dos critérios diagnósticos, muitas vezes impostos sem a devida sujeição à crítica da comunidade científica interessada.

Para tornar o processo ainda mais complexo, o diagnóstico de provável DA, com evidências do processo fisiopatológico da DA, não exclui a possibilidade de uma segunda condição fisiopatológica também estar presente. É assim que, em um único paciente, ocasionalmente, pode-se encontrar marcadores histopatológicos para DA e, ao mesmo tempo, para outra forma de demência (p. ex., corpúsculos de Lewy no córtex, indicando DCL, ou, ainda, corpúsculos de Pick, indicando degeneração lobar frontotemporal, entre outras).

Na tabela de marcadores biológicos, é indicado que ambas as categorias de marcadores devem ser positivas para que um indivíduo que apresenta um fenótipo clínico de não DA preencha os critérios para possível DA. Essa é uma abordagem conservadora, que pode mudar à medida que mais informação seja adquirida a respeito dos resultados (a longo prazo) de diferentes combinações de achados de marcadores biológicos.

Uso de marcadores biológicos no diagnóstico de doença de Alzheimer

A DA constitui uma doença neurodegenerativa complexa que é parte de um *continuum* de fenômenos clínicos e biológicos que abrangem fases pré-clínicas e de CCL. Trata-se de um diagnóstico fundamentalmente clínico. Para fazer o diagnóstico de demência por DA, com apoio de marcadores biológicos, os critérios clínicos centrais do diagnóstico de DA devem ser satisfeitos.

Marcadores biológicos sempre são desejados para facilitar e objetivar o diagnóstico de qualquer doença, melhorando a especificidade fisiopatológica dos diagnósticos. Na DA, uma doença de proporções epidêmicas, eles poderão, no futuro, facilitar o diagnóstico em larga escala, oferecendo oportunidade de um diagnóstico mais precoce. No presente, seu uso para fins de diagnóstico precocíssimo da DA (antes de qualquer manifestação clínica, portanto na fase pré-clínica da doença) esbarra em questões éticas delicadas, uma vez que ainda não existe cura para essa doença.

De acordo com sua natureza, os marcadores do LCS se apoiam em uma interpretação quantitativa em referência a padrões normativos. Já os marcadores imagenológicos podem ser interpretados de maneira quantitativa e qualitativa. Em muitas situações, os resultados dos marcadores serão claramente normais ou anormais. Nesses casos, uma interpretação qualitativa dos testes com marcadores irá identificar de forma inequívoca achados "positivos", que implicam a presença do processo fisiopatológico de base da DA, ou resultados "negativos", que de forma inequívoca implicam a ausência de um processo fisiopatológico de base para essa condição. Entretanto, em alguns casos, resultados ambíguos ou indeterminados serão obtidos. Isso é inevitável uma vez que todos os marcadores biológicos constituem medidas contínuas, e o rótulo diagnóstico de "positivo" ou "negativo" requer que os pontos de corte sejam aplicados a fenômenos biológicos contínuos (McKhann et al., 2011).

Embora existam, atualmente, sofisticados métodos objetivos quantitativos de análise de imagens, estão faltando padrões aceitáveis para análises quantitativas de exames de imagem para DA. A prática clínica padrão no diagnóstico por imagem é qualitativa por natureza, portanto a quantificação de marcadores de neuroimagem deve se basear em padrões específicos de cada laboratório. O mesmo ocorre com os marcadores do LCS, apesar de os esforços para padronização estarem mais avançados para marcadores do LCS do que para testes com neuroimagem. Técnicas analíticas quantitativas estão e continuarão em evolução por algum período. Assim, o uso prático dos marcadores biológicos deve seguir diretrizes práticas de excelência em contextos específicos para cada laboratório, até que a padronização esteja completamente estabelecida.

Uma sequência de eventos biológicos tem sido descrita, em que o processo fisiopatológico β-amiloide se torna anormal primeiro e os marcadores de lesão neuronal que surgem como consequência do processo se tornam anormais depois (Fagan et al., 2009; Jack et al., 2010). Isso pode implicar uma classificação hierarquicamente superior de marcadores β-amiloide em relação a marcadores de lesão neuronal, para propósitos diagnósticos. Entretanto, a confiabilidade de tal esquema hierárquico ainda não foi suficientemente estabelecida para o uso na DA. Devido à quantidade de marcadores para DA, é inevitável que diferentes combinações de resultados de exames possam ocorrer. Por exemplo, em casos individuais, podem ser encontrados marcador β-amiloide de lesão neuronal positivo e negativo, ou um exame de PET positivo e uma medida de tau negativa, e assim por diante. Hoje, os dados são insuficientes para recomendar um esquema que arbitre entre as diferentes combinações de marcadores biológicos. Mais estudos são necessários para priorizar marcadores e para determinar seus valores e sua validade no contexto da prática e da pesquisa.

Doença de Alzheimer comprovada patologicamente

O diagnóstico definitivo de DA só pode ser feito mediante exame neuropatológico do encéfalo do possível ou provável portador. Obviamente, esse procedimento é quase sempre realizado *post mortem* (são raríssimos os casos de biópsias para diagnósticos diferenciais em casos muito atípicos em pacientes mais jovens). O diagnóstico neuropatológico de comprovação de DA poderá ser aplicado se o paciente preencher os critérios clínicos e cognitivos para DA, já abordados neste capítulo, e o exame neuropatológico, utilizando critérios amplamente aceitos (Hyman; Trojanowski, 1997), que demonstrem a presença da patologia da DA.

Demência não causada por doença de Alzheimer

A possibilidade maior de uma demência do tipo não Alzheimer ocorre quando a síndrome demencial em questão (McKhann et al., 2011):

- Não preenche os critérios clínicos para a DA.
- Ainda que preencha os critérios clínicos para provável ou possível DA, há evidência suficiente para um diagnóstico alternativo, como demência relacionada ao HIV, demência da doença de Huntington e outras que raramente, ou nunca, se confundem com DA. Apesar de preencher os critérios clínicos para possível DA, ambos os marcadores (Aβ e de lesão neuronal) são negativos (Jack et al., 2010).

REFERÊNCIAS

Albert M, DeKosky ST, Dickson D, Dubois B, Feldman H, Fox NC, et al. The diagnosis of mild cognitive impairment due to Alzheimer's disease: report of the National Institute on Aging and the Alzheimer's Association workgroup. Alzheimers Dement. 2011;7(3):270-9.

Alladi S, Xuereb J, Bak T, Nestor P, Knibb J, Patterson K, et al. Focal cortical presentations of Alzheimer's disease. Brain. 2007;130(Pt 10):2636-45.

Bertram L, Tanzi RE. Thirty years of Alzheimer's disease genetics: the implications of systematic meta-analyses. Nat Rev Neurosci. 2008;9(10):768-78.

Chételat G, Villemagne VL, Bourgeat P, Pike KE, Jones G, Ames D, et al. Relationship between atrophy and beta-amyloid deposition in Alzheimer disease. Ann Neurol. 2010;67(3):317-24.

Dolan D, Troncoso J, Resnick SM, Crain BJ, Zonderman AB, O'Brien RJ. Age, Alzheimer's disease and dementia in the Baltimore longitudinal study of ageing. Brain. 2010;133(Pt 8):2225-31.

Dubois B, Feldman HH, Jacova C, Dekosky ST, Barberger-Gateau P, Cummings J, et al. Research criteria for the diagnosis of Alzheimer's disease: revising the NINCDS-ADRDA criteria. Lancet Neurol. 2007;6(8):734-46.

Fagan AM, Head D, Shah AR, Marcus D, Mintun M, Morris JC, et al. Decreased cerebrospinal fluid abeta (42) correlates with brain atrophy in cognitively normal elderly. Ann Neurol. 2009;65(2):176-83.

Gorno-Tempini ML, Hillis AE, Weintraub S, Kertesz A, Mendez M, Cappa SF, et al. Classification of primary progressive aphasia and its variants. Neurology. 2011;76(11):1006-14.

Hampel H, Burger K, Teipel SJ, Bokde AL, Zetterberg H, Blennow K. Core candidate neurochemical and imaging biomarkers of Alzheimer's disease. Alzheimers Dement. 2008;4(1):38-48.

Hyman BT, Trojanowski JQ. Consensus recommendations for the postmortem diagnosis of Alzheimer disease from the National Institute on Aging and the Reagan Institute Working Group on diagnostic criteria for the neuropathological assessment of Alzheimer disease. J Neuropathol Exp Neurol. 1997;56(10):1095-7.

Jack CR Jr, Albert MS, Knopman DS, McKhann GM, Sperling RA, Carrillo MC, et al. Introduction to revised criteria for the diagnosis of Alzheimer's disease: National Institute on Aging and the Alzheimer's Association workgroup. Alzheimers Dement. 2011;7(3):257-62.

Jack CR Jr, Knopman DS, Jagust WJ, Shaw LM, Aisen PS, Weiner MW, et al. Hypothetical model of dynamic biomarkers of the Alzheimer's pathological cascade. Lancet Neurol. 2010;9(1):119-28.

Jack CR Jr, Lowe VJ, Senjem ML, Weigand SD, Kemp BJ, Shiung MM, et al. 11C PiB and structural MRI provide complementary information in imaging of Alzheimer's disease and amnestic mild cognitive impairment. Brain. 2008;131(Pt 3):665-80.

Knopman DS, DeKosky ST, Cummings JL, Chui H, Corey-Bloom J, Relkin N, et al. Practice parameter: diagnosis of dementia (an evidence-based review). Report of the Quality Standards Subcommittee of the American Academy of Neurology. Neurology. 2001;56(9):1143-53.

Lleó A, Berezovska O, Growdon JH, Hyman BT. Clinical, pathological, and biochemical spectrum of Alzheimer disease associated with PS-1 mutations. Am J Geriatr Psychiatry. 2004;12(2):146-56.

Mayeux R, Saunders AM, Shea S, Mirra S, Evans D, Roses AD, et al. Utility of the apolipoprotein E genotype in the diagnosis of Alzheimer's disease. Alzheimer's Disease Centers Consortium on Apolipoprotein E and Alzheimer's Disease. N Engl J Med. 1998;338(8):506-11.

McKeith IG, Dickson DW, Lowe J, Emre M, O'Brien JT, Feldman H, et al. Diagnosis and management of dementia with Lewy bodies: third report of the DLB Consortium. Neurology. 2005;65(12):1863-72.

McKhann GM, Albert MS, Grossman M, Miller B, Dickson D, Trojanowski JQ, et al. Clinical and pathological diagnosis of frontotemporal dementia: report of the Work Group on Frontotemporal Dementia and Pick's Disease. Arch Neurol. 2001;58(11):1803-9.

McKhann GM, Drachman D, Folstein M, Katzman R, Price D, Stadlan EM. Clinical diagnosis of Alzheimer's disease: report of the NINCDS-ADRDA Work Group under the auspices of Department of Health and Human Services Task Force on Alzheimer's Disease. Neurology. 1984;34(7):939-44.

McKhann GM, Knopman DS, Chertkow H, Hyman BT, Jack CR Jr, Kawas CH, et al. The diagnosis of dementia due to Alzheimer's disease: recommendations from the National Institute on Aging-Alzheimer's Association workgroups on diagnostic guidelines for Alzheimer's disease. Alzheimers Dement. 2011;7(3):263-9.

Neary D, Snowden JS, Gustafson L, Passant U, Stuss D, Black S, et al. Frontotemporal lobar degeneration: a consensus on clinical diagnostic criteria. Neurology. 1998;51(6):1546-54.

Rabinovici GD, Jagust WJ, Furst AJ, Ogar JM, Racine CA, Mormino EC, et al. Abeta amyloid and glucose metabolism in three variants of primary progressive aphasia. Ann Neurol. 2008;64(4):388-401.

Rascovsky K, Hodges JR, Kipps CM, Johnson JK, Seeley WW, Mendez MF, et al. Diagnostic criteria for the behavioral variant of frontotemporal dementia (bvFTD): current limitations and future directions. Alzheimer Dis Assoc Disord. 2007;21(4):S14-8.

Román GC, Tatemichi TK, Erkinjuntti T, Cummings JL, Masdeu JC, Garcia JH, et al. Vascular dementia: diagnostic criteria for research studies: report of the NINDS-AIREN International Workshop. Neurology. 1993;43(2):250-60.

Sperling RA, Aisen P, Beckett L, Bennett DA, Craft S, Fagan AM, et al. Towards defining the preclinical stage of Alzheimer's disease: recommendations from the National Institute on Aging and the Alzheimer's Association workgroup. Alzheimers Dement. 2011;7(3):280-92.

CAPÍTULO 7

COMO DIAGNOSTICAR A DOENÇA DE ALZHEIMER

LEONARDO CAIXETA

■ PRIMEIRAS IMPRESSÕES

A perda de memória constitui ocorrência inexorável na terceira idade. Culturalmente, alguns povos demonstram maior tolerância a esse fenômeno (amnésia), não se preocupando com seu surgimento e atribuindo seu aparecimento ao processo natural de envelhecimento. Outros, no entanto, o encaram como primeiro sinal de "caduquice", "esclerose" ou "Alzheimer", uma vez que representa uma ameaça grave a uma velhice saudável e plena em qualidade de vida (Caixeta, 2006).

Comunicada ou não por quem dela padece, a amnésia pode representar duas situações distintas:

- acontecimento natural relacionado à biologia da senescência; ou
- sintoma de algum desagravo lesional ou funcional em andamento no sistema nervoso central (SNC).

Muitas vezes, a distinção entre essas situações é nebulosa, com vários pontos de intersecção entre elas (Armstrong, 2008). Na primeira, em geral o idoso apresenta a queixa subjetiva à família e ao médico, podendo essa ser confirmada ou não a partir de testagem neuropsicológica específica. Na maioria dos casos, há comprovação objetiva da queixa de distúrbio de memória, porém esse distúrbio não é exuberante e não interfere nas atividades da vida diária, sendo, então, reconhecido como um fenômeno fisiológico relacionado ao processo de envelhecimento na história daquela pessoa. Na segunda situação, há duas possibilidades:

- o paciente tem consciência do distúrbio de memória e reclama tratamento; ou
- o paciente não tem consciência do distúrbio de memória e é levado ao médico pela família.

No primeiro caso, a chance de o paciente apresentar um distúrbio funcional (p. ex., depressão, ansiedade, hipotireoidismo, uso de medicamentos que têm efeito sobre a memória, interferência de outras doenças clínicas, neurológicas ou não) é muito grande, porém pode constituir também a fase bem inicial de uma doença degenerativa primária, quando o sujeito ainda apresenta *insight*.

No segundo caso, é quase certo que se está diante de uma pessoa com um processo degenerativo demencial (Laurent; Allegri; Thomas-Anterion, 1997). Entre esses extremos (o primeiro e o segundo caso), entretanto, há uma série de situações mais complexas que desafiarão o tirocínio diagnóstico do médico. Este será pressionado pela família: trata-se ou não de um caso de doença de Alzheimer (DA)? O fato de tanto a DA como o comprometimento cognitivo leve serem heterogêneos complica a diferenciação entre ambos. Alguns autores chegam a questionar: "O envelhecimento é parte da DA ou a DA é parte do envelhecimento?" (Swerdlow, 2007).

Às vezes, pode parecer simples diferenciar uma queixa fisiológica de memória em um idoso normal da amnésia que ocorre na DA. A alteração de memória fisiológica relacionada ao envelhecimento parece ser setorial, isto é, mais relacionada à memória episódica, com a preservação das memórias semântica, de trabalho, implícita e remota, padrão bem diferente do encontrado na DA (Laurent; Allegri; Thomas-Anterion, 1997). No que tange à memória episódica, a queda de desempenho dos idosos em relação ao dos jovens está relacionada principalmente à recordação livre, uma vez que, na recordação com pistas e no reconhecimento, não existem diferenças significativas entre os dois grupos etários, mostrando que a dificuldade específica de memória nos idosos normais encontra-se na estratégia de acesso à informação, visto que a capacidade de registro/estocagem parece preservada (não o fosse, o idoso não chegaria à informação mediante pistas e muito menos reconheceria o material previamente apresentado). Alguns autores traduzem essa dificuldade de evocação como "falta de exigência do sujeito para iniciar ele mesmo uma busca ativa da informação estocada na memória", ou, em outras palavras, "esquecem de recordar". Tal conhecimento, no entanto, não é suficiente para o diagnóstico de uma doença tão complexa como a DA.

COMO PROCEDER DE FORMA SISTEMÁTICA PARA ALCANÇAR O DIAGNÓSTICO CORRETO?

O diagnóstico constitui um dos pilares da medicina, dele dependendo o prognóstico e o tratamento adotados. Mesmo sendo notória a inexistência de uma regra absoluta e geral para a formulação de um diagnóstico de DA em suas variadas apresentações, dada sua complexidade e particularidade em cada caso, este capítulo abordará alguns princípios gerais que poderão nortear sua realização.

A tendência atual é diagnosticar a DA o mais precocemente possível (Dickerson et al., 2007), para, assim, iniciar as intervenções terapêuticas o quanto antes, na tentativa de retardar o ritmo de progressão da doença, já que ainda não existe uma cura para ela. Como não existem marcadores biológicos atualmente disponíveis que permitam a detecção pré-sintomática ou o diagnóstico pré-mórbido definitivo da DA, são muitas as dificuldades que cercam seu diagnóstico e, por isso, é preciso lançar mão de muitas modalidades de avaliação (neuropsicológica, de linguagem, laboratorial, de neuroimagem), que serão tema de capítulos específicos deste livro.

Diagnosticar corretamente a DA é, ao mesmo tempo, muito importante e difícil para os médicos em geral. Importante porque as síndromes demenciais representam uma fatia expressiva das doenças na terceira idade (e também em outros segmentos etários), sobretudo em países em que se registram altas taxas de envelhecimento da população, como o Brasil. A DA constitui problema de saúde pública, uma verdadeira "epidemia" silenciosa, e é principalmente do médico geral a responsabilidade da suspeita diagnóstica e o correto encaminhamento ao médico especialista.

No entanto, a DA pode ser um tema difícil mesmo para o especialista, seja porque envolve o conhecimento e o domínio de algumas habilidades neurológicas (exame neurológico, interpretação de exames de neuroimagem e neurofisiologia), psiquiátricas (conhecimentos profundos de psicopatologia, psicofarmacologia), geriátricas e neuropsicológicas (noções das diferentes funções cognitivas e de como são avaliadas), essenciais para seu correto diagnóstico, seja porque precisa ser diferenciada dos mais de 140 tipos (aproximadamente) de demências conhecidas.

Além do exposto, é fundamental que o médico saiba trabalhar em equipe, uma vez que necessitará do auxílio de profissionais das mais diversas áreas na formulação do diagnóstico e na estratégia terapêutica adotada. A definição *a priori* dos papéis a serem assumidos pelos diversos membros da equipe coordenada pelo médico, a divisão de funções, a coordenação e articulação das atividades constituem fatores importantes para o bom andamento do grupo e, por conseguinte, para chegar ao diagnóstico da forma mais correta possível. Da mesma forma, a habilidade na relação médico-paciente-cuidador é essencial para o correto diagnóstico, posto que, muitas vezes, é na anamnese que são obtidas as informações mais caras ao diagnóstico.

O Quadro 7.1 apresenta algumas perguntas que deverão ser feitas na anamnese no intuito de evocar uma história de déficits cognitivos.

Na anamnese, é preciso atentar também ao modo de evolução da doença, já que po-

---

Quadro 7.1
QUESTÕES A SEREM FORMULADAS AO PACIENTE E AO INFORMANTE SEPARADAMENTE

MEMÓRIA
- O paciente tem dificuldade de se lembrar de conversas recentes?
- Ele é muito repetitivo?
- Encontra-se atualizado sobre eventos recentes?
- Perde objetos ou os coloca em lugares inadequados?
- Esquece de desligar o fogão?

LINGUAGEM/AFASIA
- Tem dificuldade de encontrar a palavra correta para se expressar?
- Algumas vezes é difícil para os outros entendê-lo?

ORIENTAÇÃO
- Ele sabe onde está? E a data de hoje?
- Ele se esquece de feriados que se aproximam, aniversários, compromissos religiosos, dias de pagamento, etc.?

AGNOSIA
- Ele tem dificuldade no reconhecimento de pessoas ou lugares?

ATIVIDADES DA VIDA DIÁRIA
- Ele tem dificuldade no manuseio de pequenas quantias de dinheiro?
- Ele tem dificuldade na lembrança de pequenas listas de compras?

> Quadro 7.1 *(continuação)*
> **QUESTÕES A SEREM FORMULADAS AO PACIENTE E AO INFORMANTE SEPARADAMENTE**
>
> - Ele necessita assistência para alimentar-se, banhar-se, deitar-se e levantar-se, caminhar, higienizar-se e vestir-se?
>
> **APRAXIA**
> - Ele tem dificuldade no manuseio de objetos familiares (p. ex., cafeteira)?
> - Ele apresenta dificuldade na execução de tarefas simples em casa (p. ex., fazer café, preparar a mesa, operar a televisão)?
>
> **HABILIDADE DE RESOLVER PROBLEMAS**
> - Ele tem dificuldade de interpretar jornais ou televisão?
>
> **FUNÇÃO EXECUTIVA**
> - Ele continua apto a administrar finanças/livro de contas/pagamentos?
>
> **FUNÇÃO SOCIAL/COMUNITÁRIA E INTELECTUAL**
> - Ele tem perdido habilidades especiais, interesses ou lazer (p. ex., leitura, carteado, costura, jardinagem) por outras razões que não sejam físicas?
> - Ele apresenta comportamentos sociais inadequados?
>
> **JULGAMENTO**
> - Ele tem dificuldades de julgamento (p. ex., permitir que estranhos adentrem sua casa)?
>
> **Fonte:** Dugu e colaboradores (2003).

de oferecer informações importantes sobre a causa subjacente ao processo demencial. É sempre oportuno lembrar que as regras não são absolutamente rígidas, podendo haver exceções. É sabido, por exemplo, que a DA tem evolução em geral gradual; porém, existem casos que exibem evolução galopante.

A Tabela 7.1 apresenta uma correlação entre o modo de evolução e as etiologias sugeridas em cada caso.

Cabe, ainda, mencionar que o diagnóstico de DA tem níveis de dificuldade diferentes, dependendo do estágio da doença em que o paciente se encontra. Obviamente, nas fases iniciais, pré-clínicas, o desafio diagnóstico é maior, pela sobreposição entre a condição de comprometimento cognitivo leve e a DA pré-clínica. Nas fases mais avançadas, o diagnóstico também pode ser difícil, uma vez que, em seus estágios terminais, todas as demências se parecem ("a enfermidade irmana os enfermos"), e os elementos distintivos da DA se perderam em uma miríade de outros sinais e sintomas comuns a várias formas de demência.

CRITÉRIOS DIAGNÓSTICOS DA DOENÇA DE ALZHEIMER

O diagnóstico de DA é essencialmente clínico, ainda que seja definitivo após o estudo anatomopatológico do tecido cerebral identificar a presença dos marcadores histopatológicos da doença (emaranhados neurofibrilares e placas senis) (Duyckaerts; Delatour; Potier, 2009). Os exames laboratoriais

Tabela 7.1
TEMPO DE EVOLUÇÃO E FORMA DE DEMÊNCIA SUGERIDA

TEMPO DE EVOLUÇÃO	FORMA DE DEMÊNCIA
AGUDO (horas a dias)	- Encefalopatias fixas (anoxia, trauma cranioencefálico [TCE]) - Encefalopatia metabólica - Desequilíbrio hidreletrolítico - Intoxicação - Acidentes vasculares
AGUDO-SUBAGUDO (semanas)	- Causas infecciosas - Hematoma subdural
SUBAGUDO (semanas a meses)	- Causas infecciosas (demência na aids, leucoencefalopatia multifocal progressiva, demência por príons) - Metabólicas (hipotireoidismo, etc.)
CRÔNICO (meses a anos)	- DA e outras doenças degenerativas primárias e secundárias - Hidrocefalia de pressão normal - Neurossífilis

Fonte: Mutarelli (1999).

e de neuroimagem, portanto, servem apenas como auxiliares na caracterização diagnóstica. Até pouco tempo, os exames complementares serviam unicamente para afastar outras possibilidades diagnósticas (p. ex., demências reversíveis); porém, ganharam força diagnóstica na atualidade, de maneira que determinados exames de neuroimagem (p. ex., PET-PIB [*positron emission tomography Pittsburgh compound B*] – não disponível para uso clínico, apenas em pesquisa) podem identificar a presença de placas senis *in vivo* (Nordberg, 2004), existindo, ainda, a promessa de que a doença possa vir a ser diagnosticada por exames de sangue em futuro próximo (Reddy et al., 2011). É sempre oportuno lembrar que, ainda hoje, o diagnóstico clínico da DA é baseado, em grande parte, na exclusão de outras formas de demência (Urbanelli et al., 2009).

Os critérios diagnósticos mais utilizados são os dos Institutos Nacionais de Saúde dos Estados Unidos (McKhann et al., 2011), apresentados no capítulo Novos critérios diagnósticos e os do *Manual diagnóstico e estatístico de transtornos mentais*, da American Psychiatric Association (DSM-IV-TR [1994]), listados nos Quadros 7.2 a 7.4.

Os critérios dos NINCDS-ADRDA são baseados exclusivamente nas alterações cognitivas e não fazem menção a dois aspectos fundamentais da DA: as alterações do comportamento e a dependência funcional. Apesar disso, seu uso criterioso permite uma margem de acerto de 80 a mais de 90% (Duara; Pascal; Barker, 1992).

Quadro 7.2
CRITÉRIOS DIAGNÓSTICOS DO DSM-IV PARA DEMÊNCIA

A] Redução da memória a curto prazo: incapacidade para aprender informações novas (lembrar-se de três palavras, após cinco minutos).

Redução da memória a longo prazo: incapacidade de lembrar-se de informações pessoais passadas (eventos ocorridos ontem; data de nascimento; ocupação); incapacidade de lembrar-se de informações comuns a todos (presidentes passados; datas memoráveis).

B] Pelo menos um dentre os seguintes:

1. Dificuldade de abstração: incapacidade de identificar similaridades e diferenças entre palavras relacionadas; dificuldade para definir palavras.
2. Dificuldade para julgamentos e para controlar impulsos: incapacidade para lidar adequadamente com problemas interpessoais, familiares e do trabalho (linguagem grosseira, brincadeiras inapropriadas, negligência da aparência e da higiene, desconsideração para com as regras convencionais de conduta social).
3. Outros distúrbios de funções corticais superiores, como:
   - afasia (distúrbio da linguagem);
   - apraxia (incapacidade para executar atividades motoras, apesar da compreensão e da função motora estarem normais);
   - Agnosia; dificuldade construcional (incapacidade de copiar diagramas tridimensionais; incapacidade de organizar blocos de madeira ou palitos de fósforos formando padrões especificados).
4. Modificações da personalidade (a. alteração de traços pré-mórbidos: indivíduo muito ativo torna-se apático e deixa seus envolvimentos sociais; pessoa meticulosa e cuidadosa torna-se descuidada; b. acentuação de traços pré-mórbidos obsessivos - compulsivos, histrônicos, paranóides e outros).

C] Os distúrbios A e B interferem significativamente com a ocupação ou com as atividades sociais e os relacionamentos.

D] Os problemas não ocorrem exclusivamente durante o *delirium*.

E] Ou 1 ou 2:

1. Fator orgânico documentado. Há evidências, documentadas pela história, pelo exame físico ou exames complementares, da presença de um fator orgânico específico, que pensa-se estar relacionado à etiologia do distúrbio.
2. Fator orgânico presumido. Na ausência das evidências acima, uma vez excluídas as doenças mentais não orgânicas, ainda presume-se haver um fator etiológico orgânico.

Fonte: Adaptado de American Psychiatric Association (1994).

Quadro 7.3
CRITÉRIOS PARA GRAVIDADE DA DEMÊNCIA

DEMÊNCIA LEVE
Embora haja incapacidade significativa para atividades de trabalho e sociais, ainda há capacidade para vida independente, estando preservadas a capacidade de julgamento e a higiene pessoal.

DEMÊNCIA MODERADA
A vida independente torna-se arriscada. Certo grau de supervisão passa a ser necessário.

DEMÊNCIA GRAVE
Há grande incapacidade para as atividades de vida diária. Uma supervisão permanente faz-se necessária para a manutenção de um mínimo de higiene pessoal. Há incontinência ou mutismo.

Fonte: Adaptado de American Psychiatric Association (1994).

Quadro 7.4
CRITÉRIOS DIAGNÓSTICOS DO DSM-IV PARA DOENÇA DE ALZHEIMER

- Múltiplos déficits cognitivos incluindo a memória
- Déficit suficiente para interferir para causar prejuízo social ou ocupacional
- Deve representar declínio comparado ao nível de funcionamento prévio

Fonte: Adaptado de American Psychiatric Association (1994).

Os critérios do DSM-IV, talvez por terem sido elaborados por psiquiatras, contemplam os aspectos funcionais e comportamentais, além de incluírem outros aspectos da doença, como o início precoce (antes dos 65 anos) ou tardio (Quadros 7.2 a 7.4). Nesse sentido, tais critérios valorizam pontos importantes da DA, mas não têm a "hierarquização" dos anteriores.

OUTROS ELEMENTOS PARA O DIAGNÓSTICO

Acreditar que a formulação diagnóstica depende exclusivamente da aplicação de critérios diagnósticos preestabelecidos é uma postura ingênua, ainda que estes sejam importantes na uniformização e facilitação de todo o processo nas mais variadas localidades do mundo. Como já mencionado, o processo de formulação diagnóstica é muito mais complexo, dependendo, inclusive, de aspectos subjetivos, como a experiência acumulada, o talento (o lado "artístico" da medicina) e a formação profissional do médico em questão.

Os critérios diagnósticos devem, portanto, ser utilizados de forma judiciosa, com bom senso, e integrados a outras fontes de conhecimento e elementos para uma avaliação diagnóstica bem conduzida (Quadro 7.5).

Para o diagnóstico de demência de forma geral, um estudo demonstrou que o DSM-IV constitui um bom conjunto de critérios (Knopman et al., 2001).

> **Quadro 7.5**
> **ELEMENTOS PARA A AVALIAÇÃO DIAGNÓSTICA**
>
> - Entrevista clínica
> - Informações secundárias
> - Exame físico, neurológico e psiquiátrico
> - Testes psicométricos (p. ex., CERAD, Escala de Demência de Blessed, Miniexame do Estado Mental)
> - Triagem laboratórial (vitamina B12, ácido fólico, TSH, T4 livre, lipidograma, função hepática e renal, hemograma, VDRL, hemograma, glicemia)
> - Neuroimagem (TC, RM, SPECT)
>
> TSH = hormônio estimulante da tireoide; VDRL = Teste laboratorial de pesquisa de doença venérea; TC = tomografia computadorizada; RM = ressonância magnética; SPECT = tomografia computadorizada por emissão de fóton único.

DIAGNÓSTICO DE DOENÇA DE ALZHEIMER SEGUNDO A SÍNDROME NEUROPSICOLÓGICA DOMINANTE

O diagnóstico clínico de DA será "montado", entre outras coisas, a partir da(s) síndrome(s) neuropsicológica(s) mais saliente(s). É preciso considerar, entretanto, que essa formulação torna-se eficiente apenas ao exame ou quando se tem acesso à história do paciente relativa ao início da doença, quando a sintomatologia está mais "pura", mais clara, uma vez que, à medida que o processo degenerativo avança, outras áreas são comprometidas, podendo-se ter uma situação em que muitas síndromes convivem no mesmo paciente, como ocorre em quase todas as fases terminais dessas demências, quando todas elas se parecem e o diagnóstico diferencial torna-se impossível (Neary, 1994; Snowden, 1994).

Conforme Mesulan (2000), algumas dessas síndromes são:

- Síndrome amnéstica
- Síndrome apráxico-agnósica
- Síndrome visuoespacial
- Síndrome caracterizada por distúrbio de linguagem
- Síndrome de alentecimento do processamento cognitivo
- Síndrome comportamental

Assim, diante de um paciente cuja síndrome amnésica prepondera no cenário de alterações cognitivas, torna-se mandatório pensar na DA, uma vez que se sabe do comprometimento precoce do sistema límbico nessa forma de demência. Esse comprometimento será traduzido em termos clínicos pela presença da chamada "amnésia límbica" (em contraposição a outros tipos de amnésia, como a "amnésia frontal", vinculada a patologia frontal e não límbica) (Mesulan, 2000; Neary, 1994; Snowden, 1994). Cuidado deve ser tomado, entretanto, no sentido de que outras formas de demência do tipo não Alzheimer podem se apresentar com alteração de memória como característica neuropsicológica mais saliente (Caixeta, 2010).

Caso a síndrome apráxico-agnósica seja o destaque, é importante considerar as demências que cursam com apraxia e/ou agnosia como uma de suas principais características clínicas, se não a principal. Seguindo esse raciocínio, o diagnóstico de DA deve novamente ser contemplado, seja em sua forma clássica, seja na forma de variantes clínicas (atrofia cortical posterior, apraxia progressiva dos membros, prosopagnosia progressiva). Porém, deve-se realizar um cuidadoso diagnóstico diferencial em relação a outras formas de demência do tipo não Alzheimer que também se caracterizam por distúrbios dessa natureza, como, por exemplo, degeneração corticobasal, doença de Pick e outras síndromes degenerativas focais (disprosódia progressiva primária, dispraxia orofacial, entre outras) (Alladi et al., 2007; Caixeta, 2010).

Quando a síndrome visuoespacial domina ou pelo menos se destaca no cenário neuropsicológico, uma vez mais a possibilidade de DA ou sua variante clínica, a atrofia cortical posterior (ACP), deve ser considerada. É importante lembrar, entretanto, que nem todo caso de ACP apresenta achados neuropatológicos de DA, podendo constituir outras formas de etiologia (p. ex., degeneração corticobasal, doença de Creutzfeldt-Jakob, demência com corpos de Lewy) ou permanecer como ACP sem outra etiologia associada.

Nos casos em que o distúrbio de linguagem aparece precocemente na evolução da demência e constitui a síndrome mais saliente, dominando o cortejo sintomático, pode-se pensar em uma variante de DA com características mais linguísticas ou mesmo em afasia progressiva primária, que, na minoria dos casos, tem neuropatologia de DA.

Quando a síndrome de alentecimento do processamento cognitivo predomina, a possibilidade de DA é muito baixa, ainda que alguns raros casos dessa forma de demência possam se apresentar com sintomas extrapiramidais. Na maioria das vezes em que o alentecimento predomina, entretanto, deve-se lembrar primeiro das demências subcorticais, que sempre cursam com esse padrão neuropsicológico.

Quando as alterações de comportamento se destacam em um cenário de preservação de outras funções cognitivas, como memória e funções visuoespaciais, impõe-se o diagnóstico de demência frontotemporal ou outras demências do chamado "complexo de Pick", e não DA. Aqueles raros pacientes com a forma frontal da DA que se apresentam com alteração de comportamento exibem também outras alterações cognitivas, como de memória, orientação temporal e espacial, praxias, etc.

■ AS ETAPAS DA FORMULAÇÃO DIAGNÓSTICA

O caso relatado a seguir ilustra as dificuldades mais comuns quando se está diante de uma síndrome demencial e se suspeita do diagnóstico de DA. Ele também inclui as perguntas mais frequentes nessa situação, com base em vários estudos (Caixeta, 2006; Mayeux, 2010; Smith, 2002). Por motivos didáticos, são apresentados os vários "momentos" diagnósticos, isto é, os passos que o raciocínio deve seguir para a obtenção de êxito diagnóstico.

CASO CLÍNICO

Z, 64 anos, sexo masculino, branco, casado, escolaridade de sete anos, mecânico, apresenta há um ano perda de memória (perde o assunto da conversa que estava seguindo, esquece e confunde nomes de familiares, repete a mesma pergunta diversas vezes, não se recorda onde colocou objetos que havia pegado). O paciente tem crítica das dificuldades apresentadas (*insight* preservado no início da doença), referindo que "a memória ficou fraca" e inclusive se apavorando com as limitações que a doença lhe impôs. Concomitantemente, houve o surgimento de apatia, caracterizada pelo abandono progressivo de suas atividades e inapetência. Há um mês, as alterações de comportamento se agravaram. Segundo seus familiares, estava "variando": risos imotivados, solilóquios, inquietação motora, alterações da sensopercepção (achava que a coberta não estava sobre ele, quando, na verdade, estava), logorreico, com ruminações em torno de seu passado, principalmente à noite, quando ficava insone. Nessa ocasião, tentou o suicídio, riscando seu pescoço com uma faca (parecia estar apragmático e talvez por isso não lograra êxito na tentativa).

O sr. Z já havia apresentado episódio depressivo há 15 anos; ele tem parentes de primeiro grau com depressão.

O paciente apresentava importante comprometimento das atividades da vida diária: recebeu 20 pontos – pontuação considerada de nítido prejuízo funcional – no Questionário de Atividades da Vida Diária (Pfeffer et al., 1982).

Seu exame neurológico evidenciou apenas exaltação do reflexo oro-orbicular e alguma dificuldade no olhar vertical para cima (mas não para baixo). Apresenta dificuldades práxicas leves.

O exame psicopatológico revelou descuido na apresentação, pouco contato visual (cabisbaixo), hipomimia facial, lentificação psicomotora, apatia, hipotimia, laconismo.

A pontuação no Miniexame do Estado Mental (MEEM) (Folstein; Folstein; Mchugh, 1975) foi de 10 pontos (obteve três pontos em orientação, três na memória imediata, um na nomeação, um na repetição e dois no comando verbal), sendo que sua apatia não o deixava colaborar adequadamente na testagem. Sua pontuação no Escore de Hachinski (Hachinski; Lassen; Marshall, 1974) – inventário usado para averiguar a possibilidade de demência vascular – foi baixa, igual a um.

■ **MOMENTO 1**: Definir se se trata de um caso de demência.

Antes de definir o tipo de demência, é mandatório definir se existe a síndrome demencial ou não. Para isso, podem ser usados os critérios para definição de demência do DSM-IV (expostos no Quadro 7.3). Em termos práticos, também pode-se usar a definição de demência de Mesulan (2000): "um declínio cognitivo e/ou comportamental crônico e geralmente progressivo, que causa restrições graduais nas atividades da vida diária e que não pode ser explicado por modificações na consciência, na mobilidade ou no sensório".

QUESTÃO 1: O sr. Z tem demência?

Sim. Há sinais de comprometimento cognitivo e comportamental, graves o suficiente para gerar impacto funcional, e que não podem ser justificados por modificação do nível de consciência ou alteração do sensório. Além disso, a pontuação em seu MEEM (teste de varredura para detecção de síndromes demenciais) sugere esse diagnóstico.

- **MOMENTO 2**: Definir a síndrome neuropsicológica predominante.

Diante de um paciente com demência, deve-se eleger a síndrome mais saliente no quadro (vide explicação anterior no texto).

- Síndrome amnéstica
- Síndrome de alentecimento do processamento cognitivo
- Síndrome comportamental
- Síndrome caracterizada por distúrbio de linguagem
- Síndrome apráxico-agnósica
- Síndrome visuoespacial

QUESTÃO 2: Qual é a síndrome neuropsicológica dominante nesse caso?

O sr. Z parece ter inaugurado seu quadro com alterações de memória associadas a alterações de comportamento (apatia), sendo que, meses depois, os sintomas comportamentais se agravaram, culminando em uma tentativa de suicídio. Além disso, o exame psicopatológico revelou lentificação psicomotora, e o exame neuropsicológico evidenciou dificuldades práxicas leves. Não há, portanto, o predomínio de uma síndrome neuropsicológica exclusiva (em muitos casos, isso pode ser observado na prática clínica), mas a presença de várias: amnéstica, comportamental, de alentecimento psicomotor e apráxica. Diante disso, pode-se listar algumas possibilidades etiológicas mais importantes para o caso:

- Pseudodemência depressiva – uma forma de demência reversível que pode conjugar as síndromes mencionadas (depressão pode causar dismnésia, apatia e outras alterações de comportamento, além de lentificação psicomotora). Falam a favor a exuberância dos sintomas depressivos apresentados, os antecedentes patológicos e familiares de depressão, o exame psicopatológico atual e o dado epidemiológico de que se trata de uma condição muito frequente no dia a dia do médico. A presença de dificuldades práxicas nesse paciente depõe contra esse diagnóstico como sendo o único responsável por toda a sintomatologia (a pseudodemência depressiva isolada não cursa com sintomas apráxicos).
- DA – a síndrome amnéstica no início da doença deve sempre apontar para essa possibilidade, o mesmo ocorrendo com a presença da síndrome apráxica. Ademais, com frequência a DA pode ter início com sintomas depressivos, acompanhando, ou não, as queixas de memória. A alta prevalência dessa doença constitui dado epidemiológico que favorece essa possibilidade. O alentecimento psicomotor geralmente não ocorre no início da DA e, portanto, constitui um elemento que desfavorece esse diagnóstico, mas poderia ser explicado pela depressão concomitante à demência.
- Demência frontotemporal (complexo de Pick) – a ocorrência de uma síndrome comportamental em idade pré-senil (antes dos 65 anos) pode sugerir esse diagnóstico. Existem dois grandes subtipos de apresentação clínica da demência frontotemporal (DFT): o desinibido e o apático (Caixeta; Nitrini, 2001). No caso em questão, o paciente apresenta o subtipo apático. A ocorrência de uma síndrome amnéstica desde o início da doença, a preservação do *insight* (sempre comprometido na DFT) e a dispraxia (que sugere comprometimento parietal, mais posterior) não indicam essa possibilidade. Cabe lembrar, entretanto, que alguns casos de doença de Pick podem apresentar-se com amnésia e dispraxias, traduzindo um comprometimento encefálico mais temporal mesial e parietal, respectivamente.
- Demências subcorticais – a lentificação psicomotora e a apatia reforçam essa possibilidade. A baixa pontuação no Escore de Hachinski (escore de um) depõe contra a possibilidade de demência vascular por múltiplos infartos, mas a muito frequente encefalopatia de Binswanger (encefalopatia vascular subcortical por comprometimento de arteríolas) pode ser uma boa hipótese diagnóstica.
- Demências associadas a alguma condição médica – a possibilidade de doenças metabólicas (p. ex., hipotireoidismo), infecciosas (p. ex., neurossífilis), neoplásicas (p. ex., meningiomas) sempre deve ser contemplada. Todas elas podem cursar com alterações de memória e de comportamento. É bem verdade que, em muitos casos, existirão outros sintomas e sinais físicos sugestivos de cada entidade em particular.

- **MOMENTO 3**: Definir a provável etiologia.

Definir se existe dano estrutural encefálico ou não. Essa informação auxilia no afunilamento das hipóteses diagnósticas. Na presença de dano estrutural, as hipóteses de doenças degenerativas primárias (p. ex., DA, DFT, entre outras) ou de algumas secundárias (demência vascular) ganham força, enquanto as hipóteses de distúrbios metabólicos (hipotireoidismo) ou mesmo depressão ficam mais remotas.

Definir se existem alterações laboratoriais. Esses dados são relevantes para o achado de etiologias tratáveis no caso de demências reversíveis. Exames como TSH, T4 livre, VDRL, FTA-abs, VHS, hemograma completo, ureia, creatinina, TGO, TGP, dosagem de vitamina B12 e ácido fólico sérico ajudam a investigar algumas das principais etiologias de demências reversíveis. Nunca é demais enfatizar a grande importância da avaliação crítica cuidadosa dessas doenças em um paciente com demência, dada a possibilidade única de serem tratadas, cenário bem mais favorável do que o verificado no campo das demências degenerativas, que, infelizmente, constituem a maior parte dos casos.

QUESTÃO 3.1: O paciente apresenta dano estrutural encefálico?

A tomografia computadorizada de crânio evidenciou atrofia cortical leve, de predomínio frontotemporal, sendo difícil concluir se é compatível com a idade ou não (Fig. 7.1). Esse resultado está de acordo com a hipótese de depressão e de distúrbio metabólico, porém não afasta a possibilidade de DA ou outras doenças degenerativas (DFT), uma vez que a doença ainda está no início, momento em que as alterações estruturais podem não estar evidentes. Com certeza esse exame foi útil para afastar doenças neoplásicas do SNC, hidrocefalia de pressão normal e demência vascular.

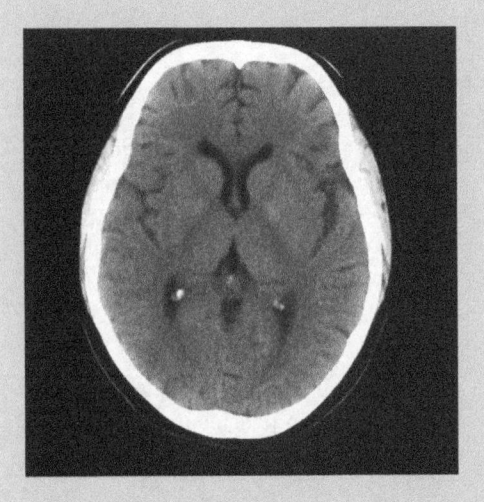

Figura 7.1

Tomografia computadorizada evidenciando apenas leve atrofia cortical frontotemporal.

QUESTÃO 3.2: O paciente apresenta alterações laboratoriais?

Todos os exames citados foram realizados e resultaram normais, com exceção dos hormônios tireoidianos, que não foram medidos (o laboratório da rede SUS estava sem reagentes...).

CONDUTA 1: Como a síndrome depressiva é tratável (independentemente do fato de ser a única causa de demência ou não), a opção foi iniciar antidepressivo dual de perfil noradrenérgico (mirtazapina, 30 mg/dia), dado o tipo de depressão anérgica (os inibidores seletivos da recaptação da serotonina [ISRSs] tendem a piorar a síndrome amotivacional). A resposta ao antidepressivo pode inclusive ser utilizada como prova terapêutica, isto é, caso o paciente melhore totalmente de seus sintomas, com desaparecimento das alterações de memória, de comportamento e da lentificação, pode-se assumir que se tratava exclusivamente de um caso de pseudodemência. Caso o paciente não melhore ou se restabeleça apenas parcialmente, pode-se atribuir o fato à existência de outras etiologias corresponsáveis pela demência. Fica claro que tal raciocínio pode ser empregado desde que se faça um tratamento antidepressivo adequado em tempo, dose e opção medicamentosa. É importante a opção por um antidepressivo que não tenha efeitos anticolinérgicos (como os tricíclicos), uma vez que podem melhorar o transtorno do humor, porém piorar a memória, confundindo o raciocínio exposto anteriormente.

Com esse esquema, o sr. Z apresentou substancial melhora dos sintomas comportamentais, do apetite e do sono. As queixas de apatia e de alterações cognitivas, entretanto, persistiam. Foi aumentada a dose de mirtazapina para 45 mg/dia, sem sucesso. Então, o antidepressivo foi substituído por venlafaxina em doses crescentes até 150 mg/dia, também sem sucesso.

■ **MOMENTO 4**: Revisão de diagnósticos e terapêuticas.

Nesse caso, como sempre em medicina, vale o bom senso. Em pacientes que "deveriam" melhorar (segundo a hipótese de uma doença tratável, como a depressão), mas não melhoram, deve-se considerar outras possibilidades diagnósticas. Nesse momento, deve-se voltar a atenção para as outras possibilidades diagnósticas levantadas no momento/questão 2.

QUESTÃO 4: O sr. Z apresentava comorbidades?

No momento em que a melhora do paciente estacou e ele persistia com sintomas graves de apatia, foi conduzida uma revisão diagnóstica, afastando-se a possibilidade de depressão como causa única da demência e assumindo outras possibilidades, ou, melhor dizendo, a possibilidade de comorbidades (já que, de fato, apresentou depressão). Diante disso, insistiu-se com a realização dos exames de hormônios tireoidianos, pois havia uma queixa de obstipação antiga e aumento da sensibilidade ao frio. O resultado foi um TSH de 23,16 (muito aumentado)!

CONDUTA 2: Iniciou-se a reposição de hormônio tireoidiano (tetroide) em doses crescentes até que se atingisse 100 µg/dia. Após seis meses de reposição hormonal, o paciente ainda apresentava sintomas de apatia e alterações cognitivas, não obstante as melhoras no ritmo intestinal, na sensibilidade ao frio e um pouco na apatia. Após oito meses, os sintomas cognitivos se agravaram: a dismnésia e o déficit de atenção se acentuaram, e surgiu disfasia de expressão com hesitações na fala.

MOMENTO 5: Nova revisão diagnóstica.

QUESTÃO 5: O sr. Z apresenta uma demência degenerativa?

O conjunto de informações reunidas – evolução com piora progressiva dos déficits cognitivos, bem como evolução da atrofia no seguimento da neuroimagem – aponta para a hipótese de uma provável DA para esse caso.

CONDUTA 3: Instituição de medicação anticolinesterásica para os déficits cognitivos, mas objetivando também a redução da sintomatologia comportamental (donepezila em doses crescentes até 10 mg/dia). Após dois meses de uso, o paciente começou a exibir melhoras cognitivas (redução da amnésia, melhor orientação no tempo e no espaço, melhor atenção), tornando-se mais participativo no ambiente, e comportamental (maior adequação social, melhor crítica). Essa resposta positiva depõe a favor do déficit colinérgico presente nesse caso, o que, por sua vez, dá suporte à probabilidade de DA.

CONSIDERAÇÕES FINAIS

Até muito pouco tempo, havia no pensamento médico vigente uma postura niilista com relação à possibilidade de intervenção e melhora na evolução da DA. Talvez por isso, pouca atenção tenha sido dada ao exercício do diagnóstico diferencial entre as diversas síndromes demenciais até a década de 1960. Parecia não haver sentido dedicar-se à diferenciação diagnóstica entre, por exemplo, DA e DFT. Hoje, porém, sabe-se que tal diferenciação é crucial para, entre outras coisas, programar estratégias de tratamento específicas a cada condição mórbida. Seguindo o exemplo exposto anteriormente, o paciente portador de DA poderia beneficiar-se do tratamento com anticolinesterásicos. Isso, no entanto, não ocorreria com um paciente com DFT. Este, inclusive, poderia experimentar efeitos colaterais intensos (iatrogênicos) caso lhe fossem administradas tais medicações, não obtendo quaisquer benefícios com essas substâncias e tendo, além disso, um gasto financeiro desnecessário. Também o diagnóstico diferencial em relação a demências reversíveis, sobretudo nos casos de demência pré-senil (nos quais essas formas de demência são mais comuns), reveste-se de especial importância pela já citada possibilidade de reversão total ou ao menos parcial (quando em comorbidade com doenças degenerativas) da síndrome demencial.

Como se não bastassem tais justificativas para a busca de um correto e esmerado diagnóstico da DA, é preciso lembrar também sua importância para as pesquisas clínicas, nas quais o diagnóstico é fundamental para a ampliação do conhecimento acerca dos vários aspectos neurobiológicos e terapêuticos dessa doença intrigante e desafiadora.

É fundamental lembrar, ainda, que, apesar da importância da semiologia neurológica e da psicopatologia para o diagnóstico da DA, apenas a neuropatologia revelará o diagnóstico definitivo dessa forma de demência, constituindo-se, portanto, no padrão ouro de diagnóstico na área.

REFERÊNCIAS

Alladi S, Xuereb J, Bak T, Nestor P, Knibb J, Patterson K, et al. Focal cortical presentations of Alzheimer's disease. Brain. 2007;130(Pt 10):2636-45.

American Psychiatric Association. Diagnostic and statistical manual of mental disorders: DSM-IV. 4th ed. Washington: American Psychiatric Association; 1994.

Armstrong RA. The interface between Alzheimer's disease, normal aging, and related disorders. CurrAgingSci. 2008;1(2):122-32.

Caixeta L. Demência: abordagem multidisciplinar. São Paulo: Atheneu; 2006.

Caixeta L. Demências do tipo não Alzheimer: demências focais frontotemporais. Porto Alegre: Artmed; 2010.

Caixeta L, Nitrini R. Subtipos clínicos da demência frontotemporal. Arq Neuropsiquiatr. 2001;59(3A):577-81.

Dickerson BC, Sperling RA, Hyman BT, Albert MS, Blacker D. Clinical prediction of Alzheimer disease dementia across the spectrum of mild cognitive impairment. Arch Gen Psychiatry. 2007;64(12):1443-50.

Duara R, Pascal S, Barker WW. Neuropathologic verification of probable and possible Alzheimer's disease. Ann Neurol. 1992;32:269.

Dugu M, Neugroschl J, Sewell M, Marin D. Review of dementia. Mt Sinai J Med. 2003;70(1):45-53.

Duyckaerts C, Delatour B, Potier MC. Classification and basic pathology of Alzheimer disease. ActaNeuropathol. 2009;118(1):5-36.

Folstein MF, Folstein SE, Mchugh PR. "Mini-Mental State": a practical method for grading the cognitive state of patients for the clinician. J Psychiatr Res. 1975;12(3):189-98.

Hachinski VC, Lassen NA, Marshall J. Multi-infarct dementia: a cause of mental deterioration in the elderly. Lancet. 1974;2(7874):207-10.

Knopman DS, DeKosky ST, Cummings JL, Chui H, Corey-Bloom J, Relkin N, et al. Practice parameter: diagnosis of dementia (an evidence-based review). Report of the Quality Standards Subcommittee of the American Academy of Neurology. Neurology. 2001;56(9):1143-53.

Laurent B, Allegri RF, Thomas-Anterion C. La memoria y el envejecimiento. In: Mangone CA, Allegri RF, Arizaga RL, Ollari JA. Demencia: enfoque multidisciplinario. Buenos Aires: Bayer; 1997. p. 157-82.

Mayeux R. Clinicalpractice. EarlyAlzheimer'sdisease. N Engl J Med. 2010;362(23):2194-201.

McKhann G, Drachman D, Folstein M, Katzman R, Price D, Stadlan EM. Clinical diagnosis of Alzheimer's disease: report of the NINCDS-ADRDA Work Group under the auspices of the Department of Health and Human Services Task Force on Alzheimer's Disease. Neurology. 1984;34(7):939-44.

McKhann GM, Knopman DS, Chertkow H, Hyman BT, Jack CR Jr, Kawas CH, et al. The diagnosis of dementia due to Alzheimer's disease: recommendations from the National Institute on Aging-Alzheimer's Association workgroups on diagnostic guidelines for Alzheimer's disease. Alzheimers Dement. 2011;7(3):263-9.

Mesulan MM. Principles of behavioral and cognitive neurology. 2nd ed. Oxford: Oxford University Press; 2000.

Mutarelli EG. Demências. Rev Bras Med. 1999;56:30-4.

Neary D. Classification of the dementias. Rev Clin Gerontol. 1994;4(2):131-40.

Nordberg A. PET imaging of amyloid in Alzheimer's disease.Lancet Neurol. 2004;3(9):519-27.

Pfeffer RI, Kurosaki TT, Harrah CH, Chance JM, Filos S. Measurement of functional activities in older adults in the community. J Gerontol. 1982;37(3):323-9.

Reddy MM, Wilson R, Wilson J, Connell S, Gocke A, Hynan L, et al. Identification of candidate IgG biomarkers for Alzheimer's disease via combinatorial library screening.Cell. 2011;144(1):132-42.

Smith GB. Case management guideline: Alzheimer disease and other dementias. Prof Case Manag. 2002;7(2):77-84.

Snowden JS. Contribuition to the differential diagnosis of dementias.1: neuropsychology. Rev ClinGerontol. 1994;4:227-34.

Swerdlow RH. Is aging part of Alzheimer's disease, or is Alzheimer's disease part of aging?Neurobiol Aging. 2007;28(10):1465-80.

Urbanelli L, Magini A, Ciccarone V, Trivelli F, Polidoro M, Tancini B, et al.New perspectives for the diagnosis of Alzheimer's disease.Recent Pat CNS Drug Discov. 2009;4(3):160-81.

CAPÍTULO **8**

DIAGNÓSTICO DIFERENCIAL DA DOENÇA DE ALZHEIMER

LEONARDO CAIXETA
RENATA TELES VIEIRA

POR QUE O DIAGNÓSTICO DIFERENCIAL É IMPORTANTE?

O diagnóstico diferencial entre a doença de Alzheimer (DA) e outras formas de demência é fundamental quando se pretende:

- detectar formas de demências reversíveis (tratáveis) que possam simular a DA;
- programar estratégias terapêuticas, profiláticas e de aconselhamento genético específicas, de acordo com descobertas científicas recentes, indicativas de novas abordagens que poderão servir apenas para a DA (dada sua fisiopatologia particular), mas não para outras formas de demência;
- arregimentar grupos "puros" (casuísticas de pacientes que compartilhem um mesmo diagnóstico) para se estudar determinados aspectos de formas específicas de demência;
- evitar iatrogenia, uma vez que muitos casos de DA são diagnosticados sob outras rubricas e são medicados de maneira inadequada (p. ex., são diagnosticados como doença de Parkinson com demência e recebem levodopa, o que irá piorar o quadro da DA);
- evitar o subdiagnóstico e o sobrediagnóstico de DA.

Quando o diagnóstico da síndrome demencial é realizado (situação ainda rara na população geral brasileira), a DA tem sido o diagnóstico mais frequente (até porque, de fato, representa a forma mais comum de demência entre idosos brasileiros); porém, percebe-se no dia a dia da prática clínica que tem sido diagnosticada em excesso e de forma descuidada (sem o devido rigor no diagnóstico diferencial), em detrimento de outros diagnósticos: comprometimento cognitivo leve (CCL), demência com corpos de Lewy (DCL), pseudodemência depressiva, demência frontotemporal (DFT) (Caixeta, 2010). É importante que se diga, entretanto, que quase todas as condições mórbidas que de alguma forma comprometem a memória nos idosos poderão mimetizar alguns dos sintomas presentes na DA. Um leque amplo de doenças do sistema nervoso central (SNC), das infecciosas até as psiquiátricas, passando pelas neoplásicas, traumáticas, metabólicas, vasculares, priônicas e degenerativas, pode oferecer dificuldade na formulação correta do diagnóstico de DA, principalmente quando houver a associação de um distúrbio de memória com a terceira idade.

O diagnóstico diferencial deverá ser realizado preferencialmente no início da doença (até porque o diagnóstico precoce é o ideal), quando cada forma de demência exibe particularidades que auxiliam na distinção entre elas, uma vez que, nos estágios mais avançados, as diversas formas de demência tendem a compartilhar o mesmo quadro clínico ("a enfermidade irmana os enfermos"). Por exemplo, no início da DA, mas não no da DFT, ocorre comprometimento da memória do dia a dia, porém, passados alguns anos, a DFT também exibirá problemas de memória, quando então essa característica diferenciadora não será mais útil no diagnóstico diferencial entre ambas.

No Quadro 8.1 estão relacionados os principais diagnósticos diferenciais da doença, no intuito de lembrarmos que nem todo idoso que tem problemas de memória tem DA.

DIFICULDADES NO DIAGNÓSTICO DIFERENCIAL DA DOENÇA DE AZHEIMER

Uma grande dificuldade que se tem com o diagnóstico diferencial da DA diz respeito a sua heterogeneidade, uma vez que a doença admite vários fenótipos diferentes, desde que em todos existam seus marcadores histopatológicos (emaranhados neurofibrilares [ENFs] e placas neuríticas). É assim que em algumas situações podemos surpreender a neuropatologia da DA em fenótipos como: atrofia cortical posterior (ACP), afasia progressiva primária (APP) e até casos de de-

---

Quadro 8.1
PRINCIPAIS DIAGNÓSTICOS DIFERENCIAIS DA DOENÇA DE ALZHEIMER

SENESCÊNCIA – Comprometimento cognitivo leve

DEGENERATIVAS – Demências tipo não Alzheimer: demência com corpos de Lewy, degenerações lobares frontotemporais, degeneração corticobasal, além de demência na doença de Parkinson e outras formas de demência associadas ao parkinsonismo-*plus*, outras demências subcorticais, demências raras

PSIQUIÁTRICAS – Pseudodemência depressiva, síndrome de Ganser e outras amnésias dissociativas, síndrome de Cotard, neurose de renda (simulação), alcoolismo, *delirium*

METABÓLICAS – Deficiência de vitamina B12 ou ácido fólico, hipotireoidismo, erros inatos do metabolismo de surgimento tardio (leucodistrofias)

VASCULARES – Demências vasculares, amiloidose progressiva primária, vasculites do sistema nervoso central

PRIÔNICAS – Doença de Creutzfeldt-Jakob

INFECCIOSAS – Sequela de encefalite herpética, neurolues, demência na aids

NEOPLÁSICAS – Encefalite límbica (síndrome paraneoplásica), metástases, meningiomas

TRAUMÁTICAS – Demência pugilística, hematoma subdural crônico, traumatismo craniencefálico recorrente

GENÉTICAS – Doença de Fahr, demências da substância branca cerebral

OUTRAS – Hidrocefalia de pressão normal, amnésia global transitória, esclerose mesial temporal de outras etiologias (p. ex., epilepsia temporal)

mência do tipo frontal (lembrando que 5% dos casos de DA podem assumir esse fenótipo). Mas, ao mesmo tempo em que alguns casos dessas formas de demência (APP, ACP, demência do tipo frontal) podem constituir na verdade casos de DA, uma grande parte não se encaixa nesse diagnóstico em termos neuropatológicos, daí a dificuldade diagnóstica quando diante desses fenótipos de demência.

Além desse aspecto complicador do diagnóstico diferencial, um outro talvez ainda mais complexo deve ser mencionado: podemos encontrar, em um único paciente, fisiopatologias diferentes indicativas de mais de uma modalidade de processo patológico em curso, gerando fenótipos muitas vezes híbridos. É o caso, por exemplo, das demências mistas, nas quais encontramos elementos fisiopatológicos de demência vascular associados com a neuropatologia da DA. Essa associação é tão frequente que, nas últimas décadas, vem se discutindo se o elemento vascular (mais especificamente a microangiopatia subcortical) com frequência encontrado nos casos de DA não faria parte da própria fisiopatologia da DA, em vez de ser considerado um epifenômeno independente associado a outra doença (no caso, a demência vascular [DV]).

Um outro exemplo de associação de diferentes fisiopatologias em um mesmo paciente pode ser representado pelo achado de marcadores de doença de Lewy (os corpúsculos de Lewy) em indivíduos que também exibem histopatologia específica da DA. Essa constatação gerou muita discussão na área da nosologia da DA nos últimos anos, da mesma forma que a discussão anterior sobre a sobreposição com a DV. Na prática, os pacientes com DA podem apresentar sintomas parkinsonianos (confundindo-se, portanto, com a demência na doença de Parkinson [DP]) e sintomas habitualmente encontrados na DCL (alucinações visuais, flutuação dos sintomas cognitivos e comportamentais ao longo do dia com fenômeno de *sundowning*, distúrbios do sono e parassonias, etc.). Hamilton (2000) encontrou corpos de Lewy em mais de 60% dos casos de DA familiar de início precoce, 50% dos casos de DA na síndrome de Down e também em 60% nos casos esporádicos de DA, usando técnicas de imuno-histoquímica para a detecção de anticorpos para α-sinucleína. A partir disso, foram cunhados termos como DA do tipo Lewy, variante com corpos de Lewy da DA, DA com patologia de corpos de Lewy, entre outros.

Também para outras formas de demência, além das já citadas, foi identificada sobreposição de fisiopatologias. Para a doença de Pick, por exemplo, Hof e colaboradores (1994) encontraram a presença de ENFs e placas senis coexistindo com corpúsculos de Pick.

A Figura 8.1 ilustra a sobreposição da DA com outras formas de demência, dada a interposição de fisiopatologias diversas (associação dos marcadores da DA com aqueles de outras demências) em um mesmo paciente. Notar que esse modelo gera uma dificuldade e complexidade sem precedentes em termos de diagnóstico diferencial na prática clínica.

A seguir, serão abordados alguns dos diagnósticos diferenciais mais importantes e frequentes de forma mais detalhada. O diagnóstico diferencial com o CCL não será tratado neste momento por existir um capítulo específico sobre o tema neste livro.

■ DOENÇA DE ALZHEIMER *VERSUS* PSEUDODEMÊNCIA DEPRESSIVA

A depressão que se inicia na terceira idade constitui um dos diagnósticos diferenciais

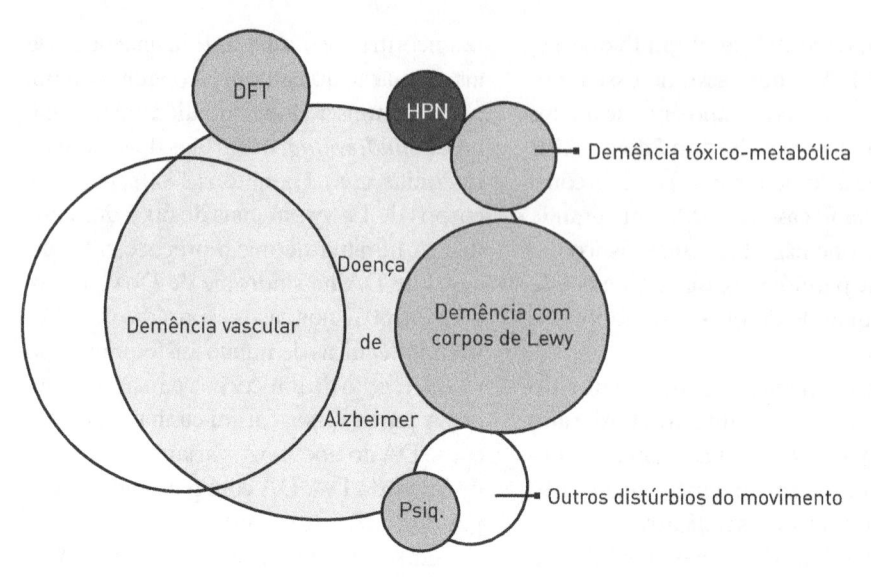

Figura 8.1

Sobreposição (fisiopatológica ou clínica) da DA com outras formas de demência. HPN = hidrocefalia normopressiva; Psiq. = causas psiquiátricas.

---

mais importantes ao se considerar um paciente com possível/provável DA, não só porque imita muitos sintomas desta na chamada pseudodemência depressiva, mas também pela possibilidade de comorbidade com a doença, sobretudo nas fases mais precoces da DA, quando é mais claro (e, portanto, mais fácil) o diagnóstico de depressão e, finalmente, por se tratar de uma síndrome demencial tratável, dentro do leque de demências reversíveis (Gershon; Herman, 1982).

Nas fases mais precoces das demências, a depressão também pode ser tratada de maneira eficaz, o que pode confundir aqueles que se utilizam do teste terapêutico para o seu diagnóstico, retardando em muito o diagnóstico de demência associada a depressão.

Em uma abordagem bastante didática, são propostas quatro formas clínicas em que demência e depressão se combinam (Caixeta, 2006):

- *Demência na depressão* (a chamada "pseudodemência depressiva", quadro no qual a depressão se apresenta como uma síndrome cognitiva robusta, sem ou com pouco transtorno do humor).
- *Depressão na demência* (neste caso, a depressão parece uma reação, biológica ou psicológica, ao processo degenerativo cerebral).
- *Demência com depressão* (constitui a verdadeira comorbidade entre duas síndromes distintas, aparentemente com etiologias não associadas).
- *Depressão com prejuízo cognitivo* (o déficit cognitivo faz parte do cortejo sintomatológico da depressão, porém não é grave a ponto de se apresentar como uma demência).

Erros diagnósticos são comuns quando se está diante de um paciente que impõe o desafio de distinguir entre depressão e demência. Estima-se que mais de 25% dos pacientes com demência sejam inicialmente diagnosticados, de forma equivocada, como tendo um transtorno afetivo, e que a falta de acurácia no diagnóstico das doenças demenciantes seja alta, em torno de 30% (Zapotoczky, 1998).

Nos Quadros 8.2 e 8.3 são expostos elementos que auxiliam no diagnóstico diferencial entre a pseudodemência depressiva e a DA nos domínios da clínica e da neuropsicologia, respectivamente. Cabe lembrar que tais elementos não são patognomônicos e sempre devem ser interpretados com cautela e dentro da complexidade que o cenário clínico evoca, evitando-se radicalismos.

■ DOENÇA DE ALZHEIMER *VERSUS* DEMÊNCIA VASCULAR

O fato de serem as duas formas de demência mais comuns no mundo já as coloca lado a lado em quase todo processo de diagnóstico diferencial, ou seja, quando se especula sobre a possibilidade de uma delas justificar o quadro demencial em questão, a outra possibilidade deve ser evocada automaticamente.

Embora existam mecanismos fisiopatológicos envolvendo comprometimento vascular tanto na DA quanto na DV, a interface

---

Quadro 8.2
DADOS CLÍNICOS DIFERENCIADORES ENTRE PSEUDODEMÊNCIA DEPRESSIVA E DOENÇA DE ALZHEIMER

PSEUDODEMÊNCIA DEPRESSIVA	DOENÇA DE ALZHEIMER
■ Lembra e queixa-se que esquece	■ Geralmente "esquece que esquece"
■ Geralmente se inicia com alteração afetiva	■ Geralmente se inicia com alteração da memória
■ Início geralmente mais agudo	■ Início geralmente mais insidioso
■ Progressão geralmente mais rápida	■ Progressão geralmente mais lenta
■ Queixas detalhadas dos pacientes	■ Queixas vagas dos pacientes
■ Motivo da consulta: autorreferência (preocupa-se com a possibilidade de estar iniciando uma demência)	■ É encaminhado por familiares ou outros médicos que percebem mudanças da capacidade cognitiva, de personalidade e/ou de comportamento
■ Autocrítica exagerada	■ *Insight* pode estar reduzido
■ Queixas cognitivas são enfatizadas	■ Queixas cognitivas são encobertas/disfarçadas
■ Autoimagem pobre	■ Autoimagem normal
■ Sintomas associados: irritabilidade (disforia), ansiedade, menos-valia, insônia	■ Raros sintomas associados; ocasionalmente, insônia
■ História pode remontar à juventude	■ Ausência de antecedente psiquiátrico
■ Ausência de sinais neurológicos	■ Presença de alguns sinais neurológicos
■ Boa resposta a antidepressivos (ADs)	■ Alterações cognitivas não melhoram com ADs

Quadro 8.3
DADOS NEUROPSICOLÓGICOS DIFERENCIADORES ENTRE PSEUDODEMÊNCIA DEPRESSIVA E DOENÇA DE ALZHEIMER

PSEUDODEMÊNCIA DEPRESSIVA	DOENÇA DE ALZHEIMER
- Desempenho variável	- Desempenho consistentemente ruim
- Não exibe piora progressiva do desempenho	- Piora progressiva do desempenho
- Economia de esforço, respostas tipo "não sei"	- Tentativas malsucedidas, respostas aproximadas
- Negativismo/irritabilidade	- Colaboração
- Fôlego atencional reduzido	- Fôlego variável de acordo com a forma de demência
- Desorientação no tempo/espaço é rara	- Desorientação no tempo/espaço é comum
- Sem dificuldade nos testes de nomeação	- Dificuldade nos testes de nomeação
- Sem dificuldade primária nos desenhos	- Dificuldade no desenho de figuras
- Ausência de confabulações	- Confabulações geralmente presentes
- Ausência de afasia, agnosia e apraxia	- Presença de afasia e/ou agnosia e/ou apraxia
- Comportamento incongruente com a disfunção cognitiva	- Comportamento compatível com a disfunção cognitiva
- Sem padrão típico na Escala de Wechsler	- Grande discrepância entre escores verbais e psicomotores

de ambos os quadros ainda é motivo de debate. Alguns autores já sugeriram que um dos subtipos de DV sem infartos seria uma demência vascular *do tipo Alzheimer*, estabelecendo, com esse conceito, a noção de um espectro ou *continuum* entre as duas formas de demência (Emery; Oxman, 2003). A fisiopatologia comum entre essas duas categorias de demência seria dirigida por mecanismos inflamatórios ocorrendo nos vasos cerebrais, os quais teriam um papel na produção de modificações patológicas no tecido cerebral na DA e na DV.

Os critérios diagnósticos para DV são motivo de muitas discussões, talvez porque o conceito de DV tenha sofrido muitas adaptações ao longo dos anos (por congregar no seu corpo quadros muito diferentes e com fisiopatologias diversas) e existam, ainda hoje, opiniões divergentes com relação a eles, em especial no que tange à fronteira entre DA e DV, muito nebulosa e pouco definida. Obviamente essa confusão no conceito do diagnóstico de DV irá redundar em complicações no diagnóstico diferencial entre ela e a DA.

Sendo a DV e a DA mais prevalentes no idoso, muitos pacientes apresentam características das duas demências. Assim, entre as condições clínicas de DV "pura" e DA "pura", ocorre um espectro de associações com a denominação imprecisa de "demência mista".

A DV e a DA compartilham muitas características clínicas, e pacientes com DV e aqueles com DA podem experimentar alterações cognitivas, comportamentais e funcionais semelhantes. Cerca de metade dos casos de DV pode apresentar um início insidioso e uma progressão gradual, como na DA. Alguns fatores de risco, como idade, escolaridade e hipertensão arterial, são comuns à DV e à DA. Diversas alterações patológicas também coincidem nos pacientes com essas condições e com DA (Vale, 2011).

A DA apresenta-se tipicamente como uma demência de padrão "cortical", com uma característica ocorrência de amnésia, afasia e apraxia; a DV, por sua vez, costuma se apresentar como uma "demência subcortical", com alentecimento psicomotor, alterações de humor, sinais motores precoces e menor comprometimento da memória se comparada à DA. O perfil "cortical" da DA inclui: amnésia típica, com perda de memória de curto prazo e de longo prazo; comprometimento da linguagem, com perda do significado da palavra; comprometimento de funções visuoespaciais; comprometimento de funções executivas; psicose e agitação nas fases avançadas; ausência de sinais focais no exame neurológico; e ausência de lesões focais na neuroimagem. O perfil "subcortical" da DV inclui: amnésia com prejuízo da memória de curto prazo e da evocação; algum comprometimento da linguagem, com dificuldade de evocação de palavra; algum comprometimento de funções visuoespaciais; psicose rara; presença de sinais focais no exame neurológico; e presença de lesões focais na neuroimagem. Uma relativa preservação da atenção nos quadros leves, comprometimento das funções executivas e apatia compõem ambos os perfis e ajudam menos na diferenciação (Gershon; Herman, 1982; Vale, 2011).

O escore isquêmico de Hachinski pode ser útil na diferenciação entre DV de multi-infartos e DA. Exames de neuroimagem podem demonstrar a localização, a extensão e o número das lesões vasculares; a intensidade e a distribuição anatômica da atrofia; e as alterações metabólicas que ocorrem no cérebro, sendo de especial valia nesse diagnóstico diferencial (Gershon; Herman, 1982).

No Quadro 8.4 são apresentados alguns dados clínicos que auxiliam na diferenciação entre DV e DA.

DOENÇA DE ALZHEIMER *VERSUS* DEMÊNCIA FRONTOTEMPORAL

Dentre todos os diagnósticos diferenciais da DFT, a DA é o que oferece maior dificuldade, não porque compartilhe muitas características clínicas com esta, mas por ter uma prevalência muito maior, como também maior proeminência clínica, o que atrai para debaixo dessa rubrica outras formas de demência, entre as quais a DFT (Caixeta, 2010; Caixeta; Nitrini, 2001). Em muitos casos, pode ser difícil diferenciar, com o uso de parâmetros puramente clínicos, as duas formas de demência.

As principais diferenças clínicas entre a DFT e a DA podem ser visualizadas no Quadro 8.5. Na Figura 8.2, podem-se observar algumas diferenças no desempenho em tarefas visuoconstrutivas. Essas diferenças nem sempre se mostram tão nítidas, uma vez que a DA nos seus estádios mais avançados pode se estender das regiões têmporo-parieto-occiptais para áreas mais anteriores do córtex pré-frontal, mimetizando, portanto, características clínicas da DFT. Além disso, apresentações predominantemente (mas não exclusivamente) frontais da DA têm sido relatadas em cerca de 5% dos casos, mesmo nos estágios iniciais da doença (Caixeta, 2010), o que pode confundir ainda mais o diagnóstico diferencial entre as duas entidades. O comprometimento frontal na DA

Quadro 8.4
COMPARAÇÃO DAS CARACTERÍSTICAS CLÍNICAS E DOS ACHADOS DE EXAMES NA DOENÇA DE ALZHEIMER E NA DEMÊNCIA VASCULAR

	DA	DV
HISTÓRIA	▪ Mudança de personalidade ▪ Boa saúde física	▪ Declínio físico e mental ▪ Fatores de risco para doença vascular
EXAME NEUROLÓGICO	▪ Rigidez e acinesia são tardias	▪ Paralisia pseudobulbar precoce ▪ Ataxia ▪ Sinais localizatórios
LINGUAGEM	▪ Redução da produção verbal ▪ Mutismo tardio	▪ Disartria
FUNÇÃO VISUOESPACIAL	▪ Prejudicada	▪ Preservada
MEMÓRIA	▪ Alterações consistentes ▪ Padrão de amnésia límbica ▪ Desempenho diferente na recuperação imediata e tardia ▪ Não se beneficiam com o fornecimento de estratégias de aprendizagem ▪ Não se beneficiam com a oferta de alternativas de múltipla escolha ▪ Reconhecimento prejudicado ▪ *Span* de memória imediata variável, geralmente ruim	▪ Alterações consistentes ▪ Padrão de amnésia subcortical ▪ Desempenho semelhante na recuperação imediata e tardia ▪ Beneficiam-se bastante com o fornecimento de estratégias de aprendizagem ▪ Beneficiam-se bastante com a oferta de alternativas de múltipla escolha ▪ Reconhecimento relativamente preservado ▪ *Span* de memória imediata intacto
COMPORTAMENTO	▪ Psicomotricidade normal ▪ Podem ocorrer depressão e outros transtornos	▪ Lentificado ▪ Humor lábil ou normal
EEG	▪ Normal ou inespecífico	▪ Ondas lentas inespecíficas
SPECT	▪ Hipoperfusão posterior	▪ Hipoperfusão multifocal

EEG = eletroencefalograma; SPECT = tomografia computadorizada por emissão de fóton único.

Quadro 8.5
PRINCIPAIS DIFERENÇAS CLÍNICAS ENTRE DEMÊNCIA FRONTOTEMPORAL E DOENÇA DE ALZHEIMER

	DFT	DA
HISTÓRIA	■ Mudança de personalidade no início do quadro e alterações de comportamento social pronunciadas	■ Amnésia no início do quadro, desorientação espacial e distúrbio de linguagem ■ Preservação do comportamento social
HISTÓRIA FAMILIAR	■ Positiva em 50% dos casos	■ Geralmente negativa
SINAIS FÍSICOS	■ Reflexos primitivos são precoces	■ Rigidez, acinesia, mioclonias
EEG	■ Normal	■ Anormal (traçado lentificado)
SPECT	■ Hipoperfusão anterior	■ Hipoperfusão posterior
RMN	■ Atrofia frontotemporal, em geral assimétrica ■ Atrofia de predomínio anterior	■ Atrofia mesial temporal ■ Atrofia de predomínio posterior
COMPORTAMENTO	■ Inadequação social ■ *Insight* precocemente alterado ■ Dificuldade de empatizar ■ Síndrome de Klüver-Bucy precoce	■ Adequação social ■ *Insight* tardiamente alterado ■ Capacidade de empatizar preservada ■ Síndrome de Klüver-Bucy tardia
LINGUAGEM Fala espontânea	■ Produção reduzida ■ Sem iniciativa de conversação ■ Respostas com o mínimo esforço ■ Concretude ■ Ecolalia ■ Perseveração, estereotipias verbais ■ Prosódia comprometida ■ Hipofonia ■ Violação das regras de interação social ■ Mutismo precoce	■ Produção irregular ■ Sentenças incompletas ■ Perda do trem de pensamento ■ Dificuldade para encontrar palavras e circunlocuções ■ Parafasias literais ■ Parafasias verbais ■ Trivialidades sociais ■ Prosódia preservada ■ Logoclonia ■ Respeito às regras de interação social ■ Mutismo tardio
Compreensão	■ Desempenho variável	■ Prejudicada especialmente para frases com sintaxe complexa, termos espaciais

→

Quadro 8.5 (continuação)
PRINCIPAIS DIFERENÇAS CLÍNICAS ENTRE DEMÊNCIA FRONTOTEMPORAL E DOENÇA DE ALZHEIMER

	DFT	DA
Repetição	▪ Desempenho variável	▪ Reduzida ▪ Erros fonológicos
Nomeação	▪ Desempenho variável ▪ Não buscam as palavras ativamente	▪ Desempenho prejudicado ▪ Se esforçam para encontrar as palavras
Leitura	▪ Erros semânticos	▪ Erros semânticos e fonêmicos
Escrita	▪ Relativamente preservada	▪ Prejudicada; erros fonológicos ▪ Dificuldade em seguir a pauta
	▪ Perseverações	▪ Erros ortográficos ▪ Redações espacialmente desalinhadas
HABILIDADES ESPACIAIS	▪ Preservadas	▪ Alteradas precocemente
MEMÓRIA	▪ Alterações inconsistentes/flutuantes	▪ Alterações sempre presentes

Fonte: Caixeta (2010).
EEG = eletroencefalograma; SPECT = tomografia computadorizada por emissão de fóton único; RMN = ressonância magnética nuclear.

tem sido associado, diga-se de passagem, a uma evolução mais rápida e deteriorante do que a constatada naqueles pacientes sem tal comprometimento (Caixeta, 2010).

Os pacientes com DFT parecem apresentar níveis menores de intensidade da depressão quando comparados com pacientes com DA. Todavia, quando se fala na frequência de depressão maior (em vez de em sua intensidade) nas duas formas de demência, os resultados são outros. Lopez e colaboradores (1996), por exemplo, constataram, em um estudo com 20 pacientes com DFT e 40 com DA, que a depressão maior é significativamente mais frequente na DFT.

Kaufer e colaboradores (1997), estudando o corpo caloso, o espaço liquórico pericaloso e a relação entre ambos pela ressonância magnética nuclear (RMN) de pacientes com DA, DFT e controles normais, concluíram que a morfometria cerebral da linha média é capaz de distinguir os dois tipos de demência, sendo que os pacientes com DFT apresentam a região do corpo caloso ante-

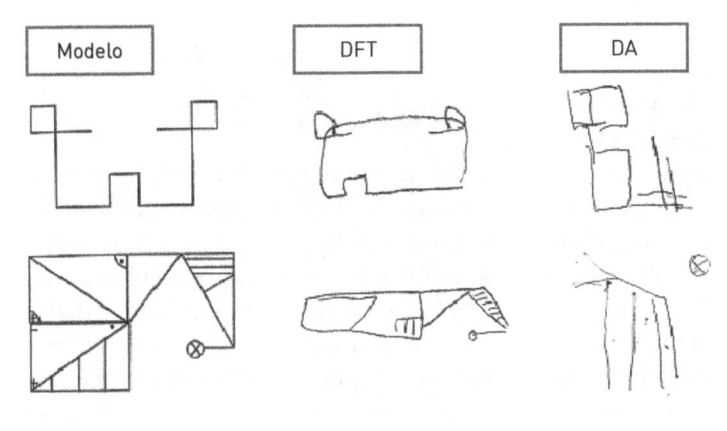

Figura 8.2

Diferenças no desempenho neuropsicológico em teste de função visuoconstrutiva entre paciente com DFT (coluna do meio) e paciente com DA (coluna da direita) em relação ao modelo (coluna da esquerda). Notar que, enquanto na DFT o paciente consegue assimilar o esquema geral da figura (ainda que existam falhas nos detalhes), na DA isso não acontece, pois há perda das referências espaciais centrais, de modo que o paciente não consegue assimilar a *Gestalt* do modelo.

rior mais reduzida e o espaço liquórico pericaloso anterior aumentado, o que não ocorre com o grupo com DA.

A lateralidade nos exames de neuroimagem constitui outro elemento que pode auxiliar no diagnóstico diferencial entre DFT e DA. Em um estudo que se dedicou aos achados de lateralidade em casos confirmados (neuropatologicamente) de DFT e DA, constatou-se maior lateralização de aspectos clínicos, neuropsicológicos, neuroimagenológicos e neuropatológicos na DFT do que na DA (Lipton et al., 2004).

Como já mencionado, um elemento especialmente complicador do diagnóstico diferencial entre DA e DFT é a existência de casos de DA (5% do total) que se apresentam com um quadro clínico e patológico predominantemente frontal (alterações de personalidade precoce com labilidade emocional, euforia, riso inadequado e perda de *insight*), mas que obviamente compartilham sintomas sugestivos de DA como dispraxia, disgnosia e disfasia (Caixeta, 2010).

DOENÇA DE ALZHEIMER *VERSUS* DEMÊNCIA SEMÂNTICA

Vários aspectos merecem ser destacados pela possibilidade de induzirem ao erro no diagnóstico do tipo de síndrome demencial considerada, o que, em última análise, pode contribuir para o subdiagnóstico da demência semântica (DS) em favor do diagnóstico de DA.

O primeiro aspecto se refere à queixa de "esquecimento" (frequentemente relatada pelo paciente com DS e pela família como sendo a queixa principal), que pode, quando não investigada de forma conveniente pelo clínico, conduzir a uma interpretação equivocada de distúrbio primário de memória episódica, remetendo a uma hipótese diagnóstica incorreta de DA (com consequente utilização de anticolinesterásicos, o que pode ser iatrogênico), como em casos de DS que "não se recordam do significado das palavras e do nome das pessoas e objetos". Nesses casos, o "esquecimento" não se deve à falha da chamada memória "límbica" (memória episódica relacionada às formações hipocampais das regiões mesiais temporais), como ocorre na DA, mas à memória semântica, relacionada às áreas mais anteriores do córtex temporal. Como as baterias neuropsicológicas utilizadas para a avaliação da memória apoiam-se predominantemente na capacidade de compreensão de material auditivo-verbal e visual (capacidades comprometidas na DS), pode-se obter a falsa impressão de que os pacientes com essa forma de demência apresentam prejuízo da memória episódica, o que contrasta e é refutado pela preservação da memória do dia a dia, característica dessa doença (Caixeta; Mansur, 2005).

Outro aspecto se refere ao fato de que também na DS pode-se encontrar um padrão de atrofia cortical tradicionalmente relacionado à DA: a atrofia hipocampal. Apesar de essa topografia de atrofia focal não ser patognomônica da DA, na prática, muitos médicos tendem a levantar primeiramente o diagnóstico de DA ("até que se prove o contrário") quando ela é detectada, conduta que torna o diagnóstico de DS muito menos provável, já que a maioria dos médicos desconhece essa rara forma de demência. A atrofia hipocampal na DS, entretanto, é sempre assimétrica (em geral mais intensa no hipocampo esquerdo), enquanto na DA tende a ser quase sempre simétrica.

■ DOENÇA DE ALZHEIMER *VERSUS* DEMÊNCIAS SUBCORTICAIS

A DA constitui o protótipo das demências corticais. Ainda assim, seu quadro pode ser facilmente confundido com algumas formas de demência subcortical, seja porque estas últimas ocasionalmente apresentam déficit de memória (ainda que raramente este constitua o principal déficit dessas enfermidades), seja porque sintomas subcorticais (incontinência urinária, dificuldades de marcha, sintomas extrapiramidais [SEPs]) podem surgir na DA em suas fases mais tardias, ou, ainda, porque os sinais frontais são comuns em ambos os tipos de demência (Caixeta, 2006). Uma grande diferença entre a DA e as demências subcorticais é a presença de exame neurológico alterado nestas últimas, em contraste com a primeira, que geralmente não apresenta alterações neurológicas nas suas fases iniciais e intermediárias (Kurz, 2005). Algumas das mais importantes diferenças clínicas e neuropsicológicas entre ambas as formas de demência são listadas nos Quadros 8.6 e 8.7.

As demências subcorticais parecem afetar principalmente as regiões frontossubcorticais. As demências subcorticais frontais formam um grupo heterogêneo de transtornos que compartilham a patologia primária na estrutura subcortical e um padrão característico de comprometimento neuropsicológico. Sua manifestação clínica é caracterizada por distúrbios de memória, uma diminuição da capacidade de manipular os conhecimentos adquiridos, mudanças significativas da personalidade (apatia, inércia ou

Quadro 8.6
CARACTERÍSTICAS NEUROPSICOLÓGICAS DISTINTIVAS ENTRE A DOENÇA DE ALZHEIMER A E AS DEMÊNCIAS SUBCORTICAIS FRONTAIS EM DIFERENTES DOMÍNIOS COGNITIVOS

FUNÇÃO COGNITIVA	TESTE	DOENÇA DE ALZHEIMER	DEMÊNCIAS SUBCORTICAIS FRONTAIS
Atenção (amplitude [*span*])	Dígitos na ordem e *span* visual (WAIS-III, WMS-III)	Normal; raramente déficit leve nos estágios iniciais	Normal; déficit leve comum (exceto em PSP e esclerose múltipla, em que o déficit é mais grave)
Atenção (rastreamento, memória operante)	Dígitos e *span* visual na ordem contrária (WAIS-III, WMS-III)	Déficit leve a moderado; evidente apenas em estágios mais avançados	Déficit moderado comum; resultados bastante heterogêneos (na dependência do comprometimento frontal)
Memória verbal	Memória lógica (WMS-III)	Déficit moderado a grave na recuperação imediata; menos de 50% de retenção na recuperação tardia; intrusões e confabulação. O reconhecimento tende a ser semelhante à recuperação tardia. Pistas auxiliam apenas em fases iniciais	Déficit leve a moderado; 50% ou mais de retenção na recuperação tardia. Recuperação livre deficitária com reconhecimento bem mais preservado. Benefício com o uso de pistas
Memória verbal (aprendizado)	Teste de Aprendizado Auditivo-Verbal de Rey, Teste de Aprendizado Verbal da Califórnia	Déficit moderado a grave na recuperação da primeira tentativa e da aquisição (curva); menos de 50% de retenção nas recuperações imediata e tardia; moderado comprometimento no reconhecimento; podem ocorrer intrusões; pouco benefício de pistas	Déficit leve a moderado na recuperação da primeira tentativa e da aquisição; mais de 50% de retenção nas recuperações imediata e tardia; reconhecimento bem mais preservado; podem ocorrer perseverações, benefício mais evidente das pistas
Memória visual	Teste de Retenção Visual de Benton, reprodução visual (WMS-III)	Déficit moderado a grave na recuperação imediata; menos de 50% de retenção na recuperação tardia; figuras inteiras são omitidas, outras apresentam distorções grosseiras	Déficit leve a moderado na recuperação imediata; 50% ou mais de retenção na recuperação tardia; podem ocorrer algumas distorções ou omissões, mas a *Gestalt* tende a ser mantida →

Quadro 8.6 (continuação)
CARACTERÍSTICAS NEUROPSICOLÓGICAS DISTINTIVAS ENTRE A DOENÇA DE ALZHEIMER A E AS DEMÊNCIAS SUBCORTICAIS FRONTAIS EM DIFERENTES DOMÍNIOS COGNITIVOS

FUNÇÃO COGNITIVA	TESTE	DOENÇA DE ALZHEIMER	DEMÊNCIAS SUBCORTICAIS FRONTAIS
Memória remota	Anamnese	Comprometida (com gradiente temporal precoce)	Menos comprometida (sem gradiente temporal)
Memória semântica	Informações, vocabulário (WAIS-III)	Geralmente deficitária	Geralmente mantida
Memória implícita (de procedimentos)		Intacta	Comprometida
Habilidade visuoconstrutiva	Teste do relógio, blocos (WAIS-III)	Teste do relógio: déficits leves até graves; podem ocorrer perseveração de números, erros de localização, má distribuição espacial. Blocos: fracasso em reproduzir a *gestalt* do modelo	Teste do relógio: déficits leves; erros mínimos. Blocos: dificuldades leves a moderadas, com alentecimento; erros envolvem detalhes, mas há preservação da *gestalt*. Menos comprometida que na DA
Linguagem (expressiva)	Fluência verbal fonética e semântica; nomeação (Boston)	Disfluência semântica mais acentuada que a fonética (déficits leves a moderados), perda do *set*; ocorre disnomia moderada com preservação de sintaxe e gramática, circunlocuções e perseverações	Disfluência semântica e fonética (déficits moderados), com perseverações e eventual perda do *set*; disnomia ausente ou leve
Linguagem (receptiva)	Teste das fichas	Déficit ausente para comandos mais simples, moderado para aqueles com múltiplos estágios	Déficit ausente ou leve
Abstração	Provérbios, semelhanças (WAIS-III)	Déficit leve a moderado	Déficit leve apenas nos itens mais difíceis

Fonte: Mattos, Araújo e Alfano (2011).

Quadro 8.7
CARACTERÍSTICAS CLÍNICAS DISTINTIVAS ENTRE AS FORMAS CORTICAIS E SUBCORTICAIS DAS DEMÊNCIAS

CARACTERÍSTICA CLÍNICA	DEMÊNCIA CORTICAL	DEMÊNCIA FRONTAL-SUBCORTICAL
Agilidade psicomotora	Normal	Lentificada
Atenção complexa	Normal	Anormal
Manejo da informação	Anormal	Anormal nas sequências complexas
Função executiva	Normal a anormal	Anormal
Débito verbal	Normal a diminuído	Reduzido
Linguagem	Afásica	Normal
Fala	Normal	Anormal (hipofonia, disartria, mutismo)
ESTADO MENTAL		
Memória	Amnésia (déficit de aprendizagem)	Recordação anormal
Cognição	Anormal (acalculia, redução da abstração e capacidade de julgamento)	Anormal (lentificada, dilapidada) Redução das funções executivas
Atividade visuoespacial	Anormal	Anormal
Afetividade	Anormal (indiferente ou desinibida)	Anormal (apática ou depressiva)
SISTEMA MOTOR		
Postura	Normal*	Anormal
Tono	Normal*	Habitualmente aumentado
Movimento	Normal*	Anormal (tremor, coreia, distonia, asterixis)
Marcha	Normal*	Anormal

* Déficit motor com aumento do tono e tendência a assumir postura em flexão ocorre ao final da evolução das demências corticais.
Fonte: Bonelli; Cummings (2008).

depressão) e retardo nos processos de pensamento (ou bradifrenia). Elas também apresentam marcante disfunção frontal. Dados anatômicos sugerem que os sinais frontais resultam de uma desconexão entre o córtex frontal e os gânglios da base (Bonelli; Cummings, 2008).

A maioria das demências subcorticais frontais, entretanto, exibirá também atrofia cortical em fases posteriores, enquanto as demências corticais exibem patologia subcortical em algum ponto de suas evoluções. Na verdade, o conceito pode ser visto como um *continuum*, e somente os dois extremos seriam representados por patologia cortical ou subcortical pura. De qualquer forma, as demências subcorticais podem ser ainda mais semelhantes entre si do que quando comparadas à DA (Bonelli; Cummings, 2008).

Possivelmente, as demências subcorticais frontais e as corticais são a descrição do alvo principal precoce do processo da doença, terminando, em ambos os casos, em uma demência global. Embora a dicotomia demência subcortical *versus* cortical não seja rígida, os dois conceitos parecem ainda ser úteis (Bonelli; Cummings, 2008).

Exemplos clássicos de demências subcorticais frontais incluem a doença de Huntington, a demência na DP, a paralisia supranuclear progressiva, a degeneração talâmica, a demência vascular subcortical, a esclerose múltipla, a demência pelo HIV, a pseudodemência depressiva e algumas outras demências raras, como as síndromes degenerativas espinocerebelares, a doença de Hallervorden-Spatz, a neuroacantocitose, a calcificação idiopática dos gânglios da base, o complexo de demência-parkinsonismo de Guam, a degeneração corticobasal, a atrofia de múltiplos sistemas, a doença de Wilson, a leucodistrofia metacromática, a adrenoleucodistrofia, o hipoparatireoidismo, a neurosarcoidose e outras doenças inflamatórias do SNC.

DOENÇA DE ALZHEIMER *VERSUS* DEMÊNCIA COM PARKINSONISMO

A relação entre DA e sintomas parkinsonianos é bastante rica e complexa, o que redundará em dificuldades no diagnóstico diferencial da DA em relação a várias formas de demência associadas ao parkinsonismo-*plus* e com a própria demência na doença de Parkinson idiopática (DPI) (Caixeta; Vieira, 2008). Algumas características do parkinsonismo são listadas no Quadro 8.8.

Os sinais extrapiramidais costumam estar presentes em diversas formas de demência (Clark et al., 1997; Liu et al., 1997; Lopez et al., 1997; Starkstein et al., 1995) e tornam-se mais comuns com a progressão da doença (Lopez et al., 1997; Louis et al., 1998).

A presença de SEPs na DA é muitas vezes associada a declínios cognitivos e funcionais acelerados e morte precoce. A base anatômica e patológica dos SEPs ainda não está bem clara (Liu et al., 1997), assim como a relação precisa entre estes e o curso clínico da doença também não está estabelecida (Clark et al., 1997).

Estima-se que a prevalência de SEPs na DA esteja ao redor de 56% (Starkstein et al., 1995), embora a maioria dos estudos relatem uma prevalência de 20 a 50% (Chui et al., 1985; Clark et al., 1997; Ditter; Mirra, 1987). Esses sinais são característicos da DP e incluem rigidez motora, tremor, bradicinesia e alteração na marcha. A demência com parkinsonismo representa um problema de diagnóstico diferencial. Rigidez e instabilidade postural ocorrem em 30% dos pacientes com DA, e a mesma porcentagem de pacientes com DP eventualmente apre-

> **Quadro 8.8**
> **SINAIS E SINTOMAS QUE CONTRIBUEM PARA O DIAGNÓSTICO DE PARKINSONISMO**
>
> - Postura axial alterada, dificuldade em virar-se na cama
> - Postura em flexão
> - Micrografia
> - Distonia do pé e hálux
> - Amimia (face em máscara, fixado)
> - Fala disártrica, hesitante ou com perda da tensão articulatória
> - Redução do piscamento e blefarospasmo (fechamento forçado dos olhos)
> - Disfagia
> - Distúrbios do sono
> - Distúrbios autonômicos e sexuais
> - Dermatite seborreica

senta demência devido à DA ou a outras causas (Geldmacher; Whitehouse, 1996). A mesma dificuldade ocorre na DCL, pois corpos de Lewy são uma das marcas neuropatológicas da DP (Cervilla et al., 1999).

A possibilidade de que SEPs possam resultar da concomitante presença de DPI é sugerida pela exposição de corpos de Lewy na substância negra de muitos pacientes com DA (25 a 55%). Contudo, pacientes com DA sem corpos de Lewy também manifestam SEPs (Liu et al., 1997). A neuropatologia nigral se apresenta em forma de placas neurofibrilares, e o número de neurônios nigrais em DA parece ser normal ou próximo do normal, com a maioria apresentando uma leve diminuição, e, desse modo, representa uma diferença considerável da depleção neuronal marcante em DPI.

Alguns estudos (Ditter; Mirra, 1987) indicam uma correlação entre rigidez em pacientes com DA com a patologia da DP. SEPs em DA correspondem a características neuropatológicas de DPI, com formação de corpos de Lewy, perda neuronal, gliose da substância negra e *locus ceruleus*, perfazendo um total de 55% de patologia de DPI. Dessa forma, pacientes com DPI e demência, particularmente aqueles apresentando rigidez acinética, e pacientes com DA com SEPs, primariamente rigidez, expressam uma doença contínua caracterizada por sobreposição de características neuroquímicas e neuropatológicas.

Contraditoriamente, a substância negra parece ser normal em alguns pacientes com DA que têm características clínicas parkinsonianas, sugerindo que outros fatores extranigrais possam ser responsáveis por essas características. O desempenho psicométrico de pacientes com DA que apresentavam características parkinsonianas mostrou-se prejudicado em medidas verbais e psicomotoras. Além disso, a apresentação clínica é uniforme, mas a anatomia patológica é heterogênea.

Não há diferenças no número de placas amiloides (neuríticas ou difusas) nos córtices frontal, parietal, temporal superior, estriatal e no hipocampo entre pacientes com DA com ou sem SEPs (Liu et al., 1997), embora a frequência dessas placas na substância negra seja maior nos pacientes com DA e SEPs do que naqueles sem tais sintomas. Essas mudanças patológicas foram encontradas nas partes medial e lateral da substância negra, sugerindo que o processo degenerativo na substância afeta as vias aferentes dopaminérgicas, não somente o putame, mas também o núcleo caudado. Esses achados sugerem que mudanças degenerativas na substância negra (placas neurofibrilares e neurópilos) apresentam correlações com SEPs.

Foi observada maior incidência de demência entre pacientes com SEPs do que naqueles sem esses sintomas (Richards; Stern; Mayeux, 1995). Assim, a associação entre SEPs, e incidência de demência em indivíduos previamente saudáveis sugere que gânglios da base ou suas vias podem estar envolvidos em estágios pré-sintomáticos.

A frequência de demência é maior entre indivíduos com mais de um SEP do que entre aqueles com um ou ausência de SEP. Há algumas evidências de que SEPs leves em pessoas idosas sem alteração cognitiva preexistente possam constituir um preditor significativo de demência degenerativa, sendo que, na presença da alteração cognitiva, o risco de demência associado a SEP é ainda maior, sugerindo um efeito adicional dos SEPs.

SEPs leves parecem não ser um fator de risco para DP, apesar de poderem representar uma manifestação inicial da doença difusa cortical de corpos de Lewy. A presença de certos SEPs leves nos pacientes não é constante ao longo do tempo. Posto que os SEPs sejam irreversíveis, SEPs sutis podem ser notados em um dado momento e desaparecerem em outro.

Os riscos cumulativos de desenvolvimento de SEPs são diferentes durante o curso da demência. Propõe-se que o paciente com DA esteja mais propenso a desenvolver SEPs durante os primeiros anos da doença. Os riscos funcionais crescentes provêm de uma razoável expectativa para que os sinais clínicos possam emergir em qualquer fase da doença. Acredita-se que a presença de SEPs nas fases iniciais da DA sejam marcas robustas de uma progressão rápida da doença (Chen et al. 1991).

Os SEPs não aparecem apenas em estágios tardios da DA. Há pacientes que nunca os desenvolvem, sugerindo-se, nesses casos que a patologia cortical e a nigral evoluam independentemente. O porquê do desenvolvimento dessas alterações em alguns indivíduos não está claro (Liu et al., 1997).

Estudos transversais têm mostrado que, na DA, os SEPs mais frequentes são bradicinesia e rigidez, seguidos por marcha anormal, instabilidade postural e discinesias e faces amímicas, sendo que tremores são raros (Chui et al., 1985; Lopez et al., 1997). O aparecimento de hipocinesia, rigidez, postura anormal e sinais de discinesias aumenta com a gravidade da demência, mas tremor de repouso parece ser independente.

Alguns pacientes com DA apresentam tremor postural, mas em geral não têm a característica do tremor de repouso de DPI (Chui et al., 1985). Bradicinesia e rigidez, mas não tremor, caracterizam SEPs na DA. A presença do tônus aumentado (simetricamente), como detectado por um estudo eletroneuromiográfico, é a mais proeminente anormalidade dos SEPs, e aparece precocemente nos pacientes com demências, aumentando de maneira intensa conforme os estágios da doença (Kischka et al., 1993).

Outros autores (Stern et al., 1994, 1996) têm expandido o conceito de SEPs, incluindo marcha anormal, aumento de seborreia, faces em máscara, sinais glabelares e mudanças na voz. Alguns (Morris et al., 1989) ainda argumentaram que marcha anormal, faces em máscara e instabilidades são comuns em pacientes com DA, bem como em indivíduos sem demência, de modo que podem não ser considerados SEPs verdadeiros.

Não há uma escala específica para avaliar pacientes com SEPs em DA, e nenhum estudo foi conduzido para determinar se escalas usadas com pacientes com DPI são capazes de medir SEPs em demências. Essas escalas não parecem ser suficientes para distinguir parkinsonismo verdadeiro da síndrome rígido-acinética que comumente acompanha distúrbios difusos da função cortical (tipo de rigidez chamada paratonia), que envolve uma resistência involuntária à movimentação passiva. Pacientes com DA e outras demências demonstram rigidez paratônica, apraxia da marcha e desequilíbrio, sintomas que com frequência são confundidos com parkinsonismo verdadeiro; diante disso, tem-se classificado essa síndrome como pseudoparkinsonismo (Kurlan, 1998).

Desse modo, pesquisando com atenção os verdadeiros SEPs nas demências, possivelmente haveria uma redução do número de casos de SEPs em pacientes com DA (Lowenthal, 1996). A presença de SEPs pode apresentar formas diferentes em diversos pacientes. Bradicinesia e rigidez, por exemplo, são vistos com uma variedade de distúrbios motores e não implicam especificidade para parkinsonismo ou distúrbios nigroestriatais.

Alguns estudos têm mostrado que pacientes com SEPs têm baixos escores na função cognitiva, com rápida taxa de progressão (Chui et al., 1985; Morris et al., 1989). Outros não observam correlação de SEPs com a função cognitiva (Lopez et al., 1997). Relatos na literatura associaram rápida deterioração do quadro neurológico na DA com a presença de SEPs (Liu et al., 1997).

Independentemente da duração da doença, aparição precoce de acinesia e rigidez pode estar associada a rápida progressão de sintomas cognitivos e prejuízo funcional, ou seja, ocorre uma associação entre SEPs e declínio intelectual e funcional graves (Chui et al., 1985). Para alguns autores, a presença de sintomas motores extrapiramidais no início prediz uma rápida progressão somente na esfera funcional, não na cognitiva (Mortimer et al., 1992). Mudanças na função cognitiva em geral são medidas por diferentes testes psicométricos ao longo do tempo. A taxa de progressão do declínio da função cognitiva é mais baixa em pacientes com demência leve do que naqueles com demência mais avançada (Morris, 1993).

Vários relatos indicam que os distúrbios cognitivo e funcional são mais prevalentes e mais graves em pacientes que iniciam cedo a DA (Chui et al., 1985), ou seja, ocorre um declínio mais rápido em pacientes cuja sintomatologia de DA surge antes dos 65 anos de idade. Uma evolução mais agressiva da doença e um prejuízo predominantemente nas habilidades que exigem atenção parecem estar associados a pacientes que apresentam a sintomatologia de DA precocemente.

Os sintomas motores são mais brandos na ausência de evidência clínica de SEPs, apesar de dependerem do estágio da demência como determinado pelo *Clinical Dementia Rating Scale* (CDR) – escala para avaliação clínica do estadiamento da demência). A função motora está intacta e levemente alterada quando o CDR é igual a 0,5 e 1, respectivamente. Embora sutis, os prejuízos motores encontrados no início da demência podem ter consequências funcionais, contribuindo para o aumento de quedas e prejuízos nas atividades da vida diária (Goldman et al., 1999).

Pacientes com DA que exibem pelo menos um SEP aparecem com maior deterioração tanto cognitiva como funcional do que aqueles que não têm SEP. Os SEPs são características primordiais na presença de corpos de Lewy (variante de DA) (Chui et al., 1985; Clark et al., 1997; Lopez et al., 1985). A presença de SEP está associada não apenas com diferenças globais na cognição, mas também com o desempenho reduzido nos três maiores domínios prejudicados na DA: memória, linguagem e praxia construcional.

Quanto ao diagnóstico diferencial da demência associada à DPI em relação à DA, existem várias dificuldades, principalmente no que concerne à proximidade de ambas em várias de suas características. Existem evidências robustas de que a DPI e a DA compartilham alguns mecanismos neuropatológicos (p. ex., presença de placas senis, degeneração neurofibrilar e granulovacuolar) e neuroquímicos (comprometimento dos núcleos colinérgicos basais, comprometimento da via noradrenérgica ao nível do *locus ceruleus*, comprometimento dos sistemas dopaminérgicos mesocorticais, déficit de receptores nicotínicos corticais).

Cabe ressaltar, entretanto, que é nos pacientes com DPI com quadros demenciais mais graves e em estágios mais tardios que tais alterações histopatológicas e bioquímicas aparentadas com a DA se fazem notar mais claramente. Por essa razão, fica mais fácil entender por que alguns autores propõem o entendimento de um *continuum* entre a DPI "pura" e a DA, passando pela demência associada à DPI (Caixeta; Vieira, 2008).

Aarsland e colaboradores (2003) conduziram importante estudo em 2003, comparando o perfil neuropsicológico da demência em quatro transtornos neurodegenerativos diferentes: demência na DPI, DCL, DA e paralisia supranuclear progressiva (PSP). Esse estudo usou a escala de avaliação da demência (uma escala que é particularmente sensível à disfunção executiva) para comparar os pacientes com as diversas formas de demência, encontrando um perfil de déficits cognitivos diferentes entre essas doenças. No geral, os achados reconfirmaram as semelhanças entre a demência na DPI e a DCL, bem como as diferenças que ambas apresentam quando comparadas à DA. Em contraste com a DA, os pacientes com demência na DPI e DCL apresentaram subescores de memória maiores, mas subescores menores de iniciação e perserveração, bem como subescores de construção mais baixos, enquanto pacientes com DCL apresentaram menor subescore de conceituação. Em comparação aos pacientes com PSP, aqueles com DCL e demência na DPI tiveram subescores de memória mais baixos. Não houve diferenças significativas em nenhum dos subescores entre indivíduos com demência na DPI e DCL no grupo com demência grave; a única diferença foi um alto subescore de conceituação nos pacientes com demência na DPI em comparação aos pacientes com DCL no grupo que apresentava demência leve a moderada. O estudo enfatizou, ainda, as semelhanças entre a DCL e a demência na DPI e as diferenças dos perfis cognitivos entre esses dois transtornos e a DA. Uma vez que os subescores de memória dos pacientes com demência na DPI e DCL situavam-se entre os da DA e os da PSP, os autores sugeriram que o padrão cognitivo na DCL e DPI pode refletir uma sobreposição dos déficits subcorticais com os déficits tipicamente associados à DA. Isso, porém, é difícil de aceitar, pois, como os autores admitem, a escala de avaliação de demência não discrimina o tipo de prejuízo de memória, ou seja, se é causado por déficit de codificação ou recuperação. Trabalhos iniciais demonstraram que a DA costuma estar associada à codificação, enquanto a demência na DPI e a DCL estão associadas a déficits de recuperação. Os autores concluíram, também, que, por causa da quase sobreposição de perfis clínicos, a demência na DPI e a DCL podem ser vistas como parte de um espectro de distúrbios com corpos de Lewy.

Um outro trabalho recente (Noe et al., 2004) (que também comparou as características clínicas da demência na DPI com a DCL e a DA) chegou a conclusões semelhantes àquelas apontadas no parágrafo anterior. Nesse estudo, os pacientes com DCL, DPI com demência e DA foram pareados pela gravidade da demência. Psicose associada a piora cognitiva no início da doença foi mais frequente nos indivíduos com DCL;

os pacientes com DCL e DPI com demência apresentaram desempenho significativamente pior nas funções de atenção e melhor nos testes de memória do que aqueles com DA. Não foram encontradas diferenças importantes entre o grupo com DPI com demência e os pacientes com DCL em nenhum dos testes neuropsicológicos realizados.

As diferenças entre os pacientes com DA, DCL e "DPI com piora cognitiva" também foram estudadas por meio do Teste do Desenho do Relógio (TDR) (Cahn-Weiner et al., 2003). Não houve diferenças significativas entre os três grupos em uma medida quantitativa global do desempenho no TDR. Ocorreram, entretanto, diferenças qualitativas: os pacientes com DCL foram mais propensos a cometer erros conceituais do que aqueles com DA ou DPI, e pacientes com DCL cometeram mais erros de planejamento do que aqueles com DA. Essas diferenças resultaram em uma considerável acurácia de classificação de aproximadamente 70% entre DCL *versus* DA e DCL *versus* DPI com piora cognitiva. Os autores concluíram que, apesar de algumas diferenças nas características qualitativas, como instrumento único, o TDR oferece capacidade limitada de discriminação entre esses transtornos.

Nos Quadros 8.9 e 8.10 são apresentadas algumas diferenças clínicas e neuropsicológicas entre a DA e as demências associadas ao parkinsonismo.

Quadro 8.9
SINAIS NEUROLÓGICOS PARA O DIAGNÓSTICO DIFERENCIAL DAS DOENÇAS DEGENERATIVAS QUE PODEM INICIAR OU EVOLUIR COM DEMÊNCIA ASSOCIADA

SINAIS NEUROLÓGICOS	AMS			PSP	DP	DCL	DCB	DA
	DEN	SSD	AOPC					
Parkinsonismo	++++	+++	++	++++	++++	++++	++++	++
Sinais cerebelares	++	+	++++	+	0	0	+	+
Falência autonômica	++	++++	++	+	++	++	+	+
Sinais piramidais	++	+	++	++	0	+	++	++++
Distúrbios cognitivos	++	+	++	+++	++	++++	++	++++
Distúrbios oculomotores	+++	+	+++	++++	++	++	++	+
Disartria	+++	+	+++	+++	++	++	+++	++
Disfagia	++	+	++	+++	++	++	+	++
Neuropatia periférica	+	+	++	+	0	0	++	+
Movimentos involuntários	+	+	++	+	+++	+++	++	+

0 = ausente; + = incomum ou discreto; ++ = comum ou de intensidade moderada; +++ = frequente ou intenso; ++++ = presente na quase totalidade dos casos ou muito marcado. AMS = atrofia multissistêmica; DEN = degeneração estriatonigral; SSD = síndrome de Shy-Drager; AOPC = atrofia olivopontocerebelar; PSP = paralisia supranuclear progressiva (doença de Steele-Richardson--Olszewski); DP = doença de Parkinson; DCL = demência com corpos de Lewy; DCB = degeneração corticobasal; DA = doença de Alzheimer.

Fonte: Shulman; Minagar; Weiner (2004).

Quadro 8.10
CARACTERÍSTICAS CLÍNICAS DISTINTIVAS ENTRE DOENÇA DE ALZHEIMER E SÍNDROMES PARKINSONIANAS QUE PODEM SER ACOMPANHADAS DE DEMÊNCIA

CARACTERÍSTICAS CLÍNICAS	DISTÚRBIO EXTRAPIRAMIDAL (PARKINSONIANO)	DOENÇA DE ALZHEIMER
Agilidade mental	Anormal (lentificada)	Normal ou discretamente reduzida
Atenção	Dificuldade em manter a atenção e atenção dividida	Normal ou discretamente reduzida
Fala	Anormal (hipofonia, disartria, mutismo)	Normal
Débito verbal	Reduzido	Reduzido
Linguagem	Normal	Anomia, distúrbio da compreensão
Memória	Déficit na recordação, melhor no reconhecimento	Amnésia, distúrbio de reconhecimento
Percepção visuoespacial	Anormal	Anormal
Funções executivas	Anormal	Anormal
Humor	Anormal (apático ou deprimido)	Anormal (apático ou deprimido)
Postura	Anormal	Normal*
Tono motor	Aumentado	Normal*
Movimento	Anormal (bradicinesia, tremor, outros)	Normal*
Marcha	Anormal (bloqueio, lentidão)	Normal*

*Acometimento do sistema motor acompanhado de sinais extrapiramidais é encontrado no estágio final da DA.
Fonte: Mendez; Cummings (2003).

REFERÊNCIAS

Aarsland D, Litvan I, Salmon D, Galasko D, Wentzel-Larsen T, Larsen JP. Performance on the dementia rating scale in Parkinson's disease with dementia and dementia with Lewy bodies: comparison with progressive supranuclear palsy and Alzheimer's disease. J Neurol Neurosurg Psychiatry. 2003;74(9):1215-20.

Bonelli RM, Cummings JL. Frontal-subcortical dementias. Neurologist. 2008;14(2):100-7.

Cahn-Weiner DA, Williams K, Grace J, Tremont G, Westervelt H, Stern RA. Discrimination of dementia with Lewy bodies from Alzheimer disease and Parkinson disease using the clock drawing test. Cogn Behav Neurol. 2003;16(2):85-92.

Caixeta L. Demência: abordagem multidisciplinar. São Paulo: Atheneu; 2006.

Caixeta L. Demências do tipo não Alzheimer: demências focais frontotemporais. Porto Alegre: Artmed; 2010.

Caixeta L, Mansur LL. Demência semântica: avaliação clínica e de neuroimagem. Relato de caso. Arq Neuropsiquiatr. 2005;63(2A):348-51.

Caixeta L, Nitrini R. Subtipos clínicos da demência frontotemporal. Arq Neuropsiquiatr. 2001;59(3a):577-81.

Caixeta L, Vieira RT. Demência na doença de Parkinson. Rev Bras Psiquiatr. 2008;30(4):375-83.

Cervilla JA, Russ C, Holmes C, Aitchison K, Smith CA, Powell J, et al. CYP2D6 Polymorphisms in Alzheimer's disease, with and without extrapyramidal signs, showing no apolipoprotein •4 effect modifications. Biol Psychiatry. 1999;45(4):426-9.

Chen JY, Stern Y, Sano M, Mayeux R. Cumulative risks of developing extrapyramidal signs, psychosis, or myoclonus in the course of Alzheimer's disease. Arch Neurol. 1991;48(11):1141-3.

Chui HC, Teng EL, Henderson VW, Moy AC. Clinical subtypes of dementia of the Alzheimer's type. Neurology. 1985;35(11):1544-50.

Clark CM, Ewbank D, Lerner A, Doody R, Henderson VW, Panisset M, et al. The relationship between extrapyramidal signs and cognitive performance in patients with Alzheimer's disease enrolled in the CERAD study. Neurology. 1997;49(1):70-5.

Ditter SM, Mirra SS. Neuropathologic and clinical features of Parkinson's disease in Alzheimer's disease patients. Neurology. 1987;37(5):754-60.

Emery O, Oxman TE, editors. Dementia: presentations, differential diagnosis and nosology. 2nd ed. Baltimore: Johns Hopkins University; 2003.

Geldmacher DS, Whitehouse PJ. Evaluation of dementia N Engl J Med. 1996;335(5):330-6.

Gershon S, Herman SP. The differential diagnosis of dementia. J Am Geriatr Soc. 1982;30(11 Suppl):S58-66.

Goldman WP, Baty JD, Buckles VD, Sahrmann S, Morris JC. Motor dysfunction in mildly demented AD individuals without extrapyramidal signs. Neurology. 1999;53(5):956-62.

Hamilton RL. Lewy bodies in Alzheimer's disease: a neuropathological review of 145 cases using alpha-synuclein immunohistochemistry. Brain Pathol. 2000;10(3):378-84.

Hof PR, Bouras C, Perl DP, Morrison JH. Quantitative neuropathologic analysis of Pick's disease cases: cortical distribution of Pick bodies and coexistence with Alzheimer's disease. Acta Neuropathol. 1994;87(2):115-24.

Kaufer_DI, Miller BL, Itti L, Fairbanks LA, Li J, Fishman J, et al. Midline cerebral morphometry distinguishes frontotemporal dementia and Alzheimer's disease. Neurology. 1997;48(4):978-85.

Kischka U, Mandir AS, Ghika J, Growdon JH. Electrophysiologic detection of extrapyramidal motor signs in Alzheimer's disease. Neurology. 1993;43(3 Pt 1):500-5.

Kurlan R. Extrapyramidal or pseudoextrapyramidal sings in Alzheimer's disease? Ann. Neurol. 1998;44(5):840-1.

Kurz AF. Uncommon neurodegenerative causes of dementia. Int Psychogeriatr. 2005;17 Suppl 1:S35-49.

Lipton AM, Benavides R, Hynan LS, Bonte FJ, Harris TS, White CL 3rd, et al. Lateralization on neuroimaging does not differentiate frontotemporal lobar degeneration from Alzheimer's disease. Dement Geriatr Cogn Disord. 2004;17(4):324-7.

Liu Y, Stern Y, Chun MR, Jacobs DM, Yau P, Goldman JE. Pathological correlates of extrapyramidal signs in Alzheimer's Disease. Ann Neurol. 1997;41(3):368-74.

Lopez OL, Gonzalez MP, Becker JT, Reynolds CF, Sudilovsky A, Dekosky ST. Symptoms of depression and psychosis in Alzheimer's Disease and Frontotemporal Dementia: Exploration of underlying mechanisms. Neuropsychiatry Neuropsychol Behav Neurol. 1996;9(3):154-61.

Lopez OL, Wisnieski S, Becker JT, Boller F, DeKosky ST. Extrapyramidal signs in patients with probable Alzheimer disease. Arch Neurol. 1997;54(8): 969-75.

Louis ED, Tang M, Cote L, Alfaro B, Mejia H, Marder K. Progression of extrapyramidal signs in Parkinson's disease. Neurology. 1998;50(4):A329.

Lowenthal MN. Extrapyramidal signs should be sought more often in Alzheimer's disease. BMJ. 1996;313(7048):45.

Mattos P, Araújo C, Alfano A. Diagnóstico diferencial neuropsicológico entre as diferentes formas de demência. In: Caixeta L. Demência: abordagem multidisciplinar. 2.ed. São Paulo: Atheneu; 2011.

Mendez MF, Cummings JL. Dementia: a clinical approach. 3rd ed. Philadelphia: Butterworth-Heinemann; 2003.

Morris JC. The Clinical Dementia Rating (CDR): current version and scoring rules. Neurology. 1993;43(11):2412-4.

Morris JC, Drazner M, Fulling K, Grant EA, Goldring J. Clinical and pathological aspects of parkinsonism in Alzheimer's disease: a role for extranigral factors? Arch Neurol. 1989;46(6):651-7.

Mortimer JA, Ebbitt B, Jun SP, Finch MD. Predictors of cognitive and functional decline in patients with probable Alzheimer's disease. Neurology. 1992;42(9):1689-96.

Noe E, Marder K, Bell KL, Jacobs DM, Manly JJ, Stern Y. Comparison of dementia with Lewy bodies to Alzheimer's disease and Parkinson's disease with dementia. Mov Disord. 2004;19(1):60-7.

Richards M, Stern Y, Mayeux R. Subtle extrapyramidal signs and incident dementia: a follow-up analysis. Neurology. 1995;45(10):1942.

Shulman LM, Minagar A, Weiner WJ. Multiple-system atrophy. In: Watts RL, Koller WC, editors. Movement disorders. neurologic principles and practice. New York: MacGraw-Hill; 2004.

Starkstein SE, Migliorelli_R, Tesón A, Petracca G, Chemerinsky E, Manes F, et al. Prevalence and clinical correlates of pathological affective display in Alzheimer's disease. J Neurol Neurosurg Psychiatry. 1995;59(1):55-60.

Stern Y, Albert M, Brandt J, Jacobs DM, Tang MX, Marder K, et al. Utility of extrapyramidal signs and psychosis as predictors of cognitive and functional decline, nursing home admission, and death in Alzheimer's disease. Neurology. 1994;44(12):2300-7.

Stern Y, Liu X, Albert M, Brandt J, Jacobs DM, Del Castillo-Castaneda C, et al. Modeling the influence of extrapyramidal signs on the progression of Alzheimer disease. Arch Neurol. 1996;53(11):1121-6.

Vale FAC. Demências vasculares. In: Caixeta L. Demência: abordagem multidisciplinar. 2.ed. São Paulo: Atheneu; 2011.

Zapotoczky HG. Problems of differential diagnosis between depressive pseudodementia and Alzheimer's disease.J Neural Transm Suppl. 1998;53:91-5.

LEITURA RECOMENDADA

Lauter H, Dame S. Depressive disorders and dementia: the clinical view. Acta Psychiatr Scand. 1991;366(Suppl.):40-6.

CAPÍTULO 9

SEMIOLOGIA NEUROPSICOLÓGICA NA AVALIAÇÃO DA DOENÇA DE ALZHEIMER

BEATRIZ H.W.F. LEFÈVRE
LEONARDO CAIXETA

Uma limitação fundamental para estudos neuropsicológicos baseados em lesão cerebral em seres humanos é o fato de que, em muitas condições comumente investigadas, o tipo e a extensão do dano cerebral são determinados sobretudo pela localização da lesão (p. ex., territórios arteriais em um acidente vascular encefálico [AVE], o local da lesão no trauma ou o local do tumor em neoplasias), que, muitas vezes, exibe pouca relação com a arquitetura funcional das regiões cerebrais subjacentes. Áreas vizinhas com origens embriológicas diferentes, com funções e padrões de conectividade também diferentes podem ser afetadas da mesma maneira.

O grupo amplo e heterogêneo de doenças neurodegenerativas oferece uma abordagem diferente para o estudo da relação entre estrutura e função cerebral. Em contraste com AVEs ou tumores, muitas doenças neurodegenerativas (e a doença de Alzheimer [DA] é uma delas) podem ser interpretadas como degenerações de sistemas particulares, afetando partes distantes do sistema nervoso que estão conectadas umas às outras funcionalmente por meio de ligações de longa distância e não por sua proximidade topográfica. Seu estudo pode, portanto, contribuir para *insights* importantes sobre o funcionamento do cérebro (Bak; Hodges, 2004).

A investigação neuropsicológica abrange uma grande variedade de itens relativos à atividade nervosa superior. Luria (1966, 1981) salienta que cada área cerebral traz uma contribuição altamente especializada que assegura o desempenho de todo o sistema funcional. Baseando-se no texto de Christensen (1975), é introduzida, neste capítulo, uma sistematização do exame neuropsicológico e apresentada uma versão simplificada da qualificação dos sintomas, que são correlacionados a estruturas anatômicas cerebrais segundo o conceito de "sistemas funcionais" e de acordo com a revisão prévia de Lefévre e Nitrini (1985).

SISTEMATIZAÇÃO DO EXAME – CORRELAÇÕES CLÍNICO-ANATÔMICAS (CCA)

Primeira entrevista

O ambiente deve ser sereno, silencioso, se possível, aconchegante, evitando-se interrupções desnecessárias na testagem. Na primeira abordagem, abre-se o caminho para posterior análise. É importante criar uma aliança afetiva com o paciente, mesmo nas fases mais avançadas da DA, no intuito de facilitar sua colaboração e promover seu engajamento nas tarefas propostas. Pacientes que recusam a avaliação em um primeiro momento devem ser abordados mais tarde, pois as decisões sofrem o efeito do tempo na DA. É importante programar a aplicação dos testes segundo as particularidades de cada caso. Pacientes com fôlego atencional curto ou que se esgotam rapidamente, por exemplo, devem iniciar com testes mais complexos no início, deixando os mais simples para o final, quando estiverem mais cansados. Ao contrário, pacientes que se engajam pouco, por desinteresse, devem ser submetidos inicialmente a testes mais fáceis e apenas depois aos difíceis. Além disso, os últimos devem ser mais frequentemente reforçados de forma positiva pelo examinador.

Observam-se o estado de alerta, a tensão, a orientação no espaço e no tempo, a crítica quanto ao estado de saúde, a presença de perseveração, a fatigabilidade e o comportamento do paciente.

Estado de alerta e atenção

Observar o nível de consciência, verificando se há sonolência, obnubilação (os quais certamente comprometem a avaliação) e se o paciente está atento ao exame.

CCA: distúrbios do nível de consciência refletem alterações localizadas no tronco cerebral, que envolvem a substância reticular ativadora ascendente ou alterações córtico-subcorticais. Lesões exclusivamente corticais não afetam o nível de consciência, a menos que sejam extensas. Desatenção é frequente em lesões frontais e em lesões subcorticais.

Orientação no tempo e no espaço

Interrogar sobre a data do exame (hora, dia da semana e do mês, mês e ano), tempo de doença, local onde se encontra, caminho percorrido até o local do exame. Informar-se com familiares sobre orientação espacial na residência e redondezas.

CCA: desorientação no tempo e no espaço acompanham distúrbios do nível de consciência de pouca intensidade e ocorrem também nas lesões difusas, sendo sinais iniciais das demências corticais. Entre as lesões corticais focais, a desorientação é frequente em lesões dos lobos frontais.

Escolaridade

Informar-se sobre o nível cultural e como foi realizada a alfabetização (rural ou urbana, anos de estudo).

Trabalho e lazer

Indagar sobre a profissão (um engenheiro que erra cálculos inspira análise diferente de um trabalhador braçal que comete os mesmo erros), práticas esportivas e outras atividades.

Atitude ante a doença

Indagar sobre a queixa principal e sobre outros sintomas. Investigar a crítica do paciente em relação a memória, fala, escrita e leitura e as dificuldades de sensibilidade geral e especial.

CCA: pacientes com lesão do hemisfério cerebral direto apresentam, frequentemente, ausência de *insight* para o próprio problema de saúde (anosognosia). Mesmo quando esses são reconhecidos, o paciente não lhes dá a importância devida. É comum que indivíduos com agnosias tentem justificar suas dificuldades atribuindo-as a distúrbios. Nas lesões frontais, a crítica quanto ao próprio estado de saúde é muito comprometida.

Comportamento

Observar a atitude, a apresentação pessoal e a colaboração. Informar-se sobre o comportamento diário, a afetividade, o comportamento sexual e a presença de alucinações.

CCA: as alterações do comportamento social frequentemente ocorrem em lesões das porções orbitárias do lobo frontal e naquelas que envolvem as porções mesiais dos lobos temporais, que fazem parte do sistema límbico. O comportamento orbitofrontal acarreta acentuação da desinibição. Manifestam-se então perda de autocontrole, crises emocionais violentas e alterações grosseiras de caráter que refletem impulsividade incontrolável. A presença de alucinações, especialmente olfativas, sugere lesões temporais profundas. Quando existem alterações concomitantes da afetividade, é ainda maior a probabilidade de lesão nessas regiões.

Dominância hemisférica

Para o exame da dominância manual, solicitar que o paciente imite uma atividade da vida diária, como os atos de comer, escovar os dentes, cortar o pão e escrever. A dominância ocular pode ser pesquisada segundo as provas descritas no exame neurológico evolutivo (ENE) com a técnica do cartão perfurado. Primeiro, o paciente segura o cartão com ambas as mãos; em seguida, com a mão contralateral ao olho inicialmente escolhido, e, por fim, com a outra mão. Para a dominância dos membros inferiores, pede-se que chute várias vezes uma pequena bola, buscando atingir um alvo.

Função motora

Função motora das mãos

Movimentos simples. Oposição entre polegar e demais dedos, realizada simultaneamente com as duas mãos. Observar fadiga, perseveração e assimetrias. O examinador senta-se em frente ao paciente e pede que este produza posições dos dedos e das mãos do examinador.

CCA: imagens em espelho (p. ex., estender o dedo mínimo quando deveria estender o indicador) sugerem lesão frontal. Inércia patológica caracterizada pela dificuldade em passar de um movimento a outro ocorre em lesões das divisões corticais anteriores (córtex pré-motor e córtex frontal).

Base cinestésica do movimento. Imitar com uma das mãos as posições da outra, sem controle visual.

CCA: nas lesões do córtex pós-central contralateral ou de suas vias aferentes, a imitação é incorreta quando o controle visual é bloqueado, porque a sensibilidade cinético-postural está comprometida (apraxia cinestésica aferente).

Organização óptico-espacial. Movimentos da mão no plano horizontal, frontal e sagital; gestos das mãos formando ângulos (Fig. 9.1).

CCA: as áreas parietais inferiores e parieto-occipitais frequentemente estão afeta-

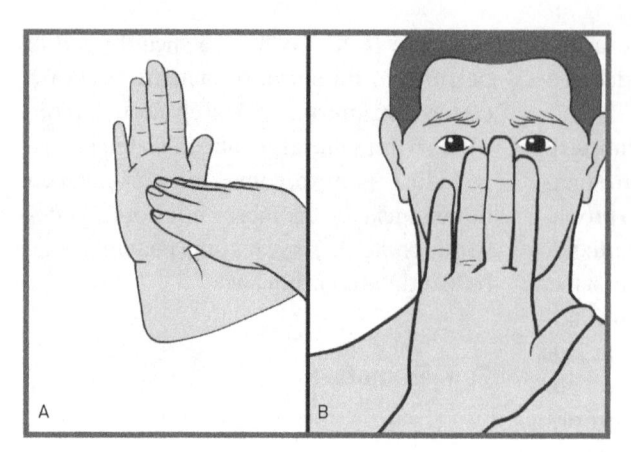

Figura 9.1

(A) Organização óptico-espacial com gestos das mãos formando ângulos. (B) Movimentos das mãos no plano horizontal, frontal e sagital que o paciente deve imitar.

das quando há desorganização óptico-espacial.

Organização dinâmica. Movimentos alternados e simultâneos de abrir uma das mãos e fechar a outra; bater a mão direita na mesa duas vezes e a mão esquerda uma vez, em sequência; inverter, batendo duas vezes com a mão esquerda e uma vez com a direita; sequência de três posições da mão batendo na mesa: mão pronada com dedos estendidos, mão pronada com dedos fletidos e mão na vertical com dedos estendidos. Copiar desenho com dois componentes alterados sem tirar o lápis do papel.

CCA: distúrbios na organização dinâmica geralmente refletem lesões das divisões corticais anteriores. A coordenação recíproca de ambas as mãos também pode ser afetada em lesões do corpo caloso. Nas lesões corticais anteriores, há dificuldade de passar de um movimento a outro e de inibir movimentos após seu início. Nas lesões pré-motoras, o paciente percebe seus erros e tenta corrigi-los, enquanto nas lesões frontais a crítica não está preservada. Ordens verbais melhoram o desempenho quando há lesões pré-motoras, mas não o modificam em lesões frontais.

Formas complexas de praxias

Praxia ideatória

Servir café, enfiar linha na agulha, abotoar, usar martelo.

Praxia oral

Movimentos simples de língua, lábios e face. Observar desvios, assimetrias, sincinesias.

Base cinestésica do movimento. Protrair a língua, rolar a língua pelos lábios, colocar a língua entre os dentes e o lábio superior.

CCA: está afetada nas lesões das porções inferiores do córtex pós-central (apraxia cinestésica aferente).

Organização dinâmica. Movimentos repetidos e em sucessão.

CCA: nas lesões pré-motoras, há dificuldade de passar de um movimento para o outro.

Praxia oral integrativa. Mastigar, assobiar, assoprar.

CCA: esses testes servem para demonstrar distúrbios mais leves da praxia oral. Como são movimentos complexos, podem ser afetados por lesões em sítios diversos.

Regulação do ato motor pela fala

Desenhar círculo, cruz e quadrado em sequência. Bater duas vezes em resposta a uma batida e uma vez em resposta a duas batidas, ou levantar a mão direita em resposta a um sinal e a esquerda em resposta a dois sinais.

CCA: perseverações e respostas ecopráxicas ocorrem em lesões frontais. Em lesões temporais, o paciente não retém perfeitamente a ordem verbal. Em lesões frontais graves, retém as instruções e é capaz de repeti-las, mas seus movimentos não obedecem às ordens verbais.

Organização acústico-motora

Percepção e reprodução de sons musicais

Distinguir altura dos sons, repetindo-os ou sinalizando (p. ex., levantar a mão direita ao ouvir um som e a esquerda ao ouvir outro). Identificar melodias simples.

CCA: dificuldade em discernir a altura dos sons (ocorre em lesões das regiões temporais). Na amusia sensorial, que geralmente se deve a lesões temporais direitas, não há reconhecimento de grupos de sons e de melodias. Nas lesões das divisões corticais anteriores, a repetição dos sons pode estar afetada pela presença de perseveração, que também se manifestará ao falar.

Percepção e reprodução de estruturas rítmicas

Reprodução de ritmos executados pelo examinador. Pode ser utilizada a sequência de ritmos do ENE 5, devendo o paciente acertar pelos menos quatro estruturas, apresentadas com anteparo, ao bater com lápis na mesa: 1) ooo; 2) o oo; 3) oooo; 4) oo oo; 5) o o o; 6) oo o o.

Executar ritmos após instruções verbais. "Série de duas batidas", "série de três batidas", "duas batidas fortes e três fracas", "três batidas fracas e duas fortes".

CCA: em lesões temporais, há dificuldade de repetir corretamente a sequência rítmica, discernir os diferentes ritmos e perceber o número de batidas. Nesses casos, os ritmos são mais bem executados sob ordem verbal. Em lesões pré-motoras não há dificuldade em reconhecer as diferentes estruturas rítmicas, mas a repetição é prejudicada pela presença de perseveração. Em lesões frontais, uma vez que a regulação do ato motor pela fala está comprometida, a reprodução após instrução verbal é mais difícil do que a repetição dos ritmos executados pelo examinador.

Funções sensitivas

O exame da sensibilidade faz parte do exame neurológico convencional. São analisados aqui alguns testes que permitem identificar distúrbios de funções sensitivas que ocorrem em lesões encefálicas.

Sensibilidade tátil

Identificar a parte do corpo estimulada; identificar dois estímulos simultâneos em pontos simétricos dos hemicorpos (pesquisa do fenômeno de extinção); identificar números e letras traçados na pele pelo investigador (grafestesia).

CCA: o fenômeno da extinção está presente quando o paciente percebe apenas um dos estímulos simultâneos. Geralmente decorre de lesões do córtex pós-central ou da região parietal posterior contralaterais ao hemicorpo em que o estímulo não é percebido. A agrafestesia é de interpretação complexa. Pode refletir distúrbios sensitivos ou das conexões parietotemporais.

Estereognosia

Nomear ou identificar formas ou objetos familiares pelo tato.

CCA: lesões parietais contralaterais causam astereognosia. Em lesões das conexões parietotemporais, pode haver identificação do objeto, mas impossibilidade de nomeá-lo.

Percepção visual

O exame neuropsicológico sempre deve ser precedido por investigação neuro-oftalmológica para que distúrbios dos aspectos mais elementares da função visual não prejudiquem ou invalidem as conclusões da avaliação neuropsicológica.

Objetos e figuras

Objetos e figuras comuns. Figuras mal definidas ou incompletas.

CCA: nas lesões das áreas do córtex visual secundário, o paciente é incapaz de combinar as impressões e de integrá-las para a percepção do todo. Nessa situação, denominada agnosia óptica, é comum que o paciente identifique prematuramente as imagens, a partir da visão de um fragmento. Negligência do hemicampo visual esquerdo costuma ocorrer em lesões das porções posteriores do hemisfério cerebral direito.

Orientação espacial

Distinção entre direita e esquerda. Posições dos ponteiros do relógio. Identificar principais aspectos de um mapa. Reproduzir formas com bastões ou palitos. Cópia de desenho com lápis e papel.

CCA: em lesões parieto-occipitais e das regiões parietais inferiores há dificuldade em distinguir direita de esquerda, leste de oeste e figuras que sejam imagens especulares (p. ex., ponteiros indicando 9 ou 3 horas).

Operações intelectuais no espaço

Copiar formas com cubos coloridos de Kohs. Formas simples (p. ex., dois cubos vermelhos na parte de cima do quadrado e dois brancos na parte de baixo) ou mais complexas (formas com linhas inclinadas – Fig. 9.2). Construir com cubos ou formas tridimensionais de madeira, sob instrução verbal ou copiando de um modelo apresentado.

CCA: esses testes analisam as operações intelectuais no espaço, a função visual e as habilidades construtivas. É importante verificar se as dificuldades decorrem da incapacidade de análise visual do modelo, o que sugere lesão parieto-occipital, ou de dificuldade para programar as operações sucessivas, o que caracteriza as lesões frontais.

Fala receptiva

Audição fonêmica

Repetir. Fonemas isolados (O, A, P, B, M, D, H); pares de fonemas diferentes (B-V, P-S, F-K); pares de fonemas semelhantes acusticamente (B-P, D-T, G-K); pares de fonemas de articulação semelhante (M-P, N-D, D-L-T); séries de fonemas (A-O-A, M-S-D, B-R-K); séries de fonemas semelhantes (B-P-B, P-B-P, D-T-D, T-T-D); séries de consoantes idênticas com vogais diferentes (BI-BA-BO, BO-BI-BO). Para diferenciar os casos que apresentam dificuldade de discriminação auditiva daqueles em que há distúrbios de expressão, solicita-se ao paciente que escreva ou que aponte para letras colocadas a sua frente, ou, ainda, que reaja de

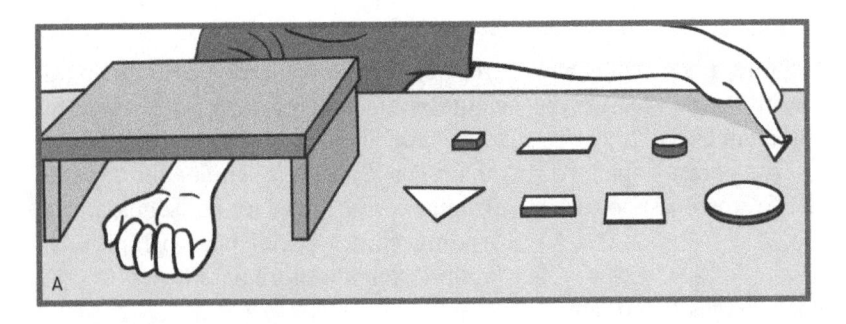

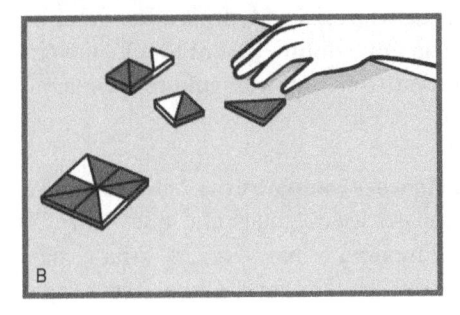

Figura 9.2

(A) Exame da estereognosia: o paciente deve apontar a forma semelhante sem o apoio visual da mão que segura a forma. **(B)** Tarefa visuoconstrutiva com os cubos de Koh com linhas inclinadas.

modo diferente aos sons (p. ex., "se ouvir B levante a mão direita, e se ouvir P levante a mão esquerda").

CCA: lesão das áreas secundárias do córtex auditivo, no lobo temporal esquerdo, reduz a capacidade de discriminação de fonemas acusticamente semelhantes. Segundo Luria, essa é a alteração fundamental da afasia sensorial. Dificuldade em distinguir fonemas de sons diferentes, mas de articulação semelhante, pode ocorrer em lesões situadas na porção inferior do córtex pós-central do hemisfério cerebral esquerdo. Nesses casos, há comprometimento da propriocepção dos órgãos envolvidos na articulação dos fonemas, o que caracteriza a afasia motora, ou afasia cinestésica. Nas lesões das divisões corticais anteriores do hemisfério cerebral esquerdo, há dificuldade em repetir, mas a distinção entre os fonemas é corretamente realizada.

Compreensão das palavras

Definir ou apontar objetos, como lápis, mesa, cadeira e porta, ou partes do corpo, como nariz, boca, ombro e testa.

Compreensão de séries de palavras. "Apontar o lápis, o papel e a porta" ou "mostrar o nariz, a boca e o olho".

Identificação de figuras. CCA: na afasia sensorial, a compreensão de palavras está comprometida porque a discriminação fonêmica é incorreta. Nas lesões das porções médias do lobo temporal esquerdo (área 21 de Brodmann) ou em lesões temporais profundas, ocorre a afasia acústico-mnéstica. Nessa forma de afasia, as palavras são compreendidas quando pronunciadas isoladamente, mas há dificuldade para a compreensão de série de palavras porque a memória áudio-verbal encontra-se alterada.

Compreensão de sentenças

Instruções simples. "Abra a boca", "feche os olhos", "mostre nesta figura a panela, a tesoura". Instruções complexas: "mostre nesta figura o que serve para a sopa", "o que traz segurança", "o que é usado pela costureira" (Fig. 9.3).

Instruções verbais mais longas, como "abra a boca e feche os olhos" ou "coloque embaixo da folha de papel".

Instruções conflitivas

"Veja este cartão cinza e este cartão preto; se agora for noite, aponte o cinza, e se for dia, aponte o cartão preto".

CCA: a compreensão de sentenças requer obediência a regras gramaticais e capacidade de inibir conclusões prematuras, além da faculdade de compreender as palavras e de retê-las na memória. Nas lesões frontais ou nas lesões generalizadas, há grande dificuldade em inibir conclusões imediatas.

Construção simples

Três objetos são colocados à frente do paciente, como uma régua, um lápis e uma tesoura. Solicita-se a ele que aponte o lápis ou a régua. Solicita-se, então, que "aponte a régua com o lápis" e, em seguida, que "aponte com a régua para o lápis", ou "aponte com a tesoura para o lápis".

Relações espaciais. Identifique ou desenhe um triângulo dentro de um círculo, um círculo dentro de um triângulo (em cima, ao lado).

Construções comparativas. "Que menino é menor, se João é mais alto que Pedro?"; "qual menina é mais clara, se Ana é mais clara que Helena, mas é mais escura que Olga?".

Construção gramatical invertida. "O que eu fiz primeiro, se tomei café depois de calçar o sapato?"; "o irmão do pai e o pai do irmão são a mesma pessoa?".

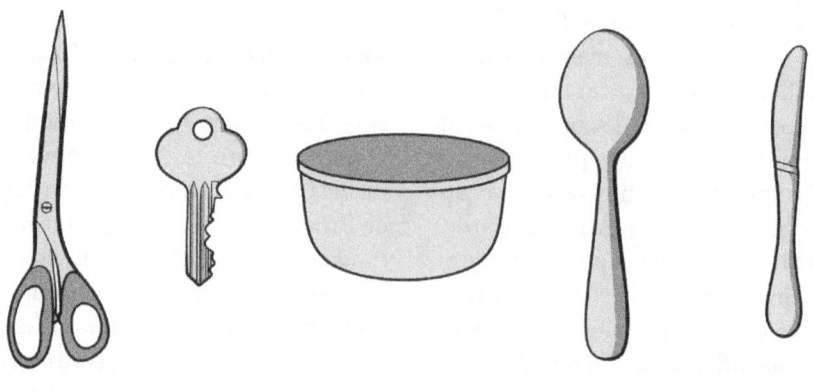

Figura 9.3

Compreensão de sentenças simples e complexas como "mostrar a chave" ou "mostrar o que traz segurança".

Estrutura gramatical complexa. "A mulher que trabalhava na fábrica veio até a escola onde Maria estudava para entregar a encomenda. Quem entregou a encomenda? O que Maria estava fazendo?".

CCA: a compreensão de estruturas lógico-gramaticais complexas depende, além das faculdades já mencionadas, que permitem a compreensão de sentenças simples, de duas outras condições essenciais. A primeira delas é a capacidade de síntese simultânea dos elementos da frase e que se encontra afetada na afasia semântica. Essa forma de afasia resulta de lesões parieto-occipitais ou têmporo-parieto-occipitais esquerdas. A segunda condição é a capacidade de realizar uma análise ativa dos elementos mais significativos e de impedir conclusões prematuras. Essa capacidade é muito afetada nas lesões frontais.

Fala expressiva

Articulação de sons

Repetir: A, I, M, B, CH, PR, CL, FR, STR, VR, DR, VIU-VIR, SOU-SOL, PÃO-SÃO, PALA-PELO, PANO-PANE, BRIGA-GRITA, PRETO-PERTO, GALO-CALO, QUARTO-PRATO-FRACO, DADO-CABO-LADO, FEIXE-LENTE-DENTE, LA-DA-TA-NA. Observar pronúncia, clareza e intensidade dos sons. Quando houver dificuldade, o paciente pode tentar melhorar a articulação utilizando um espelho. Ao auxiliar o paciente a articular melhor, o examinador tem oportunidade de descobrir quais são os distúrbios articulatórios predominantes.

CCA: na afasia sensorial, há dificuldade na repetição de fonemas acusticamente semelhantes, enquanto na afasia motora aferente são os fonemas com articulações semelhantes os de repetição mais difícil. Nesta última, o emprego de espelho pode melhorar um pouco o desempenho. Nas lesões da porção inferior da área pré-motora do hemisfério cerebral esquerdo (afasia motora eferente ou cinética), existe inércia patológica que dificulta a passagem de um fonema para outro, ocorrendo perseveração.

Fala repetitiva

Repetição de palavras. Casa, gato, pacote, triste, rinoceronte, metalúrgico, ingrediente, desengonçado, Pindamonhangaba, familiaridade.

CCA: pacientes com lesões graves do lobo temporal esquerdo não compreendem e não repetem as palavras. Ocorrem parafasias que podem ser fonêmicas, silábicas ou verbais.

Repetição de série de palavras. Casa-pino-conta; pino-casa-conta; conta-casa-pino.

Repetição de frases. "Hoje não está chovendo", "no mesmo dia em que ele comprou o carro, deu uma batida", "a mangueira cresceu na horta, atrás da cerca de arame farpado", "a casa pegou fogo, a lua brilha no céu, a chuva pinga no telhado" (modificar a ordem das orações).

CCA: nas lesões das porções médias da convexidade temporal ou nas lesões temporais profundas do hemisfério cerebral esquerdo, o paciente consegue lembrar-se apenas das primeiras palavras da série, porque há distúrbios da memória audioverbal. Na afasia transcortical motora, que decorre de lesão situada anterior ou superiormente à área de Broca, observa-se perseveração quando o paciente tenta passar de uma palavra a outra, sendo cada palavra bem pronunciada isoladamente.

Função nominativa da fala

Nomear objetos e figuras. Mostrar objetos familiares, figuras, partes do corpo humano.

CCA: para a correta nomeação de objetos e figuras, há necessidade de identificação das características que permitem seu reconhecimento visual. Nas lesões têmporo-occipitais esquerdas, há dificuldade de reconhecer os objetos e de desenhar a forma de objetos nomeados. Em tais casos, se o examinador fornece a primeira sílaba, a nomeação é facilitada. Nas lesões adjacentes à área de Wernicke e na afasia sensorial em fase de regressão, os pacientes não conseguem designar os objetos porque os traços auditivos estão mal preservados. Não há melhora se o examinador tenta auxiliar dizendo as sílabas iniciais. Em formas menos severas, surgem parafasias (p. ex., mata por mapa). Ao tentar nomear um objeto, ocorrem muitas alternativas, das quais uma deve ser isolada, e as demais, rejeitadas. Um "cão", por exemplo, pode ser nomeado como animal, quadrúpede, carnívoro, mamífero ou por sua raça. Em lesões da encruzilhada têmporo-parieto-occipital esquerda, o paciente evoca um número excessivo de alternativas e é incapaz de selecionar a mais adequada. Em lesões próximas à área da Broca e, em especial, em lesões da região frontotemporal, ocorre perseveração. Assim, após nomear um objeto, haverá tendência a nomear igualmente os outros objetos que lhe forem apresentados, repetindo a mesma palavra.

Fala narrativa

Fala automatizada. Contar de 1 até 10; dizer os dias da semana e os meses do ano (na ordem direta e na ordem inversa).

CCA: nas lesões das divisões corticais, há dificuldade em recitar as sequências porque a fala é pouco fluente e repleta de perseverações. Nas lesões temporais, as séries automatizadas são repetidas com certa facilidade, mas quando devem ser ditas em ordem inversa, a tarefa torna-se quase impossível. De fato, em todas as formas de afasia, é possível notar melhor desempenho em atividades automatizadas.

Fala predicativa. Perguntar sobre o que fez durante o dia, o que almoçou, o que fez nas férias, o que está acontecendo em uma figura. Solicitar que o paciente conte alguma coisa sobre um assunto de seu interesse (trabalho, esportes, programas de televisão, família) ou que repita uma história (p. ex., "Ontem, Pedro, que tem 7 anos, foi pescar no rio. Ele levou seu cachorro Fiel. O rio tinha subido por causa da chuva. Pedro escorregou e caiu no rio. Ele teria morrido afogado se o cachorro não tivesse mergulhado e o ajudado a chegar à margem").

CCA: a presença de inércia patológica, manifestada por perseverações fonêmicas na afasia motora eferente e por perseverações verbais na afasia transcortical motora, dificulta bastante a fala predicativa. Na afasia transcortical observa-se estilo telegráfico. A fala espontânea é bastante comprometida em lesões das porções posteriores da convexidade frontal ou em lesões frontotemporais que poupam a área de Broca. Essas lesões causam a afasia dinâmica. Segundo Luria (1966-1981), a pobreza da fala espontânea, registrada em tais casos, reflete distúrbios da linguagem interna. Há grande dificuldade em repetir histórias.

Escrita e leitura

Análise e síntese fonêmicas

Análise. Dizer o número de letras da palavra "gato"; dizer a segunda letra das palavras "gato", "chave", "trapo"; dizer a letra que segue o "L" na palavra "calmo".

Síntese. Indicar quais sílabas ou palavras são formadas pelas letras "D" mais "O"; "P" mais "O" mais "R"; "P" mais "E" mais "D" mais "R", mais "A"; "P" mais "É"; "D" mais "E" mais "D" mais "O".

CCA: a análise é muito comprometida em lesões temporais pela impossibilidade de discriminação auditiva correta dos fonemas. O paciente não consegue determinar sequer o número de letras das palavras. Na afasia motora aferente, há condições de informar o número de letras, mas a identificação dos sons é prejudicada porque a articulação é deficiente. Em lesões frontais ou frontotemporais esquerdas, há dificuldade nos testes de síntese de fonemas. Observa-se incapacidade de inibir conclusões apressadas. Tem-se a impressão de que o paciente procura adivinhar a palavra ou a sílaba em questão. Paciente com lesões inferoparietais ou têmporo-parieto-occipitais esquerdas têm dificuldade em realizar testes de síntese de palavras porque não conseguem avaliar a posição dos fonemas. Não há, entretanto, distúrbios da compreensão ou da articulação das palavras.

contram-se normais. Paragrafias são mais intensas na afasia sensorial. Na afasia motora eferente, o paciente escreve letras ditadas isoladamente, mas tem dificuldade de escrever sílabas complexas ou palavras, devido à presença de inércia patológica. Ocorrem perseverações que também se manifestam durante a cópia. Em lesões occipitais, têmporo-occipitais e parieto-occipitais esquerdas, as letras são escritas de forma errônea, com sua linha em posições espaciais erradas ou construídas como imagens especulares. Esses erros também ocorrem durante a cópia, embora com menor intensidade. O distúrbio básico, em tais casos, é a instabilidade das conexões auditivo-visuais, que acarretam um tipo de apraxia construtiva. É possível observar que a construção ou o desenho de figuras ou objetos mostram-se bastante alterados, especialmente quando realizados "de memória", sem auxílio de modelo. Perseveração, fadiga rápida e micrografia (redução progressiva do tamanho das letras) ocorrem frequentemente em lesões frontais.

Escrita

Escrever o nome e o endereço. Escrever sob ditado: F, T, H, L, BA, DA, TA, NA, LA, FIGO, VIDRO, CRIANÇA, CABRITO, GALINHA, FAVO, VALE, PATO, PITO, TRONCO, CHAPÉU, INGREDIENTE, PLANTAÇÃO, FISIOLOGIA, BICICLETA, CONSTITUIÇÃO, TRABALHO, CHAVE DE FENDA, PAR DE MEIAS, LUA CHEIA. Escrever um recado. Copiar palavras e frases (T, M, F, DA, BO, PORTA, O CAVALO GALOPOU).

CCA: na afasia sensorial e na afasia motora aferente, em que a discriminação dos fonemas é imperfeita, a escrita sob ditado mostra-se bastante alterada, enquanto a cópia e a escrita de palavras familiares en-

Leitura

Identificar letras. Leitura de sílabas e palavras: PRO, CRA, FLE, FOGO, DEDAL, FERRAMENTA. Leitura de siglas: CIC, INPS, CEP. Leitura de palavras complexas: MACROMOLECULAR, EPISTEMOLOGIA. Leitura de frases: "Pelé chutou a bola na trave", "o sol brilha de noite, e a lua, de dia", "a formiga não é menor do que o elefante". Leitura de textos.

CCA: em lesões occipitais esquerdas ocorre alexia óptica, em que são confundidas letras de formas semelhantes, como M e N, G e Q, B e D. Em lesões parieto-occipitais esquerdas, o paciente reconhece as letras individualmente, mas não consegue ler as palavras ou siglas. Nessas condições, ocorre simultâneo-agnosia, havendo dificuldade na percepção concomitante de dois ou mais objetos. Negligência da metade esquerda das palavras ou do texto é encontrada em lesões do hemisfério central direito, sobretudo quando há comprometimento do lobo parietal. A leitura de palavras escritas verticalmente é realizada com facilidade. Na afasia sensorial, a leitura de palavras e siglas muito comuns pode ser realizada, mas a leitura torna-se impossível quando é necessária análise acústica dos fonemas. A leitura em voz alta é ainda mais difícil. Na afasia motora eferente, há dificuldade para a leitura em voz alta devido aos distúrbios de expressão.

Habilidade para o cálculo aritmético

Compreensão da estrutura do número

Reconhecer símbolos numéricos. Escrever e ler algarismos arábicos e romanos. Dizer o número de objetos (ou de dedos) que lhe forem apresentados. Escrever números com muitos dígitos. Escrever números verticalmente. Identificar o número maior e o menor de um conjunto de números.

CCA: em lesões do córtex visual secundário, há dificuldade no reconhecimento visual do símbolo gráfico dos números, mas o conceito está preservado. O paciente consegue identificar o número de objetos pelo tato ou é capaz de compreender quando os números são expressos oralmente. Na afasia sensorial, há dificuldade na decodificação auditiva, o que pode prejudicar a compreensão dos números quando expressos oralmente. A compreensão de algarismos romanos e de números com muitos dígitos está afetada nas lesões inferoparietais, parietais e parieto-occipitais. Nesses casos, há grande dificuldade em identificar a categoria de um dígito em função de sua posição no número.

Operações aritméticas

Fazer cálculos simples e operações aritméticas mais complexas oralmente ou por escrito: $(3 + 1)$, (5×9), $(31 - 7)$, $(41 - 14)$. Preencher com os sinais que faltam: $(10\ 3 = 7)$, $(9\ 4 = 13)$, $(10\ 2 = 20)$.

CCA: os distúrbios mais intensos de cálculo ocorrem nas lesões inferoparietais ou parieto-occipitais esquerdas devido à desintegração da síntese visuoespacial e nas lesões ou disfunções cerebrais difusas. Nas lesões frontais, os cálculos simples podem ser efetuados, mas, durante a realização de operações mais complexas, manifestam-se perseverações, estereotipias e conclusões prematuras devido à desinibição.

Processo mnéstico

Processo do aprendizado

Repetição de conjunto das palavras. Informar que, como serão muitas palavras, será difícil lembrar-se de todas na primeira vez. Nível secundário "casa, boi, pão, noite, sino, luz, ponte, mesa, pé, chuva". Indagar o número de palavras que o paciente julga ser capaz de lembrar. Nível de pacientes semialfabetizados ou analfabetos (Lourenço Filho, 1952): "árvore, cadeira, pedra, cachorro, flor, casa, sapato". As séries de palavras podem ser repetidas até 10 vezes. Gráficos podem auxiliar a análise.

CCA: pacientes com lesões em áreas cerebrais posteriores com distúrbios cerebrais difusos prestam atenção às palavras e procuram não cometer os mesmos esquecimentos em repetições sucessivas. Nas lesões frontais, há repetição de baixo número de palavras e falta de crítica quanto a suas possibilidades. As palavras são reproduzidas de modo estereotipado, e o paciente repete os mesmos erros sem tentar corrigi-los.

Retenção e evocação

Reconhecimento de formas. Observar uma figura simples, como um triângulo ou um quadrado, durante 5 segundos e lembrar-se dele 30 segundos depois.

Reprodução imediata de estímulos visuais, acústicos, cinestésicos e verbais. Solicita-se ao paciente que reproduza figuras e ritmos, posições das mãos, ou que repita palavras, frases e histórias. Inicialmente, o examinador não preenche o intervalo entre o estímulo e sua reprodução, mas depois o preenche com interferência heterogênea (estímulo de modalidade diferente da testada) ou homogênea (estímulos de mesma modalidade da testada). O intervalo deve variar de 30 segundos a 1 minuto e meio para a reprodução imediata. A capacidade de fixação ou de consolidação é avaliada observando se o paciente é capaz de reter dados por tempo superior a 2 minutos e interrogando-o sobre eventos recentes ("como chegou ao hospital?", "o que comeu na última refeição?", "como estava o tempo hoje cedo?").

CCA: a reprodução imediata encontra-se bastante alterada quando o paciente está sonolento ou confuso, refletindo comprometimento funcional ou orgânico das estruturas responsáveis pela manutenção do tono cortical. Nessas condições, as dificuldades manifestam-se indiferentemente da modalidade do estímulo. Dificuldades específicas para a reprodução de estímulos acústicos e visuoespaciais podem ocorrer em lesões situadas no córtex temporal esquerdo e nas regiões occipito-parietais, respectivamente. O emprego da interferência presta-se para revelar formas mais leves de distúrbios que não são percebidos com intervalos livres. Lesões bilaterais da face interna do lobo temporal que envolvem os hipocampos causam amnésia de fixação que não acompanha a confabulação. A associação de amnésia de fixação e confabulação sugere lesão dos corpos mamilares, núcleos dorsomedianos de tálamo ou das porções mesiais ou fronto-orbitárias dos lobos frontais. Nas lesões frontais, a amnésia não é tão intensa quanto nas demais. Memória lógica: são apresentadas cerca de 12 a 15 palavras impressas em cartões. Em seguida, o paciente deve associar cada palavra a uma de 15 a 20 figuras. A associação é feita livremente. Ao se reapresentar a figura, o paciente deve dizer a palavra correspondente.

CCA: esse teste investiga também a atividade intelectual do paciente. Os distúrbios mais graves ocorrem em lesões cerebrais difusas. Em lesões frontais, a visão desencadeia associações irrelevantes. Há dificuldade em formar conexões lógicas e em torná-las estáveis.

Processo intelectual

Compreensão de quadros temáticos

Descrever uma gravura. Formar uma história em quadrinhos na sua sequência lógica (Fig. 9.4).

CCA: em lesões cerebrais generalizadas, como na DA ou nas oligofrenias, os pacientes conseguem descrever apenas os elementos, mas não compreendem as conexões entre eles e o tema geral. Dificuldades intensas ocorrem nas lesões que causam agnosia visual, e particularmente nas lesões parieto-occipitais bilaterais que acarretam simultâneo-agnosia. Nessas condições, o paciente não consegue fazer síntese do tema porque a percepção dos diversos elementos ao mesmo tempo é impossível. Em lesões frontais, a análise da figura é realizada de modo fragmentado, e a conclusão é atingida apressadamente. O paciente não tem crítica sobre seu desempenho. Nas afasias, principalmente na afasia dinâmica, a descrição do tema

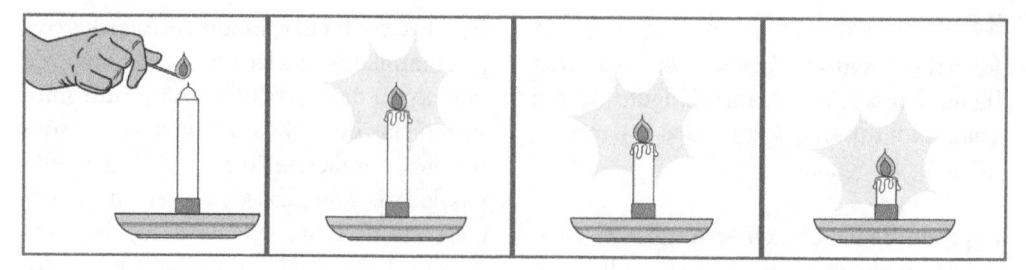

Figura 9.4

Compreensão de uma história em quadrinhos, na sua sequência lógica. Os cartões devem ser apresentados embaralhados.

é muito pobre, embora a compreensão da figura possa ser normal.

Interpretação de refrões e provérbios

Por exemplo: "pão-duro", "coração de pedra", "dedo-duro", "cara de pau", "nem tudo que reluz é ouro", "quem com ferro fere com ferro será ferido", "cão que late não morde", "de grão em grão a galinha enche o papo".

Formação de conceitos

Definir. Envelope, trator, mesa.

Semelhanças e diferenças. Por exemplo, entre "bicicleta e automóvel", "pássaro e avião", "bola e laranja".

Classificação em categorias. Relacionar objetos que podem ser classificados, como "móveis, ferramentas, meios de transporte". Por exemplo: "Nestas figuras, que elementos não pertencem ao grupo?".

Conceitos opostos. "Doença, alto, bom, feio, jovem ou criança, pequeno, embaixo".

CCA: nas lesões orgânicas cerebrais, há tendência a interpretação concreta dos refrões e provérbios, com redução da capacidade de abstração e de generalização. As maiores dificuldades ocorrem nas lesões difusas e nas frontais.

Atividade intelectual discursiva

Problemas aritméticos elementares. Por exemplo, "Pedro tem três laranjas, e João tem seis. Quantas laranjas eles têm juntos?".

Problemas complexos. Por exemplo, "Maria tinha quatro laranjas, e Ana, duas a mais do que Maria; quantas laranjas tinham juntas?", "O colono foi à cidade a pé em 15 minutos; outro homem foi a cavalo e chegou 5 vezes mais depressa; quanto tempo o cavaleiro levou para chegar?".

CCA: em lesões parietais inferiores ou parieto-occipitais esquerdas, há dificuldade em compreender os problemas como um todo. A resolução é possível se o problema for dividido em pequenas partes. Dificuldade de reter os elementos verbais do problema pode impossibilitar sua resolução, como ocorre em lesões temporais esquerdas. Em lesões frontais, a análise dos elementos é incorreta, e as operações são fragmentadas e não obedecem a um plano lógico.

COMENTÁRIOS FINAIS

Para que o examinador compreenda e interprete os distúrbios das atividades nervosas superiores, é necessário que conheça as concepções atuais sobre localização de funções no sistema nervoso central. Após a descoberta de Broca, que, em 1861, localizou a área responsável pela "imagem motora das palavras", na base do terceiro giro frontal do hemisfério esquerdo, seguiram-se vários estudos que pareciam situar a sede das atividades nervosas complexas em áreas cerebrais circunscritas. Desse modo, no início do século XX, o cérebro era imaginado como constituído de um mosaico em que cada área restrita seria responsável por uma função complexa. Evidentemente, essa concepção simplista encontrou inúmeros opositores. De fato, localizar uma função nervosa complexa, como, por exemplo, a capacidade de cálculo ou a de escrita em uma pequena área cerebral é, no mínimo, implausível.

Segundo o conceito de "sistema funcional completo" empregado por Luria (1966-1981), as atividades nervosas complexas dependem do desempenho integrado de diversas áreas corticais e subcorticais do cérebro. A contribuição de cada região é específica, de modo que sua lesão provocará alteração específica da atividade nervosa em estudo. Como uma mesma região pode estar integrada a diversos sistemas funcionais, a lesão irá interferir em várias atividades nervosas, afetando-as de maneira peculiar. Lefèvre (1959, 1972, 1975, 1980) considerava que havia necessidade de se aprofundar os conhecimentos sobre a intimidade dos processos cerebrais que participam das atividades nervosas superiores. Sempre considerou o roteiro semiológico imprescindível para o neuropsicólogo desvendar os mistérios do cérebro em ação. Seu exame neurológico evolutivo oferece ocasião de aproveitamento de vários itens relativos ao exame da organização acústico-motora, função cinestésica, praxias ideomotoras, construtivas e ideatórias. É preciso lembrar também que a utilização de certos testes psicológicos em pesquisas neurológicas, como referem Lefèvre e Lefèvre (1983), pode decidir sobre a presença ou ausência da doença cerebral, bem como ampliar a observação clínica, pela conjugação de suas técnicas.

Ao estudar as atividades nervosas superiores, impõe-se ter sempre presente a noção de que é necessário qualificar o distúrbio e não simplesmente constatá-lo. Será o estudo cuidadoso dos sintomas que levará a sua compreensão em uma análise neuropsicológica. Os resultados desse exame qualitativo contribuem não somente para a compreensão do sistema funcional, mas também para indicar o melhor caminho no processo de reeducação do paciente.

REFERÊNCIAS

Bak TH, Hodges JR. The effects of motor neurone disease on language: further evidence. Brain Lang. 2004;89(2):354-61.

Christensen A. Luria's neuropsychological investigation. New York: Spectrum; 1975.

Lefèvre AB. Contribuição para padronização do exame neurológico do recém-nascido normal [tese]. São Paulo: Universidade de São Paulo; 1959.

Lefèvre AB. Disfunção cerebral mínima. São Paulo: Sarvier; 1975.

Lefèvre AB. Exame neurológico evolutivo do pré-escolar normal de 3 a 4 anos. São Paulo: Sarvier; 1972.

Lefèvre BH, Lefèvre AB. Estudo neuropsicológico da afasia. Apresentação de um caso de criança pós-traumática. Psicologia. 1980;6:21-45.

Lefèvre BH, Lefèvre AB. Exame neuropsicológico. In: Canelas HM, Assis JL, Scaff M, editores. Fisiopatologia do sistema nervoso. São Paulo: Sarvier; 1983. p. 403.

Lefèvre BH, Nitrini R. Semiologia neuropsicológica. Arq Neuropsiquiatr. 1985;43:119-32.

Lourenço Filho MB. Teste ABC da maturidade escolar. São Paulo: Melhoramentos; 1952.

Luria AR. Fundamentos de neuropsicologia. São Paulo: EDUSP; 1981.

Luria AR. Higher cortical functions in man. New York: Basic Books; 1966.

LEITURA RECOMENDADA

Lefèvre AB. Contribuição para o estudo da psicopatologia da afasia em crianças. Arq Neuropsiquiatr. 1950;8:345-93.

CAPÍTULO 10

LINGUAGEM E DISCURSO NA DOENÇA DE ALZHEIMER

CÂNDIDA DIAS SOARES
LENISA BRANDÃO
MARIA CAROLINA LACERDA

A proposta deste capítulo é apresentar os principais domínios linguísticos alterados no grupo de pacientes com doença de Alzheimer (DA), bem como as dificuldades comunicativas por eles encontradas, as avaliações neuropsicolinguísticas mais utilizadas e as estratégias de reabilitação que promovem uma melhor qualidade de vida aos pacientes, seus familiares e cuidadores.

A linguagem humana, seja ela verbal ou não verbal, serve como passaporte para as relações interpessoais e inserção social do indivíduo. É um complexo e dinâmico sistema de símbolos convencionais utilizado de vários modos para o pensamento e a comunicação, importantes por manter íntegra a capacidade de emitir e compreender uma mensagem de maneira independente e eficiente, qualquer que seja seu modo de apresentação (ASHA, 1990). Como se pode depreender, essa definição envolve a comunicação como um todo, e não apenas processos isolados, como inteligibilidade da fala, compreensão e leitura, entre outros. Nesse sentido, o foco passa a ser a eficiência e a independência da comunicação como resposta apropriada à demanda do cotidiano (Fratalli et al., 1995).

O uso da linguagem depende da integridade de diversos processos mentais, incluindo sistemas de informação linguística e sistemas de informação conceitual e perceptual não linguísticos (Ortiz; Bertolucci, 2005). Dessa forma, a neuropsicologia alia-se a muitas disciplinas, com suas diferentes perspectivas, para entender e explicar a linguagem humana. A atuação interdisciplinar é de fundamental importância para diagnosticar, avaliar e reabilitar esses pacientes, sendo necessário não só a avaliação da linguagem, mas igualmente de outros processos cognitivos como atenção, memória e percepção, cujas disfunções também acarretam alterações comunicativas. Os estudos da linguagem dos idosos com DA com frequência demonstram a interação entre a linguagem e outras funções cognitivas. Percebe-se, ainda, que a literatura na área tem contribuído de maneira crescente para o desenvolvimento de aplicações clínicas no âmbito da avaliação e intervenção da linguagem desses pacientes.

ALTERAÇÕES DE LINGUAGEM NA DOENÇA DE ALZHEIMER

O prejuízo da linguagem na DA acompanha os estágios da doença, que podem progredir com velocidade variável. Durante a avaliação neurolinguística, os déficits mnêmicos são claramente observados pelo rápido esquecimento de solicitações verbais, histórias e figuras (Ortiz; Bertolucci, 2005). Os pacientes costumam rememorar fatos pretéritos, e alguns confundem eventos atuais com aqueles já vividos (Kensinger; Krendl; Corkin, 2005).

Os estágios iniciais caracterizam-se pela presença de anomias (dificuldade em encontrar palavras e nomear objetos), substituição de palavras, tendência para usar termos mais gerais, como no caso do uso de hiperônimos ("animal" por "cachorro") e emissão de parafasias semânticas, quando há trocas por categoria semântica semelhante ("cachimbo" por "cigarro"). Observa-se na linguagem espontânea o uso de pleonasmos, excesso de dêiticos e perífrases. Nessa fase, ainda se encontra preservada a função epilinguística, com frequente correção e reconhecimento dos próprios erros. A linguagem mostra-se elíptica, com presença de circunlocuções, isto é, a utilização de expressões vazias, generalizadas, como, por exemplo, "pegar aquele negócio". O vocabulário torna-se empobrecido e há redução da fluência verbal (Mansur et al., 2005). O déficit na memória episódica é geralmente expresso pelo esquecimento de nomes de pessoas, de locais onde guardou objetos e pela presença de repetições (questionamentos, afirmações) na conversação. O comprometimento da memória episódica e das funções executivas parece também desempenhar um importante papel na incoerência discursiva, que já começa a se manifestar. As alterações de memória verbal e visuoespacial são expressas pelo esquecimento de recados e pela frequência com que o paciente pode perder-se em locais que já conhece (Izquierdo, 2002).

Nos estágios intermediários, o paciente demonstra declínio na capacidade de compreender mensagens que exijam pensamento abstrato, o raciocínio torna-se mais concreto, e os prejuízos na memória remota começam a surgir. Os pacientes demonstram piora das alterações linguísticas, com prejuízo significativo da coerência discursiva, apresentando perda da função epilinguística, violação de leis conversacionais e início das alterações fonológicas e sintáticas. Em estágios avançados da doença, verificam-se dificuldades na compreensão (afasia), na escrita (disortografias, agrafia), na leitura (alexia) e quadro de completo mutismo associados a outras alterações como apraxias e agnosias (Kramer; Miller, 2000). O Quadro 10.1 sintetiza a ocorrência de sinais linguísticos e cognitivos nas fases iniciais, intermediárias e avançadas da DA.

O DISCURSO NA DOENÇA DE ALZHEIMER

O processo de formulação de um discurso coerente acontece em três fases. Na primeira, o falante ativa uma intenção comunicativa. Na segunda, há o planejamento do conteúdo da informação, e, na terceira fase, o emissor realiza os mecanismos necessários para expressar verbalmente aquilo que deseja com a utilização de estruturas sintáticas que proporcionem coerência e adequado encadeamento de suas ideias (Koch; Travaglia, 1990).

O discurso narrativo envolve a representação linguística de um evento ou de uma série de eventos (p. ex., contar uma história). No discurso procedimental, a linguagem é

Quadro 10.1
SÍNTESE DAS ALTERAÇÕES DE LINGUAGEM NA DOENÇA DE ALZHEIMER

SINAIS	ESTÁGIO INICIAL	ESTÁGIO INTERMEDIÁRIO	ESTÁGIO AVANÇADO
Dificuldades de memória	x	x x	x x x
Presença de anomia e produção de parafasias e neologismos	x	x x	x x x
Presença de alterações pragmáticas	x	x x	x x x
Alterações sintáticas		x	x x
Desrespeito às leis conversacionais (de natureza pragmática)		x	x x
Redução da conversação			x
Presença de ecolalia			x
Comprometimento auditivo para a linguagem oral			x

Fonte: Beilke e Pinto (2010).

utilizada para informar ao ouvinte sobre os passos essenciais para a execução de uma tarefa (p. ex., fazer um café). No discurso descritivo, verifica-se a descrição de elementos presentes em uma determinada figura ou objeto, e, no discurso conversacional, é possível observar os processos linguísticos presentes em uma interação comunicativa.

Os distúrbios de linguagem de pacientes com DA se manifestam de forma diferente em cada um desses tipos de discurso. As tarefas com apoio em figuras se caracterizam por favorecer o uso excessivo de termos dêiticos (como "isto", "este"), que surgem devido às dificuldades de recuperação lexical. No caso de tarefas com figura única, o gênero descritivo passa a ser usado em detrimento do narrativo. Nesse caso, os pacientes tendem a simplesmente nomear personagens e objetos ilustrados, sem encontrar um sentido global para a situação que a figura retrata. Tarefas que se utilizam de uma sequência de figuras, por sua vez, propiciam que o paciente perceba a lógica da história, porém têm uma demanda muito alta sobre a atenção visual, exigindo um maior domínio do controle executivo.

As tarefas conversacionais sobre temas autobiográficos demonstram claramente as mudanças abruptas de tema, que refletem as dificuldades para a manutenção do tópico no paciente com DA. No entanto, esse tipo de contexto discursivo parece favorecer o uso de estratégias compensatórias na comunicação. São observadas habilidades pragmáticas preservadas nos estágios iniciais, quando o paciente ainda justifica a não expressão de informações que não consegue evocar e faz verdadeiros pedidos de socorro ao interlocutor no sentido de auxiliá-lo a contar a história. O repasse de turnos muitas vezes é feito de maneira estratégica, de modo que o paciente responde com outra pergunta e, com isso, mantém o fluxo da conversação.

As alterações mais comumente encontradas nos discursos de pacientes com DA são (Gauthier, 1999):

- frases simples com redução do número de palavras;
- redução do conteúdo informacional e do número de unidades de informação;
- dificuldades para encontrar palavras ou dificuldades de acesso lexical, com frequentes circunlocuções;
- déficits anafóricos, que se manifestam pelo uso inadequado de pronomes, expressões verbais e nominais; aparecem, por exemplo, quando o paciente utiliza um pronome pessoal várias vezes sem mencionar anteriormente o referente;
- perseveração de ideias (repetição de palavras e frases descontextualizadas);
- redução da coerência e de elementos coesivos, que se relacionam ao modo como os elementos linguísticos se encontram conectados entre si e de como as frases ou suas partes se combinam para assegurar a compreensão da informação;
- omissão de componentes da estrutura narrativa no nível microestrutural (estruturas sintáticas) e macroestrutural (contexto, significado), ou seja, verificam-se dificuldades na informação textual nos processos de evocação e reprodução;
- dificuldades da manutenção do tópico (dificuldades do foco atencional, declínio da memória imediata);
- presença de confabulações (preenchimento de lacunas do discurso com eventos ou lembranças que não ocorreram).

AVALIAÇÃO NEUROLINGUÍSTICA NA DOENÇA DE ALZHEIMER

A avaliação neurolinguística consiste em uma investigação das funções cognitivas e linguísticas que exercem papéis importantes nos processos de compreensão e produção da linguagem, o que permite delinear um perfil das alterações comunicativas do paciente. Os principais objetivos da avaliação neurolinguística são:

- auxiliar no diagnóstico diferencial, permitindo uma informação fidedigna sobre o funcionamento cognitivo do paciente;
- avaliar o nível de funcionamento cognitivo atual relacionado ao nível ocupacional e nível pré-mórbido de funcionamento;
- colaborar com o planejamento do tratamento multidisciplinar;
- acompanhar a evolução do quadro em relação ao tratamento medicamentoso, cirúrgico ou reabilitação cognitiva;
- sugerir as possíveis correlações entre as alterações observadas e as áreas cerebrais afetadas pela doença (Meneses; Teive, 2003).

Uma variedade de instrumentos neuropsicológicos de testagem padronizados e utilizadas com esses propósitos, sendo apresentadas, a seguir, as principais avaliações de linguagem utilizadas.

O *Teste Boston para Diagnóstico da Afasia* (BDAE) corresponde a uma bateria de habilidades linguísticas que dispõe de algumas provas que envolvem o uso próximo ao de contextos naturais da linguagem (Goodglass; Kaplan; Barresi, 2000; Mansur et al., 2005, 2006; Radanovic; Mansur, 2002). É dividido em compreensão oral, produção oral, compreensão da escrita e produção da escrita. Cada uma dessas etapas avalia um seguimento específico da linguagem no nível expressivo e emissivo.

A avaliação da compreensão oral é composta pelos seguintes subtestes: ordens, discriminação auditiva, identificação das partes do corpo e material ideacional complexo. Para verificar alterações de compreensão, é solicitada a identificação de figuras, com estímulos de distintas categorias semânticas e classes de palavras, e a identificação de partes do corpo em diversos graus de complexidade e detalhe.

A avaliação da produção oral subdivide-se em sequências automatizadas, repetição de palavras, repetição de frases de alta frequência, repetição de frases de baixa frequência, leitura de palavras, denominação, denominação por confrontação visual e discurso narrativo descritivo (prancha do roubo dos biscoitos). Avalia não só os distúrbios na linguagem oral, mas também se existem alterações motoras do tipo disartrias e apraxias. Para tanto, são realizadas provas de agilidade oral (verbal e não verbal), envolvendo itens de crescente complexidade e extensão.

A observação da capacidade para entoar melodia, imitar ritmos e recitar sequências automáticas também se insere nessa seção. As provas específicas de linguagem que envolvem repetição, leitura em voz alta de palavras e frases, denominação responsiva, com estímulo visual e fluência permitem a análise de transformações fonéticas, fonêmicas, parafasias verbais e sintagmáticas, anomias e a observação da ocorrência de agramatismos e dissintaxias, os últimos nas tarefas que envolvem repetição e leitura de frases.

O *Subteste Prancha do Roubo dos Biscoitos* permite a avaliação narrativa descritiva do discurso com base em uma figura temática. Solicita ao paciente que diga tudo o que está acontecendo na figura. É dado 1 minuto ao paciente, e sua narração é gravada e transcrita, utilizando as convenções de análise de conversação.

A avaliação da compreensão escrita é composta pela discriminação de palavras e símbolos, pela associação fonética (reconhecimento de palavras e compreensão da soletração oral), bem como pelo emparelhamento de palavras – figuras e leitura de parágrafos e sentenças. Essa parte do teste permite verificar a capacidade de transcodificação do canal auditivo para o visual, o envolvimento do significado na leitura e a compreensão mais complexa da informação.

O *Teste de Nomeação de Boston (Boston Naming Test* – BNT) é destinado ao estudo quantiqualitativo da capacidade de nomeação. É composto por figuras-estímulos, graduadas em ordem de dificuldade de acordo com a frequência na língua. A análise das respostas é feita segundo o tipo de acerto: sem pistas, quando há necessidade de pistas semânticas ou fonêmicas e a sensibilidade do paciente a essas pistas (o que caracteriza a preservação da informação semântica) (Kaplan; Goodglass; Weintraub, 1983; Mansur et al., 2006). A recuperação lexical de pacientes com DA é diferente daquela de pacientes com afasia, a qual frequentemente é caracterizada por presença de parafasias. Na DA, o paciente tem tendência a usar hiperônimos e termos vazios.

Na avaliação da produção escrita, que se subdivide em reconhecimento de símbolos escritos, escrita seriada (ditado de primeiro nível, acesso lexical, escrita por confrontação visual), formulação da escrita, sentenças escritas sob ditado e mecânica da escrita, podemos observar se existem alterações do grafismo, cópia servil, disortografias e/ou paragrafias verbais e sintagmáticas.

Os testes de *Fluência Verbal por Categoria Semântica* e *Fluência Verbal Fonêmica e Semântica* (F.A.S.) avaliam a fluência da fala, que é mensurada pela quantidade de palavras produzidas dentro da categoria semântica "animais" ou com as letras F, A e S (categoria fonêmica), em um tempo limitado. Esses testes requerem a geração intrínseca de respostas dentro de um conjunto limitado de restrições (nome de animais, em 1 minuto, ou palavras iniciadas com as letras F, A e S, com 1 minuto para cada letra) (Brucki et al., 1997; Brucki; Rocha, 2004). Além de avaliarem a capacidade de recuperação lexical, também são medidas de avaliação das funções executivas, pois fornecem informações sobre a flexibilidade mental e a capacidade de inibir palavras que não pertencem ao critério instruído ou que já foram emitidas.

O *Token Test* avalia a capacidade do paciente para compreender comandos verbais simples e mais complexos, a flexibilidade do pensamento, a atenção sustentada e a presença ou não de agnosias visuais para formas e cores. O teste corresponde a um conjunto de peças geométricas, com dois tamanhos e cinco cores. Esses comandos são agrupados em níveis de complexidade, ou seja, de estruturações frasais simples às mais elaboradas (Daniel; Paiva; Cazita, 2009; Fontanari, 1989).

A *Bateria Montreal de Avaliação da Comunicação* (MAC) é um instrumento de avaliação funcional da linguagem que avalia componentes discursivos, pragmáticos, léxico-semânticos e prosódicos. As tarefas que avaliam os componentes discursivos são: discurso conversacional e discurso narrativo (recontar história parcial e integral), questões de compreensão, tarefa de dar título e observação de processamento de inferência.

Os aspectos pragmáticos são avaliados por tarefas de interpretação de metáforas e interpretação de atos de fala indiretos. As tarefas que avaliam os componentes léxico-semânticos são evocação lexical livre, evocação lexical com critério ortográfico, com critério semântico e julgamento semântico. Os componentes prosódicos são avaliados por tarefas de compreensão, repetição e produção das prosódias linguística e emocional (Fonseca et al., 2008).

A *Bateria Arizona para Transtornos da Comunicação da Demência* (ABCD) é um instrumento que fornece informação acerca de cognição, atenção, memória e comunicação funcional, sendo esta última entendida como a capacidade de utilizar a linguagem para realizar tarefas linguísticas básicas, presentes no dia a dia de pacientes com demência. A ABCD pode ser utilizada para medir a gravidade da demência e rastrear indivíduos que não têm demência (Bayles; Tomoeda, 1993). Ela compreende 17 subtestes divididos em 5 domínios: estado mental, memória episódica, expressão linguística, compreensão linguística e construção visuoespacial.

- Estado mental: composto por 13 perguntas, contemplando conhecimentos gerais e orientação temporal e espacial. É dado 1 ponto para cada acerto.
- Memória episódica: avalia codificação, armazenamento e recuperação verbal por meio de 5 subtestes – recontagem imediata de história, armazenamento de palavras (evocação livre, evocação com pistas e reconhecimento) e retenção de história.
- Expressão linguística: composto por substestes de nomeação, fluência verbal, nomeação por confrontação e definição de objetos.
- Compreensão linguística: composto por tarefas de questões comparativas (sim/

não), ordens verbais simples e complexas, repetição, pareamento de palavras e figuras e de frases e figuras, ambas em formato de múltipla escolha.
- Construção visuoespacial: composto por cópias de figuras geométricas e desenhos a partir de um objeto nomeado.

Pode-se observar que o teste se apoia bastante em material verbal, contemplando memória episódica (que tem as provas mais sensíveis para detecção de alterações demenciais) e memória semântica. Variáveis como alteração de percepção visual, analfabetismo, depressão, praxias e déficits de discriminação são fatores que podem invalidar os resultados dessa bateria. Nesse sentido, a bateria dispõe de tarefas preliminares que fornecem elementos para a confiabilidade dos resultados (Mansur; Radanovic, 2004).

A *Escala de Avaliação Funcional das Habilidades de Comunicação* (ASHA/FACS) é um instrumento de avaliação que foi elaborado segundo os conceitos da Organização Mundial da Saúde (OMS) e que permite análises quantitativa e qualitativa de fala, linguagem e distúrbios cognitivos por meio de informações do efeito de tais déficits no contexto comunicativo cotidiano (ASHA, 1990, 2005). Trata-se de um instrumento básico de avaliação das habilidades comunicativas no ambiente natural do indivíduo, considerando compensações, adaptações e tempo necessário para a comunicação. Pode ser usada como complemento das avaliações tradicionais de linguagem para planejar orientações ao cuidador, ajudar o clínico nas decisões e registrar a estabilização de doenças ou o progresso de quadros patológicos (De Carvalho; Mansur, 2008; Garcia; Mansur, 2006).

A análise quantitativa é composta por 43 questões, divididas em 4 domínios:

- comunicação social (21 itens);
- comunicação de necessidades básicas (7 itens);
- leitura, escrita e conceitos numéricos (10 itens);
- planejamento diário (5 itens).

Trata-se de uma avaliação simples, com duração de aproximadamente 15 minutos, realizada por meio de entrevista com familiar ou cuidador que conheça bem o paciente, pois diz respeito ao comportamento comunicativo deste naquele momento.

A pontuação é realizada em uma escala graduada de 7 pontos, descritos a seguir: 7 – o indivíduo não necessita de auxílio algum; 6 – o indivíduo necessita de auxílio mínimo para comunicação adequada; 5 – necessita de auxílio mínimo a moderado; 4 – precisa de auxílio moderado; 3 – necessita de assistência moderada a máxima; 2 – necessita de assistência máxima; e 1 – não é capaz de determinado comportamento. O resultado é obtido com a soma da pontuação dos itens de cada domínio. Em seguida, divide-se esse resultado pelo total de itens pontuados do domínio para se obter o valor médio. Soma-se o valor médio de cada domínio e divide-se por 4, obtendo-se, então, o valor médio de independência de comunicação por meio de uma análise quantitativa.

A escala também permite uma avaliação qualitativa da comunicação, utilizada como complementação. A pontuação é dada em uma escala de 5 pontos de acordo com a frequência com que as dimensões a seguir são observadas ao longo do processo comunicativo.

- Adequação – capacidade de compreensão e produção;
- conveniência – capacidade de manter conversação relevante;

- prontidão – capacidade de resposta em tempo adequado e eficiente;
- participação – capacidade de troca de turnos com o interlocutor.

Além das baterias e avaliações citadas, a literatura também oferece uma série de tarefas discursivas que fornecem dados importantes sobre a linguagem de pessoas com DA. Na prática clínica, as tarefas discursivas permitem investigar, além dos déficits linguísticos, alterações de outras funções cognitivas que desempenham papéis importantes na comunicação (déficits visuoperceptivos, déficits de atenção e disfunção executiva).

A grande maioria das tarefas discursivas descritas na literatura propõe que o examinador somente forneça as instruções e solicite que o paciente produza e continue a narrativa, a conversação ou a descrição de forma independente. Não são fornecidos auxílios de qualquer tipo, no intuito de evitar interferências no desempenho dos pacientes. Esse tipo de *input* é considerado neutro. Alguns autores criticam o uso exclusivo desse tipo de tarefa, considerando aspectos éticos relacionados à frustração comunicativa. O examinador pode optar pelo uso de tarefas naturalísticas que permitem investigar as conversações em contextos mais próximos aos naturais, o que propicia uma maior interação com o paciente. Entretanto, é importante salientar que é preciso considerar os tipos de *input* fornecidos e analisar com profundidade as respostas dos pacientes aos auxílios fornecidos. Há, ainda, tarefas mais recentes na literatura, nas quais o examinador assume os estilos facilitadores e diretivos (Quadro 10.2). Essas tarefas começam a ampliar as possibilidades de observação do comportamento comunicativo de pessoas com DA (Brandão et al., 2009). Brandão e Parente (2011) oferecem uma revisão sobre as diferentes tarefas usadas para avaliar o discurso de pacientes com DA. Embora as avaliações nesse campo estejam em franca ampliação, no contexto da neuropsicologia brasileira ainda é mais frequente o uso da tarefa de descrição de figura.

Serão reproduzidos, a seguir, alguns trechos de descrições narrativas de pacientes com DA nos estágios leve, moderado e grave da doença.

Quadro 10.2
MODALIDADES DE *INPUT* RECOMENDADAS

O auxílio com pistas verbais é efetivo quando elas informam sobre os eventos a serem narrados (Brandão et al., 2009), porém tendem a manter a relação de excessiva dependência comunicativa entre a pessoa com DA e seu parceiro comunicativo. Há explicações para isso: existem evidências de que os auxílios que dependem da via auditiva são menos eficazes do que auxílios visuais, porque a modalidade visual pode ser usada para compensar os déficits de memória explícita (Mahendra; Bayles, 2005). Um sinal de fala dissipa-se rapidamente da memória de trabalho e não pode ser continuamente emitido como pista durante uma conversação, enquanto um sinal visual, como uma simples mensagem escrita, pode estar sempre disponível para revisão durante uma conversação.

CASO CLÍNICO 1

TRANSIÇÃO DE COMPROMETIMENTO COGNITIVO LEVE PARA DOENÇA DE ALZHEIMER

Paciente L., 78 anos

Anamnese: A paciente vem apresentando, há 6 meses, declínio na memória imediata. Interrompeu as atividades manuais (bordados, redes) e lembra-se mais de fatos antigos, como os de sua infância. Executa algumas atividades da vida diária, mas não realiza mais tarefas domésticas, comete erros eventuais com o uso de eletrodomésticos, orienta-se apenas por caminhos conhecidos e necessita de lembretes verbais para tomar os medicamentos.

Discurso narrativo procedimental (fazer um café)

Paciente: "Bota a água para ferver. Põe o pó na água fervendo. Põe açúcar na água. Põe o café no saquinho, torcendo a colher no bule."

Examinadora: "Mas qual a quantidade utilizada de pó de café, de açúcar e de água?"

Paciente: "A quantidade depende do tanto de pessoas."

A paciente é capaz de explicar a sequência da execução de uma determinada tarefa (nesse caso, os passos para fazer um café) com objetividade, direcionalidade de pensamento e coerência e coesão de ideias. Podemos observar que há ausência de detalhes importantes (p. ex., quantidade) que tornem o discurso mais claro. A estruturação da sintaxe revela um repertório verbal condizente com seu grau de escolaridade (analfabeta).

CASO CLÍNICO 2

ESTÁGIO LEVE A MODERADO

Paciente M., 77 anos

Anamnese: A paciente, há um ano, começou a esquecer onde guarda objetos; esquece também o nome de pessoas e coisas que aconteceram no mesmo dia, mas não esquece coisas do passado. Conta um caso mais de uma vez, sem se recordar da repetição. As

→

pessoas da família acreditam que ela está mais esquecida e que já se perdeu em lugares conhecidos. Ocorrem flutuações no estado geral da paciente, com dias melhores e dias piores, que comprometem sua vida social. Houve alterações em seu humor e em seu comportamento. A paciente tem consciência de suas dificuldades.

Discurso narrativo descritivo (prancha do roubo dos biscoitos)

"Eu tô vendo uma menina, um menino e uma mulher. Ela tá lavando vasilha, a torneira tá aberta. Tá derramando água demais no chão, porque a torneira tá aberta. O menino tá mexendo ali, e a menina tá danando ali com ele."

No discurso narrativo da paciente, observa-se que ela é capaz de estabelecer vínculos de ideias com coerência e coesão. Percebe-se, porém, que a paciente observa de forma superficial a dinâmica da cena, não se atendo a aspectos importantes que conduzem para a temática informativa que a prancha transmite. A paciente não apresenta agnosia visual, e seu discurso, apesar de sucinto, obedece uma sequência lógica de ideias. O déficit atencional está presente.

CASO CLÍNICO 3

ESTÁGIO INTERMEDIÁRIO PARA GRAVE

Paciente C., 86 anos

Anamnese: A filha do paciente relata que há cinco anos, o pai começou a apresentar falhas na memória, dificuldades em reconhecer as pessoas, incluindo os próprios filhos, e dificuldade em lembrar do nome de objetos e pessoas. Tornou-se mais calado, apático. Atualmente, perde-se dentro da própria casa, apresenta diurese noturna (que teve início há um ano). Costuma ficar quieto em seu canto e necessita que as pessoas informem o que ele tem de fazer, ou seja, os horários em que deve se alimentar, dormir, tomar banho, etc. Perdeu a noção da rotina diária. Já trabalhou como fazendeiro, foi candidato à político em uma época de sua vida, gostava de jogar truco e apresentava muita facilidade em matemática. Adora dançar. Às vezes, demonstra alguma irritação, mas isso logo passa. As pessoas não conseguem compreendê-lo na maioria das vezes, pois atribui palavras que não estão de acordo com o contexto da situação no momento.

→

Discurso narrativo descritivo (prancha do roubo dos biscoitos)

Paciente: "Elas estão querendo, fazendo um negócio diferente."

Examinadora: "Quem são elas?"

Paciente: "É uma família."

Examinadora: "Quem são as pessoas da família?"

Paciente: "O proprietário que vai ficar usando mais tempo, o homem é mais liberal."

Examinadora: "O que mais você vê nesta gravura?"

Paciente: "Tem três propriedades. Aqui é a residência dele, marido e a mulher." (Aponta para a menina e o menino da figura.)

Examinadora: "O que está acontecendo na figura?"

Paciente: "A mãe está aqui. (Aponta para a mulher que enxuga a louça.)"

Examinadora: "Sim, e ela é a mãe de quem?"

Paciente: "Da mesma família."

O discurso oral do paciente é caracterizado por ausência de direcionalidade de suas ideias e incoerência; não leva a cabo a manutenção temática do assunto. Atribui palavras que não condizem com um valor semântico que corresponda ao verdadeiro significado da oração, como, por exemplo, "propriedades" no lugar de "coisas", e a palavra "negócio" para generalizar o que as pessoas da figura estão fazendo. Utiliza também muitas expressões repetitivas: liberal, propriedade, legitimamente, experiência.

Podemos observar que há muita dificuldade do paciente com relação à fluência verbal. Ele usa palavras (que provavelmente foram muito utilizadas em seus discursos sobre política) como forma de compensar a *anomia* presente em sua fala. Verifica-se a dificuldade no acesso lexical, ou seja, ativação da palavra a partir dos conceitos, o que dificulta o acesso semântico (ativação da palavra a partir de seu significado).

■ INTERVENÇÃO DISCURSIVA NA DOENÇA DE ALZHEIMER

Embora a literatura da última década na área dos distúrbios da comunicação sugira que indivíduos com DA são capazes de realizar mudanças positivas, continua predominando a crença de que intervenções para pessoas com demência são injustificadas porque o declínio cognitivo causado pelo progresso da doença é inevitável. Felizmente, há um aumento substancial no número de estudos que abordam a utilidade de intervenções discursivas na manutenção e, em alguns casos, na melhora das habilidades de comunicação de pessoas com demência (Bayles, 2003).

O déficit discursivo consiste no maior problema de comunicação das pessoas com DA. Esse fato demanda esforços concentrados na área da terapia da linguagem para o desenvolvimento de intervenções discursivas eficazes para essa população. O desenvolvimento de intervenções discursivas para pessoas com DA representa, portanto, um passo relevante para promover uma melhor qualidade de vida para esses pacientes e vem sendo objeto de investigação de vários autores (Arkin, 2007; Bourgeois, 1990; Burgio et al., 2001; Chapman et al., 2004; Dijkstra et al., 2006; Mahendra; Arkin, 2003; Mahendra; Bayles, 2005; Mansur et al., 2005).

Pessoas com DA dependem consideravelmente de seus interlocutores para compensar seus problemas discursivos. A dependência comunicativa restringe as relações de interlocução a familiares próximos e limita a iniciativa de pessoas com DA. Assim, pesquisadores que investigam possíveis estratégias de intervenção têm proposto que os parceiros comunicativos de pessoas com DA façam uso de estratégias para facilitar a recuperação de eventos e ideias relevantes da memória (Bourgeois, 1990; Bourgeois et al., 2003). Há uma ênfase crescente em propor intervenções que se utilizem de estratégias que aproveitem a preservação da memória implícita a partir de tarefas de reconhecimento, em vez de tarefas que exijam recuperação de informações sem pistas. A seguir, serão brevemente apresentadas intervenções discursivas que têm se mostrado efetivas em estudos que investigam os efeitos da terapia de linguagem em pessoas com DA.

TREINAMENTO DE RECUPERAÇÃO ESPAÇADA

A recuperação espaçada tem sido utilizada há mais de uma década para estimular a memória de pacientes com DA (Bäckman, 1992). Essa técnica aproveita a relativa preservação da memória implícita do paciente para estimulá-lo a responder de maneira correta a questões sobre informações fornecidas recentemente. A vantagem desse tipo de treino é que se trabalha com a aprendizagem de informação nova, porém a memória explícita do treino em si não precisa ser mantida. Os efeitos do treino, graças à memória implícita, podem evidenciar-se nas respostas dos pacientes. Os questionamentos são feitos logo após o fornecimento da informação e, depois, durante o engajamento em conversações, em intervalos de tempo que aumentam gradualmente. Por exemplo, de um minuto, aumenta-se o tempo de retenção para 10 minutos, até conseguir que o paciente fixe informações úteis por semanas e meses. A recuperação espaçada tem sido muito útil para estimular a aprendizagem de nomes de cuidadores, horários de refeições e números de quarto em residências geriátricas. Camp e colaboradores (1995) utilizaram o método de recuperação espaçada para diminuir perguntas repetitivas e eliciar respostas verbais adequadas no discurso.

CARTEIRAS MNEMÔNICAS E LIVROS DE MEMÓRIA

O uso de pistas visuais pode mudar a forma passiva de interação de pessoas com DA, incentivando-as a usar auxílios mnemônicos externos, como fotografias e frases curtas, para tomar parte ativa em conversações sobre eventos significativos de suas vidas. Esse tipo de estratégia tem se mostrado uma ferramenta eficiente para promover a melhora da informatividade e a coerência discursiva (Dijkstra et al., 2006).

Fotografias autobiográficas e frases curtas que descrevem os temas dos eventos a serem narrados têm sido utilizadas na forma de "carteiras de memória", que contêm estímulos visuais relacionados à vida do usuário, de forma a favorecer conversações do dia a dia. Os primeiros estudos empíricos da aplicação das "carteiras de memória" como auxílio externo para melhorar as conversações de pessoas com DA foram publicados pela fonoaudióloga norte-americana Michelle Bourgeois.

Em uma revisão sobre intervenções discursivas para pessoas com DA, Bourgeois (1991) relatou que, nos 20 anos anteriores, a American Speech-Language-Hearing Association não havia publicado qualquer estudo que visasse investigar formas de terapia para manter as habilidades de comunicação de pessoas com DA. Os passos dados por essa autora para preencher as lacunas documentadas começaram com um estudo relatando o uso de "carteiras de memória" contendo fotografias e afirmações curtas sobre pessoas, lugares e eventos familiares. Os resultados desse estudo demonstraram que o uso da "carteira de memória" aumentou a quantidade de informações factuais emitidas por pessoas no estágio moderado da DA. A manutenção a longo prazo da expressão de mais informações factuais em conversações usando as "carteiras de memória" foi demonstrada após 30 meses da intervenção (Bourgeois, 1992).

McPherson e colaboradores (2001) replicaram essa intervenção com pessoas no estágio grave da DA e observaram que, em um grupo de cinco pessoas, duas ficaram aproximadamente o dobro do tempo expressando informações dentro do tópico quando utilizaram suas "carteiras de memória", demonstrando que até mesmo algumas pessoas no estágio grave da doença podem beneficiar-se do uso desse recurso".

O uso das "carteiras de memória" depende da preservação da habilidade de direcionar a atenção para a fotografia e para a frase e de usar a informação das pistas de forma apropriada na conversação, atendendo às intenções do interlocutor. Apesar das demandas atencionais dessa tarefa, alguns estudos sugerem que a informação visual facilita o acesso a ideias relevantes durante a interação face a face. Dijkstra e colaboradores (2006) observaram que pessoas com DA que realizaram a tarefa discursiva de ensinar uma receita gastronômica usando um caderno com fotografias e instruções curtas tiveram desempenho semelhante ao de idosos sem demência. Os autores sugeriram que a informação visual do caderno de receitas facilitou o acesso à memória semântica e enfatizaram a necessidade de que futuros estudos examinem o efeito da visualização de estímulos relevantes no discurso de pessoas com DA.

GRUPOS DE CONVERSAÇÃO E REMINISCÊNCIA

Os grupos de conversação e reminiscência fornecem às pessoas com DA a oportunidade de estabelecer relações sociais significativas e motivadoras. A atividade em grupo aumenta a participação ativa em conversações, e a reminiscência favorece a evocação de eventos autobiográficos marcantes, que geralmente estão mais preservados na memória do que os eventos recentes. Os grupos de conversação também proporcionam a realização de uma variedade de jogos de interação, bem como trocas de ideias e compartilhamento de sentimentos e emoções. O estudo de Moss e colaboradores (2002) demonstrou que atividades discursivas menos estruturadas, realizadas em grupos de reminiscência, eram mais efetivas do que atividades de linguagem estruturadas em sessões clínicas com um fonoaudiólogo. O melhor desempenho no grupo de reminiscências foi demonstrado pela habilidade que os participantes demonstraram para manter o tópico e pela iniciativa para a tomada de turnos na conversação, com o intuito de solicitar informações adicionais sobre um mesmo tópico.

COMO CONDUZIR UM GRUPO DE CONVERSAÇÃO

As fonoaudiólogas Pietro e Ostuni (2003) recomendam que os grupos terapêuticos sejam formados por não mais do que 4 ou 5 pessoas com DA. Em termos de recursos do espaço, sugere-se que o ambiente disponha de uma mesa redonda, na qual possam ser servidos alimentos, o que remete a situações típicas de interação social. Segundo as autoras, a mesa deve estar localizada em um canto da sala, evitando a tendência de alguns pacientes a vagar de um lado a outro. Os participantes devem usar crachás com seus nomes e devem ser estimulados a chamarem-se pelos nomes.

Estímulos interessantes para o grupo, tais como objetos, retratos e fichas com palavras ou frases curtas, devem ser disponibilizados para a visualização e o toque. As atividades devem progredir das mais simples para as mais complexas. Por exemplo, em uma primeira etapa de atividade conjunta, podem-se passar ingredientes de uma receita simples entre os participantes para que olhem, toquem e cheirem os alimentos. Depois, os ingredientes são nomeados, e, em seguida, os passos da receita são citados à medida que as ações são realizadas.

Em sessões de reminiscência, o terapeuta deve propor um tema, permitindo, no entanto, que a resposta dos participantes modifique o tema abordado, de acordo com o interesse do grupo. Periodicamente, o terapeuta deve resumir e reafirmar os pontos principais da conversação e oferecer oportunidades para cada membro se expressar de acordo com o seu nível individual de comunicação. O esforço de cada membro para interagir deve ser positivamente reforçado pelo terapeuta, que deve estimular a participação espontânea, respeitando atitudes comunicativas e evitando correções. O Quadro 10.3 resume as orientações para os cuidadores na comunicação com pacientes com DA.

COMENTÁRIOS FINAIS

Em uma perspectiva cada vez mais unida à neuropsicologia, o campo da neuropsicolinguística desenvolve estudos sobre a produção de narrativas de pessoas com DA. Surgem os estudos que investigam de forma integrada os processos cognitivos e linguísticos envolvidos na produção do discurso dessa e de outras populações com distúrbios neurológicos que comprometem a linguagem. Os modelos teóricos e os estudos empíricos originados pela junção dessas disciplinas vieram a beneficiar o campo da fonoaudiologia, que vem realizando importantes contribuições para o avanço do conhecimento na avaliação e na intervenção da linguagem de pessoas com DA.

Uma das maiores preocupações dos profissionais da área acerca do problema é com relação a familiares e cuidadores. Diante do familiar ou paciente com dificuldade em comunicar-se, o cuidador enfrenta um processo de intenso estresse e desgaste no relacionamento. Uma boa avaliação da linguagem e demais funções cognitivas possibilita a intervenção da linguagem, que visa uma melhor qualidade de vida por meio de uma comunicação mais funcional e eficiente.

Quadro 10.3
ORIENTAÇÕES DE COMUNICAÇÃO PARA CUIDADORES

INTERAÇÃO FACE A FACE

- Olhe diretamente para a face da pessoa durante a conversação.
- Chame a pessoa pelo nome e use um toque gentil para eliciar a atenção.
- Mantenha o contato visual.

ORIENTAÇÃO TÓPICA

- Repita o tema da conversação, com palavras e frases-chave.
- Repita frases que a pessoa disse.
- Use os exatos substantivos, nomes das pessoas e locais do evento narrado.
- Dê tempo suficiente para a pessoa compreender o que lhe é dito.

CONTINUIDADE TÓPICA

- Dê continuidade ao tópico de uma conversação pelo maior tempo possível.
- Prepare a pessoa para a introdução de um novo tópico.

SUPERAÇÃO DE BLOQUEIOS COMUNICATIVOS

- Use perguntas para esclarecer (Você quis dizer...?).
- Se a pessoa faz uma substituição de palavra indevida, repita a frase da pessoa usando a palavra correta.
- Se há dificuldade para lembrar-se de uma palavra, sugira aquela que julgue a mais provável no contexto.

ESTRUTURAÇÃO DE PERGUNTAS

- Use perguntas de escolha entre duas respostas, em vez de perguntas abertas.
- Forneça apenas duas opções por vez.

ESTÍMULO À TROCA DE IDEIAS E SENTIMENTOS

- Mantenha a troca de ideias acontecendo.
- Elicie as conversações com tópicos prazerosos e apropriados.
- Quando houver dificuldades, forneça pistas sobre como responder.

MENSAGENS DIRETAS

- Use frases curtas e simples.
- Use a voz ativa em vez da passiva.
- Use substantivos concretos e evite pronomes.
- Use comunicação verbal e não verbal (gestos e figuras ou fotografias).

Fonte: Adaptado de Pietro e Ostuni (2003, p. 140).

REFERÊNCIAS

Arkin S. Language-enriched exercise plus socialization slows cognitive decline in Alzheimer's disease. Am J Alzheimers Dis Other Demen. 2007;22(1):62-77.

ASHA: American Speech-Hearing-Language Association. Advisory report, functional communication measures project. Rockville: ASHA; 1990.

ASHA: American Speech-Hearing-Language Association. The roles of speech-language pathologists working with individuals with dementia-based communication disorders: technical reports. Rockville; ASHA; 2005.

Bäckman L. Memory training and memory improvement in Alzheimer's disease: rules and exceptions. Acta Neurol Scand Suppl. 1992;139:84-9.

Bayles KA. Effects of working memory deficits on the communicative functioning of Alzheimer's dementia patients. J Commun Disord. 2003;36(3):209-19.

Bayles KA, Tomoeda CK. Arizona battery of communication disorders of dementia (ABCD). Tucson: Canyonlands; 1993.

Beilke HMB, Pinto RCN. A narrativa na demência de Alzheimer: reorganização da linguagem e das "memórias" por meio de práticas dialógicas. Estud Linguísticos (São Paulo). 2010;39(2)557-67.

Bourgeois MS. Communication treatment for adults with dementia. J Speech Hear Res. 1991;34(4):831-44.

Bourgeois MS. Enhancing conversation skills in patients with Alzheimer's disease using a prosthetic memory aid. J Appl Behav Anal. 1990;23(1):29-42.

Bourgeois MS. Evaluating memory wallets in conversations with persons with dementia. J Speech Hear Res. 1992;35(6): 1344-57.

Bourgeois MS, Camp C, Rose M, White B, Malone M, Carr J, et al. A comparison of training strategies to enhance use of external aids by persons with dementia. J Commun Disord. 2003;36(5):361-78.

Brandão L, Castelló FG, Van Dijk TA, Parente AMP, Peña-Casanova J. Cognition and discourse production in Alzheimer's disease: using informative prompts. Psychol Neurosci. 2009;2(2):147-55.

Brandão L, Parente MAM. Aplicação de diferentes tarefas discursivas na doença de Alzheimer. Psicol Reflex Crít. 2011;24(1):1-9.

Brucki SMD, Malheiros SMF, Okamoto IH, Bertolucci PHF. Dados normativos para o uso do teste de fluência verbal categoria animais em nosso meio. Arq Neuropsiq.1997;55(1):56-61.

Brucki SMD, Rocha MSG. Category fluency test: effects of age, gender and education on total scores, clustering and switching in Brazilian Portuguese-speaking subjects. Braz J Med Res. 2004;37(12):1771-7.

Burgio L, Lichstein KL, Nichols L, Czaja S, Gallagher-Thompson D, Bourgeois M, et al. Judging outcomes in psychosocial interventions for dementia caregivers: The problem of treatment implementation. Gerontologist. 2001;41(4):481-9.

Camp CJ, Foss JW, O'Hanlon AM, Stevens AB. Memory interventions for persons with dementia. Appl Cognit Psychol. 1995;9(374):1-18.

Chapman SB, Weiner MF, Rackley A, Hynan LS, Zientz J. Effects of cognitive-communication stimulation for Alzheimer's disease patients treated with donepezil. J Speech Lang Hear Res. 2004;47(5):1149-63.

Daniel MT, Paiva AM, Cazita VM. Normatização do Token Test para população idosa de 60 a 89 anos [monografia]. Belo Horizonte: Universidade FUMEC; 2009.

De Carvalho IA, Mansur LL. Validation of ASHA FACS-functional assessment of communication skills for Alzheimer disease population. Alzheimer Dis Assoc Disord. 2008;22(4):375-81

Dijkstra K, Bourgeois M, Youmans G, Hancock A. Implications of an advice-giving and teacher role on language production in adults with dementia. Gerontologist. 2006;46(3):357-66.

Fonseca RP, Parente MA, Cote H, Ska B, Joanette Y. Bateria MAC (Bateria Montreal de Avaliação da Comunicação). Rev Pró-Fono. 2008;20(4):285-92.

Fontanari JL. O Token test: elegância e concisão na avaliação do afásico- validação da versão reduzida de DeRenzi para o português. Neurobiol.1989;52(2):177-218.

Fratalli C, Thompson C, Holland A, Wohl C, Ferketi M. Functional Assessment of Communication Skills for Adults (ASHA FACS). Rockville: ASHA;1995.

Garcia FHA, Mansur LL. Functional communication habilities: healthy elderly. Acta Fisiátr. 2006;13(2):87-9.

Gauthier S. Clinical diagnosis management of Alzheimer´s disease. 2nd ed rev. London: Martin Dunitz; 1999.

Goodglass H, Kaplan E, Barresi B. The Boston diagnostic aphasia examination (BDAE-3). 3rd ed. Philadelphia: Lippincott; 2000.

Izquierdo I. Memória. Porto Alegre: Artmed; 2002.

Kaplan E, Goodglass H, Weintraub S. Boston naming test. Philadelphia: Lea and Febiger; 1983.

Kensinger EA, Krendl AC, Corkin S. Memories of an emotional and a nonemotional event: effects of aging and delay interval. Exp Aging Res. 2006;32(1):23-45.

Koch IGV, Travaglia LC. A coerência textual. São Paulo: Contexto; 1990.

Kramer JH, Miller BL. Alzheimer's disease and its focal variants. Semin Neurol. 2000;20(4):447-54.

Mahendra N, Arkin S. Effects of four years of exercise, language, and social interventions on Alzheimer discourse. J Commun Disord. 2003;36(5):395-422.

Mahendra N, Bayles K. Effect of presentation modality on immediate and delayed recall in individuals with Alzheimer's disease. Am J Speech Lang Pathol. 2005;14(2):144-55.

Mansur LL, Carthery MT, Caramelli P, Nitrini R. Linguagem e cognição na doença de Alzheimer. Psicol Reflex Crit. 2005;18(3):300-7.

Mansur LL, Radanovic M. Neurorolínguística: princípios para prática clínica. São Paulo: Edições Inteligentes; 2004.

Mansur LL, Radanovic M, Araújo GC, Taquemori LY, Greco LL. Teste de nomeação de Boston: desempenho de uma população de São Paulo. Rev Pró-Fono. 2006;18(1):13-20.

Mansur LL, Radanovic M, Taquemori L, Greco L, Araújo GC. A study on the abilities in oral language comprehension in the Boston diagnostic aphasia examination portuguese version: a reference guide for the brazilian population. Braz J Med Biol Res. 2005;38(2):277-92.

McPherson A, Furniss FG, Sdogati C, Cesaroni F, Tartaglini B, Lindesay J. Effects of individualized memory aids in the conversation of persons with severe dementia: a pilot study. Aging Ment Health. 2001;5(3):289-94.

Meneses M, Teive H. Doença de Parkinson: aspectos clínicos e cirúrgicos. Rio de Janeiro: Guanabara Koogan; 2003.

Moss SE, Polignano E, White CL, Minichiello MD, Sunderland T. Reminiscence group activities and discourse interaction in Alzheimer's disease. J Gerontol Nurs. 2002;28(8):36-44.

Ortiz KZ, Bertolucci PHF. Alterações de linguagem nas fases iniciais da doença de Alzheimer. Arq Neuropsiquiatr. 2005;63(2A):311-7.

Pietro MJS, Ostuni E. Succesful communication with persons with Alzheimer's disease: an in-service manual. St. Louis: Butterworth-Heinmann; 2003.

Radanovic M, Mansur LL. Performance of a brazilian population sample in the Boston diagnostic aphasia examination: a pilot study. Braz J Med Biol Res. 2002;35(3):305-17.

LEITURAS RECOMENDADAS

Bayles KA, Kazniak E. Improving the functioning of individuals with Alzheimer's disease: emergence of behavioral interventions. J Commun Disord. 2003;36(5):327-43.

Goodglass H, Kaplan E. Boston Diagnostic Aphasia Examination (BDAE). Philadelphia: Lea and Febiger; 1983.

Radanovic M, Mansur LL, Scaff M. Normative data for the Brazilian population in the Boston Diagnostic aphasia examination: influence of schooling. Braz J Med Biol Res. 2004;37(11):1731-8.

Waters GS, Rochon E, Caplan. Task demands and sentence comprehension in patients with dementia of the Alzheimer's type. Brain Lang. 1998;62(3):361-97.

CAPÍTULO 11

MÉTODOS DE AVALIAÇÃO NEUROPSICOLÓGICA NO DIAGNÓSTICO DA DOENÇA DE ALZHEIMER

VÂNIA LÚCIA DIAS SOARES
CÂNDIDA DIAS SOARES
LEONARDO CAIXETA

O crescimento da população de idosos é um fenômeno mundial e vem ocorrendo aceleradamente nos países em desenvolvimento – é a chamada transição demográfica, que advém do aumento da expectativa de vida e da redução das taxas de fecundidade.

Segundo estatísticas do Instituto Brasileiro de Geografia e Estatística (IBGE), as estimativas indicam que, em 2025, o Brasil terá cerca de 34 milhões de pessoas acima de 60 anos, sendo o país com a sexta maior população de idosos em todo o mundo (IBGE/2000). A expectativa de vida da população no Brasil, atualmente, já supera os 70 anos. Esse fato levará o País da 16ª para 6ª posição mundial em número absoluto de indivíduos com 60 anos ou mais, para o período correspondente a 1960 a 2025 (IBGE/2008).

É fato que, com o envelhecimento populacional e a expectativa de vida elevada, haverá aumento significativo no número de idosos com doenças em relação à população em geral, principalmente as doenças de caráter crônico-degenerativo (Abreu; Forlenza; Barros, 2005). Assim, o acentuado envelhecimento da população brasileira, nos últimos 40 anos, torna imprescindível o melhor conhecimento da doença de Alzheimer (DA) no Brasil, exigindo dos profissionais da área da saúde medidas que possam assegurar uma melhor qualidade de vida a essa população (Argimon; Stein, 2005).

A prevalência de demência, segundo estudos de Jorm (1990), dobra a cada cinco anos após os 65 anos de idade. A síndrome demencial caracteriza-se pelo declínio cognitivo e/ou comportamental crônico e geralmente progressivo, que causa restrições graduais nas atividades da vida diária e não pode ser explicado por modificações na consciência, na mobilidade ou no sistema sensório (Mesulam, 2000). As demências foram tradicionalmente vistas no passado como prejuízos intelectuais e da memória indiferenciados e globais. A implicação dessa visão é que pacientes com demência compartilham uma mesma síndrome clínica, o que não é verdade.

Na atualidade, é reconhecido que diferentes formas de demência dão ensejo a distintos padrões de modificações cognitivas e comportamentais, refletindo diferenças na distribuição topográfica das modificações patológicas no encéfalo. Contrariamente ao que se acreditava na visão tradicional, a análise das características neuropsicológicas específicas de cada demência pode contribuir de forma substancial para seu diagnóstico diferencial (Neary; Snowden; Mann, 1993).

Muitos pacientes com uma doença demenciante exibem poucos sinais físicos e neurológicos, como é o caso na DA. Sendo assim, a avaliação das alterações cognitivas e comportamentais pode ser essencial na construção de um diagnóstico preciso. Com o advento de novos tratamentos específicos para a DA, diagnósticos diferenciais vêm se tornando cada vez mais importantes. Além disso, a compreensão do conjunto de sintomas dos pacientes proporciona uma base racional para seu manejo, para a detecção de causas reversíveis de demência, para a reabilitação cognitiva dos pacientes e para o aconselhamento aos seus cuidadores.

Dessa forma, é importante que se faça o diagnóstico preciso das síndromes demenciais de forma individualizada, permitindo ao médico predizer o curso da doença, facilitando o planejamento do plano terapêutico do paciente e o aconselhamento genético e social da família.

A avaliação neuropsicológica formal é um procedimento extenso e detalhado que pode atender a fins diversos (avaliação diagnóstica, avaliação de resposta a tratamentos, perícia, pesquisa) e que visa um mapeamento do estado cognitivo do paciente, definindo quais funções se encontram comprometidas e quais estão preservadas em uma dinâmica de interações entre os diversos domínios cognitivos e em um racional diagnóstico que permite usar como instrumentos diferentes tipos de baterias neuropsicológicas disponíveis, de acordo com cada caso. Dessa forma, o profissional tem no exame neuropsicológico uma extensão, com mais detalhes, das funções cognitivas avaliadas na consulta médica (Caixeta, 2006).

■ DÉFICITS COGNITIVOS ASSOCIADOS À DOENÇA DE ALZHEIMER

Atenção

A atenção pode ser classificada atendendo a diversos critérios, sendo o mais utilizado aquele que se refere a sua função ou operacionalização. Segundo esse critério, a atenção pode ser classificada como seletiva, dividida, sustentada ou alternada (Caixeta, 2006).

No que concerne à atenção alternada, podemos defini-la como a capacidade de alternar o foco atencional de um estímulo a outro durante a execução de uma tarefa, o que a diferencia da atenção dividida, uma vez que nesta o foco atencional é mantido em mais de um estímulo simultaneamente (Sisto et al., 2006).

A atenção concentrada refere-se à capacidade de selecionar um estímulo dentre vários, enquanto a atenção sustentada se refere à capacidade do indivíduo de manter sua atenção em um estímulo ou uma sequência de estímulos durante o tempo necessário para a execução de uma tarefa (Rueda; Sisto, 2009).

Os déficits atencionais surgem relativamente cedo na evolução da DA. Costumam ser observados após a instalação dos déficits de memória episódica, mas, em geral, antes das manifestações das alterações de linguagem e visuoespaciais.

O nível de atenção sustentada nos pacientes com DA está relativamente bem preservado, mas o uso do tempo na execução da tarefa tende a afetar a qualidade do desempenho, sobretudo nas fases mais avançadas do estágio moderado e com tarefas de discriminação, o que sugere alterações na vigilância.

Memória

O prejuízo de memória é o evento clínico de maior magnitude para o diagnóstico da DA (Dickerson; Eichenbaum, 2010).

Nos estágios iniciais, geralmente encontramos comprometimento da memória episódica e dificuldades na aquisição de novas informações com aprendizado comprometido (justificáveis provavelmente porque a patologia hipocampal na DA é mais precoce, seletiva e universal), evoluindo de forma gradual com prejuízos em outras funções cognitivas. Uma distinção pode ser feita entre falhas primárias de retenção (associadas com danos às estruturas do sistema límbico) e problemas com recuperação e organização (associados com lesões subcorticais e do lobo frontal) (Mccarthy; Warrington, 1984; Saffran; Marin, 1975; Warrington, 1974), ou distúrbios da memória retrógrada (associada com lesões corticais temporoparietais) e disfunções da memória semântica (associadas com o envolvimento do neocórtex temporal anterolateral) (Gallucci Neto; Tamelini; Forlenza, 2005).

Os pacientes com DA têm dificuldades na aquisição e na consolidação da informação por falhas de codificação, e, consequentemente, a informação não é transferida da memória de curto prazo à de longo prazo (característica "amnésica"). Prejuízos na retenção, exemplificados pela amnésia clássica, são caracterizados por dificuldades em tarefas de recuperação e de reconhecimento.

Como existe uma inabilidade fundamental para "baixar" a informação, o paciente beneficia-se pouco de questões fechadas e alternativas de múltipla escolha em relação a questões abertas. Existe uma perda de informação, por exemplo, de um pequeno relatório, de uma recuperação imediata para uma recuperação posterior (Dickerson; Eichenbaum, 2010).

As falhas organizacionais e de recuperação originam grandes disparidades em tarefas de reconhecimento aplicadas ao final do teste de memória, desde que o problema resida não em uma inabilidade fundamental para armazenar informação, mas na estruturação ativa da informação no momento da aquisição. A geração ativa de informação e implementação de estratégias de busca no momento da recuperação contribui para que o desempenho de memória possa ser aumentado por meio de pistas, questões dirigidas e disponibilidade de alternativas de múltipla escolha. Uma vez que a informação for assimilada, não há perda rápida em curto prazo.

A memória de curto prazo se apresenta como uma memória de capacidade limitada, que engloba a análise da informação sensorial nas áreas cerebrais específicas (visuais, auditivas, etc.) e sua reprodução imediata dentro de um prazo de 1 a 2 minutos. Clinicamente, observa-se a falha do paciente na manutenção da sequência de uma tarefa e na rápida perda da linha de raciocínio durante uma conversa (Chérif, 1992).

A memória semântica se refere aos conhecimentos factuais de uma pessoa sobre o mundo. Ela inclui o conhecimento do significado das palavras (afasia semântica/amnésica) e o que os objetos representam (agnosia associativa), assim como um conhecimento generalizado (p. ex., Paris é a capital da França; camelos têm corcovas; Lula foi um presidente). Testes envolvendo conhecimentos gerais avaliam a memória semântica.

Linguagem

Problemas na comunicação podem ocorrer devido a uma ruptura primária nos elementos estruturais da linguagem – fonologia, sintaxe e semântica – ou como uma consequência de fatores não linguísticos, tais como memória de curto prazo, motivação, prosódia, funcionamento estratégico, pragmatismo e percepção social (Jakubovicz; Meinberg, 1992). A presença de erros gramaticais e/ou parafasias do tipo fonêmico (p. ex., "rinoferonte" em vez de "rinoceronte") e do tipo semântico (p. ex., "cachorro" em vez de "porco") sugerem uma afasia associada com disfunções corticais afetando as áreas clássicas da linguagem. Os pacientes obtêm resultados pobres nos testes-padrão de compreensão linguística, repetição e nomeação. Uma disparidade semântica, na qual o paciente tem grande dificuldade tanto em nomear como em entender o significado de palavras individuais, apesar de uma fala gramaticalmente fluente, está associada com lesões circunscritas envolvendo os giros temporal inferior e médio (Bayles, 1982).

A disfunção do lobo frontal costuma estar associada com a redução na produção da fala, semelhante à afasia dinâmica. O paciente fala progressivamente menos, responde às questões de forma econômica e pode mostrar ecolalia e perseveração. Resultados pobres nas tarefas linguísticas podem ocorrer devido ao modo apressado de responder (De Renzi; Faglioni, 1978). A natureza aleatória dos erros e a ausência de evidência positiva de parafasias ou distúrbios gramaticais distinguem seus resultados daqueles da afasia convencional.

Lesões subcorticais podem provocar problemas na recuperação de palavras, e os pacientes apresentam desempenho ruim nas tarefas de nomeação, mas se beneficiam de pistas fonêmicas ou da disponibilidade de alternativas de múltipla escolha. Isso sugere um distúrbio no acesso à informação que está potencialmente disponível, em vez de uma perda primária de vocabulário (Luria; Tsetskova, 1978). Nesse caso, o desempenho da nomeação em uma tarefa fechada, assim como dar nome a uma figura, costuma ser superior ao desempenho em tarefas abertas envolvendo geração de informação, como a fluência verbal. Tais pacientes não têm dificuldade para entender o significado de palavras individuais, mas podem cometer erros na compreensão de sintaxe complexa (detectados, p. ex., no *Token Test*), devido à necessidade de aplicar esforço mental e manipulação mental da informação (Costello; Warrington, 1989).

Percepção

Problemas na percepção podem ocorrer no nível da discriminação sensorial, da aquisição de uma percepção estruturada (agnosia perceptiva) ou de atribuição de significado a uma percepção (agnosia associativa = distúrbio semântico). As regiões envolvidas são a occipital, a parietal e o córtex temporal, respectivamente (Efron, 1968).

Os distúrbios de discriminação sensorial podem provocar um desempenho comprometido na detecção de formas elementares e em testes de combinação, apesar da acuidade visual preservada dos pacientes (De Renzi; Scotti; Spinnler, 1969). Os distúrbios perceptuais, assim como o reconhecimento de objetos, são alterados secundariamente.

Outro aspecto observado na agnosia aperceptiva é que tarefas elementares de discriminação sensorial são executadas normalmente, mas o paciente tem dificuldade no reconhecimento de objetos, em especial quando eles estão superpostos em outros, quando o objeto está inacabado (como no teste da *Figura de Gollin*) ou quando apresentado com uma orientação incomum.

Ocorre que o paciente também tem dificuldade para copiar linhas de desenho, embora na agnosia associativa (distúrbio semântico) possa discriminar entre estímulos similares de percepção, encontrar identidades e copiar desenhos de objetos que não reconhece, indicando que o problema de reconhecimento reside na atribuição de significado a uma percepção normal.

A falha no reconhecimento de objetos na agnosia associativa, entretanto, pode não ser total. O paciente pode ser bem-sucedido ao classificar figuras de acordo com uma taxonomia geral (p. ex., animal, alimento ou objeto), mas pode falhar em uma identificação mais precisa. Erros de reconhecimento são semânticos (identificar um camelo como um cão), enquanto erros de agnosia aperceptiva são, em geral, visuais.

Orientação espacial

A orientação espacial é dependente dos lobos parietais e inclui a habilidade para localizar e apreciar os relacionamentos espaciais entre os objetos. Os distúrbios visuoespaciais manifestam-se em tarefas como orientação linear, contagem de pontos, combinação de localizações espaciais e estimação cúbica. Ao desenhar e realizar tarefas de construção de blocos, há uma perda da configuração espacial como um todo e um relacionamento espacial desordenado entre os elementos (distúrbio visuoconstrutivo). O paciente pode desenhar sobrepondo a figura original (*close in*). O sujeito não consegue indicar, em um grupo de objetos, aquele que está mais longe ou mais próximo, o que está mais à direita ou mais à esquerda, o mais comprido ou o mais curto.

Os resultados dos testes que avaliam a orientação espacial podem ser comprometidos por razões que não são primariamente espaciais. Em particular, tarefas construcionais complexas, tais como desenho ou construções de blocos, podem ser malsucedidas devido a habilidades estratégicas e organizacionais pobres, associadas com disfunção do lobo frontal. Dessa forma, pode ser observado desempenho inadequado resultante de dificuldades organizacionais em vez de espaciais, que têm características diferentes (Heilman; Valenstein, 1979).

Assim, o que se observa é a perda da estratégia para executar a tarefa, pois, ao copiar, o paciente pode, por exemplo, desenhar detalhes em vez de fazer um esboço geral. Contudo, a configuração espacial do todo é preservada, embora possa ocorrer perseveração de partes da figura.

Apraxias motoras

A praxia é a memória do ato motor. Falhas nos comandos motores, em pacientes que estejam bem fisicamente (sem déficits motores ou alterações da compreensão), podem ocorrer como resultado de uma apraxia primária associada com danos às regiões parietais e/ou frontais pré-motora ou superior. Paralelamente, a apraxia pode ser secundária a um distúrbio espacial relacionado à disfunção do lobo parietal ou a uma dificuldade em sequenciamento temporal associados com lesões do lobo frontal e regiões subcorticais.

Enquanto alguns pacientes apráxicos têm dificuldade para conceituar a ação apropriada (apraxia conceitual), em outros o problema reside em converter a ideia em ação (apraxia ideomotora). Esse último caso, os pacientes podem ter um discernimento e reconhecer a discrepância entre a intenção e a resposta executada.

A apraxia pode ser assimétrica, quando as respostas motoras alteradas correspondem à disfunção espacial e são, em geral, bilaterais e simétricas (Heilman; Valenstein,

1979). Ela também pode ser distinguida da disfunção espacial em função do desempenho preservado nas tarefas espaciais, nas quais as respostas motoras são minimizadas ou eliminadas, como contagem de pontos e orientação esquerda-direita (Waldemar et al., 2007).

Pacientes com dificuldades sequenciais cronológicas secundárias à disfunção do lobo frontal são capazes de imitar posturas da mão corretamente, mas incapazes de reproduzi-las em sequência. Pode haver perseveração de respostas de uma sequência motora para a próxima (Luria, 1966).

Funções executivas frontais

Uma variedade de tarefas que envolvem habilidades de planejamento, organização, sequenciamento, abstração, tomadas de decisão, juízo crítico e uso de estratégias em atividades voltadas a um objetivo final é sensível aos danos aos lobos frontais e àquelas estruturas subcorticais que se projetam dessas regiões.

Os testes que avaliam os lobos frontais podem falhar por razões "não frontais", devido à dependência adicional de outras habilidades cognitivas. As características do desempenho ajudam a distinguir razões frontais e não frontais para alteração. Desajuste na geração de palavras em tarefas de fluência verbal é desproporcional aos desajustes nos testes-padrão de nomeação.

Se a disfunção no lobo frontal for primária, esta acarretará respostas concretas, denotando inabilidade de abstrair conceitos. Outro aspecto em geral observado é a perseveração da resposta e a inabilidade para mudança no *setting* mental.

O desempenho deficitário provocado por razões não frontais costuma não perdurar, e os pacientes podem oscilar de uma tarefa para a outra.

PADRÕES DE DÉFICITS NEUROPSICOLÓGICOS NA DOENÇA DE ALZHEIMER

A DA constitui a forma mais comum de demência entre os idosos do mundo ocidental (Larson; Kukull; Katzman, 1992), apresentando etiologia ainda desconhecida, excetuando-se os raros casos familiares, de início precoce, nos quais se encontram mutações genéticas específicas.

Os fatores genéticos parecem ser relevantes para uma história familiar positiva para DA, sendo o único fator sistematicamente associado à doença, além da idade avançada. A DA pode ser transmitida de forma autossômica dominante, e as características de idade de início e evolução são determinadas pelos diferentes subtipos genéticos (Heyman et al., 1984; Selkoe, 2001).

A principal característica observada na DA é a perda da memória, particularmente de amnésia límbica clássica com retenção alterada. A amnésia pode ocorrer em um contexto de memória imediata normal. No entanto, a presença de envolvimento cortical temporoparietal é comum, sobretudo em pacientes mais jovens, provocando déficits da memória de curto prazo, de forma que o paciente perde rapidamente o andamento das tarefas, não conseguindo manter instruções complexas (Logiudice, 2002).

Para uma minoria de pacientes, uma redução na memória de curto prazo pode ocorrer com relativa preservação da capacidade de retenção de longo prazo. A redução da memória acompanha dificuldades espaciais, resultantes de envolvimento de lobos parietais bilaterais, levando a um prejuízo significativo das estruturações espaciais ao desenhar, mas sem evidência de negligência.

Ocorrem problemas de percepção que são, em geral, menos aparentes que problemas espaciais, normalmente do tipo aperceptivo. Apraxia é comum, mas costuma ocorrer no contexto de distúrbio espacial grave. A desorientação no tempo e no espaço é frequente, sendo que a primeira aparece de forma mais precoce que a última.

A compreensão linguística apresenta-se comprometida, com o paciente sendo incapaz de assimilar instruções complexas porque elas sobrepõem a capacidade de memória imediata. Pode haver também um distúrbio afásico primário com a ocorrência de erros tanto fonêmicos como semânticos (Mansur et al., 2005). A compreensão no nível individual das palavras é relativamente boa, embora as preposições espaciais sejam mais mal-entendidas do que os substantivos.

Em relação ao quadro clínico, pode ser observado nas atividades da vida diária que o paciente com DA apresenta alterações precoces, como, por exemplo, dificuldades no planejamento e no preparo para uma viagem, no controle financeiro, na consciência do uso da própria medicação e/ou no uso do telefone.

Quanto às alterações comportamentais, o paciente pode apresentar depressão, disforia, irritabilidade, apatia e alterações no sono e no apetite.

TIPOS DE TESTES NEUROPSICOLÓGICOS APLICADOS DURANTE A AVALIAÇÃO

Os testes neuropsicológicos são ferramentas que permitem avaliar quantitativa e qualitativamente as funções cognitivas, intelectuais e comportamentais de um indivíduo, bem como realizar comparações com grupos de sujeitos normais, considerando faixas etárias e graus de escolaridade semelhantes.

Na escolha e aplicação de um teste neuropsicológico, é essencial que o profissional atente para os seguintes critérios:

- Os testes devem ser validados, adequados para avaliar as reais capacidades do paciente, e não deve haver interferências do próprio examinador e de outras variáveis externas.
- Os testes devem ser padronizados, e faz-se necessário conhecer os resultados dos testes aplicados em populações-controle sadias com características demográficas semelhantes às dos pacientes avaliados, resultados esses conhecidos como "normas" do teste. A aplicação dos testes validados e padronizados facilita a interpretação e a comparação dos resultados obtidos.

No momento de selecionar um teste cuja elaboração se deu em outra língua e em outra cultura, é importante considerar as características e os rigores na elaboração das versões locais. Por exemplo, no teste ADAS-COG, amplamente utilizado como teste de rastreamento na avaliação neuropsicológica da DA, uma das variáveis relevantes é a especificidade dos estímulos verbais para as provas de recordação e reconhecimento de palavras. Uma tradução na íntegra dessas palavras em outras línguas e culturas desvirtuará os resultados, já que uma palavra de alta peculiaridade para uma língua talvez não o seja para outra.

BATERIAS FIXAS E BATERIAS FLEXÍVEIS

Uma avaliação neuropsicológica é constituída por um ou mais conjuntos de testes, denominados baterias. Historicamente, têm-se utilizado dois tipos de baterias de testes: as fixas e as flexíveis. Nas baterias fixas, aplica-se um número fixo e constante de testes, independentemente do quadro clínico para o qual a avaliação é indicada. Nessa avaliação, traça-se como resultado um perfil do índice resumido do desempenho do sujeito. As principais baterias fixas utilizadas em neuropsicologia são a bateria de Luria-Nebraska (Christensen, 2001) e a de Halstead-Reitan (Reintan; Davison, 1974).

As baterias fixas apresentam numerosas vantagens e desvantagens, destacadas no Quadro 11.1 (Heaton; Marcotte, 2000).

A implementação de provas que permitem inferir de maneira adequada a origem de um sintoma ajudará a caracterizar melhor o quadro e indicará informações fundamentais no momento de planejar uma intervenção terapêutica.

A diferença entre as baterias fixas e as flexíveis é que, nas flexíveis, não existe uma seleção *a priori* dos testes a serem aplicados.

Quadro 11.1
VANTAGENS E DESVANTAGENS DAS BATERIAS FIXAS

VANTAGENS	DESVANTAGENS
Têm sido aplicadas em múltiplos estudos que abrangem grandes populações com sujeitos sadios e doentes com tipos de lesões e patologias distintos. O conhecimento do desempenho e rendimento de vários indivíduos com enfermidades diferentes facilita a interpretação do rendimento de um dado sujeito.	Requerem muito tempo para aplicação (seis horas ou mais), sendo instrumentos de baixa eficiência e de alto custo.
Costumam ser padronizadas, o que permite comparar o rendimento de um sujeito específico com o de um grupo-controle com características semelhantes.	Muitas dessas baterias, em especial a de Halstead-Reitan, não têm fundamentos teóricos. A construção dos diferentes testes que as compõem não se baseia em modelos cognitivos sobre o funcionamento cerebral.
As propriedades psicométricas dos testes que compõem a bateria são conhecidas, e isso significa que, por meio delas, é possível verificar o nível do rendimento nos testes, o que, por sua vez, reflete as reais capacidades do paciente.	Apesar de sua extensão, as baterias fixas não proporcionam uma visão completa do funcionamento cognitivo. Na bateria de Luria-Nebraska, por exemplo, não existe uma avaliação adequada da memória considerando os modelos neurocognitivos de seu funcionamento.
A aplicação de um conjunto de testes fornece informações complementares que podem ser comparadas às informações obtidas em uma testagem individual.	Apesar de serem instrumentos sensíveis e permitirem identificar a existência de uma disfunção cognitiva, não são capazes de caracterizar e determinar um padrão de transtorno cognitivo e a origem desse problema.
São sensíveis especialmente no diagnóstico de disfunções cognitivas leves.	

A seleção do teste dependerá do indivíduo em estudo, do motivo da consulta e da doença ou síndrome de que se suspeita. Essas baterias baseiam-se nos trabalhos de Luria. A estrutura da avaliação depende da hipótese diagnóstica e, portanto, procura responder ao motivo específico da consulta (Hinkin; Thrasher; Van Gorp, 2003). As principais vantagens e desvantagens das baterias flexíveis estão listadas no Quadro 11.2.

BATERIAS QUANTITATIVAS *VERSUS* BATERIAS QUALITATIVAS

Ao discernir uma avaliação neuropsicológica, é importante considerar o tipo de informação que se deseja obter. Em função do tipo de informação colhida, as avaliações neuropsicológicas classificam-se em:

- Avaliações quantitativas e psicométricas, que permitem quantificar as deficiências

Quadro 11.2
VANTAGENS E DESVANTAGENS DAS BATERIAS FLEXÍVEIS

VANTAGENS	DESVANTAGENS
A avaliação ajusta-se de acordo com as necessidades de cada paciente e sua enfermidade, evitando, dessa forma, avaliações desnecessárias.	Pode partir do pressuposto equivocado de que as áreas não avaliadas estejam inalteradas. O conhecimento adequado das áreas cognitivas preservadas é importante para se saber e supor como é a vida diária do paciente e, em seguida, planejar um programa de reabilitação.
É possível determinar com melhor precisão a causa do déficit do paciente. A avaliação aprofunda-se em função das alterações que aos poucos são encontradas, de tal maneira que se detalha a avaliação de acordo com as áreas cognitivas que se apresentam mais comprometidas.	É possível que a seleção do teste esteja baseada em critérios por vezes pouco confiáveis. A queixa do paciente que determina a minuciosa seleção do teste apresenta pouco valor para predizer a área deficitária. Muitas vezes, essas queixas relacionam-se mais com fatores emocionais do que com o próprio prejuízo cognitivo. Um exemplo típico é a memória. Um paciente com DA clássica pouco se queixará de seu déficit de memória em comparação a um paciente com déficit de memória de origem funcional secundário a uma síndrome depressiva e/ou a outro paciente ansioso com uma queixa amnésica muito importante.
Permite maior liberdade e criatividade ao examinador experiente, que, inclusive, pode mesclar diferentes testes de outras baterias, selecionando o que cada uma apresenta de melhor.	Muitos testes utilizados não dispõem de normatização, porque a interpretação dos resultados do paciente depende da experiência do examinador.

do paciente. Esse tipo de informação é muito útil quando se suspeita de uma deterioração cognitiva leve, como nos casos de comprometimento cognitivo leve e em estágios iniciais da DA, porque permite saber se os rendimentos dos sujeitos são inferiores ou não, comparando-se com um grupo-controle sadio com características semelhantes.

- Avaliações qualitativas, nas quais o avaliador não se limita a analisar a pontuação final obtida pelo paciente, mas registra e analisa a maneira como ele resolve ou não consegue resolver as diferentes tarefas contidas no teste, além de buscar conhecer os procedimentos utilizados pelo paciente para realizar o teste e a forma como consegue resolver a problemática que se apresenta (Kaplan, 1990).

INSTRUMENTOS TRADICIONALMENTE UTILIZADOS NA AVALIAÇÃO NEUROPSICOLÓGICA FORMAL DA DOENÇA DE ALZHEIMER

Stroop **(Pontos coloridos)**. Se propõe a medir a facilidade com que uma pessoa pode alterar seu ponto de vista conforme vão mudando as exigências e controlar uma resposta habitual em favor de uma não habitual. Ou seja, avalia a capacidade de atenção e flexibilidade de pensamento (Lezak, 1995).

Trail Making **(Teste de Trilhas A e B)**. Avalia atenção e sequenciamento, rapidez motora e agilidade. O indivíduo é solicitado a ligar itens em uma série (ou seja 1-2-3; 1a-2b-3c-). O teste se refere a capacidade atentiva, rapidez de processamento, capacidade de alternar continuamente conceitos distintos e resistência a interferências (Reitan, 1958).

Labirinto **(WISC III)**. É realizado em 60 segundos. Envolve planejamento e previsão, pois, ao traçar um labirinto, o paciente deve "escolher, tentar, rejeitar ou adotar cursos alternativos de conduta de pensamento". Avalia aspectos visuoespaciais (Wechsler, 1991).

Teste Sinos. Avalia percepção visual, orientação espacial, atenção seletiva, atenção sustentada e disfunção do hemisfério direito com negligência à esquerda (Gauthier; Dehaut; Joanette, 1989).

Subteste de Dígitos **(WAIS R)**. Avalia atenção, memória verbal e imediata (ordem direta) e memória operacional, concentração e vigilância (ordem inversa) (Wechsler, 1997).

Figura de Rey **(RCFT – Rey Complex Figure Test) (Não verbal/visual-icônico)**. Avalia memória e praxias motoras construtivas (Lezak, 1995; Spreen; Strauss, 1998).

RAVLT – *Rey Auditory Verbal Learning Test* **(Verbal/auditiva)**. Elaborado por Rey em 1964, consiste em um teste de aprendizagem de lista de 15 palavras não relacionadas apresentadas oralmente cinco vezes com evocação após cada leitura, seguidas de 15 palavras como estímulo distrativo. São contabilizados resultados de aprendizagem, evocação imediata, evocação após estímulo distrativo e evocação tardia. O reconhecimento é realizado com palavras semântica e foneticamente semelhantes (Lezak,1995; Spreen; Strauss, 1998).

Teste de Memória Lógica **(Teste das Duas Histórias)**. Avalia armazenamento e recuperação de informação e memória lógica (Wechsler, 1997).

Testes de Fluência Verbal **(FV) e** *Fluência Semântica/Fluência Fonêmica* **(FAS)**. Avaliam o fluxo verbal, a capacidade de planejar estratégias para expressar palavras de acordo com a categoria semântica e as letras iniciais solicitadas (Spreen; Strauss, 1998).

Hooper Visual Organization Test (**VOT**). Consiste em 30 desenhos de objetos simples, os quais foram cortados em pedaços como um quebra-cabeça. É um instrumento breve de *screening* planejado para medir a habilidade de adolescentes e adultos de organizar estímulos visuais (Hooper, 1983).

Provérbios. Consiste na adaptação de sete provérbios com sentenças de caráter prático e popular que deverão ser interpretados (Gorham, 1956).

Semelhanças (**WAIS III**). Neste subteste, são apresentadas de forma oral duas palavras que representam objetos ou conceitos comuns. O examinando é solicitado a dizer o que esses objetos ou conceitos têm em comum, em que são semelhantes. Abrange três níveis: concreto, abstrato e funcional, medindo a inteligência de forma global.

Esses testes deverão ser específicos e sensíveis, capazes de proporcionar a diferenciação entre as funções cognitivas preservadas e comprometidas.

A Tabela 11.1 apresenta os instrumentos utilizados, discriminados segundo a função neuropsicológica que avaliam, a modalidade, o tipo de teste e os itens avaliados.

■ INTERPRETAÇÃO DOS TESTES NEUROPSICOLÓGICOS

Os rendimentos obtidos em uma avaliação neuropsicológica dependem de diferentes variáveis: as inerentes aos sujeitos e as inerentes ao teste.

As variáveis inerentes ao sujeito incluem: idade, nível de escolaridade, nível sociocultural, nível cognitivo pré-mórbido, origem étnica e sexo.

As variáveis demográficas mais importantes são idade e nível de escolaridade. O sexo, por exemplo, influencia no rendimento de provas visuoespaciais (Hamilton, 1995). É importante considerar a escolaridade, o nível sociocultural, a exigência intelectual da profissão exercida pelo paciente, as atividades culturais que realiza durante seu tempo livre e os estímulos culturais presentes em seu meio.

Na literatura anglo-saxônica, o resultado do conjunto desses fatores chama-se "reserva cognitiva". Em termos gerais, uma maior reserva cognitiva traduz-se em uma maior resistência a patologias cerebrais caracterizadas por déficits cognitivos (Kesler et al., 2003).

É importante conhecer o quociente intelectual (QI) pré-mórbido de um indivíduo para poder interpretar suas respostas nos testes e verificar a consistência de suas habilidades pré-mórbidas. Obviamente, quase nunca isso pode ser feito com exatidão. Alguns recomendam a utilização de testes de vocabulário como medida indireta do conhecimento pré-mórbido alcançado pelo indivíduo.

Como já referido neste capítulo, é pouco comum que os sujeitos tenham sido avaliados cognitivamente antes de sua enfermidade ou condição atual. A existência de uma deterioração do funcionamento cognitivo de um sujeito só pode ser comprovada comparando seus dados atuais com grupos-controle pareados demograficamente ou estimando seu nível de funcionamento prévio.

Para estimar o funcionamento cognitivo prévio dos sujeitos, pode-se considerar a informação do próprio paciente ou de algum informante confiável a respeito de suas atividades acadêmicas e laboratoriais, seu com-

Tabela 11.1
ALGUNS INSTRUMENTOS DE AVALIAÇÃO SEGUNDO A FUNÇÃO COGNITIVA E OS ITENS AVALIADOS

FUNÇÃO NEUROPSICOLÓGICA	MODALIDADE	TESTE	ITEM
ATENÇÃO	*Span* atencional	*Span* dígitos	Ordem direta (OD) Ordem inversa (OI)
	Sustentada	Sinos *Span* dígitos	Completo OD OI
RACIOCÍNIO	Conceituação e abstração	Semelhanças	Completo
PERCEPÇÃO VISUAL	Discriminação de detalhes	*Hooper*	Completo
VISUOCONSTRUÇÃO	Cópia de figura complexa	Figura de Rey	Cópia Evocação
LINGUAGEM	Fluência verbal Abstração	FAS Categoria animal Provérbios Semelhanças	Completo Completo Completo
MEMÓRIA E APRENDIZAGEM	Memória lógica Aprendizagem de palavras Memória operacional	WMS-R RAVLT Dígitos	I e II Completo OI
FUNÇÕES MOTORAS E EXECUTIVAS	Resistência a interferência Planejamento	*Stroop* *Trail* (tempo e erros) Labirinto Sinos	Cartões 2 e 3 A/B 1

portamento anterior e os transtornos que se desenvolveram de forma preexistente ao quadro atual.

Pode-se também estimar o nível cognitivo pré-mórbido mediante testes de leitura e vocabulário, nos quais se solicita ao paciente ler alguns trechos e mencionar o significado de alguns conceitos, bem como por meio de testes de acentuação, nos quais o examinador lê palavras não acentuadas e o paciente é convidado a acentuá-las. A correta realização desses testes depende de capacidades cognitivas relativamente resistentes a uma recente disfunção neurológica e indica o funcionamento cognitivo anterior à enfermidade atual.

REFERÊNCIAS

Abreu ID, Forlenza OV, Barros HL. Demência de Alzheimer: correlação entre memória e autonomia. Rev Psiq Clín. 2005;32(3):131-6.

Argimon IL, Stein LM. Habilidades cognitivas em indivíduos muito idosos: um estudo longitudinal. Cad Saúde Pública. 2005;21(1):64-72.

Bayles KA. Language function in senile dementia. Brain Lang. 1982;16(2):265-80.

Caixeta L. Demência: abordagem multidisciplinar. São Paulo: Atheneu; 2006.

Chérif AA. Les troubles de la mémoire d'origine cérébrale. Paris: PUF; 1992.

Christensen AL. El diagnóstico neuropsicológico de Luria. 3. ed. Madrid: Machados Libros; 2001.

Costello AL, Warrington EK. Dynamic aphasia: the selective impairment of verbal planning. Cortex. 1989;25(1):103-14.

De Renzi E, Faglioni P. Normative data and screening power of a shortened version of the token test. Cortex. 1978;14(1):41-9.

De Renzi E, Scotti G, Spinnler H. Perceptual and associative disorders of visual recognition: relationship to the site of lesion. Neurology. 1969;19(7):634-42.

Dickerson BC, Eichenbaum H. The episodic memory system: neurocircuitry and disorders. Neuropsychopharmacology. 2010;35(1):86-104.

Efron R. What is perception? In: Cohen RS, Wartofsky MW, editors. Boston studies in the philosophy of science. New York: Humanities; 1968.

Gallucci Neto J, Tamelini MG, Forlenza OV. Diagnóstico diferencial das demências. Rev Psiq Clin. 2005;32(3):119-30.

Gauthier L, Dehaut F, Joanette Y. The Bells test: a quantitative and qualitative test for visual neglect. Int Neuropsychol. 1989;2:49-54.

Gorham DR. Proverbs test. Missoula Mont: Psychological Test Specialists; 1956.

Hamilton CJ. Beyond sex differences in visuo-spatial processing: the impact of gender trait possession. Br J Psychol. 1995;86(Pt 1):1-20.

Heaton RK, Marcotte TD. Clinical neuropsychological test and assessments techniques. In: Boller F, Grafman J, editors. Handbook of neuropsychology. 2nd ed. Philadelphia: Elsevier; 2000.

Heilman KM, Valenstein E. Mechanisms underlying hemispatial neglect. Ann Neurol. 1979;5(2):166-70.

Heyman A, Wilkinson WE, Stafford JA, Helms MJ, Sigmon AH, Weinberg T. Alzheimer's disease: a study of epidemiological aspects. Ann Neurol. 1984;15(4):335-41.

Hinkin CH, Thrasher D, Van Gorp WG. Forensic neuropsychology. In: Rosner R, editor. Principles and practice of forensic psychiatry. London: Arnold; 2003.

Hooper H. Hooper visual organization test (VOT) manual. Los Angeles: Western Psychological Services; 1983.

IBGE: Instituto Brasileiro de Geografia e Estatística [Internet]. Rio de Janeiro: IBGE; c2011. Política do idoso no Brasil; 2000 [capturado em 25 jul. 2011]. Disponível em: http://www.ibge.gov.br/ibgeteen/datas/idoso/politica_do_idoso_no_brasil.html.

IBGE: Instituto Brasileiro de Geografia e Estatística [Internet]. Rio de Janeiro: IBGE; c2011. Projeção da população do Brasil; 27 nov. 2008 [capturado em 25 jul. 2011]. Disponível em: http://www.ibge.gov.br/home/presidencia/noticias/noticia_impressao.php?id_noticia=1272.

Jakubovicz R, Meinberg R. Introdução à afasia. 5. ed. Rio de Janeiro: Revinter; 1992.

Jorm AF. Epidemiology of Alzheimer's disease and related disorders. London: Chapman and Hall; 1990.

Kaplan E. The process approach to neuropsychological assessment of psychiatric patients. J Neuropsychiatry Clin Neurosci. 1990;2(1):72-87.

Kesler SR, Adams HF, Blasey CM, Bigler ED. Premorbid intellectual functioning, education, and brain size in traumatic brain injury: an investigation of the cognitive reserve hypothesis. Appl Neuropsychol. 2003;10(3):153-62.

Larson EB, Kukull WA, Katzman RL. Cognitive impairment: dementia and Alzheimer's disease. Annu Rev Public Health. 1992;13:431-49.

Lezak MD. Neuropsychological assessment. New York: Oxford University; 1995.

Logiudice D. Dementia: an update to refresh your memory. Intern Med. 2002;32(11):535-40.

Luria AR. Higher cortical functions in man. London: Tavistock; 1966.

Luria AR, Tsetskova LS. Towards the mechanisms of dynamic aphasia. Found Lang. 1978;4:296-307.

Mansur LL, Carthery MT, Caramelli P, Nitrini R. Linguagem e cognição na doença de Alzheimer. Psicol Reflex Crit. 2005;18(3):300-7.

McCarthy RA, Warrington EK. A two route model of speech production: evidence from aphasia. Brain. 1984;107(Pt 2):463-85.

Mesulam MM, editor. Principles of behavioral and cognitive neurology. 2nd ed. Oxford: Oxford University; 2000.

Neary D, Snowden JS, Mann DM. The clinical pathological correlates of lobar atrophy. Dementia. 1993;4(3-4):154-9.

Reitan RM. Validity of the trail making test as an indicator of organic brain damage. Percept Mot Skills. 1958;8:271-6.

Reitan RM, Davison LA, editors. Clinical neuropsychology: current status and application. New York: Wiley; 1974.

Rueda FJM, Sisto FF. Teste de atenção concentrada: TEACO-FF. São Paulo: Casa do Psicólogo; 2009.

Saffran EM, Marin OSM. Immediate memory for word lists and sentences in a patient with deficient auditory short-term memory. Brain Lang. 1975;2(4):420-33.

Selkoe DJ. Alzheimer´s disease: genes, proteins and therapy. Physiol Rev. 2001;81(2):741-66.

Sisto FF, Noronha APP, Lamounier R, Bartholomeu DE, Rueda FJM. Testes de atenção dividida e sustentada: AD e AS. São Paulo: Vetor; 2006.

Spreen O, Strauss E. A compendium of neuropsychological tests: administration, norms and commentary. 2nd ed. New York: Oxford University; 1998.

Waldemar G, Dubois B, Emre M, Georges J, McKeith IG, Rossor M, et al. Recommendations for the diagnosis and management of Alzheimer's disease and other disorders associated with dementia: EFNS guideline. Eur J Neurol. 2007;14(1):e1-26.

Warrington EK. Deficient recognition memory in organic amnesia. Cortex. 1974;10(3):289-91.

Wechsler D. Wechsler adult intelligence scale-third edition. San Antonio: The Psychological Corporation; 1997.

Wechsler D. Wechsler intelligence scale for children-third edition (WISC-III): manual. San Antonio: The Psychological Corporation; 1991.

CAPÍTULO 12
CONTRIBUIÇÕES NEUROPSICOLÓGICAS PARA O DIAGNÓSTICO PRECOCE DA DOENÇA DE ALZHEIMER EM IDOSOS "JOVENS" E "MUITO VELHOS"

LEONARDO CAIXETA

■ QUAL O VALOR DO DIAGNÓSTICO PRECOCE DA DOENÇA DE ALZHEIMER?

Para muitos, essa questão pode parecer destituída de significado prático ("para que diagnosticar precocemente uma doença que é incurável?"); para outros, pode parecer carregada de implicações éticas (a responsabilidade de antecipar a notícia de uma doença devastadora para a família e o paciente, aumentando o tempo de contato com as angústias inerentes ao diagnóstico da doença degenerativa); e, para um terceiro grupo, talvez seja vista como uma oportunidade para a indústria farmacêutica estimular o uso de seus produtos cada vez mais precocemente, aumentando, portanto, a demanda por medicamentos, já que um verdadeiro exército de novos indivíduos com doença de Alzheimer (DA) (até então "invisíveis") surgiria da noite para o dia caso os testes com marcadores biológicos estivessem disponíveis para uso clínico.

Já existe, no entanto, um corpo razoável de evidências científicas indicando que o diagnóstico precoce da doença cria a oportunidade para o início mais rápido do tratamento, seja farmacológico ou não, além de permitir à família e ao paciente que programem com tempo a melhor forma de lidar com o problema e buscar recursos de saúde sem desespero. A instituição de medidas terapêuticas mais agressivas no início da doença pode, eventualmente, contribuir para desacelerar o processo patológico, retardando a chegada dos sintomas da demência, mas essa impressão ainda não foi devidamente comprovada.

O uso da avaliação clínica (neuropsicológica) para o diagnóstico precoce, contudo, não suscita as preocupações éticas quando se fala nos marcadores biológicos, uma vez que, nessa situação, o paciente já apresenta efetivamente características que sinalizam a presença de um processo mórbido. O cuidado que se deve ter, entretanto, é não transformar idosos normais com características culturais, educacionais ou socioeconômicas específicas em pacientes com DA pré-clínica, sem que os instrumentos diagnósticos estejam perfeitamente calibrados com à realidade a que se propõem mapear.

A maioria dos achados aqui expostos se refere a dados de pesquisa, informações muitas vezes pontuais e cujo interesse está centrado não no diagnóstico em si, mas nos *insights* que esses dados oferecem para se compreender melhor o fenômeno complexo da passagem da condição de normalidade cognitiva para a disfunção. Tais dados ainda não devem, portanto, ser usados com o objetivo do diagnóstico clínico, mesmo porque o diagnóstico de uma doença como a DA congrega uma complexidade que não perpassa apenas a neuropsicologia, mas também a clínica médica, a psicopatologia, a imagenologia, a genética, além de múltiplas outras variáveis que devem ser devidamente reunidas e sistematizadas pelo médico.

PERFIL DO DÉFICIT COGNITIVO NA DOENÇA DE ALZHEIMER INICIAL

Pesquisas prévias caracterizaram o padrão do déficit cognitivo tipicamente associado com a DA inicial e relacionaram esse perfil com a gravidade e a distribuição da patologia cerebral na doença (Salmon; Bondi, 1999). Uma melhor compreensão do perfil neuropsicológico da DA inicial resultou em um diagnóstico clínico mais precoce e mais confiável, aprimorando a habilidade para detectar com mais acurácia a doença em pessoas que estão na fase prodrômica, antes da manifestação clínica dos sintomas (Mickes et al., 2007).

Apesar de a progressão das alterações neuropatológicas na DA não ser completamente compreendida, os estudos são consistentes com a noção de que o hipocampo e o córtex entorrinal estão envolvidos no estágio inicial, e que os córtices frontal, temporal e parietal se envolvem gradualmente à medida que a doença progride (Braak; Braak, 1991). Congruentes com essa progressão, numerosos estudos demonstraram que tarefas de memória episódica dependentes do lobo temporal medial (LTM) estão em geral afetadas no início da doença e são efetivas na diferenciação entre pacientes com demência muito leve na DA e idosos normais (Salmon; Bondi, 1999). Comumente, à medida que a DA progride, a síndrome demencial é caracterizada por uma proeminente amnésia, com perda rápida de material verbal e não verbal, marcante disfunção executiva e déficit adicional em certos aspectos da linguagem, nas habilidades visuoespaciais e na atenção (Bondi et al., 2008).

PERFIL NEUROPSICOLÓGICO E NEUROBIOLÓGICO DA DOENÇA DE ALZHEIMER NOS "MUITO VELHOS"

Apesar do aumento da compreensão sobre o perfil da DA inicial, grande parte do que se sabe sobre ela é baseado em estudos com grupos de idosos relativamente "jovens" (indivíduos com menos de 70 ou 80 anos). Desse modo, a compreensão a respeito da expressão inicial da DA em pessoas com mais de 80 anos ("muito velhos") é limitada. Em parte, isso ocorre devido aos limites nebulosos entre as mudanças cognitivas normais relacionadas à idade e os sinais iniciais de DA, que são particularmente difíceis de delinear nos "muito velhos". Muitas das alterações estruturais e funcionais iniciais da DA se sobrepõem às alterações normais observadas no envelhecimento ou no contexto de outras doenças.

Por causa da diminuição da velocidade de processamento das informações, da redução das funções executivas e da eficiência do aprendizado, alguns pesquisadores sugerem que a DA atua menos na produção de declínios cognitivos patológicos nos "muito velhos" quando comparados com os "velhos jovens" (Terry et al., 1999). Consequentemente, pode ser mais difícil detectar a demência, considerando-se o quanto houve de declínio cognitivo e dos níveis variáveis de cognição, quando comparados com um adequado grupo de referência normal pareado por idade (Allen; Bruss; Damasio, 2005). Pelo fato de a senilidade afetar negativamente muitas das habilidades cognitivas alteradas pela DA, os déficits específicos relacionados com a doença podem ser muito menos evidentes nos "muito velhos". Isso resultaria em um perfil de déficits pouco distinto e atípico associado com a DA nos "muito velhos" em comparação aos "velhos jovens" (Allen; Bruss; Damasio, 2005).

O perfil de déficits associado com a DA nos "muito velhos" difere em gravidade e desempenho em testes neuropsicológicos quando estes são comparados com velhos "jovens" com DA (Bondi et al., 2008). Especificamente, Bondi e colaboradores (2008) compararam o perfil de déficits neuropsicológicos associado com a DA nos pacientes "velhos jovens" (idade média superior a 70 anos) e nos "muito velhos" (idade média superior a 80 anos). Os grupos de "velhos jovens" e "muito velhos" com DA foram pareados nas variáveis educação, gênero, gravidade de demência e duração da doença, e tiveram baixas pontuações em todas as medidas neuropsicológicas. No entanto, quando as pontuações eram padronizadas em relação aos grupos-controle com idade apropriada, os pacientes "velhos jovens" com DA estavam em geral mais comprometidos do que os pacientes "muito velhos" e mostraram um perfil de DA típico. Isto é, demonstraram déficits pronunciados em fun-

ções executivas e na retenção da memória episódica maiores que o déficit em outros domínio cognitivos. Em contraste, os pacientes "muito velhos" com DA mostraram um nível similar de prejuízo em todos os domínios cognitivos, de modo que o perfil de seus déficits camuflava a desproporcionada importância da memória e dos déficits de funções executivas típicos da doença. Sem considerar as distinções desses perfis por idade, há o potencial para muitos diagnósticos falso-negativos se o médico esperar déficits nos níveis de memória e de função executiva nos pacientes "muito velhos".

Além das diferenças neuropsicológicas, ocorrem um declínio similar relacionado à idade e um aumento da variabilidade interindividual nas medidas regionais de volume cerebral derivadas da ressonância magnética (RM), diminuindo, dessa forma, a sensibilidade desse método para detectar a DA leve nos "muito velhos". É sabido que a senilidade normal é associada a uma leve atrofia cerebral nas imagens por RM (Jernigan et al., 2001), bem como a resposta hemodinâmica diminuída na RMN funcional (D'Esposito et al., 1999), redução da densidade sináptica (Masliah et al., 1993) e aumento das anormalidades na substância branca (Jernigan et al., 2001). Desse modo, é necessário um foco maior nos estudos neuropsicológicos e de neuroimagem nos "muito velhos", a fim de aumentar a compreensão da evolução da DA nesse segmento da população em franca expansão.

■ DIAGNÓSTICO DA DOENÇA DE ALZHEIMER NAS FASES INICIAIS

Uma das áreas mais ativas e envolventes da pesquisa clínica da DA é a tentativa de identificar mudanças cognitivas que ocorrem durante a fase prodrômica, que precede a manifestação do início da síndrome demencial. Evidências consistentes sugerem que um declínio sutil na memória episódica do idoso anuncia o desenvolvimento da síndrome demencial associada com a DA (Smith et al., 2007). Além disso, um trabalho recente também evidenciou que o déficit de memória episódica não deve ser o único domínio cognitivo afetado durante o pródromo da DA (Twamley; Ropacki; Bondi, 2006), um achado que também foi enfatizado em uma recente atualização do conceito de comprometimento cognitivo leve (CCL) (Petersen; Morris, 2005).

A habilidade de identificar declínios cognitivos antes do início da demência franca tem levado à adoção da designação *comprometimento cognitivo leve* (Petersen et al., 2001) para aqueles com desempenho comprometido no teste de memória objetiva, mas com cognição global e funcionamento diário intactos. Como Petersen e Morris (2005) notaram recentemente, o CCL pode ser caracterizado, de modo geral, em termos de um perfil específico de comprometimento (p. ex., amnéstico vs. não amnéstico). A condição de CCL (particularmente o tipo amnéstico) é um fator de risco para o desenvolvimento de DA. Infelizmente, a prática de definir o CCL é idiossincrática e varia muito entre os estudos desde o início do uso dessa classificação.

Além disso, nota-se que muitas das formulações da literatura de CCL devem ser renomeadas para DA inicial, mas com a continuação do uso dos pontos de corte psicométricos antigos (p. ex., Miniexame do Estado Mental [MEEM] ≥ 24 constituindo "função cognitiva global preservada") e caracterizações cognitivas e funcionais (p. ex., atividades diárias) pobres (Twamley; Ropacki, Bondi, 2006). Desse modo, são necessários critérios mais rigorosos e maior conhecimento de desfechos clínicos para caracterizar melhor esse fator de risco.

Outra abordagem usada para identificar potenciais marcadores cognitivos de DA durante a fase prodrômica foi comparar as alterações neuropsicológicas de idosos não demenciados que têm um risco maior de desenvolver a doença com idosos que não têm esse risco. Essa abordagem assume que um grupo de indivíduos com fator de risco fará, mais provavelmente, parte do grupo dos indivíduos que estão na fase prodrômica da doença. Esses pacientes na fase prodrômica da DA contribuirão para uma baixa pontuação nos testes que são particularmente sensíveis para a DA inicial. Estudos que adotaram essa abordagem para a pesquisa de marcadores cognitivos da DA inicial focaram no risco aumentado pela história positiva de DA em parentes de primeiro grau (mãe, pai, irmãos) ou na presença de um marcador genético para a doença, em geral o alelo ε4, responsável pela produção de apolipoproteína E (ApoE), uma proteína de baixo peso molecular transportadora de colesterol.

Vários estudos demonstraram que idosos não demenciados com uma história familiar positiva para DA têm desempenho significativamente pior nos testes de memória episódica do que aqueles com uma história familiar negativa (Bondi et al., 2008; Caselli et al., 2004). Idosos com risco de desenvolver DA devido ao alelo ApoE ε4 têm pior desempenho nos testes de memória episódica do que aqueles sem esse fator de risco, sendo a medida da memória episódica mais efetiva para diferenciar esses grupos do que outras medidas cognitivas de funções executivas, de atenção, de habilidade construcional ou de velocidade psicomotora (Mickes et al., 2007). Os grupos de risco e aqueles que convertem para DA podem ser mais bem caracterizados em termos de discrepâncias cognitivas utilizando-se pares de testes do que métodos tradicionais que analisam todos os grupos com base em tarefas cognitivas individuais (Wetter et al., 2006).

■ REVISÃO DO PERÍODO PRODRÔMICO DA DOENÇA DE ALZHEIMER

Para determinar melhor as alterações neuropsicológicas e de neuroimagem que possam refletir o pródromo da DA, foram analisadas as obras de Twamley e colaboradores (2006) e de Wierenga; Ropacki; Bondi, 2006. Ao fazer isso, distinguiu-se entre o pródromo da DA e o CCL.

Enquanto o CCL é definido tradicionalmente como comprometimento leve da memória sem outros déficits cognitivos ou funcionais, o pródromo da DA é conceituado como uma fase de sutil declínio cognitivo (não necessariamente prejuízo e não somente no domínio da memória), mas sem declínios apreciáveis nas atividades da vida diária. Existe também outra distinção realizada pela autópsia, na qual aqueles com CCL podem exibir aspectos patológicos substanciais da DA, e os pacientes com DA prodrômica podem exibir apenas alterações mínimas (Bennett et al., 2006).

Bäckman e colaboradores (2005) perceberam que testes neuropsicológicos de cognição global, evocação tardia, velocidade de percepção e função executiva discriminavam melhor sujeitos que desenvolveram DA daqueles que se mantiveram não demenciados. Todavia, dos 47 estudos incluídos em sua metanálise, 27 investigaram cognição no CCL, deficiência cognitiva ou amostras de clínicas de memória, tornando as medidas de memória as mais prováveis de emergir como preditoras de DA futura.

Outra análise (Twamley; Ropacki; Bondi, 2006) excluiu o estudo de indivíduos com CCL em favor de um foco mais puro no pródromo da DA. Foram sistematicamente revisados 91 estudos de funcionamento neuropsicológico, neuroimagem estrutural ou neuroimagem funcional no pródromo da DA. Os estudos neuropsicológicos indicaram que o pródromo da DA é caracterizado por um déficit sutil em uma ampla extensão de domínios neuropsicológicos, particularmente no aprendizado, na memória, no funcionamento executivo, na velocidade de processamento, na atenção e no conhecimento semântico. A pesquisa com neuroimagem sugere que a perda de volume (RM) e de fluxo sanguíneo cerebral (tomografia computadorizada por emissão de fóton único [SPECT]) ou alterações metabólicas (tomografia por emissão de pósitrons [PET]), sobretudo no lobo temporal, possam ser detectadas antes do início da demência.

Os estudos longitudinais revisados sugerem que o hipocampo tem um valor significativo para predizer a conversão para DA. Entretanto, esse valor é moderado, talvez porque a atrofia hipocampal esteja associada ao comprometimento da memória episódica, sendo ou não parte de DA incipiente. Contudo, uma taxa aumentada de atrofia do neocórtex temporal parece predizer a DA incipiente, e diversos estudos enfatizaram o valor preditivo de combinações de áreas afetadas, como o neocórtex temporal associado ao hipocampo ou ao cíngulo anterior. Esses resultados sugerem que o diagnóstico precoce da DA, com imagem estrutural, não poderá ser feito apenas com a avaliação do lobo temporal medial (que é sensível, mas pouco específico), devendo envolver a avaliação de outras áreas, tais como o neocórtex temporal e o cíngulo anterior, que podem mostrar atrofia menos evidente, mas conferem maior especificidade, uma vez que são afetadas apenas na DA clinicamente provável.

Dessa maneira, existem muitos marcadores potenciais do período prodrômico da DA, como, por exemplo, alterações cognitivas específicas e biomarcadores precedendo as manifestações clínicas. Vários possíveis domínios cognitivos e regiões cerebrais estão suscetíveis na fase prodrômica da DA (e mais precocemente do que era previsto), o que desperta para a necessidade de medidas abrangentes e de integração das alterações cognitivas e cerebrais em estudos futuros.

CURSO DO DECLÍNIO COGNITIVO NO PRÓDROMO DA DOENÇA DE ALZHEIMER

A partir do exposto, é possível afirmar que um declínio sutil na memória episódica frequentemente ocorre antes da emergência de demência franca. O curso das alterações de memória episódica durante a fase prodrômica da DA tem sido o foco de numerosos estudos (Bäckman; Small; Fratiglioni, 2001; Lange et al., 2002; Storandt et al., 2002). Esses estudos sugerem que o desempenho da memória pode ser fraco, mas constante por vários anos antes do desenvolvimento da síndrome demencial naqueles com DA e, então, declinaria rapidamente no período de 1 a 2 anos que precede o diagnóstico da demência. Por exemplo, Bäckman; Small e Fratiglioni (2001) acharam que a memória episódica estava levemente prejudicada seis anos antes do início da demência e que mudou pouco três anos após seu início. Em contraste, Chen e colaboradores (2001) mostraram um declínio constante e significativo na memória episódica, começando por volta de 2 a 3 anos antes do diagnóstico de demência nos indivíduos no pródromo da DA. Tomados em conjunto, os achados sugerem um efeito platô no curso do declínio da memória episódica em vez de um curso de declínio linear ou monótono. Tal modelo de platô (i.e., um declínio suave, mas constante, na memória episódica, seguido por outro declínio, mais abrupto, nos anos próximos ao diagnóstico) foi validado em um estudo de larga escala por Smith e colaboradores (2007), que descobriram que um platô era evidente nos testes de memória episódica, mas não nos demais domínios cognitivos examinados (Fig. 12.1).

Esses resultados indicam que um declínio abrupto na memória de um indivíduo idoso pode predizer melhor o início iminente da demência do que uma capacidade de memória fraca, mas estável. Também, as sutis, mas constantes, diminuições na memória episódica em um período pré-clínico inicial, seguidas por declínios mais abruptos e intensos durante o período pré-clínico, sugerem a operação de alterações cerebrais compensatórias em resposta ao avanço do processo neuropatológico. Diversos estudos que examinaram neuroimagens funcionais (Bookheimer et al., 2000; Han et al., 2007), fatores neuroquímicos (DeKosky et al., 2002) e neurotróficos (Egan et al., 2003) apoiam essa ideia.

Apesar de a pesquisa de alteração cognitiva no pródromo da DA ter focado muito na memória episódica, vários estudos e metanálises recentes sugerem que há um amplo declínio cognitivo não específico nos poucos anos antes do diagnóstico de demência.

Embora um declínio na memória episódica seja consistentemente encontrado nesses estudos, eles também costumam revelar déficits adicionais nas funções executivas, na velocidade de percepção, na destreza verbal, nas habilidades visuoespaciais e na atenção durante a fase prodrômica da DA (Bäckman et al., 2005; Twamley. Ropacki;

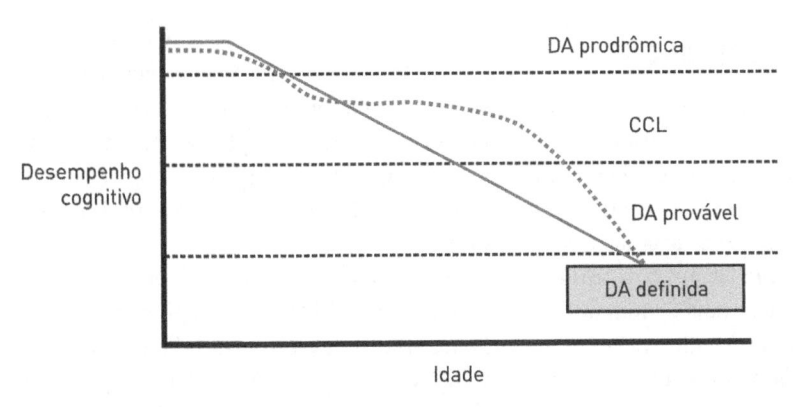

Figura 12.1

As trajetórias de memória episódica linear *versus* a trajetória de platô declinam antes do diagnóstico de DA. A *linha sólida* (—) representa uma trajetória linear de um declínio cognitivo, enquanto a *linha tracejada* (- -) representa indivíduos com um declínio inicial suave, com um período de estabilização posterior, seguido por um declínio mais abrupto no primeiro ou no segundo ano antes do diagnóstico de DA. Evidências sugerem que a memória episódica pode refletir um declínio com modelo de platô, enquanto outras funções cognitivas não refletem esse modelo.

Fonte: Adaptada de Smith e colaboradores (2007) e Twamley; Ropacki e Bondi, 2006.

Bondi, 2006). Esse declínio generalizado nas habilidades cognitivas espelha evidências de que várias regiões cerebrais (p. ex., lobos temporais medial e lateral, lobos frontais, córtex cingulado anterior) ou a conectividade entre essas regiões sejam danificadas no pródromo da DA (Andrews-Hanna et al., 2007).

De acordo com essa visão mais ampla, a medida do conhecimento semântico demonstra um declínio significativo durante o período prodrômico da DA (Mickes et al., 2007), e este pode ser relativamente independente dos déficits de memória episódica (Koenig et al., 2007). Como exemplo, Mickes e colaboradores (2007) demonstraram em um estudo neuropsicológico detalhado referente ao pródromo da DA que ambas as funções de memória semântica e episódica declinam rapidamente em um período de três anos de progressão para DA, enquanto o déficit de função executiva não se mostra muito proeminente. A partir desses achados, os autores sugerem que as habilidades cognitivas supostamente alimentadas pelos lobos temporais medial e lateral (memória episódica e conhecimento semântico, respectivamente) podem ser substancialmente mais prejudicadas do que as funções cognitivas alimentadas pelo lobo frontal (funções executivas). Esses achados mapeiam bem as progressões neuropatológicas conhecidas na DA no processo inicial da doença (Braak; Braak, 1991) e são também consistentes com o relato recente de acesso semântico diminuído em idosos não demenciados com ApoE ε4 (Rosen et al., 2005) e a habilidade de tarefas de linguagem de predizer DA seis anos depois (Powell et al., 2006).

ESTUDOS DE DISCREPÂNCIA COGNITIVA

A possibilidade de um longo período prodrômico precedendo o início da DA está bem estabelecido hoje em dia. Embora as alterações cognitivas, como aquelas abordadas anteriormente, pareçam constituir o déficit neuropsicológico mais comum antes do diagnóstico, dada a grande variabilidade dos domínios inicialmente afetados, é improvável que um único teste ou domínio seja suficiente para predizer de forma acurada quem vai desenvolver DA ou para detectar seu início mais precoce (Albert et al., 2007). A combinação de métodos que incluem um perfil cognitivo pode se provar mais útil para a definição de um período prodrômico da DA. Trabalhos recentes sugeriram que um perfil de cognição "assimétrico" poderia melhorar a habilidade de caracterizar as alterações cognitivas iniciais da DA.

Perfis cognitivos assimétricos podem capturar diferenças intraindividuais relativas comparando o desempenho em testes neuropsicológicos diferentes ou em domínios como o verbal *versus* habilidades visuoespaciais. Desempenhos discrepantes infrequentes ou atípicos podem sinalizar o processo neurodegenerativo e costumam ser usados na clínica e nas definições de pesquisas para identificar potenciais alterações de níveis pré-mórbidos em relação às funções cognitivas (Lange; Chelune; Tulsky, 2006). Portanto, perfis cognitivos assimétricos podem ter utilidade na detecção de uma fase prodrômica da DA por várias razões. Pelo fato de a DA ter tantas apresentações clínicas diferentes, há uma forte possibilidade de que existam subgrupos cognitivos distintos na maioria da população de risco. Pela avaliação do desempenho em uma única pontuação de um teste em diferentes sujeitos, pode-se deixar de identificar subgrupos potenciais que existam em um grupo maior (Mitrushina et al., 1995). Um subgrupo de idosos com habilidades de memória verbal preservadas, por exemplo, poderia mascarar a presença de um segundo subgrupo com um sutil declínio na memória verbal (Bondi et al., 2008).

Existem evidências consideráveis de assimetria cognitiva nos estágios iniciais da DA. Estudos de eletroencefalografia (EEG) e SPECT mostram assimetrias estruturais e funcionais na DA de estágio inicial (Celsis et al., 1997). Estudos utilizando PET e perfusão e morfometria por RMN também documentaram aumento da assimetria esquerda-direita associada ao envelhecimento, ao declínio cognitivo e à DA inicial (Celsis et al., 1997; Small et al., 1995). As reduções do metabolismo de glicose do hemisfério direito e do esquerdo se mostram correspondentes à lateralização de déficits funcionais de habilidades espaciais e verbais, respectivamente. Estudos de caso descrevem síndrome de negligência unilateral em pacientes com DA e frequente atrofia cerebral assimétrica (Bondi et al., 2008). É interessante o fato de os estudos de morfometria cerebral por RM sugerirem que uma redução da assimetria estrutural normal do volume hipocampal seja uma consequência de processos neurodegenerativos em idosos de maior risco com genótipo ApoE ε4 (Geroldi et al., 2000) e em idosos com aumento de disfunção cognitiva (Wolf et al., 2001). Bigler e colaboradores (2002) descobriram que, em geral, assimetrias hipocampais e para-hipocampais significativas (p. ex., um volume maior no hemisfério direito do que no esquerdo) estão associadas a funções cognitivas relativamente mais preservadas nos pacientes com DA.

Muitos estudos sobre assimetria estrutural e funcional do cérebro na DA inicial documentam mudanças cognitivas lateralizadas por meio de medidas compostas de habilidades verbais e visuoespaciais. Estudos mais detalhados, entretanto, usando paradigmas da neurociência cognitiva, têm refinado o conhecimento dos componentes envolvidos na assimetria cognitiva. Delis e colaboradores (1992) sugeriram que a tradicional dicotomia verbal/espacial pudesse mascarar deficiências mais primárias no processamento de formas grandes, globais, em relação aos estímulos cheios de detalhes, mais locais. Estudos subsequentes utilizando estímulos visuais globais/locais computadorizados identificaram comprometimentos específicos no deslocamento e na mudança do foco de atenção (Filoteo et al., 1992) na DA inicial, possivelmente resultando da desconexão das regiões temporoparietais posteriores.

Consequentemente, perfis de assimetria cognitiva na DA inicial podem ser mais distintos do que uma dicotomia verbal/espacial. Por exemplo, Cherry, Buckwalter e Henderson (1996) propuseram que a alça fonológica e o bloco visuoespacial pudessem ser afetados de forma independente na DA, resultando em déficits distintos na capacidade auditiva ou visuoespacial ou discrepâncias entre a capacidade de memória e as habilidades superiores. Embora subgrupos com perfis "verbais" e "espaciais" relativamente preservados tenham sido confirmados nos estágios iniciais de DA, uma vantagem correspondente nem sempre se estende a funções cognitivas mais específicas naquele campo, como memória verbal ou visuoespacial, e pode diferir entre grupos genéticos de risco (Finton et al., 2003). Efeitos de assimetria de dominância manual e motora também têm sido documentados na DA (Doody et al., 1999). Devido às evidências substanciais da assimetria cognitiva nos primeiros estágios da DA, é possível que aqueles perfis possam ocorrer de forma mais sutil em uma fase prodrômica.

Para investigar diretamente a possibilidade de existir assimetria cognitiva em uma fase prodrômica da DA, Jacobson e colaboradores (2002) conduziram um estudo retrospectivo das discrepâncias de desempenho entre habilidades de nomeação e visuoconstrutivas em idosos de uma comunidade cujas funções cognitivas estavam intactas. Um grupo prodrômico foi identificado por uma subsequente mudança no diagnóstico clínico de DA aproximadamente dois anos após a avaliação. O grupo-controle era constituído de indivíduos pareados por idade e educação sem nenhum declínio cognitivo subsequente (por um mínimo de quatro anos). Assimetria cognitiva foi calculada como a diferença (escores normatizados) entre a pontuação no Teste de Nomeação de Boston (TNB) e no Subteste de Delineamento em Bloco (DB). Embora os grupos tenham mostrado um desempenho médio na comparação das medidas individuais, uma análise das discrepâncias dos desempenhos revelou que o grupo com DA prodrômica teve discrepância significativamente maior entre a pontuação no TNB e no DB em relação àqueles com nenhum declínio ou mudança cognitiva diagnosticada. O grupo prodrômico tinha uma frequência de perfis assimétricos significativamente maior (maior do que um desvio-padrão de discrepância) do que a do grupo-controle.

A estabilidade dos perfis de assimetria cognitiva ante o declínio das habilidades cognitivas tem sido questionada (Xeno Rasmusson; Brandt, 1995). Muitos testes neuropsicológicos são sujeitos ao "efeito solo", e a probabilidade de declínio cognitivo global parece prever uma diminuição da frequência de perfis assimétricos ao longo do tempo. Entretanto, em uma amostra grande de sujeitos com uma série de déficits cognitivos, subgrupos com habilidades verbais e visuoespaciais distintas foram confirmados como tendo níveis de gravidade de demência de leve a alto, baseando-se em alterações neuropsicológicas (Strite et al., 1997). Alguns modelos de envelhecimento normal sugerem que a redução da assimetria funcional seja um mecanismo compensatório que preserva as habilidades cognitivas, em vez de um sinal de doença degenerativa. Outras teorias sugerem que correlações entre os domínios cognitivos tendem a ser relativamente mais simétricas, e a ruptura dos sistemas cerebrais responsáveis pelo suporte à cognição é que realmente elevaria as medidas de assimetria cognitiva (Andrews-Hanna et al., 2007). O debate em torno de assimetrias "atípicas" é complicado em relação à questão de quando uma estrutura ou função cerebral é simétrica em indivíduos jovens, normais, sem doenças neurológicas. Achados de neuroimagem estrutural também são conflitantes. Algumas investigações mostram assimetrias estruturais relativamente pequenas em velhos não dementes, enquanto outras investigações que utilizam metanálises confirmam assimetria hipocampal (direito maior que esquerdo) em idosos saudáveis e possível redução de assimetria na DA prodrômica (Fennema-Notestine et al., 2007).

Para investigar o curso longitudinal da assimetria cognitiva, Jacobson e colaboradores (2002) examinaram seis anos consecutivos de testes neuropsicológicos de uma paciente com idade aproximada de 80 anos, que por fim recebeu o diagnóstico de DA (Fig. 12.2). Durante o período do estudo, entretanto, ela manteve suas habilidades de aprendizagem e memória intactas, e não houve nenhuma evidência inicial de declínio cognitivo ou funcional global. Assimetria cognitiva foi examinada com um método de pontuação de discrepância, calculando o z-escore das diferenças entre tarefas verbais e espaciais opostas ajustado à idade da paciente. Durante os seis anos, um padrão de crescimento de assimetria cognitiva foi aparente, com relativa preservação do desem-

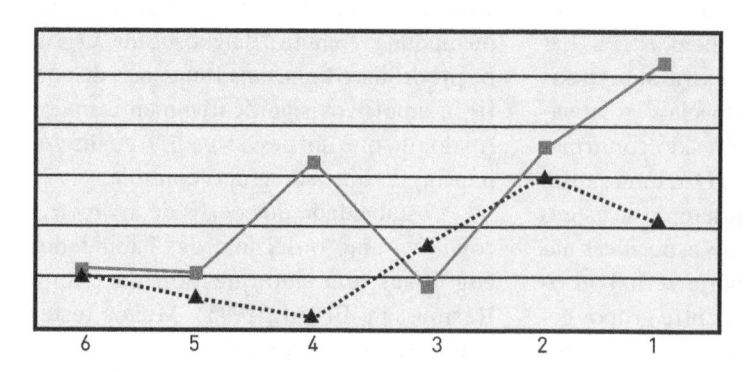

Figura 12.2

Seis anos consecutivos de pontuação de um indivíduo que progrediu para um diagnóstico clínico de DA no sétimo ano. O gráfico retrata a discrepância entre medidas de recordação verbais e visuais (linha sólida) e a discrepância entre testes de nomeação e habilidades visuoespaciais (linha pontilhada). Note o aumento geral das discrepâncias entre as medidas ao longo do tempo.

Fonte: Adaptada de Jacobson e colaboradores (2002).

penho em testes não verbais/visuoespaciais em comparação com escores em declínio nas tarefas verbalmente mediadas. Suas pontuações nos testes neuropsicológicos revelaram discrepâncias cognitivas significativas em quatro contrapontos verbais/espacias (tarefas de memória, fluência, capacidade de atenção/memória, nomeação/visuoconstrução) em todas as seis avaliações, mesmo quando seus escores em testes individuais permaneciam dentro do limite normal para sua idade. Além disso, houve discrepâncias significativas entre habilidades cognitivas de alto nível e habilidades básicas (p. ex., sequências de letras e números mudando para sequências relativamente simples). Resultados desse estudo de caso (Jacobson et al., 2002) sugerem que discrepâncias cognitivas podem ser um marcador sensível para mudanças neuropsicológicas, e elas aparecem antes de alterações de memória ou de habilidades cognitivas globais.

Em geral, recorrer a achados de assimetria estrutural e funcional em DA inicial tem levado à confirmação de perfis de assimetria cognitiva em uma fase prodrômica da doença, assim como em idosos ainda intactos cognitivamente, mas com risco genético de DA. Ainda não está claro quais dessas assimetrias funcionais refletem respostas compensatórias do envelhecimento, mudanças neuroanatômicas específicas relacionadas ao processo neurodegenerativo, ou uma perda mais geral da conectividade funcional entre regiões do cérebro. Contudo, é evidente que as assimetrias cognitivas não são restritas a déficits verbais/espaciais, mas podem incluir discrepâncias entre habilidades cognitivas complexas e habilidades mais básicas ou discrepâncias entre componentes processados em um único domínio. Existe um consenso crescente de que a detecção precisa da DA prodrômica requer combinações de testes neuropsicológicos e perfis cognitivos, e a presença de assimetrias funcionais atípicas poderia contribuir para nossa habilidade de identificar DA em seus estágios mais iniciais.

REFERÊNCIAS

Albert M, Blacker D, Moss MB, Tanzi R, McArdle JJ. Longitudinal change in cognitive performance among individuals with mild cognitive impairment. Neuropsychology. 2007;21(2):158-69.

Allen JS, Bruss J, Damasio H. The aging brain: the cognitive reserve hypothesis and hominid evolution. Am J Hum Biol. 2005;17(6):673-89.

Andrews-Hanna JR, Snyder AZ, Vincent JL, Lustig C, Head D, Raichle ME, et al. Disruption of large-scale brain systems in advanced aging. Neuron. 2007;56(5):924-35.

Bäckman L, Jones S, Berger A, Laukka EJ, Small BJ. Cognitive impairment in preclinical Alzheimer's disease: A meta-analysis. Neuropsychology. 2005;19(4):520-31.

Bäckman L, Small BJ, Fratiglioni L. Stability of the preclinical episodic memory deficit in Alzheimer's disease. Brain. 2001;124(Pt 1):96-102.

Bennett DA, Schneider JA, Arvanitakis Z, Kelly JF, Aggarwal NT, Shah RC, et al. Neuropathology of older persons without cognitive impairment from two community-based studies. Neurology. 2006;66(12):1837-44.

Bigler ED, Tate DF, Miller MJ, Rice SA, Hessel CD, Earl HD, et al. Dementia, asymmetry of temporal lobe structures, and Apolipoprotein E genotype: Relationships to cerebral atrophy and neuropsychological impairment. J Int Neuropsychol Soc. 2002;8(7):925-33.

Bondi MW, Jak AJ, Delano-Wood L, Jacobson MW, Delis DC, Salmon DP. Neuropsychological contributions to the early identification of Alzheimer's disease. Neuropsychol Rev. 2008;18(1):73-90.

Bookheimer SY, Strojwas MH, Cohen MS, Saunders AM, Pericak-Vance MA, Mazziotta JC, et al. Patterns of brain activation in people at risk for Alzheimer's disease. N Engl J Med. 2000;343(7):450-6.

Braak H, Braak E. Neuropathological stageing of Alzheimer-related changes. Acta Neuropathol. 1991;82(4):239-59.

Caselli RJ, Reiman EM, Osborne D, Hentz JG, Baxter LC, Hernandez JL, et al. Longitudinal changes in cognition and behavior in asymptomatic carriers of the APOE e4 allele. Neurology. 2004;62(11):1990-5.

Celsis P, Agniel A, Cardebat D, Demonet JF, Ousset PJ, Puel M. Age related cognitive decline: a clinical entity? A longitudinal study of cerebral blood flow and memory performance. J Neurol Neurosurg Psychiatry. 1997;62(6):601-8.

Chen P, Ratcliff G, Belle SH, Cauley JA, DeKosky ST, Ganguli M. Patterns of cognitive decline in presymptomatic Alzheimer disease: A prospective community study. Arch Gen Psychiatry. 2001;58(9):853-8.

Cherry BJ, Buckwalter JG, Henderson VW. Memory span procedures in Alzheimer's disease. Neuropsychology. 1996;10(2):286-93.

D'Esposito M, Zarahn E, Aguirre GK, Rypma B. The effect of normal aging on the coupling of neural activity to the BOLD hemodynamic response. Neuroimage. 1999;10(1):6-14.

DeKosky ST, Ikonomovic MD, Styren SD, Beckett L, Wisniewski S, Bennett DA, et al. Upregulation of choline acetyltransferase activity in hippocampus and frontal cortex of elderly subjects with mild cognitive impairment. Ann Neurol. 2002;51(2):145-55.

Delis DC, Massman PJ, Butters N, Salmon DP, Shear PK, Demadura T, et al. Spatial cognition in Alzheimer's disease: subtypes of global-local impairment. J Clin Exp Neuropsychol. 1992;14(4):463-77.

Doody RS, Vacca JL, Massman PJ, Liao TY. The influence of handedness on the clinical presentation and neuropsychology of Alzheimer disease. Arch Neurol. 1999;56(9):1133-7.

Egan MF, Kojima M, Callicott JH, Goldberg TE, Kolachana BS, Bertolino EZ, et al. The BDNF val66met polymorphism affects activity-dependent secretion of BDNF and human memory and hippocampal function. Cell. 2003;112(2):257-69.

Fennema-Notestine C, Gamst AC, Quinn BT, Pacheco J, Jernigan TL, Thal L, et al. Feasibility of multi-site clinical structural neuroimaging studies of aging using legacy data. Neuroinformatics. 2007;5(4):235-45.

Filoteo JV, Delis DC, Massman PJ, Demadura T, Butters N, Salmon DP. Directed and divided attention in Alzheimer's disease: impairment in shifting of attention to global and local stimuli. J Clin Exp Neuropsychol. 1992;14(6):871-83.

Finton MJ, Lucas JA, Rippeth JD, Bohac DL, Smith GE, Ivnik RJ, et al. Cognitive asymmetries associated with apolipoprotein E genotype in patients with Alzheimer's disease. J Int Neuropsychol Soc. 2003;9(5):751-9.

Geroldi C, Laakso MP, DeCarli C, Beltramello A, Bianchetti A, Soininen H, et al. Apolipoprotein E genotype and hippocampal asymmetry in Alzheimer's disease: A volumetric MRI study. J Neurol Neurosurg Psychiatry. 2000;68(1):93-6.

Han SD, Houston WS, Jak AJ, Eyler LT, Nagel BJ, Fleisher AS, et al. Verbal paired-associate learning by APOE genotype in non-demented older adults: FMRI evidence of a right hemisphere compensatory response. Neurobiol Aging. 2007;28(2):238-47.

Jacobson MW, Delis DC, Bondi MW, Salmon DP. Do neuropsychological tests detect preclinical Alzheimer's disease: individual-test versus cognitive-discrepancy score analyses. Neuropsychology. 2002;16(2):132-9.

Jernigan TJ, Archibald SL, Fennema-Notestine C, Gamst AC, Stout JC, Bonner J, et al. Effects of age on tissues and regions of the cerebrum and cerebellum. Neurobiol Aging. 2001;22(4):581-94.

Koenig P, Smith EE, Moore P, Glosser G, Grossman M. Categorization of novel animals by patients with Alzheimer's disease and corticobasal degeneration. Neuropsychology. 2007;21(2):193-206.

Lange KL, Bondi MW, Salmon DP, Galasko D, Delis DC, Thomas RG, et al. Decline in verbal memory during preclinical Alzheimer's disease: examination of the effect of APOE genotype. J Int Neuropsychol Soc. 2002;8(7):943-55.

Lange RT, Chelune GJ, Tulsky DS. Development of WAIS-III General Ability Index Minus WMS-III memory discrepancy scores. Clin Neuropsychol. 2006;20(3):382-95.

Masliah E, Mallory M, Hansen L, DeTeresa R, Terry RD. Quantitative synaptic alterations in the human neocortex during normal aging. Neurology. 1993;43(1):192-7.

Mickes L, Wixted JT, Fennema-Notestine C, Galasko D, Bondi MW, Thal LJ, et al. Progressive impairment on neuropsychological tasks in a longitudinal study of preclinical Alzheimer's disease. Neuropsychology. 2007;21(6):696-705.

Mitrushina M, Uchiyama C, Satz P. Heterogeneity of cognitive profiles in normal aging: implications for early manifestations of Alzheimer's disease. J Clin Exp Neuropsychol. 1995;17(3):374-82.

Petersen RC, Doody R, Kurz A, Mohs RC, Morris JC, Rabins PV, et al. Current concepts in mild cognitive impairment. Arch Neurol. 2001;58(12):1985-92.

Petersen RC, Morris JC. Mild cognitive impairment as a clinical entity and treatment target. Arch Neurol. 2005;62(7):1160-3.

Powell MR, Smith GE, Knopman DS, Parisi JE, Boeve BF, Petersen RC, et al. Cognitive measures predict pathologic Alzheimer disease. Arch Neurol. 2006;63(6):865-8.

Rosen VM, Sunderland T, Levy J, Harwell A, McGee L, Hammond C, et al. Apolipoprotein E and category fluency: evidence for reduced semantic access in healthy normal controls at risk for developing Alzheimer's disease. Neuropsychologia. 2005;43(4):647-58.

Salmon DP, Bondi MW. Neuropsychology of Alzheimer disease. In: Terry RD, Katzman R, Bick KL, Sisodia SS, editors. Alzheimer disease. Philadelphia: Lippincott Williams & Wilkins; 1999. p. 39-56.

Small GW, Mazziotta JC, Collins MT, Baxter LR, Phelps ME, Mandelkern MA, et al. Apolipoprotein E type 4 allele and cerebral glucose metabolism in relatives at risk for familial Alzheimer disease. JAMA. 1995;273(12):942-7.

Smith GE, Pankratz VS, Negash S, Machulda MM, Petersen RC, Boeve BF, et al. A plateau in pre-Alzheimer memory decline: evidence for compensatory mechanisms? Neurology. 2007;69(2):133-9.

Storandt M, Grant EA, Miller JP, Morris JC. Rates of progression in mild cognitive impairment and early Alzheimer's disease. Neurology. 2002;59(7):1034-41.

Strite D, Massman PJ, Cooke N, Doody RS. Neuropsychological asymmetry in Alzheimer's disease: verbal versus visuoconstructional deficits across stages of dementia. J Int Neuropsychol Soc. 1997;3(5):420-7.

Terry RD, Katzman R, Bick KL, Sisodia SS, editors. Alzheimer disease. 2nd ed. New York: Lippincott Williams & Wilkins; 1999.

Twamley EW, Ropacki S, Bondi MW. Neuropsychological and neuroimaging changes in preclinical Alzheimer's disease. J Int Neuropsychol Soc. 2006;12(5):707-35.

Wetter SR, Delis DC, Houston WS, Jacobson MW, Lansing A, Cobell K, et al. Heterogeneity in verbal memory: a marker of preclinical Alzheimer's disease? Neuropsychol Dev Cogn B Aging Neuropsychol Cogn. 2006;13(3-4):503-15.

Wierenga CE, Bondi MW. The use of functional magnetic resonance imaging in preclinical Alzheimer's disease. Neuropsychol Rev. 2007;17(2):127-43.

Wolf H, Grunwald M, Kruggel F, Riedel-Heller SG, Angerhöfer S, Hojjatoleslami A, et al. Hippocampal volume discriminates between normal cognition; questionable and mild dementia in the elderly. Neurobiol Aging. 2001;22(2):177-86.

Xeno Rasmusson D, Brandt J. Instability of cognitive asymmetry in Alzheimer's Disease. J Clin Exp Neuropsychol. 1995;17(3):449-58.

LEITURAS RECOMENDADAS

Albert MS, Moss MB, Tanzi R, Jones K. Preclinical prediction of AD using neuropsychological tests. J Int Neuropsychol Soc. 2001;7(5):631-9.

de Leon MJ, Convit A, Wolf OT, Tarshish CY, DeSanti S, Rusinek H, et al. Prediction of cognitive decline in normal elderly subjects with 2-[(18)F] fluoro-2-deoxy-d-glucose/positron-emission tomography (FDG/PET) Proc Natl Acad Sci USA. 2001;98(19):10966-71.

Grundman M, Petersen RC, Ferris SH, Thomas RG, Aisen PS, Bennett DA, et al. Mild cognitive impairment can be distinguished from Alzheimer disease and normal aging for clinical trials. Arch Neurol. 2004;61(1):59-66.

Hensel A, Angermeyer MC, Riedel-Heller SG. Measuring cognitive change in older adults: reliable change indices for the Mini-Mental State Examination. J Neurol Neurosurg Psychiatry. 2007;78(12):1298-303.

Kogure D, Matsuda H, Ohnishi T, Asada T, Uno M, Kunihiro T, et al. Longitudinal evaluation of early Alzheimer's disease using brain perfusion SPECT. Kaku Igaku. 1999;36(2):91-101.

Swan GE, DeCarli C, Miller BL, Reed T, Wolf PA, Carmelli D. Biobehavioral characteristics of nondemented older adults with subclinical brain atrophy. Neurology. 2000;54(11):2108-14.

Tabert MH, Manly JJ, Liu X, Pelton GH, Rosenblum S, Jacobs M, et al. Neuropsychological prediction of conversion to Alzheimer disease in patients with mild cognitive impairment. Arch Gen Psychiatry. 2006;63(8):916-24.

Tian J, Bucks RS, Haworth J, Wilcock G. Neuropsychological prediction of conversion to dementia from questionable dementia: Statistically significant but not yet clinically useful. J Neurol Neurosurg Psychiatry. 2003;74(4):433-8.

CAPÍTULO **13**

NEUROIMAGEM ESTRUTURAL E FUNCIONAL NA DOENÇA DE ALZHEIMER

LEONARDO CAIXETA
BRUNO GALAFASSI GHINI
MARCELO E. MONTANDON JUNIOR
LUIZ CELSO HYGINO CRUZ JR.

A expectativa de vida nos países desenvolvidos e em desenvolvimento tem aumentado nas últimas décadas. Com isso, as demências em geral e a doença de Alzheimer (DA) em particular vêm progressivamente aumentando sua prevalência e causando um problema não apenas médico, mas também social e econômico, já que constituem a terceira maior causa de gastos com cuidados em saúde, atrás apenas das doenças cardíacas e do câncer (Apostolova; Thompson, 2008). Estima-se que 24 milhões de pessoas no mundo tenham demência, na maioria dos casos, DA (Ballard et al., 2011). Assim, o interesse na DA está focado, cada vez mais, no diagnóstico precoce, a fim de iniciar o tratamento antes que ocorram danos neuronais irreversíveis. Entretanto, as alterações patológicas da doença surgem no cérebro anos ou mesmo décadas antes dos primeiros sintomas se apresentarem. Consequentemente, as medições clínicas de prejuízo cognitivo não permitem que a DA seja diagnosticada de modo precoce, pois, nessa fase, ela pode ser assintomática ou muito leve. Dessa forma, faz-se necessário o uso de marcadores biológicos complementares mais sensíveis. Métodos para melhorar o diagnóstico também avançaram, mas um consenso mais refinado é necessário para o desenvolvimento de um painel de marcadores biológicos e de neuroimagem que apoie o diagnóstico clínico (Tartaglia; Rosen; Miller, 2011).

Este capítulo será dividido em duas partes para favorecer a compreensão, bem como para demarcar as particularidades e os avanços dos dois campos de abrangência da neuroimagem: neuroimagem funcional na DA e neuroimagem estrutural na DA.

Antes de dar início ao assunto propriamente dito, porém, é fundamental retomar alguns referenciais neuroanatômicos importantes (pois a anatomia constitui a base do diagnóstico por imagem) para que se possa entender os sítios preferenciais nos quais as lesões da DA podem ser encontradas de forma precoce, com destaque para o sistema límbico. A DA, aliás, é reconhecida por alguns autores como uma forma de "demência límbica" ou, ainda, "demência hipocampal" (Ball et al., 1985). Na Figura 13.1 podem-se observar, em peça anatômica, as es-

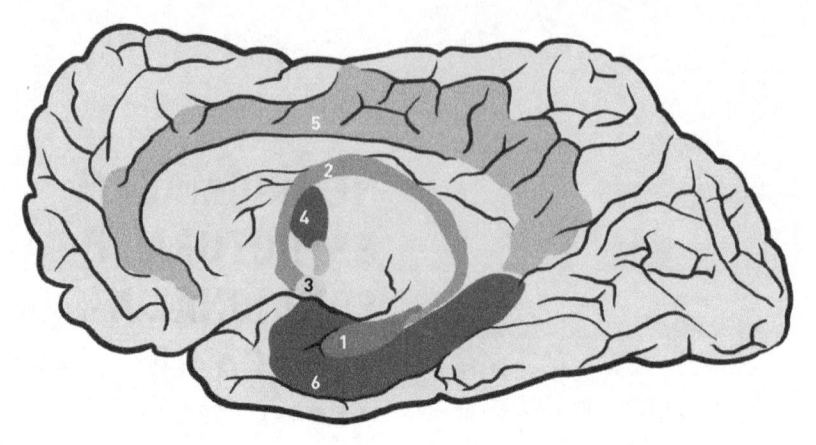

Figura 13.1

Vista medial do córtex cerebral. Em destaque, as estruturas que formam o circuito de Papez. 1 – hipocampo; 2 – fornix; 3 – corpo mamilar; 4 – núcleo anterior do tálamo; 5 – giro do cíngulo; 6 – giro para-hipocampal.

truturas límbicas (de forma particularizada) que formam o "circuito de Papez".

NEUROIMAGEM FUNCIONAL NA DOENÇA DE ALZHEIMER

A medicina nuclear fornece dois métodos distintos de análise da função cerebral: a tomografia computadorizada por emissão de fóton único (SPECT) e a tomografia por emissão de pósitrons (PET). As imagens do SPECT cerebral refletem a perfusão por meio de um traçador lipofílico, sendo os mais utilizados o ^{99m}Tc-HMPAO e o ^{99m}Tc-ECD. Já o PET avalia o consumo cerebral de glicose por meio do traçador ^{18}F-FDG.

O primeiro relato da aplicação de PET em demência data de 30 anos atrás (Alavi et al., 1982). Desde então, o método mostrou ser altamente específico e sensível para detectar a DA, além de predizer o desenvolvimento da doença quando assintomática ou na fase inicial. No presente momento, não há publicações de dados de qualidade e quantidade comparáveis para outros métodos de imagem. Ademais, quando combinado com outros biomarcadores, o PET aumenta sua acurácia diagnóstica. Há estudos mostrando que a presença do alelo 4 da apolipoproteína, associada com alterações metabólicas ao PET, pode prever a evolução para DA em indivíduos assintomáticos ou com sintomas leves (Langbaum et al., 2009; Panegyres et al., 2009). Também há estudos de perfusão cerebral no mesmo sentido, demonstrando, em indivíduos sem demência, porém com prejuízo de memória, diferentes alterações perfusionais entre os grupos que evoluem para DA e os que permanecem estáveis (Szymañski et al., 2010).

Os estudos funcionais da medicina nuclear permitem caracterizar os diferentes tipos de demência pelo padrão de distribuição no córtex cerebral das áreas de hipoperfusão ou hipometabolismo.

Alterações cerebrais metabólicas e perfusionais na doença de Alzheimer

O padrão de distribuição das áreas de hipometabolismo ou hipoperfusão na DA não é muito diferente da distribuição de emaranhados neurofibrilares nas análises patológicas. Classicamente, a disseminação do processo patológico se dá a partir das estruturas mesiais dos lobos temporais para as regiões posteriores do cíngulo, em seguida para os lobos parietais e temporais de maneira difusa e, em última instância, para os lobos frontais (Fig. 13.2). Em geral, não há envolvimento dos tálamos, dos núcleos da base, do córtex motor ou do lobo occipital.

Os padrões de hipoperfusão mais encontrados na DA são o "B" (hipoperfusão parietal e temporal posterior bilateral) (Fig. 13.3), encontrado em 82% dos casos, e o "C" (hipoperfusão parietal e temporal com extensão para o lobo frontal). Porém, também podemos encontrar o "A" (normal) e o "D" (hipoperfusão em um hemisfério cerebral), enquanto o "E" (exclusivamente frontal) quase nunca está associado à DA

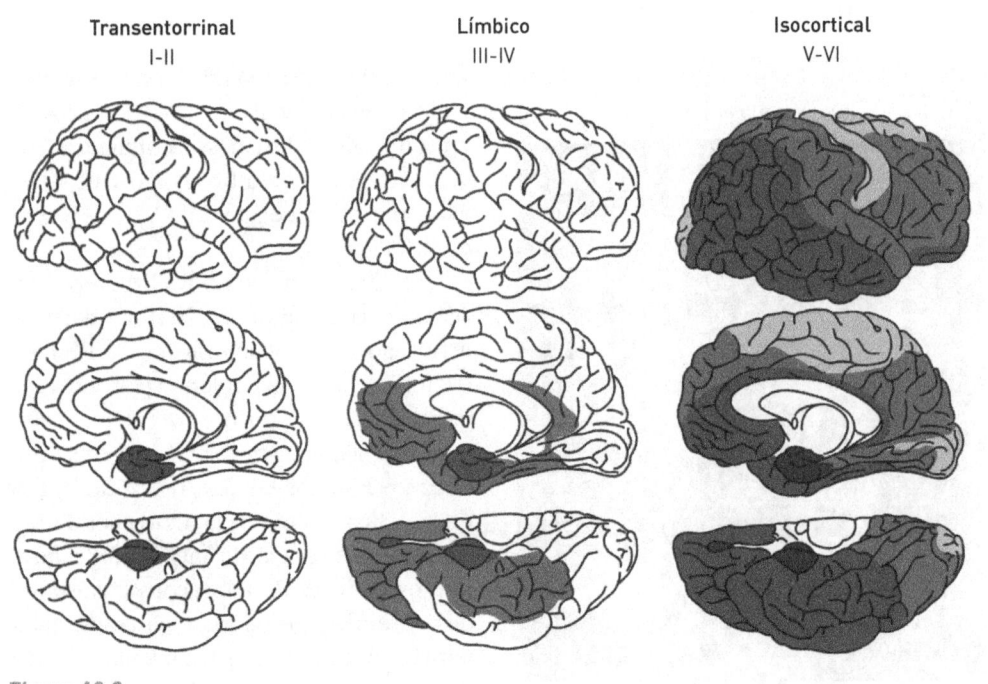

Figura 13.2

Padrões de distribuição de lesões da DA (emaranhados neurofibrilares) em diferentes estágios da demência. Seis estágios (I-VI) podem ser distinguidos. Estágios I e II mostram alterações praticamente confinadas a uma única camada da região transentorrinal (transentorrinal I-II). A principal característica dos estágios III-IV é o comprometimento grave das camadas entorrinal e transentorrinal pré-alfa (límbico III-IV). Os estágios V-VI são marcados por destruição isocortical (isocortical V-VI). O aumento da densidade do sombreamento indica o aumento da gravidade das alterações neuropatológicas.

(Buchpiguel et al., 1996; Holman et al., 1992). A hipoperfusão frontal costuma ser observada nos casos mais avançados da DA, padrão inverso ao que ocorre, por exemplo, com a demência frontotemporal (DFT), dado que pode auxiliar no diagnóstico diferencial entre ambas. Apesar da evidente utilidade do SPECT em casos de diagnósticos diferenciais mais difíceis, a Academia Americana de Neurologia não o recomenda como exame de rotina para o diagnóstico de DA por não existirem informações baseadas em evidências de que esse método seja superior aos critérios clínicos para essa forma de demência (Knopman et al., 2001).

Recentemente, o acompanhamento, por meio do PET, de indivíduos com comprometimento cognitivo leve (CCL) em comparação a indivíduos normais mostrou que o hipometabolismo no precúneo e na região posterior do cíngulo parece ser um sinal precoce do déficit de memória, enquanto o hipometabolismo no córtex temporal esquerdo marca a evolução para a DA (Morbelli et al., 2010).

Em uma população de indivíduos com DA, as regiões comprometidas com maior frequência são o córtex parietal (em 100% dos casos), o córtex temporal e o córtex frontal de associação (Messa et al., 1994).

Há que se relatar ainda que as análises estatísticas automatizadas de PET e SPECT, comparando o estudo de um paciente com uma população normal, aumentam a especificidade e a sensibilidade dos métodos da medicina nuclear. Há dois pacotes de *software* mais frequentemente utilizados para esse fim: o SPM e o 3D-SSP. Utilizando-se esses métodos em indivíduos com CCL, a acurácia em diferenciar DA nessa população é de 92%, com valor preditivo positivo de 80% e valor preditivo negativo de 97% (Herholz et al., 2002).

Em 2001, um estudo realizado por Silverman e colaboradores (2001) demonstrou a relação entre as alterações na PET e a evolução analisada por longo período de seguimento. Dessa forma, em 2004, em vista das evidências científicas, o Medicare, aprovou, nos Estados Unidos, o uso de PET no diagnóstico de demência. Dois anos depois, a agência europeia de medicina declarou que os padrões de alterações dos exames de neuroimagem poderiam ser usados tanto para propósitos diagnósticos como para prever a evolução da demência em longo prazo. Em 2007, os critérios científicos para o diagnóstico precoce de DA (antes da instalação da demência) enfatizavam o papel da PET como um dos marcadores biológicos da doença, junto com as proteínas β-amiloide no líquido cerebrospinal e a morfometria

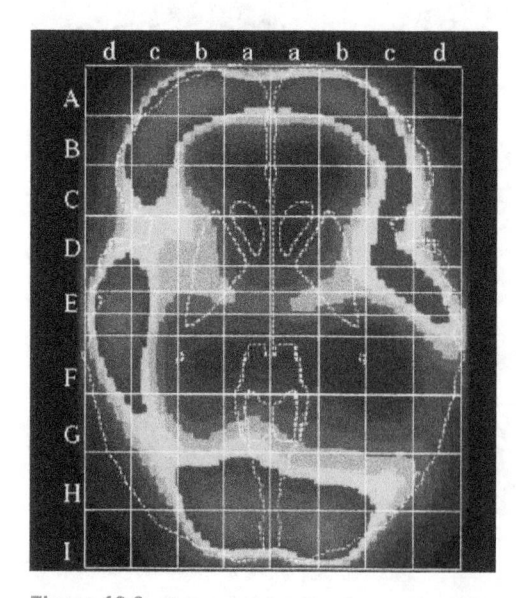

Figura 13.3

SPECT cerebral evidenciando hipoperfusão parietotemporal bilateral (padrão B de Holman), padrão clássico da DA. A assimetria observada (nesse caso, hipoperfusão maior no hemisfério esquerdo – lado direito da figura) também é muito frequente na DA.

pela ressonância magnética (RM). Mais recentemente, um estudo multicêntrico mostrou que a análise automatizada da PET fornece suporte objetivo e sensível para o diagnóstico clínico na demência precoce (Mosconi et al., 2008). Concluindo, a evidência científica é consistente o suficiente para justificar o uso dos métodos de medicina nuclear no diagnóstico da DA e no diagnóstico diferencial das diversas formas de demência, bem como para prever o surgimento da DA em indivíduos com leve prejuízo de memória ou mesmo em indivíduos assintomáticos.

A SPECT cerebral constitui um exame importante no diagnóstico da DA e no diferencial em relação a outras formas de demência e o envelhecimento normal (Fig. 13.4) (Nitrini et al., 2000). O mesmo vale para a PET, porém ela é mais reservada à pesquisa, dado seu alto custo.

Mais recentemente, pesquisadores da Universidade de Pittsburgh desenvolveram um composto radioativo chamado "composto B de Pittsburgh (PiB)", que pode ser usado para ajudar a diagnosticar a DA antes que os sintomas estejam evidentes. O PiB se liga a placas β-amiloide no cérebro e pode ser visualizado em exames de PET. Estudos iniciais demonstraram que pessoas com DA incorporam mais PiB em seus cérebros do que pessoas idosas cognitivamente saudáveis (Fig. 13.5).

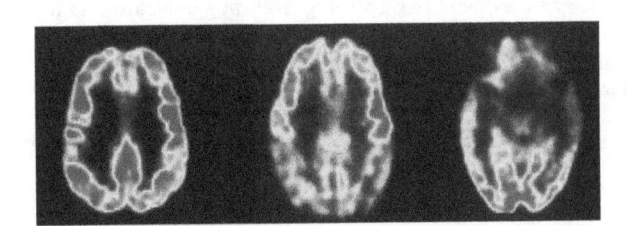

Figura 13.4

Neuroimagem funcional no diagnóstico diferencial entre envelhecimento normal (à esquerda), DA (meio) e DFT (à direita). Notar o padrão de hipoperfusão posterior (com relativa preservação anterior) na DA, que corresponde exatamente ao contrário do observado na DFT.

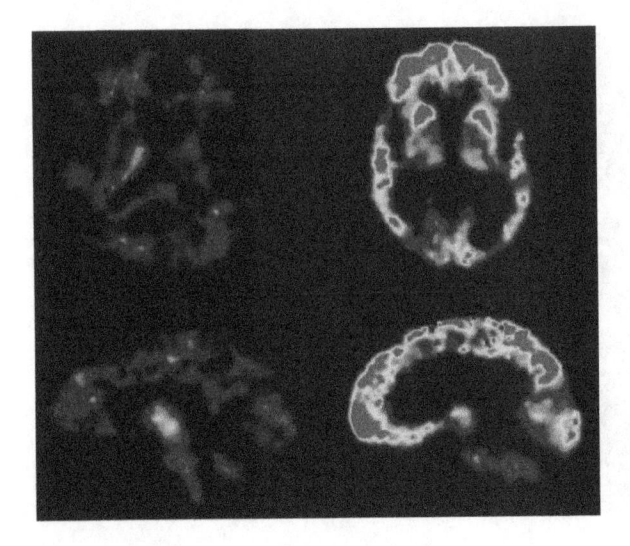

Figura 13.5

PET-PiB mostrando as áreas de maior concentração do PiB ligado a placas amiloide em cérebro de paciente com DA (coluna da direita). As imagens da coluna da esquerda correspondem ao controle normal. As cores vermelho e amarelo indicam que a captação do PiB é maior no cérebro da pessoa com DA do que no da pessoa cognitivamente saudável.

Eventualmente, alguns podem se perguntar se ainda há lugar para a SPECT na avaliação das demências. A Figura 13.6 mostra um exemplo de análise visual e quantitativa da SPECT e como isso pode ser útil em um caso incomum de demência quando os exames de neuroimagem estrutural não auxiliam muito ou quando o processo demencial ainda está em fase bem inicial, sem a presença de atrofia evidente. Além disso, adicionar informações estruturais de RM ou tomografia computadorizada (TC) melhora a interpretação clínica e de pesquisa dos exames funcionais (Ebmeier, 2010).

NEUROIMAGEM ESTRUTURAL

Estudo básico

No estudo da DA, a TC tem várias limitações em relação à RM, mas pode ser usada na avaliação inicial, posto que, nesse momento da prática clínica, o mais importante é afastar causas reversíveis de demência que eventualmente podem se confundir com a DA (p. ex., meningiomas da linha média e na base do encéfalo, cistos para-hipocampais, hematomas subdurais, etc.) e demandam tratamento mais urgente e agressivo

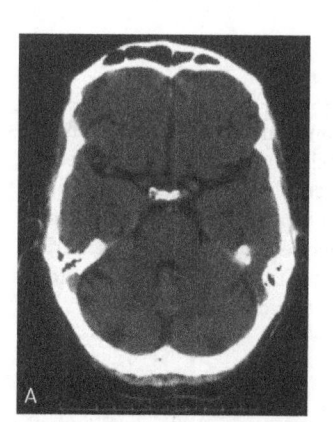

Figura 13.6

Homem de 81 anos de idade com diagnóstico clínico de "disfunção do lobo frontal", sem evidências de atrofia cerebral significativa na tomografia computadorizada (A), mas com evidência de padrão cintilográfico do tipo doença de Alzheimer em ambas as análises visual (B) e quantitativa baseada em voxel (C).

Fonte: Ebmeier (2010).

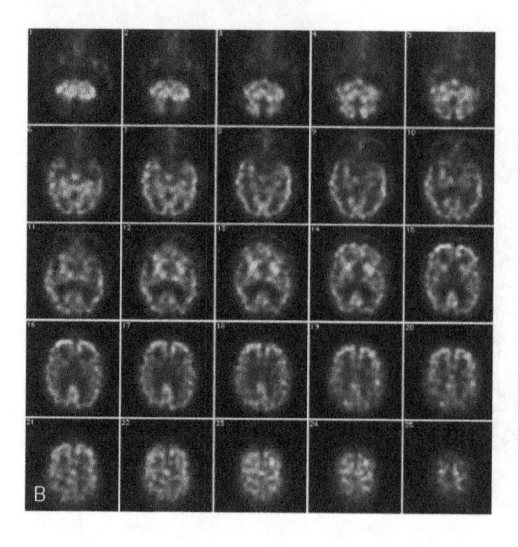

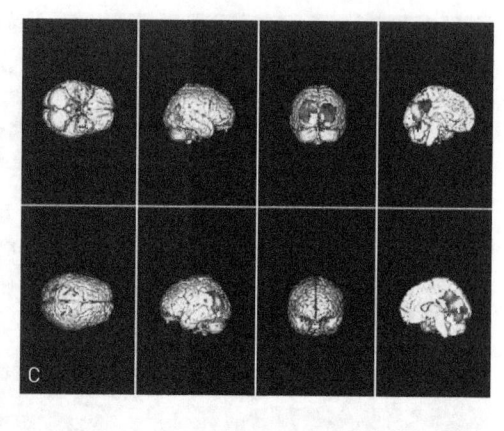

no intuito de se reverter o processo demencial. O plano transversal (axial) pode ser suficiente, geralmente não sendo de suma importância a reformatação em outros planos. O uso do meio de contraste intravenoso pode ser dispensável na maioria das vezes (exceto em alguns casos, como nas doenças tumorais ou quando se suspeita de encefalites límbicas ou virais). Devemos avaliar as dimensões do encéfalo (relação do encéfalo com os espaços subaracnoideos e ventriculares), a presença ou não de calcificações, detectar hemorragias e sempre pesquisar lesões vasculares, coleções extra-axiais e alterações focais no tecido cerebral. A TC pode, ainda, colaborar em alguns diagnósticos diferenciais em relação a outras formas de demência primariamente degenerativa (p. ex., a DFT ou as demências que cursam com alterações motoras e se fazem acompanhar por atrofia focal frontal) ou mesmo demências secundárias (p. ex., as demências vasculares subcorticais, denominadas "doença de Binswanger", em que se pode notar a presença de leucoaraiose, ou as demências vasculares por múltiplos infartos, nas quais podemos verificar lesões isquêmicas ou hemorrágicas).

A RM é o método de eleição na avaliação estrutural do encéfalo, pois apresenta alta distinção tecidual, facilitando a detecção de pequenas alterações. Seu uso como exame de rotina em larga escala no sistema público de saúde (lembrando que a DA constitui um problema de saúde pública e que a maioria dos indivíduos afetados pertencem aos estratos sociais mais pobres), entretanto, pode ser inviabilizado por seu custo. O estudo em vários planos (transversal, coronal e sagital) é de fácil execução e de grande importância, principalmente na avaliação dos hipocampos (cortes coronais oblíquos finos, com 3 mm de espessura, paralelos a seu maior eixo). O protocolo mínimo de estudo é composto por sequências básicas ponderadas em T1, T2, FLAIR (*fluid-attenuated inversion recovery*) e sequências sensíveis a suscetibilidade magnética (SWI/SWAN), estas com o intuito de detectar depósitos de cálcio ou produtos de degradação da hemoglobina. A sequência de difusão também deve ser usada como rotina, pois é muito útil na avaliação de isquemias, neoplasias e infecções e fundamental no diagnóstico precoce da encefalopatia espongiforme (Creutzfeldt-Jakob), um raro diagnóstico diferencial da DA. O uso do meio de contraste até poderia ser evitado, porém prefere-se sempre usá-lo nos estudos de RM, em virtude do risco-benefício (baixo índice de complicações). A espectroscopia de prótons deve ser feita, sempre que possível, abordando a área de interesse, por oferecer informações adicionais, principalmente nos casos mais duvidosos e complexos.

Por fim, é importante salientar que a potência do campo magnético interfere diretamente na qualidade das imagens – quanto maior o campo, melhor a definição. A maioria dos estudos publicados até hoje é baseada em aparelhos de 1,5 T (Tesla). Entretanto, ainda não há estudos comprovando eficácia estatisticamente superior dos aparelhos 3,0 T, recém-chegados ao mercado. É importante considerar que imagens adquiridas em aparelhos de baixo campo (menor que 0,5 T) também oferecem informações valiosas, especialmente nos pacientes claustrofóbicos, evitando assim procedimentos anestésicos desnecessários.

Estudos funcionais com a RM: unindo forma e função na doença de Alzheimer

À medida que os aparelhos de RM evoluem, passando de gradientes mais fracos a aparelhos de alto campo, como os de 1,5 T e até mesmo os de 3,0 T, novas tecnologias são incorporadas. Sequências complementares passam a fazer parte dessa avaliação, devido à sua praticidade e notadamente à sua capacidade de aumentar a especificidade e a sensibilidade diagnósticas. Passou-se de uma abordagem puramente anatômica para a inclusão de dados funcionais aos exames. Essas técnicas avançadas de RM compreendem basicamente a difusão, a perfusão, a espectroscopia de prótons, a difusão tensorial e a sequência para ativação cortical BOLD. Na análise de pacientes com déficit cognitivo, essas novas técnicas se fazem cada vez mais presentes na rotina dos exames de RM.

Os benefícios da sequência de difusão foram exaustivamente descritos na avaliação de infartos cerebrais, sendo capazes de identificar áreas isquêmicas dentro da janela terapêutica de três horas, para o uso seguro de trombolíticos. Outras indicações para seu uso em neurorradiologia também foram descritas. Nas demências, a difusão se mostra importante ao acrescentar informações úteis em certas patologias, especialmente na demência vascular (DV) e na encefalopatia espongiforme. Em um estudo recente (Stadlbauer et al., 2008), os autores mostraram uma redução progressiva da difusibilidade da água, mensurada pelo aumento do coeficiente de difusão aparente, relacionado ao aumento do espaço extracelular secundário a atrofia cerebral. Paralelamente, observou-se também redução da anisotropia fracionada (AF) pela redução do número de fibras nervosas. Essas alterações foram demonstradas nas fibras de associação e projeção, bem como no corpo caloso.

O tensor de difusão (difusão tensorial) mostra de forma indireta a integridade na microestrutura da substância branca, por meio da medida da AF. Perda de axônios associada à gliose tem sido relacionada à redução dos valores de AF. Esses achados foram encontrados na substância branca periventricular frontal, no corpo caloso (Nusbaum et al., 2001), nos fascículos longitudinais e no aspecto posterior do corpo caloso (Parente et al., 2008). Apesar de indícios mostrarem que as alterações mais precoces relacionadas à DA iniciam-se nos hipocampos, mais precisamente no córtex entorrinal, nenhuma alteração foi demonstrada. Esse fato pode ser decorrente das dificuldades técnicas, relacionadas à aquisição das imagens de difusão, em função de suscetibilidade magnética pela proximidade de superfícies ósseas e líquidas adjacentes, além da atrofia hipocampal, geralmente presente nesses pacientes, reduzindo a área a ser analisada. Para minimizar essas desvantagens, métodos analíticos semiautomáticos com aquisições de imagens tridimensionais e pós-processamentos avançados, utilizando-se métodos de avaliação *voxel-by-voxel*, têm obtido resultados iniciais promissores. Assim, resultados preliminares mostram uma íntima relação entre a redução da AF e o aumento da difusibilidade com a atrofia hipocampal.

Muito tem sido descrito sobre os benefícios da espectroscopia (EP) de prótons na avaliação dos pacientes com DA. Os primeiros trabalhos descreveram alterações metabólicas na margem posterior do giro do cíngulo desses pacientes, com aumento da relação mioinositol/creatinina (mI/Cr) (indicativo de gliose), além de redução da relação NAA/Cr (inferindo menor viabilidade neuronal). Atualmente, alguns estudos de EP estão avaliando pacientes com CCL para, de alguma forma, tentar prever quais deles teriam maior predisposição para evoluir para a DA e também criar, de certa forma, uma nova via para avaliação da resposta terapêutica. Porém, vale ressaltar que esses estudos são preliminares e necessitam de validação clínica em análises multicêntricas. Kantarci e colaboradores (2007) mostraram uma redução progressiva da relação NAA/Cr e aumento da relação mI/Cr, tanto nos pacientes com CCL quanto naqueles com DA. Quanto à relação Co/Cr, notou-se aumento nas fases iniciais do CCL e da DA. Nos pacientes com CCL que evoluíram para DA, essa relação manteve-se estável, enquanto naqueles que não evoluíram para DA observou-se uma redução. Tal fato pode ser atribuído a um consumo maior de colina, talvez como se fosse um neuroprotetor. Esse mesmo grupo demonstrou uma associação entre o grau de redução da relação NAA/mI e achados histopatológicos de emaranhados neurofibrilares, conhecidos como estadiamento de Braak (Kantarci et al., 2008). Pacientes com CCL do subtipo amnésico têm uma maior propensão a desenvolver DA do que os não amnésicos. Pela RM podem ser observados alguns precursores dessa transformação, como a redução seriada do volume hipocampal, a redução do marcador de integridade neuronal (NAA/Cr) e a presença de doença cerebrovascular (Kantarci et al., 2009; Silbert et al., 2008) (Fig. 13.7).

Atualmente, com a aquisição de imagens volumétricas submilimétricas, é possível efetuar pós-processamentos avançados e verificar a espessura cortical dos pacientes com

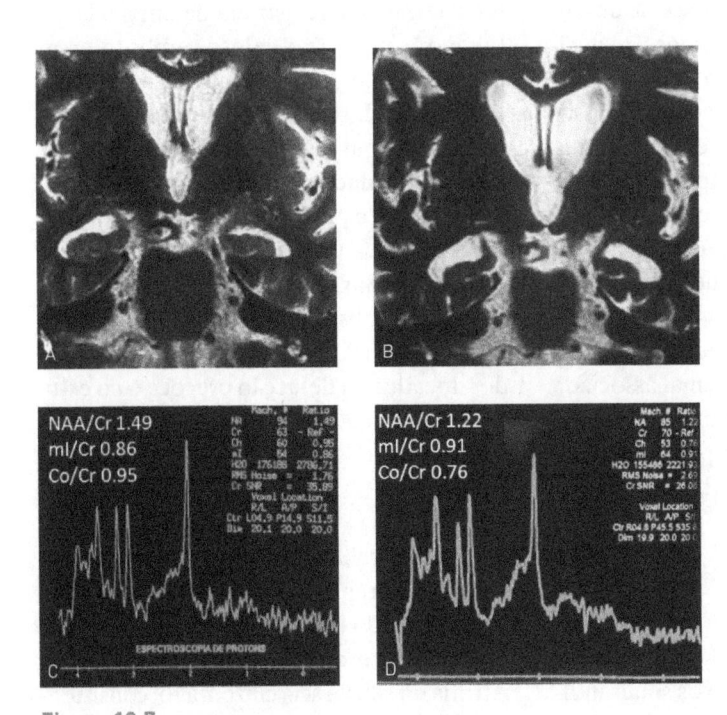

Figura 13.7

Paciente masculino, 60 anos com DA. Há quatro anos evoluindo com esquecimento para fatos recentes, déficit cognitivo, desorientação temporoespacial, dificuldade para deglutir e apraxia. RM comparativa no plano coronal T2 em 2006 (A) e 2010 (B) mostra importante atrofia dos hipocampos nesse período. A evolução da espectroscopia de 2006 (C) para 2010 (D) revela redução da relação NAA/Cr, aumento da relação mI/Cr e redução da relação Co/Cr.

DA. Em dados preliminares e ainda não publicados, observa-se que determinadas áreas sofrem mais comumente redução de volume, como o córtex entorrinal, os hipocampos e os giros fusiforme e temporal superior, além do lobo parietal inferior. Verifica-se também que a análise do córtex entorrinal, onde se acredita que tem início o evento histopatológico, é mais precisa que a do hipocampo. Essa análise só se tornou possível graças aos novos aparelhos de RM e ao pós-processamento avançado. O risco de conversão de CCL em DA com redução volumétrica do córtex entorrinal pode ser quase dobrado quando comparado com a redução hipocampal. É possível supor que, com essa técnica, seria viável identificar o indivíduo que apresenta um maior risco de desenvolver DA ou, em outras ocasiões, até auxiliar na monitoração terapêutica. Estudos recentes também mostraram dados promissores dessa análise. Pacientes com CCL que apresentam padrão de comprometimento de redução da espessura cortical semelhante ao da DA têm uma propensão maior a desenvolver essa doença do que aqueles que não apresentam (McEvoy et al., 2009). Da mesma forma, outros autores mostraram que a atrofia do córtex entorrinal associada à atrofia do córtex parietal inferior seria o melhor fator preditivo de progressão de CCL para DA (Desikan et al., 2009).

Achados estruturais na doença de Alzheimer

As alterações neuroimagenológicas estruturais mais precoces na DA são os sinais indiretos de atrofia no giro para-hipocampal. Na sequência, e à medida que a doença avança, observa-se atrofia hipocampal bilateral com posterior difusão para outras áreas do córtex de associação têmporo-parieto-occipital e, mais tardiamente, para as regiões corticais heteromodais mais anteriores, preservando-se sempre o córtex sensitivo e motor (giros pré e pós-central) (Valk; Barkhof; Scheltens, 2002).

Vários estudos utilizaram a RM para medir as mudanças estruturais do cérebro de pacientes com demência. Na DA, a maioria dos exames de RM encontra atrofia cerebral global ou áreas focais de atrofia na substância cinzenta cortical, no lobo temporal e no hipocampo frequentemente associados com o alargamento do sistema ventricular. Além disso, no lobo temporal, a progressão da atrofia hipocampal se correlaciona, até certo ponto, com a piora dos escores no Miniexame do Estado Mental (MEEM) (Apostolova; Thompson, 2008). A atrofia focal também é registrada na amígdala, no tálamo e no corpo caloso, embora esses achados sejam controversos. A RM de pacientes com DA geralmente detecta um aumento do sinal que reflete a quantidade de hiperintensidades da substância branca periventricular e profunda. No entanto, a relação entre tais lesões da substância branca periventricular e o desempenho no MEEM permanece obscura. Desde 2000, cada vez mais estudos de RM na DA foram publicados, focados na detecção precoce e no estudo longitudinal dos pacientes com DA.

Medidas cerebrais globais

A DA é caracterizada por emaranhados neurofibrilares e placas neuríticas que acabam causando perda de neurônios do sistema límbico e atrofia do córtex cerebral. Atrofia da substância cinzenta foi consistentemente encontrada nos lobos frontal, temporal e parietal e no sistema límbico dos pacientes com DA, provavelmente refletindo a perda de neurônios nessas regiões. Como já relatado em vários estudos prévios, não ocorrem mudanças pronunciadas na substância branca, o que sugere que a atrofia cerebral global na DA ocorre sobretudo devido à redução da substância cinzenta cortical (Hsu et al., 2001).

Quanto à relação entre massa cinzenta e funções neuropsicológicas, a gravidade da demência parece associada com a redução dos volumes de substância cinzenta; porém, a associação entre a substância cinzenta e os testes de memória nem sempre é conclusiva (Hsu et al., 2001). Uma menor circunferência craniana foi associada a um maior risco de DA, e pacientes com DA com menor circunferência craniana parecem apresentar uma progressão mais rápida da doença. Schofield e colaboradores (1995) demonstraram que houve uma correlação positiva entre a área intracraniana medida pela TC e a idade de início da DA em mulheres. Esses resultados apoiam a hipótese de que um cérebro grande proporciona uma maior reserva cerebral contra os efeitos da DA. No entanto, a relação entre o volume intracraniano e as funções neuropsicológicas específicas é inconclusiva (Hsu et al., 2001). Parece haver uma associação entre a atrofia do cérebro em geral e a presença de dois alelos 4 na apolipoproteína E (ApoE).

As Figuras 13.8, 13.9 e 13.10 mostram cortes coronais de RM no intuito de demonstrar a atrofia hipocampal em vários estágios diferentes (Escala de Avaliação Clínica da Demência [CDR] 0,5, 1 e 3). Na Figura 13.11 é mostrado um corte axial de RM

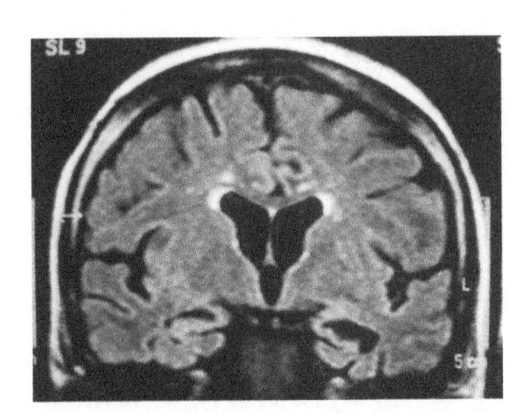

Figura 13.8

RM (corte coronal em FLAIR) de idosa de 79 anos com CCL (diagnóstico na época do exame), CDR 0,5, evidenciando inequívoca atrofia no hipocampo esquerdo (à direita da figura). Três anos após esse exame, o CCL se transformou em DA clínica.

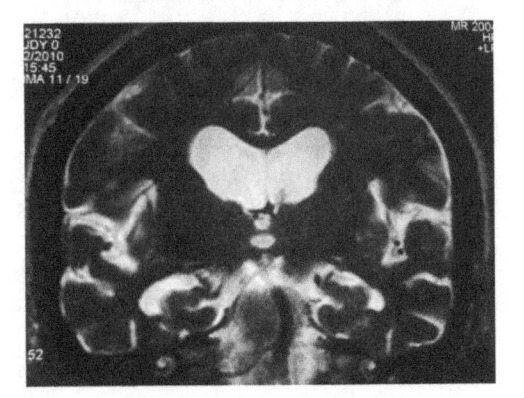

Figura 13.9

RM (corte coronal pesado em T2) evidenciando atrofia hipocampal bilateral de moderada intensidade, em paciente com DA em estágio leve (CDR 1) e MEEM de 21 pontos (escolaridade de 11 anos). Aquisições em T2 são didáticas para evidenciar a atrofia hipocampal, pois proporcionam um bom contraste entre o tecido hipocampal (na cor escura) e o líquido cerebrospinal (cor clara) que delimita e circunda o tecido hipocampal no corno temporal do ventrículo lateral.

em paciente com DA leve, porém com atrofia já pronunciada. Pode-se surpreender associações diversas entre o estágio da doença em que o paciente se encontra e o grau de atrofia presente em seus exames, e nem sempre existe uma correspondência biunívoca entre ambas as variáveis, talvez motivada, entre outras coisas, por questões individuais de reserva cerebral. Na Figura 13.12 é mostrada um associação muito comum entre duas fisiopatologias distintas, vascular e degenerativa, causando respectivamente demência vascular (no caso, do tipo encefalopatia de Binswanger) e doença de Alzheimer pré-senil em paciente no estágio inicial (CDR 1).

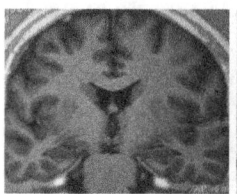

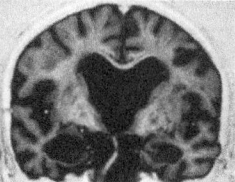

Figura 13.10

RM (cortes coronais em T1) respectivamente de idoso normal (RMN à esquerda) e de idoso com DA em estágio grave, CDR 3 (RMN à direita), para efeito de comparação. Notar intensa atrofia de predomínio temporal e sobretudo hipocampal, bilateralmente, no idoso com DA.

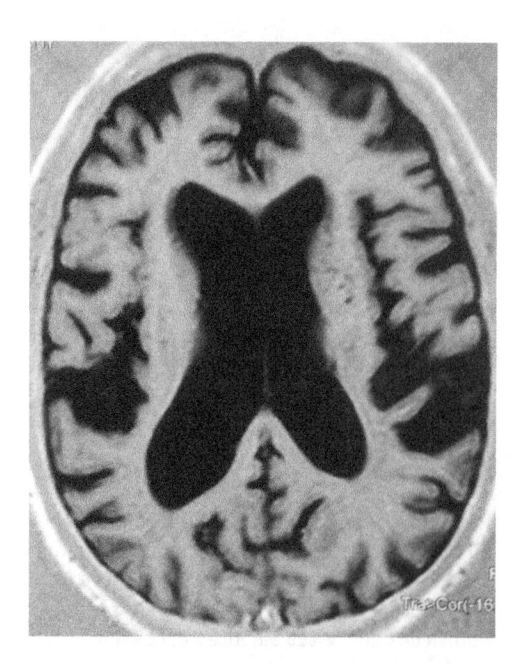

Figura 13.11

RM (corte axial em T1) evidenciando atrofia temporoparietal bilateral de moderada intensidade, além de atrofia frontal leve, em paciente com DA em estágio leve (CDR 1). Seu MEEM é de 21 pontos (OT 2, OE 4, MI 3, C 4, ME 1, N 2, R 1, CV 2, L 1, F 1, D 0), com escolaridade de 11 anos.

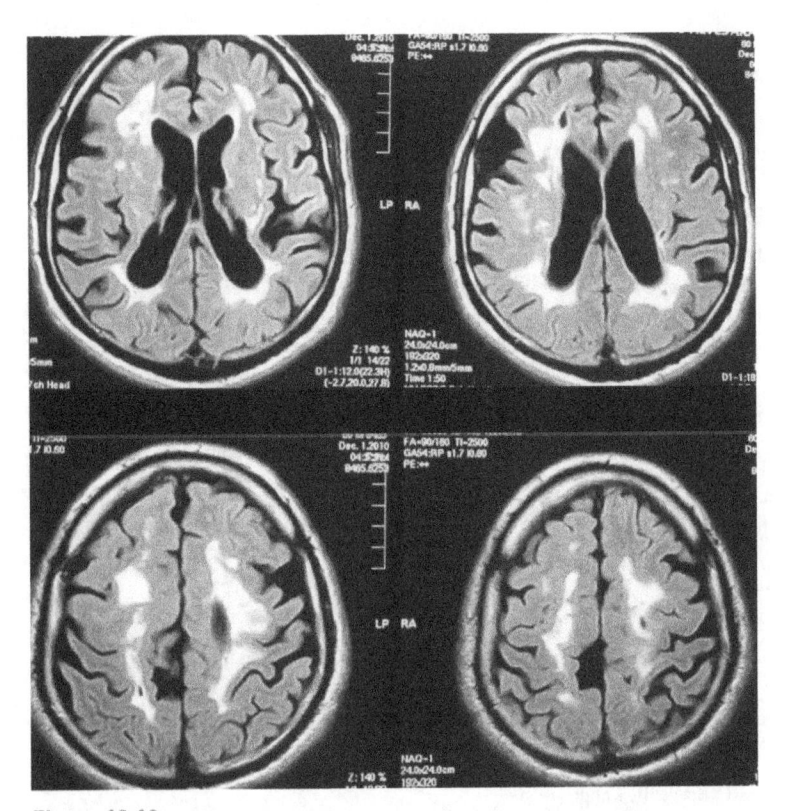

Figura 13.12

RMN (série de cortes axiais pesados em FLAIR) evidenciando associação de duas fisiopatologias distintas na gênese da demência deste caso: vascular (sugerida pelo hipersinal periventricular extenso) e degenerativa (sugerida pela atrofia cortical multifocal, interessando lobos frontais e parietais, principalmente). Paciente de meia-idade (caso avaliado pelo Dr. Magno da Nóbrega) com demência mista (Alzheimer e vascular), pré-senil, em estágio leve (CDR 1). Colhido líquido cerebrospinal normal e sorologia para sífilis negativa.

REFERÊNCIAS

Alavi A, Reivich M, Ferris S, Christman D, Fowler J, MacGregor R, et al. Regional cerebral glucose metabolism in aging and senile dementia as determined by 18F-deoxyglucose and positron emission tomography. Exp Brain Res. 1982;Suppl 5:187-95.

Apostolova LG, Thompson PM. Mapping progressive brain structural changes in early Alzheimer's disease and mild cognitive impairment. Neuropsychologia. 2008;46(6):1597-612.

Ball MJ, Fisman M, Hachinski V, Blume W, Fox A, Kral VA, et al. A new definition of Alzheimer's disease: a hippocampal dementia. Lancet. 1985;1(8419):14-6.

Ballard C, Gauthier S, Corbett A, Brayne C, Aarsland D, Jones E. Alzheimer's disease. Lancet. 2011;377(9770):1019-31.

Buchpiguel CA, Mathias SC, Itaya LY, Barros NG, Portela LA, Freitas JM, et al. Brain SPECT in dementia. A clinical-scintigraphic correlation. Arq Neuropsiquiatr. 1996;54(3):375-83.

Desikan RS, Cabral HJ, Fischl B, Guttmann CR, Blacker D, Hyman BT, et al. Temporoparietal MR imaging measures of atrophy in subjects with mild cognitive impairment that predict subsequent diagnosis of Alzheimer disease. AJNR Am J Neuroradiol. 2009;30(3):532-8.

Ebmeier KP. Is there still a place for perfusion SPECT in the diagnosis of dementia? Open Nucl Med J. 2010;2:40-5.

Herholz K, Salmon E, Perani D, Baron JC, Holthoff V, Frölich L, et al. Discrimination between Alzheimer dementia and controls by automated analysis of multicenter FDG PET. Neuroimage. 2002;17(1):302-16.

Holman BL, Johnson KA, Gerada B, Carvalho PA, Satlin A. The scintigraphic appearance of Alzheimer's disease: a prospective study using technetium-99m-HMPAO SPECT. J Nucl Med. 1992;33(2):181-5.

Hsu YY, Du AT, Schuff N, Weiner MW. Magnetic resonance imaging and magnetic resonance spectroscopy in dementias. J Geriatr Psychiatry Neurol. 2001;14(3):145-66.

Knopman DS, DeKosky ST, Cummings JL, Chui H, Corey-Bloom J, Relkin N, et al. Practice parameter: diagnosis of dementia (an evidence-based review). Report of the Quality Standards Subcommittee of the American Academy of Neurology. Neurology. 2001;56(9):1143-53.

Kantarci K, Knopman DS, Dickson DW, Parisi JE, Whitwell JL, Weigand SD, et al. Alzheimer disease: postmortem neuropathologic correlates of antemortem 1h mr spectroscopy metabolite measurements. Radiology. 2008;248(1):210-20.

Kantarci K, Weigand SD, Petersen RC, Boeve BF, Knopman DS, Gunter J, et al. Longitudinal 1H MRS changes in mild cognitive impairment and Alzheimer's disease. Neurobiol Aging. 2007;28(9):1330-9.

Kantarci K, Weigand SD, Przybelski SA, Shiung MM, Whitwell JL, Negash S, et al. Risk of dementia in MCI: combined effect of cerebrovascular disease, volumetric MRI, and 1H MRS. Neurology. 2009;72(17):1519-25.

Langbaum JB, Chen K, Lee W, Reschke C, Bandy D, Fleisher AS, et al. Alzheimer's Disease Neuroimaging Initiative. Categorical and correlational analyses of baseline fluorodeoxyglucose positron emission tomography images from the Alzheimer's Disease Neuroimaging Initiative (ADNI). Neuroimage. 2009;45(4):1107-16.

McEvoy LK, Fennema-Notestine C, Roddey JC, Hagler DJ Jr, Holland D, Karow DS, et al. Alzheimer disease: quantitative structural neuroimaging for detection and prediction of clinical and structural changes in mild cognitive impairment. Radiology. 2009;251(1):195-205.

Messa C, Perani D, Lucignani G, Zenorini A, Zito F, Rizzo G, et al. High-resolution technetium-99m-HMPAO SPECT in patients with probable Alzheimers-disease - comparison with fluorine-18-FDG PET. J Nucl Med. 1994;35(2):210-6.

Morbelli S, Piccardo A, Villavecchia G, Dessi B, Brugnolo A, Piccini A, et al. Mapping brain morphological and functional conversion patterns in amnestic MCI: a voxel-based MRI and FDG-PET study. Eur J Nucl Med Mol Imaging. 2010;37(1):36-45.

Mosconi L, Tsui WH, Herholz K, Pupi A, Drzezga A, Lucignani G, et al. Multicenter standardized 18F-FDG PET diagnosis of mild cognitive impairment, Alzheimer's disease, and other dementias. J Nucl Med. 2008;49(3):390-8.

Nitrini R, Buchpiguel CA, Caramelli P, Bahia VS, Caixeta L. SPECT in Alzheimer's disease: features associated with bilateral parietotemporal hypoperfusion. Acta Neurol Scand. 2000;101(3):172-6.

Nusbaum AO, Tang CY, Buchsbaum MS, Wei TC, Atlas SW. Regional and global changes in cerebral diffusion with normal aging. AJNR Am J Neuroradiol. 2001;22(1):136-42.

Panegyres PK, Rogers JM, McCarthy M, Campbell A, Wu JS. Fluorodeoxyglucose-positron emission tomography in the differential diagnosis of early-onset dementia: a prospective, community-based study. BMC Neurol. 2009;9:41.

Parente DB, Gasparetto EL, da Cruz LC Jr, Domingues RC, Baptista AC, Carvalho AC, et al. Potential role of diffusion tensor MRI in the differential diagnosis of mild cognitive impairment and Alzheimer's disease. AJR Am J Roentgenol. 2008;190(5):1369-74.

Schofield PW, Mosesson RE, Stern Y, Mayeax R. The age at onset of Alzheimer's disease and an intracranial area measurement: a relationship. Arch Neurol. 1995;52(1):95-8.

Silbert LC, Nelson C, Howieson DB, Moore MM, Kaye JA. Impact of white matter hyperintensity volume progression on rate of cognitive and motor decline. Neurology 2008;71(2):108-13.

Silverman DH, Small GW, Chang CY, Lu CS, Kung de Aburto MA, Chen W, et al. Positron emission tomography in evaluation of dementia: regional brain metabolism and long-term outcome. JAMA. 2001;286(17):2120-7.

Stadlbauer A, Salomonowitz E, Strunk G, Hammen T, Ganslandt O. Age-related degradation in the central nervous system: assessment with diffusion-tensor imaging and quantitative fiber tracking. Radiology. 2008;247(1):179-88.

Szymański P, Markowicz M, Janik A, Ciesielski M, Mikiciuk-Olasik E. Neuroimaging diagnosis in neurodegenerative diseases. Nucl Med Rev Cent East Eur. 2010;13(1):23-31.

Tartaglia MC, Rosen HJ, Miller BL. Neuroimaging in dementia. Neurotherapeutics. 2011;8(1):82-92.

Valk J, Barkhof F, Scheltens P. Magnetic resonance in dementia. Berlin: Springer-Verlag; 2002.

CAPÍTULO 14

LEA T. GRINBERG
CLAUDIA KIMIE SUEMOTO
RENATA E. P. LEITE
RENATA ELOAH DE LUCENA FERRETTI
JOSÉ MARCELO FARFEL

NEUROPATOLOGIA DA DOENÇA DE ALZHEIMER

A doença de Alzheimer (DA) apresenta todas as características típicas de uma doença neurodegenerativa. Encontra-se perda neuronal, depósito de proteínas específicas, progressão estereotipada e vulnerabilidade seletiva.

■ PERDA NEURONAL

A diminuição do número de neurônios em relação a controles de mesmos sexo e idade é característica da DA. Quanto mais cedo a área for afetada pela doença (ver Progressão estereotipada, a seguir), maior é a perda de neurônios. Por exemplo, os neurônios piramidais presentes na lâmina II do córtex entorrinal são afetados logo no início da doença. Isso isola o hipocampo de sua principal fonte de sinais aferentes (Hyman, et al.,1984). A perda neuronal pode ser detectada indiretamente por exames de imagem estrutural, como ressonância magnética (RM). As áreas cerebrais posteriores estão mais sujeitas a atrofia do que as anteriores. Já os córtices motores e sensoriais primários raramente sofrem alteração, mesmo em fases avançadas da doença (Brun; Gustafson, 1976).

■ ACÚMULO DE PROTEÍNAS ANORMAIS

Mesmo com os avanços no conhecimento sobre a fisiopatogenia da DA, placas neuríticas, compostas por proteína β-amiloide, e emaranhados neurofibrilares, compostos por proteína tau hiperfosforilada, continuam, há mais de 100 anos, sendo os marcadores neuropatológicos da doença (Goedert, 2009).

Proteína β-amiloide

Deposita-se em forma de placas ou em torno dos vasos, que é conhecido como angiopatia congofílica amiloide.

Placas amiloides – são depósitos extracelulares compostos principalmente por peptídeos β-amiloides. As placas estão distribuídas de maneira difusa em indivíduos com DA, sobretudo nos córtices e em alguns núcleos subcorticais. São genericamente divididas em três grupos: difusas; maduras ou neuríticas; e atróficas (Fig. 14.1).

Ainda há controvérsias sobre se as placas sofrem amadurecimento de difusas para atróficas ou se têm origem distinta.

- *Placas difusas*: não compactas, de contornos irregulares. Não são positivas em colorações amiloides como vermelho-congo, mas em colorações à base de prata ou imuno-histoquímicas. Como acompanham o envelhecimento normal, provavelmente não são associadas a perda cognitiva.

- *Placas neuríticas*: contêm um núcleo amiloide e neuritos distróficos, em sua maioria proteínas tau hiperfosforiladas positivas. Em alguns casos, os neuritos são apenas cromogranina-a ou ubiquitina-positivos. Um pequeno número de astrócitos e microglia ativada circundam as placas.

- *Placas atróficas*: são núcleos densos extracelulares compostos por amiloide e sem neuritos distróficos.

Angiopatia congofílica amiloide (ACA). Ocorre em mais de 50% dos casos de DA. Localiza-se primeiramente nos vasos da leptomeninge e, em seguida, avança nas artérias penetrantes dos córtices cerebrais e cerebela-

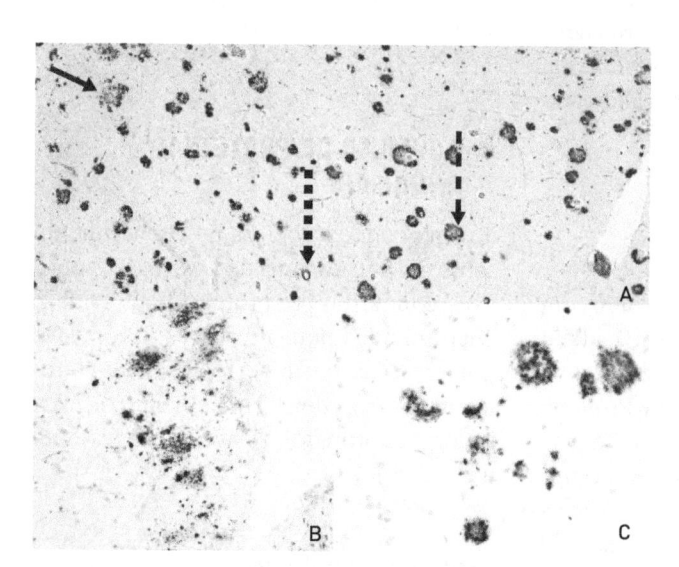

Figura 14.1

Exemplos de depósitos de proteína β-amiloide encontrados na DA. (A) Córtex temporal de paciente com Alzheimer avançado. A seta sólida aponta uma placa difusa, a seta tracejada aponta uma placa neurítica, e a seta pontilhada aponta acúmulo de amiloide em volta de um vaso (angiopatia congofílica amiloide). (B) Córtex entorrinal de um paciente com doença de Alzheimer. O acúmulo de amiloide nessa região é caracterizado por grandes lagos de placas difusas. (C) Grupo de placas neuríticas característico da DA. Note que elas têm bordas bem definidas. Todas as figuras se referem a lâminas histológicas imunocoradas para proteína β-amiloide).

res das áreas acometidas e da lâmina IV do córtex visual primário (BA 17) (Fig. 14.1).

Ao contrário das placas que são compostas sobretudo por Aβ 1-42, a ACA é composta predominantemente por Aβ 1-40.

Proteína tau (Fig. 14.2)

Emaranhados neurofibrilares (ENFs) são inclusões filamentosas intracitoplasmáticas compostas predominantemente por tau hiperfosforilada. Podem ser visualizados em colorações de HE; impregnações por prata, como Gallyas; e imuno-histoquímica para proteína tau. Da mesma forma que as placas, os ENFs podem ser encontrados em diferentes formas de maturação:

- *neuropil threads* – são acúmulos de tau em processos celulares finos e distorcidos;
- *neuritos distróficos* – já descritos na seção "Proteína β-amiloide".

PROGRESSÃO ESTEREOTIPADA

A DA tem início em 1 ou talvez 2 ou 3 áreas constantes e progride de forma não randômica. Essa uniformidade na progressão da doença é a base para os esquemas classificatórios. A progressão dos emaranhados é mais uniforme e previsível do que a progressão das placas neuríticas. Ademais, existe uma melhor correlação entre a progressão dos emaranhados e o déficit cognitivo do que entre a progressão das placas e o déficit cognitivo. Considerava-se o córtex entorrinal como a primeira área acometida por alterações neurofibrilares na DA (Braak; Braak, 1991). Entretanto, trabalhos recentes têm demonstrado que certas áreas do tronco cerebral, em especial o núcleo dorsal da rafe (Grinberg et al., 2009) e o *locus ceruleus* (Braak; Del Tredici, 2011), apresentam alterações anteriormente ao córtex entorrinal. Essa descoberta tem implicações diagnós-

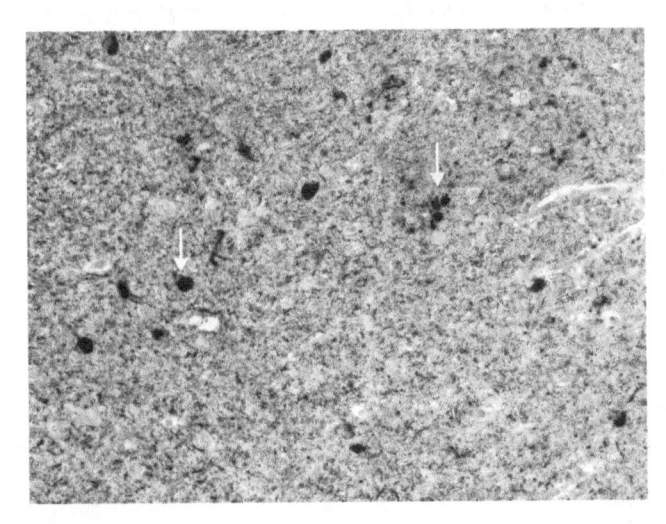

Figura 14.2

Corte histológico do córtex temporal inferior imunocorado para proteína tau hiperfosforilada. A fibrilas extracelulares são *neuropil threads*. A seta sólida aponta um emaranhado neurofibrilar, e a seta pontilhada aponta o componente neurofibrilar de uma placa neurítica.

ticas e terapêuticas para a doença. Considerando que a maior quantidade do neurotransmissor serotonina é sintetizada na rafe dorsal, sua degeneração poderia explicar a grande quantidade de casos de depressão diagnosticados alguns anos antes da detecção de demência. Da mesma forma, ao se buscar uma estratégia terapêutica que proteja os neurônios da DA, é importante focar nas áreas mais precocemente afetadas.

Já as placas neuríticas são encontradas primeiramente no neocórtex localizado no giro angular e nos giros temporais e, com o avanço do processo patológico, alcançam outros neocórtices e por fim, hipocampo, o córtex entorrinal e estruturas subcorticais (Thal et al., 2002).

VULNERABILIDADE SELETIVA

Nem todos os neurônios são vulneráveis à DA. Mesmo em fases avançadas da doença, diversas classes de neurônios não sofrem qualquer alteração. Os neurônios piramidais são os mais vulneráveis à doença (Fig. 14.3).

As doenças neurodegenerativas são caracterizadas pela perda de populações específicas de neurônios (Dickson, 2007). Essa vulnerabilidade acontece de maneira previsível e constante e é fator determinante das características clínicas das doenças neurodegenerativas, refletindo uma variedade de demências e distúrbios do movimento.

É interessante observar que, dentro de áreas cerebrais suscetíveis à neurodegeneração, alguns neurônios morfologicamente indistinguíveis de seus neurônios vizinhos podem sobreviver por décadas (Gotz et al., 2009). Isso significa que, mesmo que ocorra morte neuronal em áreas cerebrais específicas, haverá neurônios preservados na vizinhança imediata (Vickers et al., 1994).

Embora o entendimento dos mecanismos de vulnerabilidade seletiva tenha implicações no entendimento da patogênese e no desenvolvimento de tratamentos, os fatores que determinam a morte neuronal nas doenças neurodegenerativas ainda não são amplamente conhecidos (Gotz et al., 2009).

Dickson (2007) recentemente listou alguns fatores que poderiam estar relacionados à vulnerabilidade seletiva nas doenças neurodegenerativas. Uma relação inversa entre o processo de mielinização e a destruição do neocórtex tem sido sugerida na DA e/ou na doença de Parkinson (DP), as duas doenças neurodegenerativas mais frequentes no sistema nervoso. As primeiras lesões corticais ocorrem no mesocórtex temporal e se estendem deste para o neocórtex (Braak; Braak, 1991). A oxidação da dopamina e a

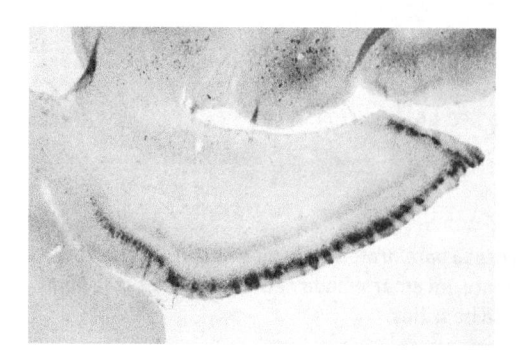

Figura 14.3

Vulnerabilidade seletiva. Corte do córtex entorrinal de paciente com doença de Alzheimer imunocorado para proteína tau hiperfosforilada.

produção de radicais livres têm sido sugeridas para justificar a vulnerabilidade dos neurônios da substância negra (Olney et al., 1990), enquanto alguns autores acreditam que alterações nos canais de cálcio e nas mitocôndrias estejam envolvidas na DP (Surmeier, 2007). Também tem sido demonstrado que neurônios com deficiência de proteínas ligantes de cálcio, como a parvalbumina e a calbindina, podem se tornar mais vulneráveis em doenças do neurônio motor (Shaw; Eggett, 2000). Diversos outros estudos no campo da neurociência molecular têm tentado explicar a vulnerabilidade seletiva nas doenças neurodegenerativas (Gotz et al., 2009).

Estadiamento neuropatológico da doença de Alzheimer

Diversos critérios foram propostos para a DA. Nenhum deles é perfeito, pois não há uma correlação exata entre a progressão da doença, como estadiada pelos critérios existentes, e o déficit clínico. Alguns fatores, como a interação com lesões vasculares (conforme descrito a seguir), contribuem para piora cognitiva mesmo quando as alterações neuropatológicas do tipo Alzheimer não estão tão pronunciadas.

Alterações macroscópicas na doença de Alzheimer

Durante o envelhecimento, o encéfalo é acometido por alterações morfométricas que, embora presentes, nem sempre ocorrem do mesmo modo em todos os idosos, dada a heterogeneidade característica do envelhecimento. Considerando que as demências, sobretudo a DA, têm sua maior prevalência em indivíduos idosos, assume-se o fato de que as alterações decorrentes da fisiopatologia da doença serão sobrepostas a um encéfalo que já sofre com os efeitos da senescência *per se*, tanto macro quanto microscopicamente.

É fato que as alterações encontradas nos cérebros de pacientes com DA também podem ser observadas em cérebros de indivíduos sem demência, no entanto, em menor grau (Ferretti et al., 2010). As diferenças entre os achados não são apenas quantitativas, mas também relacionadas com a localização. Além disso, essas alterações em cérebros de indivíduos normais não se mostram suficientes para alterar o funcionamento cerebral e causar impacto na cognição.

As alterações morfométricas encefálicas de ordem macroscópica incluem massa, volume e densidade encefálicos, tanto global quanto regional (Pitella, 2005). Observa-se um padrão de acometimento temporal e frontal mais pronunciado em relação ao lobo occipital.

O valor médio da massa encefálica de um idoso sem demência é de aproximadamente 1.200 a 1.400 g. Existe um padrão de atrofia cerebral discreta ou leve na senescência. Durante o curso da DA, há uma hipotrofia cerebral global bilateral, mais acentuada do que no envelhecimento normal e sabidamente mais pronunciada quanto maior a idade do paciente. Em geral, o encéfalo de um indivíduo com demência pesa menos de 1.000 g. Essa hipotrofia mostra-se mais pronunciada no lobo temporal e nas áreas de associação dos lobos frontal e parietal. Nota-se também um estreitamento dos giros e maior alargamento dos sulcos. O volume ventricular se altera discretamente, e há redução do volume da substância branca cerebral com preservação de cor e textura do tecido encefálico.

Estadiamento patológico

Em 1991, Braak e Braak publicaram um estadiamento com base na progressão das alterações neurofibrilares e amiloides que ocorrem de forma estereotipada. Entretanto, apenas as alterações neurofibrilares têm uma boa correlação clínica. De acordo com esse estadiamento (Quadro 14.1), as alterações neurofibrilares têm início nas adjacências do córtex para-hipocampal e do hipocampo, progridem para amígdala, córtices de associação e, em alguns casos, córtices primários. Outras regiões subcorticais e do tronco cerebral também são afetadas no curso da doença. Alguns autores consideram que um estágio de Braak e Braak ≥ IV corresponde a DA clínica.

Diagnóstico patológico

Varios critérios neuropatológicos foram propostos para a DA (Quadro 14.2). A grande maioria leva em consideração o estado cognitivo. Apenas os critérios do Instituto Nacional de Envelhecimento Norte-americano (NIA-Ronald-Reagan) baseiam-se exclusivamente nas alterações neuropatológicas. Esses critérios, entretanto, não se aplicam a cerca de 50% dos casos (Consensus, 1997).

Apesar dos avanços alcançados nos últimos anos em termos de patogênese, ainda não há tratamento para essa doença devastadora. Com o ressurgimento do interesse por pesquisa em tecido humano, é possível que alguma substância promissora seja descoberta nos próximos anos. Entretanto, a maioria das demências é de causa mista, e é necessário que se reconheçam todos os fatores causadores da demência a fim de atingir um tratamento eficaz.

Doença de Alzheimer e demência vascular: entidades nosológicas distintas?

Tradicionalmente, a DA e a demência vascular (DV) são consideradas entidades nosológicas distintas. Entretanto, nos últimos 15 anos, vários estudos de base populacional têm demonstrado que essas duas doenças apresentam fatores de risco em comum (Chui et al., 2006; Hofman et al., 1997; Kivipelto et al., 2001). Fatores de risco cardiovascular, como hipertensão arterial sistêmica, diabetes melito e dislipidemia, e doenças cardiovasculares, como fibrilação atrial e doença arterial coronariana, estão associados a maior risco de demência, seja ela de origem neurodegenerativa ou vascular (Biessels; Deary; Ryan, 2008; Mielke et al., 2007; Skoog et al., 1996).

Além de compartilharem fatores de risco, o quadro clínico com sinais e sintomas típicos de DA (início lento e caráter progressivo) ou de DV (início abrupto, progressão em degraus e presença de sinais focais) perdeu muito de seu valor à luz de estudos clínico-radiológicos que demonstraram a existência de quadros de DA atípicos ou de DV de pequenos vasos (Galton et al., 2000; Price et al., 2005). Dessa forma, por exemplo, o déficit cognitivo que se instala de forma lenta e progressiva, anteriormente descrito como apresentação típica da DA, pode também ser a manifestação de uma DV subcortical.

Atualmente, acredita-se que exista um espectro de pacientes, desde aqueles com DA pura até aqueles com DV pura, sendo que a maior parte deles encontra-se entre esses dois polos, apresentando lesões neurodegenerativas e cerebrovasculares (Viswanathan; Rocca; Tzourio, 2009). Esse quadro é particularmente verdadeiro em indivíduos idosos, de forma que, quanto maior a idade da amostra estudada, maior a chance da coexistência de lesões degenerativas e vasculares devido ao fato de o envelhecimento ser um dos principais fatores de risco tanto para as doenças cerebrovasculares como para as demências (Fernando; Ince; MRC, 2004).

DOENÇA DE ALZHEIMER | 223

Quadro 14.1
ESTADIAMENTO PATOLÓGICO DE BRAAK E BRAAK

ESTÁGIO	CARACTERÍSTICAS
I	Córtex transentorrinal superficial
II	I + CA1 do hipocampo
III	II + subículo, giro fusiforme, núcleos basais e amígdala
IV	III + envolvimento discreto do isocórtex de associação, principalmente na região temporal
V	IV + todo o hipocampo, envolvimento mais avançado do isocórtex, do tálamo, do hipotálamo
VI	V + fáscia dentata, córtex occipital

Quadro 14.2
CRITÉRIOS NEUROPATOLÓGICOS UTILIZADOS PARA AVALIAÇÃO DA DOENÇA DE ALZHEIMER

CRITÉRIO	ALTERAÇÕES NEUROPATOLÓGICAS CONSIDERADAS	OUTROS CRITÉRIOS	VANTAGENS	DESVANTAGENS
Khachaturian (1985)	Placas amiloides	Idade e presença de demência	Primeiro critério uniformizador	Muitos falsos-positivos
Mirra e colaboradores (1991)	Placas amiloides neuríticas	Idade e presença de demência	Boa reprodutibilidade entre diferentes laboratórios	Não considera alterações neurofibrilares. Pouca correlação nas fases iniciais
Consensus Recommendations for the Postmortem Diagnosis of Alzheimer's Disease (1997)	Placas neuríticas e alterações neuropatológicas		Maior especificidade	Alguns casos não se encaixam nos critérios

Estudos neuropatológicos mostraram que, frequentemente, a doença cerebrovascular interage com a doença neurodegenerativa, precipitando a manifestação clínica do déficit cognitivo. Assim, indivíduos com patologia vascular e neurodegenerativa apresentam sintomas cognitivos mais intensos do que aqueles com DA pura ou necessitam de menos patologia de DA para manifestar a mesma intensidade de sintomas (Schneider et al., 2007; Snowdon et al., 1997). Nesses estudos, as lesões cerebrovasculares associadas a déficit cognitivo são, em sua maioria, infartos lacunares ou microinfartos, e não infartos hemisféricos extensos, demonstrando a importância das lesões de pequenos vasos na interação entre DA e DV (Fig. 14.4).

Recentemente, alguns autores constataram que lesões ateroscleróticas em artérias carótidas e do polígono de Willis estão associadas tanto a DA como a DV (Honig; Kukull; Mayeux, 2005; van Oijen et al., 2007). O grau de obstrução arterial correlacionou-se com a quantidade de placas

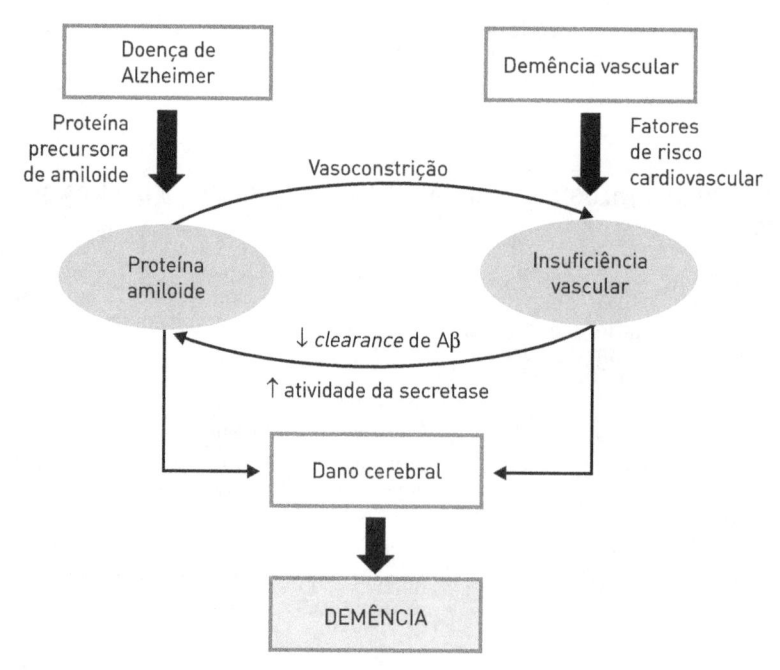

Figura 14.4

Na doença de Alzheimer, há uma deposição cerebral de proteína amiloide a partir da clivagem da proteína precursora de amiloide pela β e γ secretase, que ocasiona disfunção e dano cerebral. Na demência vascular, fatores de risco cardiovascular induzem uma disfunção neurovascular, que também culmina em dano cerebral e demência. Embora essas duas doenças sejam suficientes para causar demência independentemente, a interação entre elas potencializa seus efeitos patológicos. Além disso, evidências experimentais sugerem que a hipoxia secundária a insuficiência vascular aumenta a produção de proteína β-amiloide e diminui seu *clearance*. O acúmulo de proteína amiloide piora a insuficiência vascular por meio da piora da vasoconstrição cerebral.

neuríticas e emaranhados neurofibrilares em estudos neuropatológicos (Beach et al., 2007; Roher et al., 2004). Foi demonstrado que a associação entre a aterosclerose dessas artérias e a presença de déficit e declínio cognitivo durante o seguimento foi independente da presença de infartos na RM (Johnston et al., 2004), sugerindo que o hipofluxo cerebral associado a lesões críticas de artérias carótidas possa afetar diretamente o desempenho cognitivo. Apoiando essa hipótese, estudos em modelos animais para DA demonstraram que o hipofluxo cerebral está associado a maior produção de β-amiloide e menor *clearance* desse peptídeo. A maior quantidade de proteína β-amiloide produzida leva a uma maior vasoconstrição arterial, piorando ainda mais o hipofluxo cerebral e aumentando a quantidade de proteína β-amiloide no local. Esse mecanismo fisiopatológico sugere um efeito sinérgico entre as lesões vasculares e neurodegenerativas, que vai além do efeito aditivo descrito anteriormente (Iadecola, 2010).

REFERÊNCIAS

Beach TG, Wilson JR, Sue LI, Newell A, Poston M, Cisneros R, et al. Circle of Willis atherosclerosis: association with Alzheimer´s disease, neuritic plaques and neurofibrillary tangles. Acta Neuropathol. 2007;113(1):13-21.

Biessels GJ, Deary IJ, Ryan CM. Cognition and diabetes: a lifespan perspective. Lancet Neurol. 2008;7(2):184-90.

Braak H, Braak E. Neuropathological stageing of Alzheimer-related changes. Acta Neuropathol. 1991;82(4):239-59.

Braak H, Del Tredici K. The pathological process underlying Alzheimer's disease in individuals under thirty. Acta Neuropathol. 2011;121(2):171-81.

Brun A, Gustafson L. Distribution of cerebral degeneration in Alzheimer's disease. A clinico-pathological study. Arch Psychiatr Nervenkr. 1976;223(1):15-33.

Consensus recommendations for the postmortem diagnosis of Alzheimer's disease. The National Institute on Aging, and Reagan Institute Working Group on Diagnostic Criteria for the Neuropathological Assessment of Alzheimer's Disease. Neurobiol Aging. 1997;18(4 Suppl):S1-2.

Chui HC, Zarow C, Mack WJ, Ellis WG, Zheng L, Jagust WJ, et al. Cognitive impact of subcortical vascular and Alzheimer's disease pathology. Ann Neurol. 2006;60(6):677-87.

Dickson DW. Linking selective vulnerability to cell death mechanisms in Parkinson's disease. Am J Pathol. 2007;170(1):16-9.

Fernando MS, Ince PG; MRC Cognitive Function and Ageing Neuropathology Study Group. Vascular pathologies and cognition in a population-based cohort of elderly people. J Neurol Sci. 2004;226(1-2):13-7.

Ferretti REL, Jacob Filho W, Grinberg LT, Leite REP. Morphometric brain changes during aging; results from a brazilian necropsy sample. Dement Neuropsychol. 2010;4(4):332-7.

Galton CJ, Patterson K, Xuereb JH, Hodges JR. Atypical and typical presentations of alzheimer's disease: A clinical, neuropsychological, neuroimaging and pathological study of 13 cases. Brain. 2000;123 (Pt 3):484-98.

Goedert M. Oskar Fischer and the study of dementia. Brain. 2009;132(Pt 4):1102-11.

Gotz J, Schonrock N, Vissel B, Ittner LM. Alzheimer's disease selective vulnerability and modeling in transgenic mice. J Alzheimers Dis. 2009;18(2):243-51.

Grinberg LT, Rüb U, Ferretti RE, Nitrini R, Farfel JM, Polichiso L, et al. The dorsal raphe nucleus shows phospho-tau neurofibrillary changes before the transentorhinal region in Alzheimer's disease. A precocious onset? Neuropathol Appl Neurobiol. 2009;35(4):406-16.

Hofman A, Ott A, Breteler MM, Bots ML, Slooter AJ, van Harskamp F, et al. Atherosclerosis, apolipoprotein E, and prevalence of dementia and Alzheimer's disease in the Rotterdam Study. Lancet. 1997;349(9046):151-4.

Honig LS, Kukull W, Mayeux R. Atherosclerosis and AD: analysis of data from the US National Alzheimer's Coordinating Center. Neurology. 2005;64(3):494-500.

Hyman BT, van Hoesen GW, Damasio AR, Barnes CL. Alzheimer's disease: cell-specific pathology isolates the hippocampal formation. Science. 1984;225(4667):1168-70.

Iadecola C. The overlap between neurodegenerative and vascular factors in the pathogenesis of dementia. Acta Neuropathol. 2010;120(3):287-96.

Johnston SC, O'Meara ES, Manolio TA, Lefkowitz D, O'Leary DH, Goldstein S, et al. Cognitive impairment and decline are associated with carotid artery disease in patients without clinically evident cerebrovascular disease. Ann Intern Med. 2004;140(4):237-47.

Khachaturian ZS. Diagnosis of Alzheimer's disease. Arch Neurol. 1985;42(11):1097-105.

Kivipelto M, Helkala EL, Laakso MP, Hänninen T, Hallikainen M, Alhainen K, et al. Midlife vascular risk factors and Alzheimer's disease in later life: longitudinal, population-based study. BMJ. 2001;322(7300):1447-51.

Mielke MM, Rosenberg PB, Tschanz J, Cook L, Corcoran C, Hayden KM, et al. Vascular factors predict rate of progression in Alzheimer disease. Neurology. 2007;69(19):1850-8.

Mirra SS, Heyman A, McKeel D, Sumi SM, Crain BJ, Brownlee LM, et al. The Consortium to Establish a Registry for Alzheimer's Disease (CERAD). Part II. Standardization of the neuropathologic assessment of Alzheimer's disease. Neurology. 1991;41(4):479-86.

Olney JW, Zorumski CF, Stewart GR, Price MT, Wang GJ, Labruyere J. Excitotoxicity of L-dopa and 6-OH-dopa: implications for Parkinson's and Huntington's diseases. Exp Neurol. 1990;108(3):269-72.

Pittella JEH. Morfologia do envelhecimento normal do encéfalo. In: Tavares A. Compêndio de neuropsiquiatria geriátrica. Rio de Janeiro: Guanabara-Koogan; 2005. p. 25-42.

Price CC, Jefferson AL, Merino JG, Heilman KM, Libon DJ. Subcortical vascular dementia: Integrating neuropsychological and neuroradiologic data. Neurology. 2005;65(3):376-82.

Roher AE, Esh C, Rahman A, Kkjohn TA, Beach TG. Atherosclerosis of cerebral arteries in Alzheimer disease. Stroke. 2004;35(11 Suppl 1):2623-7.

Schneider JA, Boyle PA, Arvanitakis Z, Bienias JL, Bennett DA. Subcortical infarcts, alzheimer's disease pathology, and memory function in older persons. Ann Neurol. 2007;62(1):59-66.

Shaw PJ, Eggett CJ. Molecular factors underlying selective vulnerability of motor neurons to neurodegeneration in amyotrophic lateral sclerosis. J Neurol. 2000;247 Suppl 1: I17-27.

Skoog I, Lernfelt B, Landahl S, Palmertz B, Andreasson LA, Odén A, et al. 15-year longitudinal study of blood pressure and dementia. Lancet. 1996;347(9009):1141-5.

Snowdon DA, Greiner LH, Mortimer JA, Riley KP, Greiner PA, Markesbery WR. Brain infarction and the clinical expression of Alzheimer disease: the NUN study. JAMA. 1997;277(10): 813-7.

Surmeier DJ. Calcium, ageing, and neuronal vulnerability in Parkinson's disease. Lancet Neurol. 2007;6(10):933-8.

Thal DR, Rüb U, Orantes M, Braak H. Phases of Ab-deposition in the human brain and its relevance for the development of AD. Neurology. 2002;58(12):1791-800.

van Oijen M, de Jong FJ, Witteman JC, Hofman A, Koudstaal PJ, Breteler MM. Atherosclerosis and risk for dementia. Ann Neurol. 2007;61(5):403-10.

Vickers JC, Riederer BM, Marugg RA, Bueescherrer V, Buee L, Delacourte A, et al. Alterations in neurofilament protein immunoreactivity in human hippocampal neurons related to normal aging and Alzheimer's disease. Neuroscience. 1994;62(1):1-13.

Viswanathan A, Rocca WA, Tzourio C. Vascular risk factors and dementia: How to move forward? Neurology. 2009;72(4): 368-74.

CAPÍTULO **15**

A RELAÇÃO MÉDICO-PACIENTE-CUIDADOR

LEONARDO CAIXETA

> Não me ajeito com os padres, os críticos e os canudinhos de refresco: não há nada que substitua o sabor da comunicação direta.
> Mario Quintana

Não é fácil acompanhar e cuidar, seja do ponto de vista do médico ou do cuidador de pacientes com demência, tampouco manter em níveis aceitáveis sua qualidade de vida (Russel, 1996). Para uma efetiva abordagem e uma aliança terapêutica entre o médico, o paciente e seus cuidadores, é fundamental que o primeiro domine alguns conceitos básicos de psicologia médica. Para tanto, faz-se imprescindível assimilar alguns pressupostos da inteligência emocional (IE). A integração do conceito de IE na formação médica pode ajudar a desenvolver nos jovens médicos as habilidades interpessoais e de comunicação, criando, consequentemente, um ambiente mais solidário para com seus pacientes e familiares (Grewal; Davidson, 2008).

A educação médica atual concentra-se sobretudo nas habilidades de comunicação, muito provavelmente porque são mais fáceis de definir do que as competências interpessoais. O valor das habilidades comunicativas é apoiado por provas de que a continuação da comunicação médico-paciente afeta uma variedade de fatores importantes associados com resultados positivos para a saúde.

Os quatro domínios da inteligência emocional – a capacidade de perceber, utilizar, compreender e gerir emoções – são elementos constitutivos de competências interpessoais e de comunicação. O desafio na relação médico-paciente é compreender a psicologia por trás desses programas a fim de desenvolver tais competências.

A IE tem o potencial de aprofundar a compreensão sobre o conjunto de fatores relacionados com a aquisição efetiva de competências interpessoais e de comunicação – habilidades que repousam sobre a capacidade de perceber, utilizar, compreender e gerir emoções em si próprio e terceiros.

Concepções populares têm criado confusão quanto a definição e medição desse conceito complexo; porém, a IE não deveria ser desprezada simplesmente por causa dessa complexidade. Algumas pesquisas mostram que a IE, quando inserida como objetivo da formação em escolas médicas, tem melhorado a empatia e a competência, sugerindo que o melhor tipo de treinamento pode ser ajudar aqueles que não são comunicadores naturais a aprender e desenvolver tais habilidades (Grewal; Davidson, 2008).

É muito frequente que pacientes estejam em desacordo com seus médicos (Chen, 2008), o que pode desagradar estes últimos. O dever de melhorar essa situação não está em princípio com o paciente, nem com o médico e o paciente, mas com o médico e ele mesmo. A responsabilidade deve ser colocada sobre quem está no comando da situação, e o modo como se relaciona com ele mesmo, isto é, como aborda suas limitações, seus vícios de conduta, suas imperfeições. Grandes esforços para melhorar a relação médico-paciente têm sido feitos por meio de subsídios colhidos da psiquiatria e da psicologia médica. Enid Michael Balint e seus colegas – médicos generalistas – começaram, na década de 1950, a usar uma sistemática de grupos de conversa e análise (denominados "grupos Balint") para compartilhar experiências e habilitar os médicos a observarem e repensarem aspectos de suas relações com os pacientes e seu trabalho (Balint, 1964; Balint et al., 1993; Balint; Norell, 1973). Em um "grupo Balint", o médico reconta e revivencia – em sua memória – uma apresentação dos sintomas do paciente e da interação médico-paciente. Existem aspectos dos quais o médico não vai se recordar, outros dos quais se lembrará em detalhes e que tiveram maior impacto emocional – às vezes tornando-o mais defensivo, chateado, irritado ou triste – ou, ainda, aspectos que podem tê-lo confundido ou surpreendido. O grupo de médicos ouve e faz perguntas ao médico relator. No processo de compartilhamento de experiências pode-se dar ensejo a vários *insights* sobre aspectos antes não detectados, dando-se oportunidade de "ressignificar" experiências anteriormente vividas como insatisfatórias ou infrutíferas. Além disso, o potencial terapêutico do médico é reforçado, e o fenômeno de *burnout*, prevenido (Solomon, 2008).

Não constam na literatura sobre doença de Alzheimer (DA), com raras exceções, capítulos versando sobre o objeto de estudo aqui abordado, o que justifica, inclusive, a pequena quantidade de referências utilizadas na confecção deste capítulo. Talvez essa inexplicável (mas sentida) ausência tenha a ver com a dificuldade que os médicos modernos experimentam ao assumir (ou não) uma das funções mais nobres e que mais caracterizam a medicina, desde sua institucionalização por Hipócrates, há quase 2.500 anos: a arte de cuidar (Hipócrates, 2002). A função apostólica do médico – ao assumir não apenas a doença, mas também o doente – é parte integral (se não a principal) da profissão médica, muito bem sistematizada na obra de vários autores (Balint, 1984; Caixeta, 2005; Marino Jr, 1999). Balint afirmou que a penetração do médico no mundo metafísico do doente e de sua doença confere-lhe um poder apostólico que não deve ser desprezado; pelo contrário, o médico pode e deve se utilizar dele para, no papel de um remédio, produzir lenitivo às dores experimentadas por quem padece de sofrimentos tão graves.

Neste capítulo, se tentará refletir sobre a DA, ou melhor, sobre aqueles que padecem de forma direta (pacientes) ou indireta (cuidadores) dessa condição, em uma perspectiva mais espiritual, endereçando as dificuldades impostas pelo problema e algumas maneiras de lidar com ele. Não serão apresentadas respostas definitivas, pois estas não existem.

DEMARCANDO O PROBLEMA

Poucas experiências na vida de um ser humano são tão dolorosas quanto perceber que ele mesmo, ou um ente querido, que antes gozava de saúde física e mental, agora padece de um mal devastador, o qual toma pouco a pouco sua autonomia, suas habilidades cognitivas, sua vida mental e afetiva, enfim, sua identidade, a maneira particularíssima como significava e se portava diante do mundo (Stevenson, 1987). Talvez afortunadamente, quando se trata do próprio paciente experimentando a rápida decadência de suas funções mais caras, a natureza seja mais misericordiosa, no sentido de que, já nas fases iniciais da doença, esse indivíduo perde a capacidade de se autoperceber; falta-lhe o *insight* para sua própria condição, o que o protege de alguma forma da constatação e da dor que poderia sobrevir com tantas perdas e limitações. O mesmo, no entanto, não ocorre com aqueles que o rodeiam: familiares, profissionais da saúde e cuidadores. Para estes, a dor é implacável, diuturna, quase intransponível. Não é por acaso que muito frequentemente os cuidadores experimentam altos índices de estresse, sintomas ansiosos e depressivos, necessitando em várias situações de abordagem terapêutica, farmacológica e/ou psicoterápica para o alívio de tanto sofrimento.

FORMAS DE ABORDAGEM

Nesta seção, serão evocados diversos cenários, frequentes na prática clínica, que deverão suscitar no médico abordagens terapêuticas na condução dos desafios que representam. Um grupo de profissionais de Goiânia, do Instituto da Memória (Caixeta, 2006), desenvolveu uma série de abordagens pautadas em sua vasta experiência.

Cenário clínico 1: a arte de comunicar e compartilhar o diagnóstico com a família

A primeira responsabilidade do bom médico é ser o mais acurado possível na formulação diagnóstica, evitando tanto os falso-positivos como os falso-negativos, os quais geram muita ansiedade a cuidadores e ao próprio paciente. Infelizmente, muitos médicos pensam que todo idoso com problema de memória apresenta o diagnóstico de DA, quando, na verdade, existem mais de 70 tipos diferentes de doenças que podem causar problemas de memória na terceira idade (Caixeta, 2004). Comunicar à família um diagnóstico de DA para um paciente que na verdade apresenta comprometimento cognitivo leve ou mesmo depressão acarretará, muitas vezes de forma desastrosa, sentimentos angustiantes e desesperança incorrigíveis. Da mesma forma, deixar de diagnosticar a DA para um paciente que de fato a apresenta poderá ocasionar falsas expectativas na família do paciente, que se verá obrigada a procurar outras explicações para o declínio cognitivo e funcional de seu ente querido, perpetuando desnecessariamente a dúvida diagnóstica. O erro médico, em qualquer situação, é lamentável, e deve ser evitado por meio da formação acadêmica exemplar e da seriedade daqueles que se propõem a trabalhar nessa complexa área da medicina, que congrega, em um só tempo, conhecimentos da psiquiatria, da neurologia e da geriatria.

Alguns problemas inerentes à complexidade da DA e à realidade brasileira dificultam o correto diagnóstico da doença. Como a DA constitui problema de saúde pública, será cada vez mais natural que o primeiro diagnóstico provenha de um clínico geral, situado na primeira linha de atendimento do sistema único de saúde. O País, entretanto, ainda não está preparado para essa demanda, uma vez que a maioria das escolas médicas brasileiras não proporciona formação acadêmica suficiente a seus alunos para o diagnóstico das demências em geral e da DA em particular. Cada vez mais se procura detectar a DA em seus estágios iniciais, uma vez que tal atitude propicia tempo ao paciente e a seus familiares para programarem e prepararem seu futuro, bem como procurarem os serviços que mais julgarem adequados à assistência do paciente. Ocorre que fazer o diagnóstico precoce da DA é ainda mais desafiador e complexo, pois os sintomas não são exuberantes, fazendo com que o grau de proficiência do médico no diagnóstico tenha de ser ainda maior.

Aspectos culturais, sociais e espirituais da família devem ser levados em consideração na comunicação do diagnóstico de DA (Grossberg et al., 2010). O Brasil é um país de culturas variadas, e cada uma tende a encarar e assumir o diagnóstico de demência de uma forma. Pessoas do meio rural ou de condição socioeconômica menos privilegiada, por exemplo, tendem a lidar melhor com o diagnóstico de Alzheimer, talvez pela compreensão parcial do que a doença realmente significa para o paciente e sua família, ou talvez pela melhor resiliência observada nessas camadas sociais quando diante de problemas de saúde dessa natureza. Famílias mais diferenciadas do ponto de vista socioeconômico tendem a lidar mal com o diagnóstico de DA (o próprio nome "Alzheimer" já os assombra), muitas vezes reagindo com negação ou até mesmo agressividade. Famílias espiritualistas e outras muito religiosas tendem a receber o diagnóstico de forma mais natural e realista do que famílias de ateus. Em alguns cenários culturais mais específicos (comunidades indígenas, quilombolas e outras comunidades isoladas), a demência não é percebida como uma entidade única ou uma doença, mas como um processo natural do envelhecimento ou uma consequência da interação de determinados fatores da natureza ou, ainda, uma manifestação ou retaliação por parte de entidades espirituais ou outras forças sobrenaturais. Todas essas crenças devem ser consideradas, e a conduta do médico deve respeitar os antecedentes culturais de cada comunidade e família, procurando imiscuir suas explicações nesse universo, a fim de que cada um possa entendê-las.

O Quadro 15.1 lista alguns elementos importantes a serem observados ao comunicar o diagnóstico de DA à família do paciente.

Cenário clínico 2: lidar com perdas

> Toda doença tem a sua linguagem silenciosa e se faz acompanhar de finalidades especiais.
>
> Emmanuel

Se no início é difícil detectar a demência na personalidade do paciente, depois se torna dificílimo detectar sua personalidade na demência. O processo demencial subtrai, paulatinamente, as características de personalidade do indivíduo, colocando-o na vala comum dos enfermos dementados: "a enfermidade irmana os enfermos". Alguns consideram a demência um "câncer mental", e, por isso, a perda de habilidades ou funções cognitivas pode ser vivenciada de forma trágica tanto pelo próprio paciente quanto por aqueles (familiares, amigos) que sempre associaram aquela pessoa a um determinado conjunto de atributos, talentos e valores que o caracterizaram e o distinguiram dos demais seres humanos.

Pacientes com demência, quando não privados de sua crítica (como no caso da de-

Quadro 15.1
RECOMENDAÇÕES DE COMO COMUNICAR/COMPARTILHAR O DIAGNÓSTICO DE DOENÇA DE ALZHEIMER COM A FAMÍLIA

1. Considerar, anteriormente à comunicação, os antecedentes culturais, religiosos e sociais da família e programar o modo de comunicação segundo esses dados.

2. Quando possível, preparar aos poucos a família para a notícia, mencionando os passos seguidos até se chegar ao diagnóstico.

3. Verificar com a família se o diagnóstico pode ser dado ao paciente ou se tal atitude acarretará malefícios, devendo-se, então, preservá-lo.

4. Criar condições do ambiente favoráveis à comunicação: privacidade; não permitir interrupções externas no momento da consulta em que for comunicado o diagnóstico; criar um ambiente sereno, acolhedor e confortável e usar tom de voz ou expressões que não aumentem o impacto da notícia ou provoquem reações dramáticas ou desesperadas.

5. Focar nas capacidades que restam e nas funções preservadas, além de enfatizar que os sentimentos e outras reações afetivas (ao contrário da cognição) tendem a permanecer intactos por muitos anos, possibilitando trocas afetivas muito gratificantes entre o paciente e sua família.

6. Ficar atento à presença do niilismo familiar em relação a qualquer conduta terapêutica futura, com pronta correção e reorientação dessa tendência e identificando todas as alternativas terapêuticas disponíveis.

7. Colocar-se à disposição para auxiliar emocionalmente no período de "ressaca" após a notícia da doença, afirmando sua posição como parceiro diuturno na condução do problema.

8. Dirimir reações de culpa ou litígio entre familiares, explicando que ninguém pode ser responsabilizado por aquele estado de saúde e que a doença não resultou de negligência de qualquer natureza (muitos questionam se um tratamento iniciado mais precocemente teria abortado o processo demencial).

9. Deixar claro que algumas características impostas pela doença (agressividade, sexualidade inadequada, indiferença emocional) nada têm a ver com a real pessoa do paciente, e que tais disfunções não devem apagar ou denegrir o mérito e as boas recordações e realizações construídas pelo paciente previamente à doença; enfatizar que a herança que deve permanecer é a dos bons momentos do paciente, e que este não tem consciência de atitudes muitas vezes infelizes dirigidas aleatoriamente a seus circundantes.

10. Não comunicar o diagnóstico se existirem dúvidas. Uma segunda opinião de um especialista da área pode ser necessária ou, até mesmo, o seguimento mais demorado da evolução do caso.

mência frontotemporal, em que essa função encontra-se precoce e gravemente comprometida), podem apresentar, no início de suas doenças, dificuldades de ajustamento e mesmo sintomas depressivos e de ansiedade quando diante das perdas associadas ao processo demencial. Previamente autônomos e mesmo arrimos de famílias, agora sentem o fardo de dependerem de outras pessoas, muitas vezes até para a satisfação de suas necessidades mais simples, algo que pode ser sentido como humilhante e causar revolta (em alguns casos até gerando sintomas comportamentais, como agressividade, fugas do domicílio, negativismo e baixa adesão ao tratamento).

Situações que envolvem perdas particularmente difíceis são a proibição para a condução de veículos (em geral na fase precoce da doença; na DA, coincide com o estadiamento no CDR 1, já que no CDR 0,5 o paciente parece ainda ter condições de dirigir) e a dependência para os cuidados de higiene (exposição da intimidade, às vezes para desconhecidos) e alimentação. Todas essas situações repercutem diretamente no sentimento de privação de liberdade, algo muito caro a qualquer pessoa que pretende manter sua dignidade perante aqueles que sempre dependeram dela.

Agravando ainda mais o sentimento de perda está o fato de que a demência costuma ter início justamente na fase da vida em que o indivíduo poderia utilizar a experiência e as economias arduamente amealhadas para desfrutar os merecidos descanso e lazer a que não pôde se dedicar nos tempos de mocidade e de maturidade (Nitrini, 2004).

A função de reparação que cabe ao médico ao minimizar o sofrimento diante de tais perdas não é fácil. Sempre que possível, o profissional deve proporcionar ao paciente o resgate de alguma forma de dignidade nas situações constrangedoras já citadas.

Assim é que, em uma situação em que dependerá de outros para atividades que nunca demandaram auxílio, o paciente, quando religioso, deve ser convidado a receber a ajuda com outro olhar, talvez embebido da doutrina cristã de aceitar humildemente auxílio, reconhecendo as próprias dificuldades e depositando em Deus a confiança de que aquele estado é merecido e não uma punição, caso contrário não haveria justiça divina. Para os ateus, talvez se possa falar sobre o conforto do sistema de trocas: ele, que tanto deu e cuidou de seus filhos, tem agora o direito de receber auxílio, pois assim se constitui o ciclo natural da vida. Deve-se tentar repassar ao paciente que ser cuidado, muitas vezes, pode constituir um prazer, um sinal de amor que muitas vezes surge de quem menos esperávamos (vide a película canadense *Invasões Bárbaras*, na qual o pai em seu leito de morte é cuidado de maneira surpreendente pelo filho com quem tinha o pior relacionamento). Cabe também ao médico repassar a noção de que as perdas podem gerar crescimento interno, como sempre aconteceu desde a infância, quando, por exemplo, era necessário "perder" determinados atributos para ganhar. Especialmente confortadoras são as palavras do Mestre Eckhart em seu *Livro da divina consolação* (2003):

> Não devemos dialogar com o que perdemos, mas com o que nos restou. O que nos restou nos dará consolação. Suponhamos que tenhamos 100 reais e que tenhamos perdido 40. Sobraram 60 reais. Não vamos dialogar com os 40 que perdemos.

Com tudo isso, não se quer dizer que a demência seja algo bom de experimentar. Antes, o que se quer é sugerir que ela pode resultar em algo positivo. Todos sabem que uma pessoa cega pode desenvolver habilidades compensatórias incríveis, por exemplo; aliás, a capacidade de superaração constitui uma das marcas da condição humana.

Cenário clínico 3: lidar com a morte

> Há um tempo em que é preciso abandonar as roupas usadas que já têm a forma do nosso corpo e esquecer os caminhos antigos que nos levam sempre aos mesmos lugares. É o tempo da travessia – e, se não ousamos fazê-la, teremos ficado, para sempre, à margem de nós mesmos.
>
> Fernando Pessoa

O médico que trabalha com pacientes com doenças graves, como as doenças degenerativas cerebrais progressivas, costuma acompanhar a evolução até o óbito de muitos de seus pacientes, diferentemente do que ocorre em muitas outras áreas da medicina, em que os doentes recebem alta ou evoluem com doenças crônicas que não abreviam a vida. Muitas vezes, os médicos terão de definir ou ajudar a definir, junto à família, se o paciente passará seus últimos dias em casa em regime de internação, usando aparelhos que mantêm as funções vitais e, portanto, prolongando ou não a vida. Tais decisões são sempre muito difíceis e delicadas, devendo sempre levar em consideração o contexto específico em que se inserem, isto é, a rede/suporte familiar que existe em cada caso, o desejo da família em vivenciar aquela experiência, mesmo sendo dolorosa, e as consequências que podem sobrevir a cada um dos membros daquele núcleo.

Segundo nossa experiência, a família brasileira raramente opta por institucionalizar seus parentes com demência no final de suas vidas, a não ser que ocorram intercorrências que demandem intervenção médica (pneumonias aspirativas por falsa rota, fraturas ósseas, apoplexia cerebral, etc.). Tanto mais verdadeira é essa constatação quanto mais pobre é o núcleo familiar considerado. Ainda não existem estudos sobre os motivos de tal comportamento, e, portanto, não se sabe se ocorre por motivos culturais (a população brasileira, se comparada, por exemplo, às sociedades mais industrializadas da Europa e América do Norte, parece tolerar mais o sofrimento imposto por tais situações, além de predominar aqui, o sentimento de que os filhos têm o dever moral de cuidar dos pais), financeiros e de organização do sistema de saúde (que não oferece serviços públicos para acompanhamento e supervisão nas chamadas *nursing home residences*, casas de saúde muito frequentes nos países desenvolvidos) ou outros (motivos religiosos, motivos psicodinâmicos relacionados à culpa inconsciente pelo estado dos pais ou vínculos de dependência, etc.).

De forma geral, é contraindicado o prolongamento artificial da vida pelo uso de respiradores, desfibrilação e manobras de ressuscitação na vigência de parada cardiorrespiratória, marca-passo, etc.), em situações de doenças degenerativas incuráveis e que causam sofrimento.

Cenário clínico 4: lidar com o luto e o estresse dos cuidadores

> O fim é o começo ao contrário.
>
> Pedro Caixeta

A relação médico-paciente não termina, como à primeira vista se pode supor, com a morte do paciente, e muito menos se restringe à atenção e aos cuidados com ele. A família e os cuidadores constituem parte integrante desse complexo de relacionamentos que se estabelece desde o momento em que o auxílio é procurado (em geral, inclusive pelos familiares, em vez de pelo próprio paciente).

Durante todo o período de acompanhamento e assistência, o médico poderá ser surpreendido por reações muito intensas, desadaptativas, de ansiedade, depressão e mesmo o mimetismo dos sintomas apresentados pelo paciente. Não é raro o cuidador ou algum membro da família dirigir-se ao médico de forma estressada ou exaurida e comentar: "Doutor, acho que estou ficando como meu pai/marido/esposa, ando esquecido de tudo; acho que preciso de uma consulta". Infelizmente, muitos médicos não dão a devida atenção a tais queixas e sintomas, banalizando sua gravidade e negligenciando o cuidado profissional com comentários do tipo: "Isso não é nada não, apenas um cansaço que logo passa, não se preocupe".

Em muitos casos, os cuidadores experimentam sintomas que necessitam de pronta abordagem terapêutica, sob o risco inclusive de prejudicarem o paciente, na medida em que, estando em situação de risco, podem comprometer a qualidade dos cuidados prestados. Esse é um exemplo típico de como o descuido em relação a um componente da relação pode interferir no outro, e justifica, portanto, a noção de uma relação triangulada: médico-paciente-cuidador.

Já existe um volume apreciável de evidências respaldando a noção de que estresse e reações depressivas e de ansiedade são comuns entre cuidadores de pacientes com demência. Sentimentos de culpa por parte dos cuidadores e familiares também são muito comuns, uma vez que essas pessoas estão situadas em um contexto no qual em geral se desgastam, perdem a paciência e até mesmo passam a odiar entes que sempre lhes foram muito queridos, sentimentos ambivalentes que geram confusão. Tais sintomas devem ser abordados de forma assertiva pelo médico assistente, seja por meio de intervenções psicoterápicas ou farmacológicas, na dependência de cada caso, ou ainda de encaminhamento para colegas psiquiatras naquelas situações mais difíceis ou mais graves e quando o médico assistente não apresenta formação na área. Na maioria dos casos, entretanto, um breve suporte psicológico ou mesmo baixas doses de antidepressivo inibidor seletivo de recaptação da serotonina (ISRS) são suficientes para contornar o problema. Para que o médico forneça algum suporte psicológico, ele não carece necessariamente de formação psicoterápica (Paikin, 1996), muito menos precisa designar um outro profissional não médico para tal função, conduta que pode piorar a confidência da relação já construída entre ele e o cuidador (o qual pode sentir que está sendo abandonado pelo médico assistente, que se acovardou no momento em que mais necessitava de sua atenção), podendo inclusive revelar uma incapacidade do médico para lidar com situações emocionais às quais seu sacerdócio o obriga a dedicar-se.

Mesmo depois da morte do paciente, não é incomum o médico ainda ser procurado pelas famílias, que solicitam suporte e assistência para a superação do luto (reação que, em geral, dura em torno de dois meses). Também não é incomum que ele seja solicitado a avaliar outros membros da família (mesmo os mais jovens!), que iniciaram queixas de memória e estão preocupados em desenvolver a doença e apresentar o mesmo final trágico de seus antecessores. Novamente, o médico é convidado a agir com atenção e paciência e a prestar todo cuidado necessário à superação do desconforto, evitando mais uma vez a banalização da queixa e a desautorização dos sentimentos experimentados.

Cenário clínico 5: niilismo terapêutico

Entende-se por niilismo terapêutico a tendência que alguns médicos podem apresentar a não enxergar uma abordagem que possa auxiliar na doença desses pacientes. Existem pelo menos duas grandes falácias nessa atitude. A primeira, de ordem técnica, é a crença equivocada, vigente entre muitos médicos com formação precária na área, de que as doenças degenerativas, por serem incuráveis e evoluírem de forma inexorável para a morte, não são suscetíveis de qualquer intervenção terapêutica. A segunda, de natureza humanística, recai na dificuldade em encarar o cuidado como uma das grandes missões da medicina. O niilismo terapêutico apresentado pelo médico sufoca um dos mais preciosos recursos que os seres humanos (no caso a família e os cuidadores dos pacientes) evocam em momentos cruciais de dificuldades existenciais: a esperança. A esperança é fundamental para que a família vislumbre um futuro menos trágico e doloroso para seus entes queridos. O médico não deve, irresponsavelmente, matar a esperança no coração daqueles que acompanham o paciente com demência, ainda que interprete tal sentimento como sendo ingênuo ou próprio daqueles que ignoram o que "realmente" está ocorrendo, até porque ele não detém a visão privilegiada da verdade que paira sobre tais acontecimentos, e com certeza o fator biológico constitui apenas um dos elementos do complexo fenômeno em questão. Em vez de anular a esperança, portanto, ela deve ser utilizada de maneira terapêutica pelo médico, a seu favor e a favor da família do paciente. A esperança nutrida pela família e estimulada pelo médico pode melhorar a adesão ao tratamento proposto, aumentar a tolerância para as modificações no dia a dia impostas pela doença e pelos efeitos colaterais das medicações, e, em última análise, funcionar como uma forma benéfica de cobrança da família pelas mais recentes novidades terapêuticas na área, ou seja, estimular o médico para que continue os investimentos em sua formação profissional, atualizando-se de maneira constante.

Cenário clínico 6: sentimento de impotência

> A matéria é o ininteligível, o escândalo insuperável; ela figura a nossa impotência e a realidade de nosso exílio.
> Jean-Paul Sartre

Em muitos contextos clínicos, médicos deveriam aprender a demonstrar e compartilhar sua vulnerabilidade, para não se deixarem surpreender e paralisar pelo sentimento de impotência. Esse sentimento guarda muita relação com o niilismo terapêutico, podendo se confundir com ele. O sentimento de impotência geralmente nasce da impressão de que não se está fazendo nada ou não se pode fazer nada diante de tão grande problema; nasce da comparação abstrata de duas medidas: a grande envergadura do problema "demência" e a complexidade que ele impõe, alimentada pelo desconhecimento ainda razoável de sua etiologia, mecanismos fisiopatológicos, tratamentos disponíveis, etc., confrontado com a pequenez dos seres humanos e a pobreza do arsenal técnico (e muitas vezes vivencial) para enfrentar esse desafio.

Com o intuito de providenciar algum *insight* sobre esse problema, será descrita a seguir uma situação real, na qual o médico foi confrontado por outros profissionais a respeito do sentimento de impotência ao lidar com as possibilidades terapêuticas em pacientes com demência.

O sr. Pedro, paciente com demência, estava sendo atendido em um hospital-escola, quando uma profissional, supervisionada pelo autor deste capítulo, interrogou, em tom de lamentação, a respeito da eficácia do tratamento em situações como aquela, em que um paciente perdera quase completamente suas características de personalidade mais essenciais, sua própria identidade, tornando-se irreconhecível para sua família e totalmente dependente de cuidadores até mesmo para a satisfação de suas necessidades mais simples. "Estamos de fato ajudando ou apenas nos iludindo que fazemos algo enquanto este câncer mental ri de nossas ingênuas e limitadas abordagens, ganhando terreno na guerra que perdemos dia a dia?" Essa pergunta sem dúvida é legítima e já ocorreu, algum dia, a todos os médicos, ainda que muitos não tenham coragem de admiti-lo. Ocorre, entretanto, que o excessivo pragmatismo dessa questão pode deixar escapar os outros domínios envolvidos no ato médico, como, por exemplo, a dimensão do cuidar. Ao cuidar, passa-se adiante várias mensagens embutidas nesse ato, consegue-se concentrar valores e posturas que destacam a face mais humanística da medicina. Para a família, o debruçar interessado sobre o paciente, o simples ato de atendê-lo, auscultá-lo, dedicar-lhe um espaço só seu, ainda que se encontre no último estágio de demência – mudo, deaferentado, desconectado, sem personalidade, totalmente alienado –, pode representar a atitude belíssima de investimento e devoção ao outro, ainda que este esteja desenganado pela ciência, marginalizado pela sociedade, anulado pelo pragmatismo. A medicina espera que se lute pela vida até seus últimos estertores, espera que se seja teimoso e que se busque vida onde ela parece não mais existir. Essa constitui a dimensão espiritual de sua práxis (Balint, 1980).

Cenário clínico 7: procura de "novidades" ou tratamentos alternativos

Qual o médico da área de demência que nunca foi confrontado pela família sobre "promissoras" técnicas de células-tronco que alguns jornais ou noticiários divulgam, de forma irresponsável e sensacionalista, como sendo uma modalidade de tratamento que, "muito em breve", alcançará os desafortunados que receberam esse diagnóstico terrível? Todos os médicos com experiência na área de demência já viveram essa situação.

A família, diante de tão dramático e soturno diagnóstico de doença degenerativa encefálica, muitas vezes se desespera. Em uma primeira fase, tende a negar o diagnóstico, relutando em assumir tão pesado fardo, não hesitando em procurar uma segunda opinião médica. Essa postura pode irritar o primeiro médico, responsável pelo diagnóstico de demência, fazendo com que se sinta questionado em sua capacidade técnica, abalado em sua vaidade. Em um segundo momento, a família acata o diagnóstico, sente-se muito pesarosa com ele e, caso o médico não ofereça um acolhimento adequado à dor experimentada, passa a procurar, de forma desesperada, abordagens terapêuticas alternativas ou "novidades" como lenitivo de seu infortúnio. Inicialmente, os membros da família pesquisam na internet centros de excelência médica no exterior (muitos de fundo charlatanesco, localizados na Rússia, na China ou na Europa Oriental) e informam-se acerca da viabilidade de inclusão do paciente em protocolos de pesquisa em células-tronco ou outras "novidades de ponta", no caso das famílias mais abastadas, enquanto aquelas mais pobres buscam resultados na medicina popular, uso de fitoterapia (vulgarmente conhecida como "raizadas"), etc. Muitos dos pacientes abastados carregam seus parentes para o exterior, batendo à porta de vários serviços referenciados e retornando decepcionados, com a mesma resposta. Depois, apelam para práticas alternativas, como homeopatia, medicina ortomolecular e outros modismos, ou buscam assistência espiritual em igrejas, centros espíritas, curandeiros e outros. O médico deve respeitar o espírito dessa busca, compreendendo a formação cultural e as crenças de cada núcleo familiar. Deve, também, informar aos familiares a respeito da possibilidade de encontrarem charlatães, os quais, aproveitando-se da fragilidade e vulnerabilidade daqueles que "pagariam qualquer coisa para ver o parente melhor", lhes subtraem vultosas somas, enganam com "exames espetaculares" e "tratamentos milagrosos", muitas vezes consumindo seus últimos recursos em uma jornada de longos gastos.

■ VISÃO ESPIRITUAL DA DEMÊNCIA

Não se pode deixar de registrar ainda neste capítulo que alguns autores (Stevenson, 1987) relatam que a demência guarda certa semelhança com alguns estados espirituais. Um deles, referido como Hesychia, consiste em um estado no qual o indivíduo retorna para dentro de si mesmo, procurando o reino interior (citado por São Lucas 17:21). O reverendo Stevenson afirma que tal estado poderia ser descrito como demencial, mas também, em outro nível, como um estado avançado de iluminação (Stevenson, 1987). São João Clímacos (por volta de 579-649 d.C.), monge ortodoxo, descreve-o como "o repouso além dos pensamentos", ou seja, uma forma de comunicação com Deus sem palavras distratoras interferindo, uma forma de oração pura, que dispensa a imaginação e a razão discursiva (Wakefield, 1983).

REFERÊNCIAS

Balint M. O médico, seu paciente e a doença. 2. ed. Rio de Janeiro: Atheneu; 1984.

Balint M. The doctor, his patient and the illness. 2nd ed. London: Pitman; 1964.

Balint E, Courtenay M, Elder M, Hull S, Julian P. The doctor, the patient and the group: Balint revisited. New York: Routledge; 1993.

Balint E, Norell JS, editors. Six minutes for the patient: interactions in general practice consultation. London: Tavistock; 1973.

Caixeta L. Demência: abordagem multidisciplinar. Rio de Janeiro: Atheneu; 2006.

Caixeta L. Demências. São Paulo: Lemos; 2004.

Caixeta M. Psicologia médica. Rio de Janeiro: Guanabara Koogan; 2005.

Chen PW. Healing the doctor-patient divide. New York Times [Internet]. 11 set. 2008 [capturado em 20 dez. 2010]. Disponível em: http://www.nytimes.com/2008/09/11/health/chen9-11.html.

Eckhart M. O livro da divina consolação e outros textos seletos. 5. ed. Petrópolis: Vozes; 2003.

Grewal D, Davidson H. Emotional intelligence and graduate medical education. JAMA. 2008;300(10):1200-2.

Grossberg GT, Christensen DD, Griffith PA, Kerwin DR, Hunt G, Hall EJ. The art of sharing the diagnosis and management of Alzheimer's disease with patients and caregivers: recommendations of an expert consensus panel. Prim Care Companion J Clin Psychiatry. 2010;12(1):PCC.09cs00833.

Hipócrates. Conhecer, cuidar, amar: o juramento e outros textos. São Paulo: Landy; 2002.

Marino Jr R. Osler: o moderno Hipócrates. São Paulo: CLR Balieiro; 1999.

Nitrini R. Prefácio. In: Caixeta L. Demências. São Paulo: Lemos; 2004. p. 3.

Paikin H. Various forms of dialogue. Not every dialogue is psychotherapy. Ugeskr Laeger. 1996;158(35):4889-93.

Russell K. Passion and heretics: meaning in life and quality of life of persons with dementia. J Am Geriatr Soc. 1996;44(11):1400-2.

Solomon S. Sharing circles prevent physician burnout. Nat Rev Med. 2008;5(7):43-9.

Stevenson B. Dementia and religion. In: Griffiths RA, McCarthy ST, editors. Degenerative neurological disease in the elderly. Bristol: Wright; 1987. p. 169-75.

Wakefield G. A dictionary of christian spirituality. London: SCM; 1983.

CAPÍTULO **16**

DANIELLY BANDEIRA LOPES
LEONARDO CAIXETA

O ESTRESSE DOS CUIDADORES

> Como sempre nas doenças graves, devemos lembrar que a vítima não somos nós: é o outro. Nesse processo não há nada de bom, de belo, a não ser o exercício da ternura, sem esperar muito retorno.
>
> Lya Luft

O envelhecimento é um dos temas mais estudados na atualidade no âmbito das ciências da saúde, principalmente quanto às morbidades relacionadas a esse processo, como, por exemplo, a síndrome demencial. Pacientes com demência demandam uma grande atenção pelo cuidador, e dependendo da gravidade da alteração, mudanças significativas na estrutura familiar podem ser necessárias.

A visão tradicional da demência é que as características mais importantes para a definição do diagnóstico e da conduta são o declínio cognitivo e o déficit funcional. Os sintomas comportamentais e psicológicos na demência têm sido geralmente considerados de importância secundária, mas estudos recentes sugerem que são os principais determinantes do sofrimento dos pacientes e da sobrecarga do cuidador e do desfecho da demência (McKeith; Cummings, 2005).

Como a população mundial está envelhecendo, um crescente número de pessoas estará atuando como cuidadores de indivíduos afetados pela demência. Somado a esse fato, deve-se considerar que cuidar de uma pessoa com demência é uma experiência estressante (Andrén; Elmstahl, 2007).

O estresse é conceituado como uma resposta biológica/humoral em decorrência de agressões de ordem física, psíquica e outras, capazes de perturbar a homeostase do indivíduo. Esse termo, entretanto, é amplamente utilizado na literatura como sinônimo de sobrecarga (ou *burden*, no inglês) do cuidador, referindo-se à presença de problemas, dificuldades ou eventos adversos que afetam de maneira significativa a vida das pessoas responsáveis pelo paciente. Diante dessa observação, durante todo o capítulo os termos estresse e sobrecarga serão utilizados como sinônimos.

Neste capítulo, serão abordados os aspectos relacionados ao estresse/sobrecarga dos cuidadores de pacientes com doença de Alzheimer (DA). Para tanto, será feito primeiramente um rápido percurso pelos diversos tipos de demência e suas principais características. Em seguida, serão apresentadas as principais características dos cuidadores desse tipo de doença crônico-degenerativa cerebral, bem como as alterações que podem ocorrer na vigência do processo de cuidar. Ao final, serão apresentadas algumas orientações acerca de como cuidar e auxiliar esse cuidador. Serão abordados os cuidadores de pacientes com demência em geral, mas com enfoque nos cuidadores de pacientes com DA.

OS DIVERSOS TIPOS DE DEMÊNCIA E SUAS CARACTERÍSTICAS

Existem diferentes tipos de demência, classificados de diversas formas: pela idade de início (senil e pré-senil), pela região neuroanatômica comprometida (cortical, subcortical e corticossubcortical), pela possibilidade de tratamento (reversível e não reversível), com evidência de lesão estrutural (primária ou degenerativa e secundária) e sem evidência de lesão estrutural (Caixeta, 2006). O Quadro 16.1 apresenta essas classificações com os respectivos exemplos das formas de demência que nelas se enquadram.

O declínio e as alterações cognitivas, comportamentais e funcionais são as principais características apresentadas pelos indivíduos com demência e diferem de acordo com a região neuroanatômica afetada.

O intuito deste capítulo não é revisar cada tipo de demência de modo detalhado. Assim, será realizada uma breve abordagem dos principais aspectos e alterações apresentados pelos pacientes com DA e outras demências que prioritariamente podem se correlacionar com o estresse dos cuidadores.

Doença de Alzheimer

A DA tem como característica o declínio cognitivo em múltiplos domínios, com prejuízo da memória declarativa e dificuldades de comunicação, bem como sintomas psiquiátricos, como apatia, depressão e agitação/agressividade.

Os déficits cognitivos mais precoces estão relacionados a comprometimento da memória episódica (Welsh et al., 1992), aquela envolvida na recordação de eventos específicos em um dado momento do tempo e em determinado local do espaço. À medida que a doença progride, atinge áreas de associação cortical, o que ocasiona uma síndrome demencial caracterizada por déficits de atenção e função executiva (formulação de metas, planejamento e execução de planos), de linguagem e memória semântica (significado de palavras, conceituação de objetos conhecidos), das praxias e das habilidades visuoespaciais e visuoconstrutivas (Galton et al., 2000). Além disso, sintomas neuropsiquiátricos encontram-se frequentemente associados à DA, estando entre os mais comuns a depressão, a ansiedade, a apatia e os delírios de roubo ou suspeita, que podem ser classificados como delírios persecutórios (Rao; Lyketsos, 1998).

Outras demências

- **Demência frontotemporal.** A demência frontotemporal (DFT) caracteriza-se por significativa alteração da personalidade, do comportamento e das funções executivas, com relativa preservação de outras funções cognitivas, como praxia, gnosia e memória do dia a dia. Existem três fenótipos distintos de DFT, cada qual com uma distribuição e

Quadro 16.1
CLASSIFICAÇÃO DAS DEMÊNCIAS E ALGUNS EXEMPLOS

CLASSIFICAÇÃO	DEMÊNCIA
IDADE DE INÍCIO	
Senil (após 60 anos de idade)	- DA senil, demência por corpos de Lewy (DCL), demência associada à doença de Parkinson, etc.
Pré-senil	- Demência frontotemporal (DFT), demências infecciosas, associadas a transtornos psiquiátricos e metabólicos
REGIÃO NEUROANATÔMICA	
Cortical	- DA, DFT
Subcortical	- Paralisia supranuclear progressiva, doença de Huntington, leucoencefalopatia multifocal progressiva, etc.
Corticossubcortical	- Degeneração corticobasal, demência vascular (DV), demência alcoólica, etc.
POSSIBILIDADE DE TRATAMENTO	
Reversível	- Hidrocefalia de pressão normal, demência associada a infecções, distúrbios metabólicos, distúrbios hidroeletrolíticos e carenciais, intoxicações medicamentosas, etc.
Não reversível	- Todas as doenças degenerativas e algumas secundárias (DV, por encefalopatia anóxica)
COM EVIDÊNCIA DE LESÃO ESTRUTURAL	
Primária (degenerativa)	- DA, degenerações frontotemporais, DCL
Secundária	- DVs, hidrocefalia de pressão normal, demência associada a infecção
SEM EVIDÊNCIA DE LESÃO ESTRUTURAL	- Demência associada a distúrbios metabólicos, distúrbios hidroeletrolíticos e carenciais, intoxicações medicamentosas, transtornos psiquiátricos, etc.

Fonte: Caixeta (2006).

um padrão de dano cortical: a afasia progressiva, a demência semântica e a variante comportamental da DFT. Esses subtipos têm como características comuns o início insidioso e precoce e a progressão gradual, na ausência de qualquer evento que tenha precipitado a demência. Algumas características incluem um início antes dos 65 anos de idade, história familiar positiva para DFT em um parente de primeiro grau, bem como a presença de paralisia bulbar (Neary et al., 1998).

- **Demência vascular.** A demência vascular (DV) é o segundo tipo de demência mais frequente e envolve um grupo de demências associadas a com danos cerebrovasculares.

Pacientes com DV podem apresentar retardo da atividade psicomotora, déficit de atenção e disfunção executiva frontal, resultando no declínio da autorregulação. Esses pacientes também podem apresentar déficits na memória de trabalho, na memória processual e na recuperação da memória episódica (Bowler et al., 1997), bem como diminuição da fluência fonêmica (Jones; Laukka; Bäckman, 2006).

- **Demência com corpos de Lewy.** A demência com corpos de Lewy (DCL) é em geral associada com parkinsonismo e alucinações visuais, além de alterações de memória e visuoespaciais (em vez de afasia ou outros distúrbios de linguagem no início da doença) de ocorrência flutuante ao longo do dia. Características cognitivas específicas incluem: perda de memória, desatenção, alterações visuoespaciais, prosopoagnosia, agnosia para cores, apraxia de construção e ideomotora e distração visual. Alterações da linguagem na DCL são caracterizadas por confabulação, incoerência e perseveração durante a conversação, dificuldade para nomear objetos comuns e uma redução na fluência verbal (Doubleday et al., 2002; Ferman et al., 2006). Nos estágios finais da DCL, os déficits cognitivos podem levar à completa dependência funcional.

CARACTERÍSTICAS DO CUIDADOR DO PACIENTE COM DEMÊNCIA E VARIÁVEIS RELACIONADAS À SOBRECARGA

A definição de cuidador é muito discutida, principalmente com relação ao grau de parentesco e de cuidado com o paciente. Entretanto, ainda não existe um consenso quanto a essa definição. No Quadro 16.2 estão expostos os tipos e conceitos de cuidadores de acordo com Mendes (1998).

Independentemente do tipo de cuidador, é importante que os profissionais envolvidos na assistência do paciente com demência considerem também as características desse cuidador, tais como relação e parentesco, escolaridade, gênero, etc., para que conheçam o indivíduo que assiste o paciente, o meio em que está inserido, suas dúvidas e seus anseios. Assim, os profissionais podem— estabelecer um plano de cuidados

---

Quadro 16.2
TIPOS DE CUIDADORES

- Cuidador principal ou primário: aquele que tem a total ou a maior responsabilidade pelos cuidados prestados ao idoso dependente
- Cuidadores secundários: seriam os familiares, voluntários e profissionais que prestam atividades complementares
- Cuidador formal: contratado (principal ou secundário)
- Cuidador informal: familiares (principal ou secundário)

Fonte: Mendes (1998).

mais adequado e minimizar os impactos deste na vida do cuidador.

Os fatores que influenciam o cuidador na realização do cuidado incluem idade, gênero, etnia, relação familiar, condição socioeconômica e anos de experiência em cuidar, fase da vida em que o cuidador se encontra e o estágio de evolução da doença de quem receberá os cuidados.

Na maioria dos estudos com cuidadores de pacientes com demência, os autores relatam que grande parcela desses cuidadores é constituída por mulheres, filhas ou esposas, casadas, sem emprego, que moram junto com o paciente e consomem grande parte do dia realizando atividades inerentes ao cuidar. Spadin (2008) ratifica essa observação destacando que é mais provável que o cuidador de uma pessoa com DA seja uma mulher (em quase 80% dos casos), que pode ser filha, esposa, irmã ou nora do paciente.

Néri e Carvalho (2002) relataram que algumas variáveis, como gênero e idade, são mais fortemente relacionadas à sobrecarga do que outras. Os autores apontaram que cuidadores jovens vivenciam mais sobrecarga do que os mais velhos e que mulheres experimentam mais sobrecarga do que homens. Em outro estudo, mulheres apresentaram níveis mais elevados de depressão do que homens (Gaugler et al., 2008). Assim, é evidente uma correlação entre gênero feminino e sobrecarga. Essa correlação pode ser deduzida pelo fato de que a mulher é historicamente incumbida como a principal provedora de cuidados no seio familiar, sendo esse papel muito pesado e desgastante.

No estudo realizado por Cassis e colaboradores (2007) com cuidadores de pacientes com demência, observados os maiores níveis de estresse do cuidador relacionaram-se:

- à presença de sintomas neuropsiquiátricos e comportamentais do paciente;
- ao grau de comprometimento funcional;
- à gravidade do déficit cognitivo;
- ao tempo de história de sintomas de demência;
- ao tempo de cuidado;
- ao fato de o cuidador residir com o paciente;
- ao fato de haver diagnóstico prévio.

Menor sobrecarga foi encontrada em cuidadores da etnia negra, ressaltando-se também a influência étnica no nível de sobrecarga de cuidadores.

O suporte financeiro também é uma das características envolvidas no estresse/sobrecarga dos cuidadores. Em um estudo realizado em Taiwan com pacientes com DA e seus cuidadores, constatou-se que os que tinham menor renda familiar apresentaram mais sintomas depressivos (Huang et al., 2009).

Conforme destacado, diversos fatores contribuem para a sobrecarga dos cuidadores. O Quadro 16.3 expõe e descreve, de modo didático e objetivo, alguns estudos correlacionando diversas variáveis ao estresse/sobrecarga de cuidadores de pacientes com DA e outras demências.

Constata-se, por meio de vários estudos, que os sintomas neuropsiquiátricos apresentados pelos pacientes são os principais contribuintes para os elevados níveis de sobrecarga nos cuidadores. Esses sintomas são verificados na maioria dos estudos utilizando-se o Inventário Neuropsiquiátrico (NPI), um instrumento que avalia 12 domínios neuropsiquiátricos diferentes nos pacientes com demência: delírio, alucinação, agressão, disforia, ansiedade, euforia, apatia, desinibição, irritabilidade, atividade motora alterada, distúrbios no comportamento noturno e no apetite. Já os dados de sobrecarga dos cuidadores são obtidos, na maioria dos estudos, por meio da realização da Entrevista

Quadro 16.3
VARIÁVEIS CORRELACIONADAS AO ESTRESSE/SOBRECARGA DE CUIDADORES NOS ESTUDOS DE PACIENTES COM DOENÇA DE ALZHEIMER E OUTRAS DEMÊNCIAS

ESTUDO	DESCRIÇÃO DO ESTUDO	VARIÁVEIS
Cassis e colaboradores (2007)	Estudo retrospectivo de análise de prontuários de 67 pacientes com demência atendidos no Centro de Referência em Distúrbios Cognitivos do Hospital das Clínicas da Faculdade de Medicina da Universidade de São Paulo	Presença de sintomas neuropsiquiátricos e comportamentais do paciente, grau de comprometimento funcional, gravidade do déficit cognitivo, tempo de história de sintomas de demência, tempo de cuidado, fato de o cuidador residir com o paciente e de haver diagnóstico prévio
Fialho e colaboradores (2009)	Estudo exploratório com 83 cuidadores-familiares de pacientes com demência acompanhados no Ambulatório de Neurologia Comportamental e Cognitiva do Hospital das Clínicas da Universidade Federal de Minas Gerais	Presença de sinais e sintomas neuropsiquiátricos no paciente
Moraes e Silva (2009)	Estudo transversal realizado na região metropolitana do município de Londrina, Paraná, com 122 cuidadores principais de pacientes com DA	Idade do cuidador, contar com auxílio e número de horas de cuidado
Mohamed e colaboradores (2010)	Estudo transversal e longitudinal com 421 pacientes ambulatoriais com diagnóstico de DA ou provável, com agitação ou psicose, e seus respectivos cuidadores	Gravidade dos sintomas psiquiátricos, distúrbios comportamentais e qualidade de vida do paciente
Yeager e colaboradores (2010)	Estudo retrospectivo de revisão de casos de pacientes com DA ou DV e sua associação com a sobrecarga de cuidadores	Sintomas psicóticos dos pacientes, gênero do cuidador (feminino), sintomas depressivos e parentesco de filho com o paciente
Germain e colaboradores (2009)	Estudo europeu longitudinal, com 1.091 cuidadores de pacientes com DA leve e moderada	Sintomas neuropsiquiátricos e dificuldades nas atividades instrumentais de vida diária do paciente, tempo de cuidado, gravidade da alteração cognitiva e variáveis demográficas, como idade dos cuidadores e idade do paciente

de Zarit de Sobrecarga e da Escala de Hamilton para Depressão e Ansiedade.

O principal contribuinte para o estresse no cuidador talvez seja o não reconhecimento por parte daquele que um dia teve um importante papel na vida de quem dele agora cuida com esmero e resignação, principalmente nos casos em que os cuidadores são familiares (filhos, esposa, etc.).

A seguir, são apresentados trechos de um texto publicado em revista de grande circulação nacional, da escritora brasileira Lya Luft, a qual retrata o sentimento de vivenciar e cuidar de sua mãe, com Alzheimer. O texto também contribui com a ilustração da complexa sensação de cuidar, com carinho e devoção, de alguém que hoje já não sabe o que o outro é e o que significa.

> Aos poucos, de filha, fui me tornando a cuidadora, a visita e, por fim, a estranha. Seu universo fora reduzido ao próprio mundo interior: ali comemorava 15 anos, ali era noiva ou tinha um bebê, ali me tratava de "senhora", ou me entregava algum pequeno objeto invisível que para ela devia ser muito precioso. "Cuidado!", me recomendava, "cuidado com isso!", e eu o recebia com as duas mãos em concha, para que ela não se afligisse. Foi ficando mais bem-humorada na alienação do que nos últimos anos de lucidez ameaçada, nos quais eventualmente perguntava: "Será que estou ficando louca?". E a gente respondia, tentando parecer natural: "Que bobagem, eu estou muito mais esquecida do que você!".
>
> Um dos dramas de quem convive com isso é aprender a entrar nesse mundo, e não tentar algemar a pessoa doente ao que para nós é a "realidade", pois isso provoca angústia inútil. De alguma forma, aprendemos a acompanhar a pessoa amada para dentro dos limites de seu novo registro, procurando amenizar, não atormentar mais, até que isso se torna impossível. Quem amamos não sabe mais de nós. É dramático assistir ao abandono dos bons modos, ao isolamento social, ao desconhecimento dos familiares e amigos e, por fim, à reclusão total num aparente nada. (Luft, 2009)

ALTERAÇÕES APRESENTADAS PELO CUIDADOR E CONSEQUÊNCIAS AO PACIENTE COM DEMÊNCIA

Conforme já exposto, diversos fatores correlacionam-se à sobrecarga nos cuidadores, podendo repercutir em diversos sinais e sintomas, físicos e psicológicos, nesses indivíduos. Os principais sintomas psíquicos observados nos cuidadores são ansiedade e depressão, que, algumas vezes, parecem surgir em decorrência – em sua maior parte por desconhecimento da doença – da falta de auxílio por outros familiares e das mudanças negativas na vida profissional (Spadin, 2008). Junto aos sintomas depressivos e de ansiedade, o neuroticismo (tendência exacerbada aos conflitos e ao sofrimento) também é observado nos cuidadores de pacientes com DA (Néri; Carvalho, 2002).

Além dos sintomas psíquicos, altos níveis de dor são evidenciados em esposas e filhos adultos de pessoas com DA e outras demências (Sanders et al., 2008). Após uma análise qualitativa dos dados, observou-se que os temas recorrentes nesses indivíduos eram: saudade do passado, sentimentos de arrependimento e culpa, isolamento, liberdade restringida, estressores da vida e estratégias de enfrentamento.

Distúrbios do sono são outras alterações apresentadas por cuidadores de pacientes com DA e outras demências. Os maiores preditores dessa alteração são a interrupção da rotina do sono dos cuidadores, a sobrecarga, a depressão e o estado de saúde física desses sujeitos (McCurry et al., 2007). O Quadro 16.4 destaca as principais alterações observadas em cuidadores de pacientes com DA e outras demências.

Em um estudo longitudinal realizado em São Paulo, observou-se que entre os fatores relacionados à institucionalização de pacientes com demência encontra-se o estresse do cuidador familiar (Ferretti, 2004). Resultado semelhante foi obtido por Miller, Rosenheck e Schneider (2010) com cuidadores de pacientes com DA nos Estados Unidos. Assim, independentemente do local, seja em países desenvolvidos ou em países em desenvolvimento, a institucionalização (seja hospitalar ou, em sua versão mais grave, em asilos) é o principal reflexo da sobrecarga dos cuidadores. Apesar disso, tal fato tem sido pouco observado na prática e nas vivências acadêmica e profissional da medicina.

Em outro estudo, realizado na Itália com pacientes com DA, observou-se que o estresse psicológico e emocional dos cuidadores era fator preditivo para quedas e fraturas nesses pacientes (Maggio et al., 2010), bem como para perda de peso (Bilotta et al., 2010).

Em muitas situações, o cuidador necessitará seriamente de auxílio profissional, a fim de ter sanados os fatores de risco para tensão. Mais equilibrado, ele oferecerá melhores cuidados ao paciente e reduzirá as chances de institucionalização deste.

Percebe-se, assim, que o cuidador é fundamental no tratamento e cuidado dos pacientes com demência, bem como na manutenção do bem-estar destes. Desse modo, faz-se necessário que os profissionais da saúde lancem também o olhar sobre o cuidador.

CUIDANDO DO CUIDADOR

Na maioria das vezes, os profissionais envolvidos no tratamento dos pacientes com DA e outras demências agem de forma a transparecer que apenas o tratamento do paciente é essencial para a melhora (ou estagnação) do quadro do paciente, a ponto de banalizar e negligenciar atenção às queixas daqueles que contribuem, em grande parte, no cumprimento desse tratamento.

A experiência de vivenciar a situação de cuidar de um paciente com Alzheimer depende da fase da doença, da rede de suporte familiar e da história de cada família. A compreensão, entretanto, de como os cuidadores vivenciam essa experiência pode ajudar profissionais da saúde no planejamento de programas de orientação aos cuidadores. Essa compreensão vem principalmente por meio da descrição subjetiva do cuidador com relação ao significado atribuído ao cuidar e seu impacto nas diversas vertentes de sua vida: íntima, familiar, social, profissional, financeira, etc.

Programas de intervenção psicoeducacional têm comprovada eficiência na redução da sobrecarga de cuidadores de pacien-

---

Quadro 16.4
PRINCIPAIS ALTERAÇÕES OBSERVADAS EM CUIDADORES DE PACIENTES COM DOENÇA DE ALZHEIMER E OUTRAS DEMÊNCIAS

- Ansiedade
- Depressão
- Neuroticismo
- Problemas sociais
- Piora da saúde física
- Distúrbios do sono

tes com DA. Em estudo prospectivo e randomizado realizado na Espanha, comprovou-se uma diferença estatisticamente significativa na sobrecarga entre os cuidadores de pacientes com DA que participaram de programas de intervenção psicoeducacional em relação àqueles que não participaram, além de uma melhora na percepção de bem-estar e saúde e na qualidade de vida (Martín-Carrasco et al., 2009).

Os referidos programas podem minimizar a angústia dos cuidadores e ajudá-los a desenvolver estratégias de resolução de problemas, aumentando seus índices de resiliência (Martín-Carrasco et al., 2009). Entre essas estratégias estão incluídas a fé, a espiritualidade e o apoio social (Spadin, 2008). Cuidadores que também têm apoio emocional apresentam menos sintomas depressivos (Huang et al., 2009). Esses aspectos também podem e devem ser trabalhados por diferentes áreas, em caráter multi e interdisciplinar no auxílio aos cuidadores.

No entanto, dependendo do grau de comprometimento com que o cuidador se apresenta a princípio, apenas programas de orientação não são suficientes para reestabelecer seu equilíbrio. Assim, os próprios profissionais responsáveis pelo tratamento do paciente devem realizar, ao mesmo tempo, uma avaliação objetiva desses cuidadores, principalmente com relação aos sinais e sintomas psíquicos, estabelecendo tratamento medicamentoso, com antidepressivos e/ou ansiolíticos, sempre que necessário.

Não apenas programas e intervenções diretas com cuidadores são capazes de auxiliá-los e reduzir sua sobrecarga/estresse. Os cuidados e tratamentos (farmacológicos e não farmacológicos) propostos adequadamente aos pacientes com DA e outras demências pelos profissionais da saúde contribuem para a redução da sobrecarga e a melhora da qualidade de vida dos cuidadores (Hashimoto et al., 2009). Essa questão é inerente ao comprometimento, à competência e à capacitação profissional.

Mesmo uma conversa "informal" com o cuidador (sem a presença do paciente) pode ser um grande auxílio ao cuidador, pois o que se observa é uma enorme necessidade de desabafar a respeito de outras questões não relacionadas, restritamente, ao cuidado. Muitos cuidadores têm dúvidas acerca da demência, desejando saber se ela é hereditária ou até mesmo contagiosa, tão grandes são seus anseios e preocupações. Daí surge a necessidade do trabalho de uma equipe multi e interdisciplinar (enfermeiro, médico, psicólogo, fonoaudiólogo, assistente social, etc.) na avaliação e no tratamento dos pacientes com DA e outras demências e na orientação de seus cuidadores.

CONSIDERAÇÕES FINAIS

O envelhecimento da população mundial torna evidente que o objetivo do aumento da expectativa de vida foi atingido. Entretanto, a probabilidade de desenvolvimento de demência e dependência na população idosa, bem como a figura do cuidador, implicam uma série de desafios.

Assim, nos próximos anos, as famílias viverão uma das situações mais críticas devido à perspectiva do aumento da prevalência da DA e de outras demências e doenças crônicas. Por essas razões, a orientação e a promoção da saúde dos cuidadores trarão importantes benefícios não só para eles, mas para a sociedade em geral. A atenção e o apoio a essas pessoas são fundamentais para a melhoria da qualidade de vida dos pacientes e dos próprios cuidadores, sendo também necessário o estabelecimento de políticas públicas que ofereçam suporte em diversos âmbitos.

REFERÊNCIAS

Andrén S, Elmstahl S. Relationships between income, subjective health and caregiver burden in caregivers of people with dementia in group living care: A cross-sectional community-based study. Int J Nurs Stud. 2007;44(3):435-46

Bilotta C, Bergamaschini L, Arienti R, Spreafico S, Vergani C. Caregiver burden as a short-term predictor of weight loss in older outpatients suffering from mild to moderate Alzheimer's disease: a three months follow-up study. Aging Ment Health. 2010;14(4):481-8.

Bowler JV, Eliasziw M, Steenhuis R, Munoz DG, Fry R, Merskey H, et al. Comparative evolution of Alzheimer disease, vascular dementia, and mixed dementia. Arch Neurol. 1997;54(6): 697-703.

Caixeta L. Demência: abordagem multidisciplinar. Rio de Janeiro: Atheneu; 2006.

Cassis SVA, Karnakis T, Moraes TA, Curiati JAE, Quadrante ACR, Magaldi RM. Correlação entre o estresse do cuidador e as características clínicas do paciente portador de demência. Rev Assoc Med Bras. 2007;53(6):497-501.

Doubleday EK, Snowden JS, Varma AR, Neary D. Qualitative performance characteristics differentiate dementia with Lewy bodies and Alzheimer's disease. J Neurol Neurosurg Psychiatry. 2002;72(5):602-7.

Ferman TJ, Smith GE, Boeve BF, Graff-Radford NR, Lucas JA, Knopman DS, et al. Neuropsychological differentiation of dementia with Lewy bodies from normal aging and Alzheimer's disease. Clin Neuropsychol. 2006;20(4):623-36.

Ferretti CEL. Identificação de fatores de risco envolvidos no processo de institucionalização do portador de demência [tese]. São Paulo: Universidade Federal de São Paulo; 2004.

Fialho PPA, Koenig AM, Santos EL, Guimarães HC, Beato RG, Carvalho VA, et al. Dementia caregiver burden in a Brazilian sample. Dement Neuropsychol. 2009;3(2):132-5.

Galton CJ, Patterson K, Xuereb JH, Hodges JR. Atypical and typical presentations of Alzheimer's disease: a clinical, neuropsychological, neuroimaging and pathological study of 13 cases. Brain. 2000;123 Pt 3:484-98.

Gaugler JE, Roth DL, Haley WE, Mittelman MS. Can counseling and support reduce burden and depressive symptoms in caregivers of people with Alzheimer's disease during the transition to institutionalization? Results from the New York University Caregiver Intervention Study. J Am Geriatr Soc. 2008;56(3):421-8.

Germain S, Adam S, Olivier C, Cash H, Ousset PJ, Andrieu S, et al. Does cognitive impairment influence burden in caregivers of patients with Alzheimer's disease? J Alzheimers Dis. 2009;17(1):105-14.

Hashimoto M, Yatabe Y, Kaneda K, Honda K, Ikeda M. Impact of donepezil hydrochloride on the care burden of family caregivers of patients with Alzheimer's disease. Psychogeriatrics. 2009;9(4):196-203.

Huang CY, Sousa VD, Perng SJ, Hwang MY, Tsai CC, Huang MH, et al. Stressors, social support, depressive symptoms and general health status of Taiwanese caregivers of persons with stroke or Alzheimer's disease. J Clin Nurs. 2009;18(8):1228.

Jones S, Laukka EJ, Bäckman L. Differential verbal fluency deficits in the preclinical stages of Alzheimer's disease and vascular dementia. Cortex. 2006;42(3):347–55.

Luft L. O Alzheimer e a luz da alma. Veja.com [periódico na Internet]. 2009 [capturado em 27 jul. 2011];2127. Disponível em: http://veja.abril.com.br/260809/alzheimer-luz-alma-p026.shtml.

Maggio D, Ercolani S, Andreani S, Ruggiero C, Mariani E, Mangialasche F, et al. Emotional and psychological distress of persons involved in the care of patients with Alzheimer disease predicts falls and fractures in their care recipients. Dement Geriatr Cogn Disord. 2010;30(1):33-8

Martín-Carrasco M, Martín MF, Valero CP, Millán PR, García CI, Montalbán SR, et al. Effectiveness of a psychoeducational intervention program in the reduction of caregiver burden in Alzheimer's disease patients' caregivers. Int J Geriatr Psychiatry. 2009;24(5):489-99.

McCurry SM, Logsdon RG, Teri L, Vitiello MV. Sleep disturbances in caregivers of persons with dementia: Contributing factors and treatment implications. Sleep Med Rev. 2007;11(2):143-53.

McKeith I, Cummings J. Behavioural changes and psychological symptoms in dementia disorders. Lancet Neurol. 2005;4(11): 735-42.

Mendes PMT. Cuidadores: heróis anônimos do cotidiano. In: Karsch UMS, organizador. Envelhecimento com dependência revelando cuidadores. São Paulo: EDUC; 1998. p. 171-98.

Miller EA, Rosenheck RA, Schneider LS. Caregiver burden, health utilities, and institutional service costs among community-dwelling patients with Alzheimer disease. Alzheimer Dis Assoc Disord. No prelo 2010.

Mohamed S, Rosenheck R, Lyketsos CG, Schneider LS. Caregiver burden in Alzheimer disease: cross-sectional and longitudinal patient correlates. Am J Geriatr Psychiatry. 2010;18(10):917-27.

Moraes SRP, Silva LST. An evaluation of the burden of Alzheimer patients on family caregivers. Cad Saude Publica. 2009;25(8):1807-15.

Neary D, Snowden JS, Gustafson L, Passant U, Stuss D, Black S, et al. Frontotemporal lobar degeneration: A consensus on clinical diagnostic criteria, Neurology. 1998;51(6):1546–54.

Néri AL, Carvalho VAML. O bem-estar do cuidador: aspectos psicossociais. In: Freitas EV, Py L, Néri AL, Cançado FAX, Gorzoni ML, Rocha SM, organizadores. Tratado de geriatria e gerontologia. Rio de Janeiro:Guanabara Koogan; 2002. p. 778-90.

Rao V, Lyketsos CG. Delusions in Alzheimer's disease: a review. J Neuropsychiatry Clin Neurosci. 1998;10(4):373-82.

Sanders S, Ott CH, Kelber ST, Noonan P. The experience of high levels of grief in caregivers of persons with Alzheimer's disease and related dementia. Death Stud. 2008;32(6):495-523.

Spadin P. The caregiver of a person with Alzheimer's disease. G Ital Med Lav Ergon. 2008;30(3 Suppl B):B15-21.

Welsh KA, Butters N, Hughes JP, Mohs RC, Heyman A. Detection and staging of dementia in Alzheimer's disease: use of the neuropsychological measures developed for the Consortium to establish a registry for Alzheimer's disease. Arch Neurol. 1992;49(5):448-52.

Yeager CA, Hyer LA, Hobbs B, Coyne AC. Alzheimer's disease and vascular dementia: the complex relationship between diagnosis and caregiver burden. Issues Ment Health Nurs. 2010;31(6):376-84.

CAPÍTULO **17**

FLORINDO STELLA

COMPROMETIMENTO COGNITIVO LEVE

Um dos importantes desafios para os profissionais da saúde que atuam junto a pessoas idosas consiste na identificação precoce de possíveis alterações cognitivas. Essas alterações podem ser reversíveis e limitar-se a um período transitório da vida do sujeito, retornando, depois, ao padrão de normalidade. Outras alterações cognitivas tendem a manter-se estáveis ao longo do tempo, e o sujeito apresenta o mesmo padrão de déficit de memória ou de outro domínio cognitivo, sem, porém, evoluir para um declínio progressivo dessas funções. Entretanto, determinados indivíduos podem revelar um declínio persistente e de caráter progressivo tanto de memória como de outros domínios cognitivos em direção a um quadro demencial.

A distinção entre essas condições clínicas torna-se decisiva, porque permite ao profissional da saúde identificar as alterações cognitivas que oferecem risco real de progredir para demência, bem como preconizar as condutas apropriadas o mais precocemente possível ao sujeito e a sua família.

Entretanto, convém mencionar que, em virtude de um número significativo de indivíduos com queixas cognitivas que não progridem para demência, cabe ao clínico evitar o estabelecimento de um diagnóstico apressado de um quadro demencial.

O objetivo deste capítulo é oferecer, ao profissional da saúde, subsídios para a identificação do comprometimento cognitivo leve (CCL), bem como contribuir para o julgamento clínico perante as situações nas quais as alterações cognitivas precoces não sejam, ainda, suficientes para o estabelecimento do diagnóstico de demência.

▪ ALTERAÇÕES DE MEMÓRIA NO IDOSO CONSIDERADAS NORMAIS

O entendimento do conceito de comprometimento cognitivo leve implica o reconhecimento de alterações cognitivas associadas ao envelhecimento, porém, sem representarem, de forma obrigatória, déficits cognitivos clinicamente relevantes. Durante o envelhecimento, são encontradas algumas alterações de memória que podem ser consideradas normais desde que não estejam associadas a declínio progressivo ou a comprometimento da funcionalidade do sujeito.

Segundo Anderson (2010), várias funções mnêmicas permanecem relativamente estáveis no envelhecimento normal, como descrito a seguir:

- *Memória semântica* – Esse tipo de memória refere-se ao registro de informações gerais sobre o universo no qual as pessoas estão inseridas e de onde extraem as informações cotidianamente, sobretudo aquelas utilizadas nas atividades usuais. Às vezes, em sujeitos normais, o resgate de nomes ou de informações muito específicas pode sofrer algum declínio.
- *Memória procedural* – Refere-se ao registro de informações relacionadas à organização cognitiva necessária ao desempenho de atividades que exijam habilidades motoras finas. Esse tipo de memória pode, eventualmente, sofrer algumas alterações, caracterizadas sobretudo pela lentificação do seu processamento.

Ainda de acordo com o autor, em outras funções de memória, tendem a ocorrer algumas discretas alterações:

- *Memória de trabalho* – Esse processo mnêmico é dirigido à execução e à manipulação das informações necessárias à organização cognitiva dos conteúdos aprendidos e que são colocados em uso no comportamento cotidiano. Esse tipo de memória envolve o registro cognitivo das informações praticamente no momento em que elas são aprendidas. No contexto da memória de trabalho, a velocidade do processamento cognitivo e o resgate das informações, principalmente as de natureza visuoespacial, seriam mais sensíveis ao envelhecimento do que o processamento e a recordação de conteúdos verbais.
- *Memória episódica* – Diz respeito ao registro de conteúdos oriundos de eventos específicos e da experiência pessoal.
- *Velocidade do processamento cognitivo global* – Habilidade do indivíduo em organizar cognitivamente os conteúdos aprendidos para resgatá-los no momento apropriado.
- *Memória prospectiva* – Consiste em relembrar ações para serem efetuadas no futuro, como a participação em um evento agendado, lembrar-se de desempenhar funções predeterminadas ou lembrar-se de fazer uso de medicação anteriormente prescrita.
- *Registro e resgate de novas informações* – Modificações discretas em habilidades, tais como fazer inferências sobre novas informações obtidas na leitura de um texto, inserir novas informações no contexto das memórias antigas e integrar o conhecimento anterior a novas informações adquiridas. Essas alterações não comprometem a capacidade de compreensão dos conteúdos aprendidos por meio da leitura ou de outras fontes de informação.
- *Declínio no processo de recordação* – Pode ocorrer um discreto declínio no processo geral de resgate de conteúdos familiares ao indivíduo, porém, sem causar impacto relevante no seu envolvimento em atividades cotidianas ou no desempenho ocupacional.

Alterações discretas e não progressivas de outras funções cognitivas também podem ocorrer, como as observadas no funcionamento executivo, eventualmente associado a uma pequena redução da geração de palavras em teste de fluência verbal baseado em categorias semânticas ou fonêmicas. Seguramente, o nível de escolaridade e a reserva cognitiva exercem influência relevante no desempenho do sujeito em avaliações neuropsicológicas. Convém enfatizar que queixas de memória ou de outras funções cognitivas podem estar associadas a determinadas condições neuropsiquiátricas, entre elas a depressão, e que, quando tratadas de maneira adequada, podem ser reversíveis (Bottino et al., 2008).

A respeito da qualidade da memória em idosos com função cognitiva preservada e que eventualmente apresentam queixas subjetivas de declínio mnemônico, Lima-Silva e Yassuda (2009) admitem que o estilo de vida caracterizado por envolvimento social, ocupacional, intelectual e físico contribui para a proteção cognitiva no processo de envelhecimento.

CONCEITUAÇÃO DE COMPROMETIMENTO COGNITIVO LEVE

Aos longo dos anos, as alterações cognitivas no idoso receberam várias designações até se chegar ao consenso atual, definido como *comprometimento cognitivo leve* (CCL), descrito, há algumas décadas, por Petersen e colaboradores (1999), e conhecido, na literatura internacional, como *mild cognitive impairment* (MCI).

Inicialmente, Kral (1962) sugeriu o termo *esquecimento benigno da senescência,* ao qual correspondiam episódios de esquecimento na vida cotidiana, decorrentes do envelhecimento fisiológico no idoso normal, sem relevância clínica. Mais tarde, surgiu o conceito *comprometimento de memória associado à idade,* proposto por Crook e colaboradores (1986), no qual as alterações de memória para eventos recentes também eram associadas ao envelhecimento fisiológico, sem haver o preenchimento de critérios clínicos para o diagnóstico de demência. Em seguida, a International Psychogeriatric Association, em colaboração com a Organização Mundial da Saúde, sugeriu um novo constructo, designado *declínio cognitivo associado ao envelhecimento* (Levy, 1994), no qual foram incorporadas várias alterações cognitivas. A Organização Mundial da Saúde (1993), na *Classificação internacional de doenças e problemas relacionados à saúde* (CID-10), estabeleceu o termo *transtorno cognitivo leve,* que inclui queixas de alterações de memória e dificuldades de aprendizagem ou de concentração. Por fim, Petersen e colaboradores (1999) estabeleceram o constructo de CCL, anteriormente citado.

O conceito de CCL proposto há vários anos refere-se a alterações cognitivas, em particular de memória episódica para eventos recentes, em sujeitos que mantêm suas atividades cotidianas relativamente preservadas e não preenchem os critérios clínicos para o diagnóstico de demência. Mais tarde, Petersen (2004) propôs que a caracterização do CCL deveria se basear, em resumo, nos seguintes critérios:

- Queixa cognitiva preferencialmente confirmada por familiar ou pessoa próxima ao sujeito.
- Confirmação objetiva das queixas cognitivas por meio de testes específicos, cujos resultados não bastem para o diagnóstico de demência.
- Funções cognitivas globais preservadas.
- Atividades da funcionalidade cotidiana preservadas ou muito pouco alteradas.

De acordo com o domínio cognitivo, o CCL foi, ainda, classificado como *compro-

metimento cognitivo leve amnéstico, comprometimento cognitivo de múltiplos domínios e *comprometimento cognitivo de um único domínio não amnéstico* (Petersen et al., 2001).

Entretanto, os critérios para o diagnóstico clínico que atualmente têm servido de referência são aqueles adotados pelo Grupo de Trabalho em Comprometimento Cognitivo Leve (Winblad et al., 2004):

- O indivíduo é considerado nem normal nem doente.
- Há evidência de declínio cognitivo constatado objetivamente por testagem cognitiva ao longo do tempo, ou por queixa subjetiva do sujeito e/ou por informante, em concordância com a constatação objetiva do declínio.
- As atividades funcionais da vida diária estão preservadas, sendo que as atividades instrumentais complexas estão intactas ou minimamente alteradas.

O *CCL amnéstico* caracteriza-se por alteração isolada de memória episódica, com preservação dos outros processos cognitivos. No *CCL de um único domínio não amnéstico*, a memória episódica está preservada, porém o indivíduo pode apresentar alteração em outro processo cognitivo, como linguagem, atenção, processos executivos ou funções visuoespaciais. No *CCL de múltiplos domínios*, podem estar presentes simultaneamente vários tipos de alterações cognitivas, incluindo-se memória episódica e outros processos cognitivos, como linguagem, atenção, funções executivas e habilidades visuoespaciais.

Além disso, cabe destacar que esses subtipos de CCL se inserem em um contexto abrangente, designado comprometimento cognitivo não demência (CCND) (Fig. 17.1). Convém mencionar, ainda, que o CCL pode evoluir por diferentes trajetórias: *estável*, quando a alteração cognitiva se mantém ao longo dos anos sem agravamento e sem retorno à condição de plena normalidade; *reversível*, quando a alteração cognitiva retorna à plena condição de normalidade; e *conversor para demência*, quando se constata um declínio cognitivo persistente e progressivo de memória episódica e de outras funções cognitivas, com comprometimento também progressivo da capacidade funcional.

A prevalência de CCL tem variado de acordo com diferentes estudos, com peculiaridades quanto a amostras, instrumentos de avaliação cognitiva e procedimentos metodológicos. Alguns estudos admitem uma prevalência do CCL, considerado globalmente, em torno de 20% (Lopez et al., 2003). Por subtipo, Lopez e colaboradores (2003) relatam que o CCL amnéstico tem prevalência de 6%, e o CCL por múltiplos domínios, em torno de 16%.

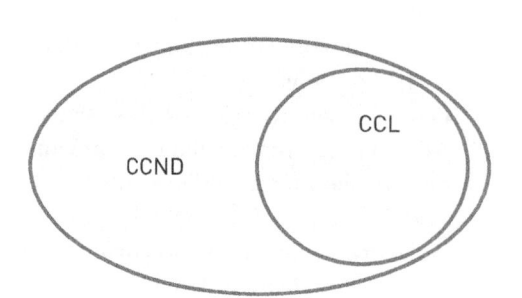

Figura 17.1

Comprometimento cognitivo não demência (CCND) e comprometimento cognitivo leve (CCL).

AVALIAÇÃO DO COMPROMETIMENTO COGNITIVO LEVE E RISCO DE CONVERSÃO PARA DEMÊNCIA

Alguns autores consideram o CCL uma condição intermediária entre a normalidade cognitiva e o início de um quadro demencial (Hansson et al., 2006; Morris et al., 2001; Petersen et al., 2001). Nos últimos anos, várias questões intrigantes têm sido levantadas a respeito da significação clínica do CCL. Embora nem todos os indivíduos com esse comprometimento progridam para demência, uma das questões diz respeito a admitir-se que o CCL consistiria em um pródromo de demência do tipo Alzheimer. Outra questão relevante refere-se à caracterização dos biomarcadores da doença de Alzheimer (DA) e que podem estar presentes em indivíduos com CCL. Pergunta-se se essa condição não representaria um processo neurodegenerativo em uma condição ainda pré-demencial.

Os estudos têm mostrado que as taxas de conversão do CCL para DA são amplamente variadas, dependendo dos critérios clínicos adotados, das características das amostras estudadas e do período de acompanhamento. Segundo Lopez e colaboradores (2003), em torno de 10% de indivíduos com CCL convertem anualmente para DA. Fischer e colaboradores (2007) identificaram, durante 30 meses, diferentes taxas de conversão anual para DA em indivíduos com subtipos específicos de CCL. Assim, no CCL do tipo amnéstico, a conversão chegou a 48,7%, e, em indivíduos com CCL não amnéstico, a taxa de conversão foi de 28,6%. Em um estudo longitudinal de 10 anos, com sujeitos com idade entre 40 e 85 anos, Visser e colaboradores (2006) verificaram que 48% dos indivíduos com CCL amnéstico converteram para demência.

Um estudo prospectivo, apresentado por Geda (2010) na Conferência Internacional da Doença de Alzheimer (ICAD), mostrou que sintomas neuropsiquiátricos são preditores clínicos importantes de progressão de CCL para demência. Indivíduos com CCL e depressão têm um risco aumentado de 63% para desenvolver demência quando comparados a indivíduos com CCL sem depressão. Ademais, indivíduos com CCL e apatia têm duas vezes mais risco de progredir para demência do que indivíduos com CCL sem apatia. E, por fim, sujeitos com CCL e episódios de agitação também apresentam risco aumentado em quase três vezes para o desenvolvimento de demência em comparação a indivíduos com CCL sem episódios de agitação. Geda (2010) sugere que, para o diagnóstico de CCL, incluam-se a avaliação e o tratamento dos sintomas neuropsiquiátricos, em especial depressão, apatia e agitação. Entretanto, ainda não se determinou se, com o tratamento dessas condições clínicas, haveria a interrupção da conversão de CCL para demência.

Mesmo se sabendo que o CCL representa um risco de conversão para DA, pode não ser verdadeiro admitir que o CCL seja, necessariamente, uma condição prodrômica dessa doença (Forlenza, 2010).

De qualquer maneira, para a avaliação do CCL amnéstico, os critérios clínicos adotados têm sido baseados na proposta classicamente adotada (Petersen, 2004; Petersen et al., 2001; Petersen et al., 2004):

- Queixa de memória episódica para eventos recentes.
- Confirmação da queixa de memória com familiar ou pessoa próxima ao sujeito.
- Confirmação da queixa de memória por meio de investigação cognitiva baseada em testes específicos.

- Preservação cognitiva global e da funcionalidade geral do sujeito, ou com discretas alterações.
- Ausência de demência à avaliação clínica.

Por fim, com base em um consenso de especialistas, Winblad e colaboradores (2004) especificaram vários critérios operacionais para uma melhor compreensão do diagnóstico de CCL em suas diversas modalidades. Assim, os autores sugeriram que:

- Ao longo do tempo, o indivíduo pode se queixar de alterações cognitivas, fenômeno confirmado por pessoas próximas a ele.
- A testagem cognitiva periódica deve confirmar as queixas de alterações cognitivas.
- As alterações cognitivas podem, eventualmente, interferir no desempenho de atividades instrumentais mais complexas, porém não incapacitam o indivíduo a exercer seus afazeres cotidianos.

Não convém classificar o indivíduo com CCL no padrão de normalidade, tampouco inseri-lo na condição de demência. Winblad e colaboradores (2004) admitem que as alterações cognitivas são leves e eventuais e não prejudicam o exercício das atividades cotidianas em geral. No entanto, elas podem interferir no desempenho de atividades instrumentais com grau relativamente elevado de complexidade, sem, entretanto, oferecer suporte para os critérios clínicos de diagnóstico de demência.

Em vista do risco significativo de conversão para DA, hoje em dia existe a tendência a instituir critérios mais complexos para a identificação daqueles indivíduos com CCL que, eventualmente, seriam inseridos nesse subgrupo. Assim, há a necessidade de avaliação periódica que combine o julgamento clínico com a investigação neuropsicológica sistematizada e com a presença de determinados biomarcadores, entre eles fatores genéticos, componentes laboratoriais e neuroimagem, uma vez que, quando associado à disfunção hipocampal ou a outros biomarcadores, o CCL indica risco aumentado de progressão para DA (Forlenza, 2010).

A verificação de alterações amnésticas ao longo do tempo e a presença de biomarcadores (diminuição do hipocampo confirmada por volumetria, presença do alelo ε4 da apolipoproteína E, redução do peptídio β-amiloide no líquido cerebrospinal (LCS) e elevação da proteína tautotal e taufosforilada) representam fortes preditores da DA, sugerindo ao médico considerar o diagnóstico precoce dessa patologia. Ainda em relação à avaliação, cabe destacar que o CCL amnéstico associado aos biomarcadores para DA apresenta risco elevado de conversão para essa enfermidade. O CCL não amnéstico, caracterizado por outros tipos de declínio, incluindo-se atenção e funções executivas, sem o envolvimento de memória episódica, pode converter para outros tipos de demência, entre elas, a demência frontotemporal. Nesse contexto, especialistas que atuam com sujeitos com CCL admitem que:

- É possível que o CCL seja o início da fase sintomática pré-demencial.
- Pacientes que têm DA provavelmente teriam passado pela fase pré-demencial.
- Na testagem neuropsicológica, deve-se considerar a persistência da alteração cognitiva ao longo do tempo como mais relevante do que a adoção de "pontos de corte" ou do uso de 1,5 ou 1 desvio-padrão.
- A avaliação longitudinal deve ser sempre considerada.

- Além de memória, é preferível pesquisar outras alterações cognitivas, como linguagem e funções executivas, sem a imposição da primazia da avaliação mnemônica.
- Para se determinar com acurácia o risco de conversão de CCL para DA, seria conveniente a pesquisa de biomarcadores, como mencionado a seguir:
  - *marcadores moleculares neuropatológicos associados à DA, principalmente no LCS*: redução da proteína β-amiloide e elevação das proteínas tautotal e taufosforilada;
  - *marcadores "secundários"*: topográfico/estruturais (ressonância magnética nuclear [RMN]) corroborando a presença de redução do volume do hipocampo e do córtex entorrinal; e *marcadores funcionais*, com redução do consumo de glicose, segundo o PET (FDG-PET), caracterizando disfunção do hipocampo e do córtex entorrinal.

Um esquema geral desse padrão de avaliação de sujeitos com CCL e em risco de conversão para DA está descrito no Quadro 17.1.

Quadro 17.1
ESTRATÉGIAS DE AVALIAÇÃO DE SUJEITOS COM COMPROMETIMENTO COGNITIVO LEVE E EM RISCO DE CONVERSÃO PARA DOENÇA DE ALZHEIMER

Avaliação clínica	- Investigação clínica das queixas cognitivas (memória e outros processos cognitivos) - Constatação das queixas com familiares ou pessoas próximas ao sujeito - Aferição do grau de preservação das atividades funcionais
Avaliação neuropsicológica	- Aplicação de bateria abrangente e, se necessário, testagem de sistemas cognitivos específicos com suspeita de alterações, sobretudo memória episódica, linguagem, habilidades visuoespaciais e funções executivas
Biomarcadores	- Biomarcadores genéticos: presença do alelo ε4 da apolipoproteína E e pesquisa da proteína precursora de amiloide (APP) - Biomarcadores no LCS: diminuição da proteína β-amiloide e elevação das proteínas tautotal e taufosforilada - Biomarcadores por neuroimagem estrutural (RNM): volumetria de hipocampo e córtex entorrinal - Biomarcadores por neuroimagem funcional: redução do consumo de glicose segundo o PET (FDG-PET), principalmente no hipocampo e no córtex entorrinal

TRATAMENTO

Controvérsias da intervenção farmacológica

Acredita-se que tendem a converter para DA os indivíduos com CCL associado a vários biomarcadores, como redução do volume do hipocampo segundo neuroimagem estrutural; alteração funcional, particularmente em região temporal; redução da proteína β-amiloide; e aumento das proteínas tautotal e taufosforilada no LCS (Diniz et al., 2009; Lorenzi et al., 2010). Fármacos com a finalidade de mudança do curso da DA ainda estão em desenvolvimento, e provavelmente seriam mais ativos quando prescritos no início da doença.

Embora se constatem evidências de benefícios significativos, apesar de modestos, do tratamento da DA com anticolinesterásicos, os estudos sobre o uso dessas medicações em indivíduos com CCL não é um consenso.

Até o presente momento, não há determinação, pelos órgãos oficiais, de prescrição de anticolinesterásicos ou de outra medicação para indivíduos com CCL. Vários estudos têm apontado benefícios desses medicamentos para a atenuação da conversão do CCL para demência, enquanto outros não têm reportado tais benefícios. Algumas hipóteses têm sido propostas para explicar possíveis evidências da falta de eficácia dessas medicações em atenuar a progressão do CCL para demência.

Uma sugestão para essa questão tem por base uma metanálise efetuada por Diniz e colaboradores (2009). O estudo desses autores abrangeu ensaios clínicos randomizados sobre o uso de anticolinesterásicos (rivastigmina, donepezil e galantamina) em um total de 173 publicações, com o envolvimento de 3.574 sujeitos com CCL. A finalidade principal do estudo consistiu em verificar se o uso de anticolinesterásicos retardaria a progressão do CCL para DA. Os autores constataram que, entre os sujeitos que eram tratados com anticolinesterásicos, 15,4% converteram para DA, enquanto, entre os que não faziam uso dessas medicações, 20,4% converteram para a doença. O risco relativo de progressão para DA clinicamente diagnosticada no grupo tratado foi de 0,75, e, no grupo não tratado, esse risco elevou-se para 1,36, com diferença significativa entre ambos os grupos (p < 0,001). Diniz e colaboradores (2009) concluíram que o uso por tempo prolongado de anticolinesterásicos por sujeitos com CCL pode atenuar o risco de progressão para DA. Critérios diagnósticos do CCL não bem estabelecidos, protocolos de avaliação cognitiva não especificamente estruturados para cada ensaio clínico, heterogeneidade da amostra estudada, desconsideração dos biomarcadores para DA sugestivos de pré-demência, além de subdoses de anticolinesterásicos, podem contribuir para a ineficácia desses medicamentos (Diniz et al., 2009; Lu et al., 2009).

Um estudo desenvolvido por Petersen e colaboradores (2005) mostrou uma taxa menor de progressão de CCL para DA em indivíduos que faziam uso de donepezil em comparação aos que não o utilizaram.

Em outra investigação, Mahley, Weisgraber e Huang (2006) constataram que indivíduos com CCL portadores do alelo ε4 da apolipoproteína E, um biomarcador da DA, responderam de maneira favorável à prescrição de donepezil. Esses sujeitos apresentaram, com o tratamento, redução do risco de progressão para a doença.

Nessa mesma linha, em um estudo controlado, desenvolvido por Ferris e colaboradores (2009), o uso de rivastigmina por sujeitos com CCL propiciou redução significativa da expansão ventricular cerebral, da perda de substância branca e da taxa de atrofia cerebral global. Os autores sugerem que a rivastigmina teria efeito modificador do curso neurodegenerativo de indivíduos que progridem do CCL para a DA. Há, no entanto, relatos de trabalhos nos quais não se confirmaram os benefícios dos anticolinesterásicos para a redução da taxa de conversão de CCL para DA em indivíduos portadores do alelo ε4 da apolipoproteína E, como verificado por Feldman e colaboradores (2007).

De acordo com a metanálise efetuada por Diniz e colaboradores (2009), os dados até então disponíveis sugerem que a prescrição dos anticolinesterásicos por longo tempo pode retardar a conversão do CCL para DA. Os autores destacam, ainda, vários aspectos:

- Os critérios de diagnóstico do CCL não estão, por ora, suficientemente padronizados para aplicação nos diferentes centros de pesquisa.
- O CCL pode se configurar como um *continuum* a partir de alterações cognitivas que progridem de déficits muito leves a comprometimento mais acentuado, sem, porém, o preenchimento dos critérios clínicos para demência.
- O tempo de conversão do CCL para DA é muito variável, e esse fator provavelmente teria influenciado o desenvolvimento dos estudos clínicos randomizados com os anticolinesterásicos. Talvez esse aspecto tenha contribuído para o fato de determinados estudos não terem confirmado os possíveis benefícios dos anticolinesterásicos para a redução da taxa de conversão de CCL para DA.
- O CCL inicialmente diagnosticado não se configura de maneira obrigatória como um fenômeno de natureza progressiva para a DA, uma vez que existem sujeitos cujo declínio cognitivo progride muito lentamente; há outros que se mantêm estáveis, isto é, não progridem no declínio cognitivo; bem como há aqueles com alterações cognitivas que retornam à condição de normalidade.
- Além disso, nos critérios diagnósticos do CCL dos estudos analisados por Diniz e colaboradores (2009) não foram rotineiramente incorporados os biomarcadores da progressão de declínio cognitivo para a DA. Cabe destacar que vários biomarcadores têm sido considerados como fortemente preditores da DA em sujeitos com alterações cognitivas, como a redução, no LCS, da proteína β-amiloide e a elevação das proteínas tautotal e taufosforilada, bem como a constatação de atrofia do hipocampo.

Em outra linha de raciocínio, admite-se que o lítio exerça uma ação neurotrófica e neuroprotetora, em parte devido à inibição da enzima glicogênio-sintase-quinase 3-β (GSK-3β), reguladora do metabolismo celular e que, quando tem ação deletéria, pode conduzir à hiperfosforilação da proteína tau e à clivagem amiloidogênica (de Paula et al., 2009). Nessa linha, um grupo de pesquisa do Laboratório de Neurociências do Instituto de Psiquiatria da Universidade de São Paulo vem desenvolvendo um trabalho interessante com o lítio em sujeitos com CCL. Como parte desse trabalho, Forlenza e colaboradores (2009), em um estudo duplo-cego, verificaram a eficácia do uso prolongado do lítio na cognição e em parâmetros neurobiológicos de sujeitos idosos com CCL. A avaliação seguiu por dois anos, e aqueles sujeitos que faziam uso regular do lítio apresentavam melhor desempenho em testes de atenção e memória em comparação aos controles. Além disso, os autores constataram que o tratamento com lítio foi associado a uma redução significativa ($p = 0,03$), no

LCS, das concentrações da proteína tau fosforilada e um decréscimo marginal (p = 0,06) do peptídeo β-amiloide. Esses autores relatam que o lítio teria propriedades modificadoras e implicações clínicas favoráveis à prevenção da DA.

Intervenção não farmacológica

Uma das estratégias de intervenção não farmacológica voltada para pacientes com DA consiste na reabilitação neuropsicológica – uma abordagem que combina psicoterapia, um ambiente terapêutico, grupos de aprendizagem em família, esquemas para instruções dos pacientes e estimulação da memória e de outras funções cognitivas (Manzine; Pavarini, 2009). Estudos controlados voltados exclusivamente para indivíduos com CCL ainda são bastante escassos. Santos e colaboradores (2009) examinaram um programa multiprofissional de estimulação cognitiva em sujeitos com CCL, com duração de 15 semanas, em um total de 150 horas. Além de estimulação cognitiva, os pesquisadores inseriram, no programa, outras estratégias, como estimulação funcional, habilidades de comunicação, arteterapia e atividade física. Eles constataram uma melhora pequena, mas relevante na cognição global dos participantes.

Recentemente, um estudo de psicoterapia de grupo com sujeitos com CCL, desenvolvido durante oito semanas, com sessões de duas horas semanais, propiciou melhor aceitação dessa condição por parte deles, redução dos sentimentos de abandono e organização mais apropriada da vida pessoal e ocupacional, além do treinamento em estratégias de memória (Joosten-Weyn Banningh et al., 2010). Ademais, vários estudos controlados têm apontado os benefícios de programas de exercício físico, principalmente aeróbio, na redução do risco de demência e na melhora cognitiva de sujeitos com alterações cognitivas sem demência. Middleton, Kirkland e Rockwood (2008) desenvolveram um estudo de coorte para a observação do impacto da atividade física em sujeitos sem demência. Esses autores, embora não tenham encontrado associação entre exercício físico moderado e CCL amnéstico, constataram redução do risco de comprometimento cognitivo vascular sobretudo em mulheres que praticavam regularmente exercício físico com intensidade leve a moderada.

Verghese e colaboradores (2006), por sua vez, em um estudo abrangente, efetuado com idosos da comunidade, não encontraram redução do risco de conversão de CCL amnéstico para DA naqueles sujeitos que praticavam atividades físicas diversas (tênis, natação, bicicleta, dança, caminhada e subir escadas) com frequência variada, após 5,6 anos de acompanhamento.

Entretanto, em um estudo prospectivo de seis anos de seguimento sobre o risco de demência, abrangendo 1.740 idosos da comunidade, Larson e colaboradores (2006) relataram que aqueles que praticavam regularmente exercício físico aeróbio, como caminhada, ciclismo, natação e outros, mais de três vezes por semana, apresentavam menor risco de desenvolver DA.

Já Lautenschlager e colaboradores (2008) desenvolveram um ensaio clínico randomizado e controlado, dirigido a idosos sem demência. O estudo estabeleceu como finalidade avaliar os efeitos de um programa de caminhada durante seis meses na cognição de um grupo de participantes dessa atividade física e comparar os resultados com os de um grupo-controle. Os autores verificaram que houve melhora tanto do desempenho físico como da cognição nos participantes do programa de exercício físico que tinham alguma alteração cognitiva em comparação ao grupo-controle, sedentário. Eles constataram, ainda, que aqueles idosos que continuavam praticando caminhadas regularmente mantinham o desempenho físico e a cognição estáveis. Heyn, Abreu e Ottenbacher (2004) efetuaram uma metanálise com base em publicações referentes a idosos que praticavam exercício físico, em especial caminhada. Constataram melhora cognitiva tanto nos indivíduos que apresentavam comprometimento cognitivo sem demência como naqueles que já tinham o diagnóstico de demência.

Do ponto de vista neurobiológico, vários aspectos têm sido apontados na tentativa de explicar os benefícios dos programas de intervenção motora para a cognição. Colcombe e colaboradores (2006) conduziram um estudo com neuroimagem funcional em idosos saudáveis sedentários. Em comparação aos que permaneceram sedentários, aqueles que passaram a praticar exercícios aeróbios regularmente, do tipo caminhada, apresentavam ativação de várias áreas cerebrais, como regiões corticais e de substância branca frontais, área motora suplementar e lobo temporal superior esquerdo. Em outro estudo, Erickson e colaboradores (2009) verificaram em sujeitos com um maior nível de aptidão física, medida pelo consumo máximo de oxigênio (VO2 máximo), um aumento do volume do hipocampo e uma melhora da memória espacial. Os autores sugerem que, provavelmente, esse aumento estaria associado ao fato de o exercício físico aeróbio estimular a neuroplasticidade no giro denteado do hipocampo. Ruscheweyh e colaboradores (2011), por sua vez, desenvolveram um estudo controlado envolvendo várias modalidades de atividade física durante seis meses, três vezes por semana. Eles verificaram que aqueles que praticavam exercício aeróbio obtiveram melhora da memória episódica e ativação do córtex pré-frontal e do córtex do cíngulo anterior, bem como aumento do fator neurotrófico derivado do cérebro (BDNF). Entretanto, não foram constatadas mudanças desses parâmetros no grupo-controle. Os autores associaram a melhora cognitiva, processada pelas áreas corticais ativadas, com o aumento da perfusão cerebral. Sugeriram que haveria, ainda, a ativação de mecanismos neurobiológicos como a redução do estresse oxidativo e da cascata inflamatória no parênquima cerebral, além da estimulação da neuroplasticidade cerebral caracterizada pela elevação dos níveis séricos de BDNF.

O controle desses componentes neurobiológicos por meio de intervenções do tipo exercício físico ou estimulação cognitiva contribuiria para a prevenção do risco de demência. Estudos experimentais com animais adultos de laboratório demonstraram que ambientes enriquecidos com estimulação física prolongada estimulam a produção de BDNF, sinaptogênese e neurogênese no giro denteado do hipocampo, com melhora do desempenho em aprendizagem e memória (Van Praag et al., 2005).

CONSIDERAÇÕES FINAIS

O diagnóstico de CCL é um procedimento relevante, na medida em que sujeitos com essa condição têm aumento de conversão para demência em comparação a indivíduos sem CCL.

O CCL tende a seguir várias trajetórias: a) pode representar uma condição transitória na qual o sujeito retorna a sua condição de normalidade cognitiva; b) a alteração cognitiva pode se manter estável, sem retorno à normalidade e sem piora das funções cognitivas; c) o CCL pode progredir para um padrão de declínio cognitivo que se caracteriza pela conversão para demência. Como nem todos os indivíduos com CCL evoluem para demência, é necessário cuidado ao estabelecer um diagnóstico de demência, em especial DA, uma vez que esta, até o momento, representa uma condição inexorável.

Atualmente, não há indicação formal para o tratamento do CCL com anticolinesterásicos. Entretanto, alguns estudos mostram redução do risco de conversão para DA naqueles indivíduos que faziam uso dessas substâncias. Esses indivíduos provavelmente pertenceriam ao grupo com DA ainda na fase pré-clínica. No entanto, intervenções não farmacológicas, como estimulação cognitiva e um estilo de vida saudável, são recomendáveis.

Diante da existência de CCL, a tendência atual consiste em investigar se essa condição representa ou não uma fase inicial de demência, sobretudo de DA. Como tentativa de equacionamento dessa questão, além da identificação do declínio de memória ou de outras alterações cognitivas, preconiza-se pesquisar a ocorrência de biomarcadores da DA. Assim, o declínio de memória associado à redução do hipocampo e do córtex entorrinal, bem como a constatação, no LCS, de diminuição da proteína β-amiloide e elevação das proteínas tau total e tau fosforilada, sugere fortemente o diagnóstico de DA. Novos medicamentos, com propriedades de mudança do processo neurodegenerativo antes da instalação da demência, certamente representarão uma contribuição inestimável para o tratamento dessa patologia.

REFERÊNCIAS

Anderson HS. Mild cognitive impairment. Medscape [Internet]. 11 ago 2010 [capturado em 20 dez 2010]. Disponível em: http://emedicine.medscape.com/article/1136393-overview.

Bottino CMC, Zucollo P, Moreno MPQ, Gil G, Cid CG, Campanha EV, et al. Assessment of memory complainers in Sao Paulo, Brazil: three-year results of a memory clinic. Dement Neuropsychol. 2008;2(1):52-6.

Colcombe_SJ, Erickson KI, Scalf PE, Kim JS, Prakash R, McAuley E, et al. Aerobic exercise training increases brain volume in aging humans. J Gerontol A Biol Sci Med Sci. 2006;61(11):1166-70.

Crook T, Bartus RT, Ferris SH, Whitehouse P, Larrabee GJ. Age-associated memory impairment: proposed diagnostic criteria and measures of clinical change: report of a National Institute of Mental Health work group. Develop Neuropsychol. 1986;2:261-76.

de Paula VJR, Guimarães FM, Diniz BS, Forlenza OV. Neurobiological pathways to Alzheimer's disease: amiloyd-beta, TAU protein or both? Dement Neuropsychol. 2009;3(3):188-94.

Diniz BS, Pinto JA Jr, Gonzaga ML, Guimarães FM, Gattaz WF, Forlenza OV. To treat or not to treat? A meta-analysis of the use of cholinesterase inhibitors in mild cognitive impairment for delaying progression to Alzheimer's disease. Eur Arch Psychiatry Clin Neurosci. 2009;259(4):248-56.

Erickson KI, Prakash RS, Voss MW, Chaddock L, Hu L, Morris KS, et al. Aerobic fitness is associated with hippocampal volume in elderly humans. Hippocampus. 2009;19(10):1030-9.

Feldman HH, Ferris S, Winblad B, Sfikas N, Mancione L, He Y, et al. Effect of rivastigmine on delay to diagnosis of Alzheimer's disease from mild cognitive impairment: the InDDEx study. Lancet Neurol. 2007;6(6):501-12.

Ferris S, Nordberg A, Soininen H, Darreh-Shori T, Lane R. Progression from mild cognitive impairment to Alzheimer's disease: effects of sex, butyrylcholinesterase genotype, and rivastigmine treatment. Pharmacogenet Genomics. 2009;19(8):635-46.

Fischer P, Jungwirth S, Zehetmayer S, Weissgram S, Hoenigschnabl S, Gelpi E, et al. Conversion from subtypes of mild cognitive impairment to Alzheimer dementia. Neurology. 2007;68(4):288-91.

Forlenza OV. Comprometimento cognitivo leve e diagnóstico precoce da doença de Alzheimer. Comunicação Oral. In: VI Congresso Brasileiro de Cérebro, Emoções e Comportamento; 2010 Jun 10-12; Gramado, Rio Grande do Sul; 2010.

Forlenza OV, Diniz BS, Santos FS, Randanovic M, Talib L, Barbosa AO, et al. Disease-modifying properties of lithium: preliminary results from a double blind study in elderly patients with mild cognitive impairment. Dement Neuropsychol. 2009;Suppl 1:48.

Geda YD. Agitation, depression, apathy predictors of progression from MCI to dementia. In: International Conference of Alzheimer's Disease (ICAD); 2010 Jul 10-15, Honolulu, Hawaii; 2010.

Hansson O, Zetterberg H, Buchhave P, Londos E, Blennow K, Minthon L. Association between CSF biomarkers and incipient Alzheimer's disease in patients with mild cognitive impairment: a follow-up study. Lancet Neurol. 2006;5(3):228-34.

Heyn P, Abreu BC, Ottenbacher KJ. The effects of exercise training on elderly persons with cognitive impairment and dementia: a meta-analysis. Arch Phys Med Rehabil. 2004;85(10):1694-704.

Joosten-Weyn Banningh LW, Prins JB, Vernooij-Dassen MJ, Wijnen HH, Olde Rikkert MG, Kessels RP. Group therapy for patients with mild cognitive impairment and their significant others: results of a waiting-list controlled trial. Gerontology. No prelo 2010.

Kral VA. Senescent forgetfulness: benign and malignant. Can Med Assoc J. 1962;86:257-60.

Larson EB, Wang L, Bowen JD, McCormick WC, Teri L, Crane P, et al. Exercise is associated with reduced risk for incident dementia among persons 65 years of age and older. Ann Intern Med. 2006;144(2):73-81.

Lautenschlager NT, Cox KL, Flicker L, Foster JK, Van Bockxmeer FM, Xiao J, et al. Effect of physical activity on cognitive function in older adults at risk for Alzheimer disease: a randomized trial. JAMA. 2008;300(9):1027-37.

Levy R. Aging-associated cognitive decline. Working Party of the International Psychogeriatric Association in collaboration with the World Health Organization Int Psychogeriatr. 1994;6(1):63-8.

Lima-Silva TB, Yassuda MS. The relationship between memory complaints and age in normal aging. Dement Neuropsychol. 2009;3(2):94-100.

Lopez OL, Jagust WJ, DeKosky ST, Becker JT, Fitzpatrick A, Dulberg C, et al. Prevalence and classification of mild cognitive impairment in the Cardiovascular Health Study: part 1. Arch Neurol. 2003;60(10):1385-9.

Lorenzi M, Donohue M, Paternicò D, Scarpazza C, Ostrowitzki S, Blin O, et al. The Alzheimer's disease neuroimaging initiative. Enrichment through biomarkers in clinical trials of Alzheimer's drugs in patients with mild cognitive impairment. Neurobiol Aging. 2010;31(8):1443-51.

Lu PH, Edland SD, Teng E, Tingus K, Petersen RC, Cummings JL, et al. Donepezil delays progression to AD in MCI subjects with depressive symptoms. Neurology. 2009;72(24):2115-21.

Mahley RW, Weisgraber KH, Huang Y. Apolipoprotein E4: a causative factor and therapeutic target in neuropathology, including Alzheimer's disease. Proc Natl Acad Sci U S A. 2006;103(15):5644-51.

Manzine PR, Pavarini SCI. Cognitive rehabilitation: literature review based on levels of evidence. Dement Neuropsychol. 2009;3(3):248-55.

Middleton L, Kirkland S, Rockwood K. Prevention of CIND by physical activity: different impact on VCI-ND compared with MCI. J Neurol Sci. 2008;269(1-2):80-4.

Morris JC, Storandt M, Miller JP, Mckeel DW, Price JL, Rubin EH. Mild cognitive impairment represents early-stage Alzheimer disease. Arch Neurol. 2001;58(3):397-405.

Organização Mundial da Saúde. Classificação de transtornos mentais e de comportamento da CID-10: descrições clínicas e diretrizes diagnósticas. Porto Alegre: Artmed; 1993. p. 130-70.

Petersen RC. Mild cognitive impairment as a diagnostic entity. J Intern Med. 2004;256(3):183-94.

Petersen RC, Doody R, Kurz A, Mohs RC, Morris JC, Rabins PV. Current concepts in mild cognitive impairment. Arch Neurol. 2001;58(12):1985-92.

Petersen RC, Smith GE, Waring SC, Ivnik RJ, Tangalos EG, Kokmen E. Mild cognitive impairment: clinical characterization and outcome. Arch Neurol. 1999;56(3):303-8.

Petersen RC, Thomas RG, Grundman M, Bennett D, Doody R, Ferris S, et al. Vitamin E and donepezil for the treatment of mild cognitive impairment. N Engl J Med. 2005;352(23):2379-88.

Ruscheweyh R, Willner C, Kruger K, Duning T, Warnecke T, Sommer J, et al. Physical activity and memory functions: an interventional study. Neurobiol Aging. 2011;32(7):1304-19.

Santos GD, Ortega LFV, Yassuda MS, Oliveira AM, Chaves GFS, Ciasca EC, et al. Evaluation of a multiprofessional program of cognitive stimulation in patients with mild cognitive impairment. Dement Neuropsychol. 2009;Suppl 1:48-9.

Van Praag H, Shubert T, Zhao C, Gage FH. Exercise enhances learning and hippocampal neurogenesis in aged mice. J Neurosci. 2005;25(38):8680-5.

Verghese J, LeValley A, Derby C, Kuslansky G, Katz M, Hall C, et al. Leisure activities and the riskof amnestic mild cognitive impairment in the elderly. Neurology. 2006;66(6):821-7.

Visser PJ, Kester A, Jolles J, Verhey F. Ten-year risk of dementia in subjects with mild cognitive impairment. Neurology. 2006;67(7):1201-7.

Winblad B, Palmer K, Kivipelto M, Jelic V, Fratiglioni L, Wahlund LO, et al. Mild cognitive impairment beyond controversies, towards a consensus: report of the International Working Group on mild cognitive impairment. J Intern Med. 2004;256(3):240-6.

CAPÍTULO **18**

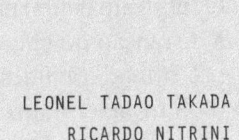

LEONEL TADAO TAKADA
RICARDO NITRINI

DOENÇA DE ALZHEIMER – QUADRO CLÍNICO

■ MANIFESTAÇÕES COGNITIVAS

Os eventos fisiopatológicos que ocorrem na doença de Alzheimer (DA) precedem em anos ou décadas o aparecimento de sintomas clínicos (Jack et al., 2010). A DA, do modo como é entendida atualmente, é precedida por manifestações clínicas sutis (ou pré-clínicas), com piora progressiva, de modo que a sintomatologia do paciente passa por um contínuo entre o normal, o comprometimento cognitivo leve (CCL) (de modo geral, do tipo amnéstico) e, por fim, o diagnóstico de DA (quando o declínio cognitivo torna-se suficiente para impactar o trabalho ou as atividades da vida diária) (Dubois et al., 2007; McKhann et al., 2011).

Alterações iniciais da doença de Alzheimer

A redução da capacidade de reter informações novas na DA decorre sobretudo do comprometimento da formação hipocampal. Sabe-se que o comprometimento bilateral grave da formação hipocampal observado em outras doenças, como encefalites, lesões vasculares e traumáticas, tem como principal manifestação amnésia para fatos recentes, com preservação da memória remota. Na DA existe também acometimento do núcleo basal de Meynert, de onde influxos colinérgicos projetam-se sobre o neocórtex e cuja lesão também causa déficit de memorização (Mesulam, 2000).

A correlação clinicopatológica mais evidente na DA é observada com a densidade de emaranhados neurofibrilares (ENFs), que, nas fases pré-clínicas (estágios I e II de Braak; Braak, 1991), ocorrem quase que exclusivamente em estruturas do sistema límbico, como o córtex entorrinal, em estruturas da formação hipocampal que incluem o córtex entorrinal, o subiculum e o hipocampo, além da amígdala, do núcleo basal de Meynert e do córtex temporopolar. Provavelmente, como a lesão ou disfunção da formação hipocampal não é tão grave quanto a observada em encefalites ou em lesões traumáticas, é necessário que os depósitos tenham ainda maior densidade nessas regiões, bem como maior extensão, acometendo também áreas paralímbicas, como os giros fusiformes e os giros temporais inferior e medial (estágios III e IV de Braak), para que as alterações clínicas ainda leves se manifestem de modo evidente (Braak; Braak, 1991; Morris, 1993).

Fase de demência leve

Na fase de demência leve (Morris, 1993; Reisberg et al., 1982), as alterações de memória tornam-se mais evidentes – como esquecer-se do conteúdo de um livro lido há pouco ou de alguma notícia recente do cotidiano, ou ter dificuldades para lembrar-se do nome de pessoas conhecidas recentemente – e manifestam-se outras alterações, ainda leves, mas suficientes para permitir o diagnóstico de demência, o qual exige que, além da memória, exista pelo menos mais uma função comprometida. Nesse sentido, as funções executivas são as mais comumentes afetadas (Mayeux, 2010). Surgem, por exemplo, dificuldades para fazer a declaração de imposto de renda, manter o extrato bancário atualizado ou viajar para locais desconhecidos. Em parte, a redução da capacidade de concentração contribui para a disfunção executiva. Leve desorientação espacial e leve distúrbio de linguagem, principalmente para escrita e para encontrar palavras, começam a ficar evidentes.

Nessa fase, que corresponde ao estágio V de Braak, a densidade de ENFs no sistema límbico já é muito maior, e aparecem ENFs nas regiões neocorticais de associação, como os giros temporais médio e superior (linguagem), o córtex pré-frontal, o córtex retroesplênico e parietal posterior (disfunções executivas, desorientação espacial). Placas senis são evidentes no neocórtex nessa fase (Braak; Braak, 1991).

Anosognosia, ou falta de crítica quanto aos déficits, pode ser observada na DA. Apesar de ser menos frequente do que na variante comportamental da demência frontotemporal, a anosognosia pode ser encontrada desde as fases iniciais da doença; é tanto mais frequente quanto maior a gravidade da doença e costuma aparecer mais comumente associada a desinibição e apatia (Amanzio et al., 2011; Salmon et al., 2008). O substrato neural parece estar relacionado à disfunção do cíngulo anterior, ao córtex pré-frontal e à junção temporoparietal.

Sintomas neuropsiquiátricos podem aparecer em todas as fases de evolução da doença, estando presentes em até 80% dos pacientes. Na DA, as manifestações mais frequentes são apatia, depressão e ansiedade, podendo estar presentes desde o início do quadro (sintomas depressivos, particularmente, podem preceder os sintomas cognitivos). As manifestações comportamentais serão discutidas no Capítulo 20, mas, de modo geral, quanto mais avançado o grau de demência, mais frequente é seu aparecimento (Gauthier et al., 2010).

Fase de demência moderada

Na fase de demência moderada, o indivíduo já depende de alguém para as atividades instrumentais da vida cotidiana, embora ainda possa ser capaz de autocuidado. Dificuldades de linguagem são mais evidentes, podendo evoluir para afasia transcortical sensorial. O distúrbio de memória também se torna mais grave, com dificuldades para a recordação de nomes de alguns familiares, eventos remotos e eventos recentes mais significativos. Desorientação no tempo é a regra; pode-se observar também desorientação no espaço.

Apraxia ideomotora e certo grau de agnosia visual e discalculia estão presentes, e a capacidade de realizar tarefas dentro de casa torna-se cada vez mais limitada. Corresponde ao estágio VI de Braak, no qual todas as regiões neocorticais mostram grande densidade de ENFs, assim como de placas senis (Braak; Braak, 1991). O acometimento das áreas de associação unimodais (visuais, auditivas ou somestésicas) e das áreas multimodais (p. ex., da encruzilhada parieto-temporo-occipital e frontal dorsolateral) é responsável pela intensidade da síndrome demencial.

Fase de demência grave

Na fase de demência grave, o paciente é totalmente dependente. A memória é reduzida a fragmentos de informações, e a orientação pessoal e temporal é perdida (mantendo apenas conhecimento de si próprio[a]). Com a evolução do quadro, o número de palavras inteligíveis emitidas reduz-se a poucas por dia, é perdida a capacidade de controlar os esfíncteres, surge dificuldade para andar e mais tarde para engolir, para manter-se sentado e mesmo para sorrir. Essa fase será abordada com mais detalhes no Capítulo 21.

Todas as áreas de associação estão densamente acometidas por ENFs. Há ENFs nos gânglios da base, o que pode explicar as dificuldades de marcha e de coordenação. Mesmo nessa fase, que corresponde ao estágio VI avançado de Braak, os córtices motor e sensorial contêm pouquíssimos ENFs (Braak; Braak, 1991).

DOENÇA DE ALZHEIMER E DOENÇA CEREBROVASCULAR

Utiliza-se o termo demência mista, ou DA com doença cerebrovascular, nos casos em que se considera que a patologia vascular contribua para o declínio cognitivo junto com a DA, seja por relação temporal entre declínio cognitivo e história de acidente vascular encefálico, seja por presença de infartos múltiplos ou extensos ou hiperintensidades significativas na substância branca em exames de neuroimagem em paciente com quadro clínico sugestivo de DA (McKhann et al., 2011; Román et al., 1993). Apesar de haver alguma controvérsia na literatura sobre como as lesões vasculares (particularmente por acometimento de microvasculatura) influenciam o declínio cognitivo, há evidências de que a presença de lesões vasculares no cérebro pode modificar o aparecimento ou a evolução dos sintomas da DA (Giannakopoulos et al., 2007; Snowdon et al., 1997).

A conclusão de que o declínio cognitivo é causado tanto por DA quanto por lesões vasculares é mais fácil quando um paciente com declínio cognitivo com evolução típica de DA (e achados em exames complementares como atrofia de lobo temporal mesial) apresenta evento isquêmico macrovascular (ou hemorrágico), seguido por piora cognitiva. No entanto, essa conclusão pode ser mais difícil quando se encontram sinais de doença cerebral microvascular subcortical e/ou lacunas em exames de neuroimagem (hiperintensidades de substância branca nas sequências T2 e/ou FLAIR da ressonância magnética). Para essa decisão, em primeiro lugar, é necessário julgar que a extensão e a localização das anormalidades de substância branca sejam suficientes para justificar ao menos em parte o declínio cognitivo (Chui; Nielsen-Brown, 2007). Não há consenso em relação à quantidade de alterações de substância branca necessárias para justificar declínio cognitivo (nem em neuroimagem, nem mesmo em critérios neuropatológicos), mas as diretrizes reforçam as palavras "extensa" e "significativa" (McKhann et al., 2011), já que focos de alteração de sinal de substância branca são achados frequentes em exames de neuroimagem de indivíduos idosos sem comprometimento cognitivo (Ylikoski et al., 1995). Em segundo lugar, dados da história clínica, com apresentação menos usual, ou, ainda, pioras agudas na evolução clínica podem sugerir patologia mista. Além disso, sinais ou sintomas neurológicos focais, sinais extrapiramidais e/ou distúrbio de marcha nas fases mais precoces da doença, associados à evolução "típica" da DA descrita até agora, podem sugerir a presença de lesões cerebrovasculares associadas à patologia de DA (uma vez que, até as fases avançadas da doença, o exame neurológico é essencialmente normal, exceto, é claro, em seus aspectos cognitivos). Disfunção executiva mais proeminente e humor deprimido foram encontrados com maior frequência na presença concomitante de alterações da substância branca e DA em alguns estudos (Giannakopoulos et al., 2007).

FORMAS ATÍPICAS DE DOENÇA DE ALZHEIMER

Quando considerada como entidade neuropatológica, baseada na presença de achados como perda neuronal, emaranhados neurofibrilares e placas neuríticas, a DA pode se apresentar de modo atípico como outros fenótipos clínicos (além da forma amnéstica "clássica" discutida até aqui) (Alladi et al., 2007). As recomendações mais recentes para o diagnóstico da DA (e que baseiam seu diagnóstico de modo bastante significativo em biomarcadores) reconhecem apresentações não amnésticas, que podem se apresentar com predomínio disexecutivo, distúrbio visuoespacial ou, ainda, distúrbio de linguagem (McKhann et al., 2011).

Cerca de 5% dos casos de síndrome corticobasal (SCB) apresentam achados neuropatológicos de DA (Wadia; Lang, 2007) e em cerca de 10 a 15% dos casos diagnosticados como variante comportamental da demência frontotemporal (vcDFT), o diagnóstico neuropatológico é de DA (Alladi et al., 2007; Forman et al., 2006). Outras formas clínicas focais de DA incluem a atrofia cortical posterior (ACP) e a variante logopênica da afasia progressiva primária (APP), que serão abordadas adiante.

Parece haver correlação entre as síndromes clínicas atípicas da DA e a localização dos achados neuropatológicos da doença, particularmente de ENFs (Johnson et al., 1999; Von Gunten et al., 2006). Isso sugere que, nesses casos atípicos, a distribuição da patologia no cérebro segue uma sequência diferente daquela proposta por Braak e Braak (na qual a patologia se iniciaria na região transentorrinal) (Braak; Braak, 1991).

Atrofia cortical posterior

A ACP, ou síndrome de disfunção cortical posterior progressiva (SDCPP), é uma síndrome cognitiva observada como manifestação de doenças neurodegenerativas, em que há predomínio de sintomas visuais de processamento superior (Areza-Fegyveres et al., 2007). Em geral, apresenta-se com forma de demência pré-senil, com queixas visuais de início insidioso e piora progressiva e preservação relativa da memória anterógrada nas fases iniciais. Ao exame clínico, podem-se encontrar sinais que compõem a síndrome de Balint (ataxia óptica, apraxia ocular e simultanagnosia), de Gerstmann (acalculia, agrafia, desorientação esquerda-direita e agnosia para dedos) ou, ainda, desorientação topográfica e defeitos de campo visual. Os exames de neuroimagem demonstram atrofia ou mudanças metabólicas nas regiões posteriores do cérebro.

Os critérios diagnósticos propostos para a síndrome (McMonagle et al., 2006) incluem:

- Apresentação com distúrbio visual ou visuoespacial progressivo, desde que descartadas causas oftalmológicas.
- Evidência de distúrbio visual complexo ao exame – elementos da síndrome de Balint, agnosia visual, apraxia do vestir ou desorientação ambiental.
- Menor perda de memória ou redução de fluência verbal, proporcionalmente.

Quanto ao diagnóstico neuropatológico, a grande maioria dos casos preenche critérios para DA. No estudo citado de Alladi e colaboradores (2007), dos sete pacientes com diagnóstico clínico de ACP, todos receberam diagnóstico de DA por achados neuropatológicos. No entanto, outras doenças podem se apresentar como SDCPP: demência com corpúsculos de Lewy, degeneração corticobasal ou, ainda, doença de Creutzfeldt-Jakob.

Variante logopênica da afasia progressiva primária

A variante logopênica é uma das três formas atualmente reconhecidas da APP (Gorno-Tempini et al., 2004, 2011). Assim como as outras formas, é definida como um declínio cognitivo progressivo, em que o distúrbio de linguagem é a manifestação predominante. Particularmente, é caracterizada por fala lenta, pausada por dificuldades em encontrar palavras e dificuldades na repetição de sentenças. Seu principal diagnóstico diferencial é a afasia progressiva não fluente (APNF), e pode ser diferenciada desta pela ausência de agramatismo franco e de distúrbios no planejamento articulatório da fala (apraxia da fala). Como achados de neuroimagem, observa-se atrofia (em neuroimagem estrutural) e/ou hipometabolismo/hipofluxo (em neuroimagem funcional – PET/SPECT) predominantemente perisilviana posterior ou parietal, e, na maior parte dos casos, o achado neuropatológico é de DA (Grossman, 2010).

Além da variante logopênica da APP, existem duas outras variantes que podem raramente apresentar-se como fenótipos clínicos da DA: a variante agramática/não fluente e a variante semântica (Gorno-Tempini et al., 2011; Grossman, 2010).

Variante frontal da doença de Alzheimer

A DA também pode se manifestar com a presença de sintomas comportamentais proeminentes no início do quadro, com mudanças na personalidade e no comportamento social, mimetizando o fenótipo de vcDFT (Alladi et al., 2007), ocasião em que é denominada variante frontal da DA (Johnson et al., 1999). O estudo neuropatológico desses casos sugere uma densidade maior do que a esperada de ENFs nas regiões frontais (Habek et al., 2010; Johnson et al., 1999). Além de em casos esporádicos, o fenótipo de vcDFT também foi descrito em mutações dos genes da presenilina-1 e presenilina-2 (Alladi et al., 2007; Cruts; Van Broeckhoven, 1998; Larner; Doran, 2006).

A presença de distúrbio de memória episódica mais proeminente pode auxiliar no diagnóstico, mas a diferenciação entre a vcDFT e a variante frontal da DA na prática clínica pode ser bastante difícil, de modo que o uso de biomarcadores para DA no líquido cerebrospinal (tau e Aβ42) e em neuroimagem (PET com marcador de amiloide) pode ser útil (Bian et al., 2008; Engler et al., 2008).

Síndrome corticobasal

Atualmente, utiliza-se o termo síndrome corticobasal para a síndrome clínica caracterizada por sinais motores e de disfunção cortical assimétricos (em contraposição ao termo degeneração corticobasal [DCB] como diagnóstico neuropatológico) (Wadia; Lang, 2007). Como sinais motores, podem-se observar parkinsonismo assimétrico pouco responsivo a levodopa e distonia; como manifestações de disfunção cortical, apraxia ideomotora, membro alienígena, perda sensitiva cortical, heminegligência e/ou afasia.

A SCB é uma síndrome pouco frequente que pode estar associada a diversos substratos neuropatológicos, como DCB, paralisia supranuclear progressiva, doença de Pick, TDP-43 e DA (daí a distinção entre a síndrome clínica – SCB – e o diagnóstico neuropatológico) (Wadia; Lang, 2007). Atualmente, busca-se um marcador biológico para tentar diferenciar em vida o substrato neuropatológico da SCB, uma vez que a distinção baseada em parâmetros clínicos é difícil. Clinicamente, a presença de queixa de memória episódica no início do quadro e manifestações comportamentais (como apatia, irritabilidade, comportamento desinibido socialmente inapropriado, labilidade emocional e falta de crítica ou *insight*) menos proeminentes podem sugerir que a SCB seja secundária a DA (comparando-se com SCB secundária a DCB) (Shelley et al., 2009). A SCB-DA costuma se apresentar com mais mioclonias e menos tremor em relação à SCB-DCB. Um estudo recente sugeriu que o achado de atrofia temporal posterior e/ou parietal inferior mais proeminente poderia ser um marcador de patologia de DA (comparando com casos com patologia de DCB) (Josephs et al., 2010).

REFERÊNCIAS

Alladi S, Xuereb J, Bak T, Nestor P, Knibb J, Patterson K, et al. Focal cortical presentations of Alzheimer's disease. Brain. 2007;130(Pt 10):2636-45.

Amanzio M, Torta DM, Sacco K, Cauda F, D'Agata F, Duca S, et al. Unawareness of deficits in Alzheimer's disease: role of the cingulate cortex. Brain. 2011;134(Pt 4):1061-76.

Areza-Fegyveres R, Caramelli P, Porto CS, Ono CR, Buchpiguel CA, Nitrini R. The syndrome of progressive posterior cortical dysfunction: a multiple case study and review. Dement Neuropsychol. 2007;1(3):331-19.

Bian H, Van Swieten JC, Leight S, Massimo L, Wood E, Forman M, et al. CSF biomarkers in frontotemporal lobar degeneration with known pathology. Neurology. 2008;70(19 Pt 2):1827-35.

Braak H, Braak E. Neuropathological stageing of Alzheimer-related changes. Acta Neuropathol. 1991;82(4):239-59.

Chui HC, Nielsen-Brown N. Vascular cognitive impairment. Continuum Lifelong Learning Neurol. 2007;13(2):109-43.

Cruts M, Van Broeckhoven C. Presenilin mutations in Alzheimer's disease. Hum Mutat. 1998;11(3):183-90.

Dubois B, Feldman HH, Jacova C, Dekosky ST, Barberger-Gateau P, Cummings J, et al. Research criteria for the diagnosis of Alzheimer's disease: revising the NINCDS-ADRDA criteria. Lancet Neurol. 2007;6(8):734-46.

Engler H, Santillo AF, Wang SX, Lindau M, Savitcheva I, Nordberg A, et al. In vivo amyloid imaging with PET in frontotemporal dementia. Eur J Nucl Med Mol_Imaging. 2008;35(1):100-6.

Forman MS, Farmer J, Johnson JK, Clark CM, Arnold SE, Coslett HB, et al. Frontotemporal dementia: clinicopathological correlations. Ann Neurol. 2006;59(6):952-62.

Gauthier S, Cummings J, Ballard C, Brodaty H, Grossberg G, Robert P, et al. Management of behavioral problems in Alzheimer's disease. Int Psychogeriatr. 2010;22(3):346-72.

Giannakopoulos P, Gold G, Kövari E, von Gunten A, Imhof A, Bouras C, et al. Assessing the cognitive impact of Alzheimer disease pathology and vascular burden in the aging brain: the Geneva experience. Acta Neuropathol. 2007;113(1):1-12.

Gorno-Tempini ML, Dronkers NF, Rankin KP, Ogar JM, Phengrasamy L, Rosen HJ, et al. Cognition and anatomy in three variants of primary progressive aphasia. Ann Neurol. 2004;55(3):335-46.

Gorno-Tempini ML, Hillis AE, Weintraub S, Kertesz A, Mendez M, Cappa SF, et al. Classification of primary progressive aphasia and its variants. Neurology. 2011;76(11):1006-14.

Grossman M. Primary progressive aphasia: clinicopathological correlations. Nat Rev Neurol. 2010;6(2):88-97.

Habek M, Hajnsek S, Zarkoviæ K, Chudy D, Mubrin Z. Frontal variant of Alzheimer's disease: clinico-CSF-pathological correlation. Can J Neurol Sci. 2010;37(1):118-20.

Jack CR Jr, Knopman DS, Jagust WJ, Shaw LM, Aisen PS, Weiner MW, et al. Hypothetical model of dynamic biomarkers of the Alzheimer's pathological cascade. Lancet Neurol. 2010;9(1):119-28.

Johnson JK, Head E, Kim R, Starr A, Cotman CW. Clinical and pathological evidence for a frontal variant of Alzheimer disease. Arch Neurol. 1999;56(10):1233-9.

Josephs KA, Whitwell JL, Boeve BF, Knopman DS, Petersen RC, Hu WT, et al. Anatomical differences between CBS-corticobasal degeneration and CBS-Alzheimer's disease. Mov Disord. 2010;25(9):1246-52.

Larner AJ, Doran M. Clinical phenotypic heterogeneity of Alzheimer's disease associated with mutations of the presenilin-1 gene. J Neurol. 2006;253(2):139-58.

Mayeux R. Clinical practice. Early Alzheimer's disease. N Engl J Med. 2010;362(23):2194-201.

McKhann GM, Knopman DS, Chertkow H, Hyman BT, Jack CR Jr, Kawas CH, et al. The diagnosis of dementia due to Alzheimer's disease: recommendations from the National Institute on Aging and the Alzheimer's Association workgroup. Alzheimers Dement. 2011;7(3):263-9.

McMonagle P, Deering F, Berliner Y, Kertesz A. The cognitive profile of posterior cortical atrophy. Neurology. 2006;66(3):331-8.

Mesulam MM, editor. Principles of behavioral and cognitive neurology. 2nd ed. New York: Oxford University; 2000.

Morris JC. The Clinical Dementia Rating (CDR): current version and scoring rules. Neurology. 1993;43(11):2412-4.

Reisberg B, Ferris SH, de Leon MJ, Crook T. The Global Deterioration Scale for assessment of primary degenerative dementia. Am J Psychiatry. 1982;139(9):1136-9.

Román GC, Tatemichi TK, Erkinjuntti T, Cummings JL, Masdeu JC, Garcia JH, et al. Vascular dementia: diagnostic criteria for research studies. Report of the NINDS-AIREN International Workshop. Neurology. 1993;43(2):250-60.

Salmon E, Perani D, Collette F, Feyers D, Kalbe E, Holthoff V, et al. A comparison of unawareness in frontotemporal dementia and Alzheimer's disease. J Neurol Neurosurg Psychiatry. 2008;79(2):176-9.

Shelley BP, Hodges JR, Kipps CM, Xuereb JH, Bak TH. Is the pathology of corticobasal syndrome predictable in life? Mov Disord. 2009;24(11):1593-9.

Snowdon DA, Greiner LH, Mortimer JA, Riley KP, Greiner PA, Markesbery WR. Brain infarction and the clinical expression of Alzheimer disease. The Nun Study. JAMA. 1997;277(10):813-7.

Von Gunten A, Bouras C, Kövari E, Giannakopoulos P, Hof PR. Neural substrates of cognitive and behavioral deficits in atypical Alzheimer's disease. Brain Res Rev. 2006;51(2):176-211.

Wadia PM, Lang AE. The many faces of corticobasal degeneration. Parkinsonism Relat Disord. 2007;13 Suppl 3:S336-40.

Ylikoski A, Erkinjuntti T, Raininko R, Sarna S, Sulkava R, Tilvis R. White matter hyperintensities on MRI in the neurologically nondiseased elderly. Analysis of cohorts of consecutive subjects aged 55 to 85 years living at home. Stroke. 1995;26(7):1171-7.

CAPÍTULO **19**

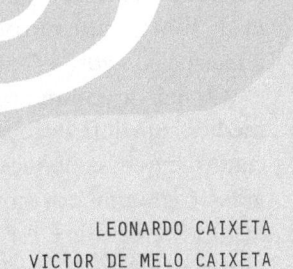

LEONARDO CAIXETA
VICTOR DE MELO CAIXETA
MARCELO CAIXETA

HISTÓRIA NATURAL DA DOENÇA DE ALZHEIMER

A doença de Alzheimer (DA) é a principal causa de demência em idosos no Ocidente. Essa doença neurodegenerativa progressiva afeta cerca de 26 milhões de pessoas no mundo. Os novos casos aumentam gradativamente 0,5% por ano aos 65 anos, até 8% por ano após os 85 anos. Como uma sobrevida maior que 12 anos não é incomum para a DA, a prevalência aumenta de 3%, aos 65 anos, para aproximadamente 50% após os 85 anos (Caixeta, 2011). O sintoma mais precoce de DA é um comprometimento insidioso da memória episódica. Conforme a doença progride, há um aumento do comprometimento de outros aspectos da cognição e do comportamento. Funções de linguagem também são prejudicadas: dificuldades na nomeação e na busca de palavras são proeminentes nas fases precoces, havendo declínio mais tardio da compreensão e expressão verbal e escrita. Habilidades visuoespaciais, analíticas e sintéticas, julgamento e *insight* são todos afetados com a progressão da doença. Alterações comportamentais podem incluir irritabilidade, agitação psicomotora, agressividade física ou verbal, desinibição e tendência a andar a esmo (divagação), além de delírios e alucinações.

A DA é uma doença neurodegenerativa prototípica. Ao passo que se apresenta como uma síndrome clinicamente reconhecível, as características definidoras da doença são patológicas. A neuropatologia microscópica do cérebro revela depósito extracelular de proteína β-amiloide em placas neuríticas difusas. Alterações intracelulares incluem o depósito de proteína tau anormalmente hiperfosforilada, na forma de emaranhados neurofibrilares (ENFs). Há uma perda difusa de sinapses neuronais. Outras características incluem patologias do neurópilo (p. ex., filamentos de neurópilo), patologia celular (como degeneração granulovacuolar no hipocampo), além de alterações vasculares subcorticais. Esses achados patológicos são bem conhecidos. Influências genéticas têm sido elucidadas e influências ambientais têm sido postuladas, entretanto, os mecanismos fundamentais para o desenvolvimento da doença permanecem desconhecidos. Uma variedade de intervenções farmacológicas está disponível para atenuar os sintomas da doença. Esses medicamentos incluem os inibidores da colinesterase, que aumentam o "tônus colinérgico central" e melhoram as consequências secundárias da doença; no entanto, não há, no presente, terapias que tenham provado, de forma inequívoca, afetar o curso da DA.

A história natural da DA é de muitos anos de duração. Em 1992, Cummings e Benson descreveram três estágios clínicos de DA sintomática (Cummings; Benson, 1992).

- No primeiro estágio, o comprometimento da memória é a característica predominante, enquanto a personalidade e as habilidades sociais costumam estar suficientemente preservadas para que o observador casual não perceba nenhum problema.
- No segundo estágio, com o avanço do comprometimento da memória, a afasia e a apraxia aparecem pela primeira vez. Inquietude e incontinência ocasional podem se desenvolver.
- No terceiro estágio, todas as funções cognitivas se deterioram. Pode ocorrer rigidez de membros, com perda de mobilidade associada, e há incontinência urinária e fecal. A morte costuma ocorrer devido a infecção, em geral pneumonia.

A análise de 100 pacientes com DA confirmada por autópsia (Jost; Grossberg, 1995) indicou que a duração média desde o início dos sintomas até a morte foi de 9,3 anos, com desvio-padrão de seis anos. A duração da doença foi mais longa em mulheres do que em homens. As manifestações clínicas associadas com um declínio cognitivo mais rápido incluem afasia, sinais extrapiramidais, apraxia da marcha e psicose. A idade de início pode influenciar a progressão da doença, mas isso continua controverso. Alguns pesquisadores notaram que a doença de início mais precoce está associada a um declínio clínico mais acelerado (Jacobs et al., 1994), enquanto outros não chegaram à mesma conclusão (Lawlor et al., 1994).

Os indivíduos apresentam-se à atenção médica com déficits relativamente pronunciados, mas essa doença é produto da progressão gradual dos sintomas. Entender a história natural da DA é necessário para estabelecer um prognóstico significativo do estado clínico e essencial para o desenvolvimento de novas terapêuticas. Os estágios moderados da DA são facilmente reconhecíveis e bem descritos. A atenção maior das pesquisas está concentrada agora, apropriadamente, nos estágios mais precoces da doença, inclusive aqueles bem iniciais, em que alguma alteração cognitiva já é evidente, em geral na memória. Nesses estágios, as alterações mentais não são grandes ou difusas o suficiente para permitir o diagnóstico de uma síndrome demencial. Eles têm tido nomenclaturas variadas. Seu reconhecimento é complicado pela semelhança com o processo normal de envelhecimento. Previamente, os termos "comprometimento da memória relacionado à idade", "comprometimento cognitivo" e várias nomenclaturas similares foram utilizados (Honig; Mayeux, 2001). Hoje, o termo mais difundido é "comprometimento cognitivo leve" (CCL ou, no inglês, MCI). Além disso, existe um período prodrômico, ainda mais precoce, no qual não há sintomas evidentes, que pode ser denominado "pré-CCL", uma fase pré-clínica da doença (Fig. 19.1). Esses estágios são importantes porque a terapêutica voltada para alterar o curso da doença poderia ser aplicada o mais precocemente possível.

Da mesma forma, são pouco estudadas as fases tardias da doença, em que a gravidade é tamanha que um cuidado extensivo

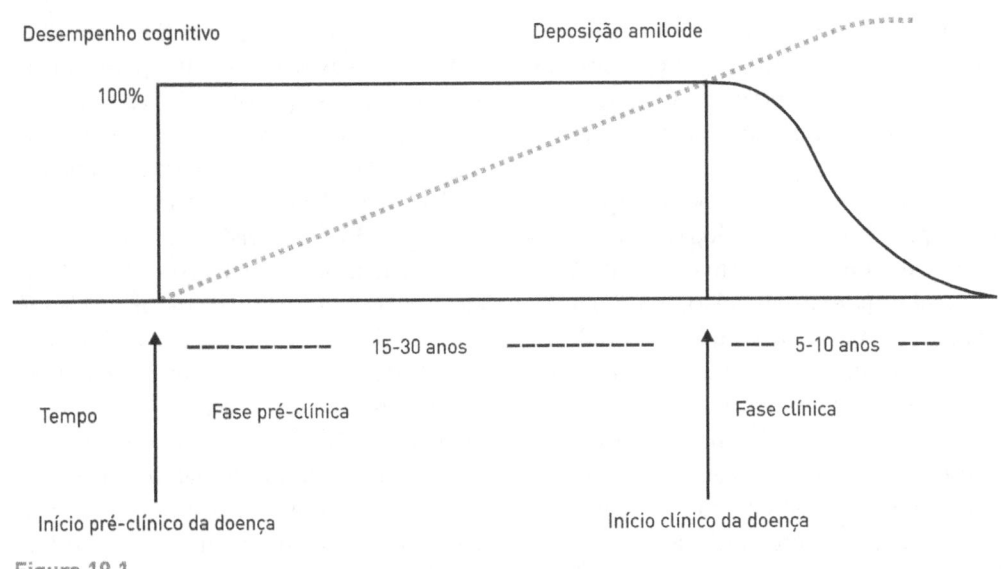

Figura 19.1
Modelo hipotético do curso pré-clínico e clínico da doença de Alzheimer.

com o paciente se faz necessário. Esse período está associado com conflitos familiares e crises morais, mudanças nas estruturas de vida e, consequentemente, custos pessoais, sociais e financeiros. A estrutura-padrão da doença, tanto quanto os resultados dos modelos animais da DA, sugere que a intervenção terapêutica nos estágios mais precoces da doença pode ser mais oportuna. Entretanto, modelos animais também demonstraram que a intervenção nas fases mais tardias pode não ser tão ineficaz como se supõe. Apenas entendendo a história da doença em todo o seu curso, inclusive nos estágios avançados, será possível desenvolver estratégias adequadas para o tratamento dos afetados.

PERÍODO PRODRÔMICO

A DA é uma doença que progride de forma gradual. Devido à falta de *insight* frequentemente presente, é raro os pacientes procurarem assistência médica nas fases iniciais. Por diferentes razões, relacionadas à natureza insidiosa da doença – associada talvez ao medo do diagnóstico e ao fatalismo envolvido – os próprios parentes podem não levar os pacientes à atenção médica. De qualquer modo, é evidente que, em uma condição médica lentamente progressiva como a DA, no momento em que os sintomas se apresentam, a patologia cerebral tenha começado previamente. Assim, deve haver um período prodrômico, ou "pré-sintomático", no qual a doença está presente, mas não é evidente. Em pacientes com início precoce geneticamente determinado da DA, a condição deve estar presente desde idades bem anteriores, mesmo não estando evidente do ponto de vista clínico. Pessoas com DA prodrômica esporádica podem ser divididas em duas categorias: aquelas com déficits mensuráveis em testes, tendo sintomas ou não (CCL); e aquelas que são presumivelmente "pré-CCL", tendo doença incipiente e que não apresentam necessariamente alterações reconhecíveis nos testes neuropsicométricos.

Existe evidência substancial de que o estado "pré-CCL", inferido logicamente, existe e desenvolve-se em um estado de CCL discernível, porém indefinido, anterior à DA diagnosticável. Vários estudos longitudinais de pessoas com envelhecimento normal, incluindo exame neuropatológico final, foram desenvolvidos. Estudos neuropatológicos revelaram que pessoas com cognição aparentemente normal em vida podem apresentar achados neuropatológicos microscópicos consistentes com DA, incluindo placas senis de tipo difuso ou neuríticas e ENFs. Duas conclusões antagônicas podem ser derivadas desses achados de patologia típica da DA em cérebros de pessoas normais. Primeiro, tais achados poderiam ser encarados como argumentos contra a relevância atribuída a placas e emaranhados na etiopatogenia da DA. Segundo, poderiam ser evidência de doença em estágio pré-clínico, que poderia ter se desenvolvido, em vida, caso as pessoas sobrevivessem por mais tempo, em DA com seus sintomas característicos. Em geral, resultados de testes neuropsicológicos *ante mortem* apoiam essa hipótese. Por exemplo, em um estudo sobre o envelhecimento normal, indivíduos com estágio 0 no *clinical dementia rating* (CDR) (Morris, 1997) que faleceram entre 66 e 105 anos de idade apresentaram sinais patológicos da DA em 17 de 31, ou 55% dos casos (Hulette et al., 1998). Se esses indivíduos apresentassem sintomas, o grau de patologia seria suficiente para diagnosticar DA pelos critérios do Consortium to Establish a Registry for Alzheimer's Diseade (CERAD) (Mirra et al., 1991). Não houve história de comprometimento funcional ou diagnóstico de déficits cognitivos durante a vida nesses casos. Entretanto, para aqueles com testes neuropsicométricos disponíveis, análises retrospectivas revelaram mais déficits significativos na memória e na fluência verbal nos pacientes com neuropatologia de DA, quando comparados com outros pacientes de idade similar. Assim, parece ser razoável ver a presença de patologia de DA como indicativa de um "estágio pré-clínico". Resultados similares foram encontrados por outros pesquisadores (Schimitt et al., 2000). Estudos sobre o envelhecimento normal constataram uma correlação entre altas densidades de placas neuríticas na autópsia e comprometimento neuropscológico leve nos últimos testes anteriores à morte (Morris et al., 1996). Dessa forma, é possível que as placas senis, em especial aquelas com centros neuríticos, sejam mais específicas para DA pré-clínica (Morris et al., 1996). A combinação de placas senis neuríticas com ENFs, apesar de não tão sensível, aparentou maior especificidade para o comprometimento neuropsicológico leve do tipo DA (Schmitt et al., 2000). Por fim, alguns investigadores têm enfatizado a diversidade de lesões com patologia diferente da DA que também podem causar comprometimento cognitivo, incluindo acidentes vasculares encefálicos devidos a doença cerebrovascular (Neuropathology Group, 2001; Xuereb et al., 2000).

Testes neuropsicológicos mostram que alguns idosos com pequenos déficits, acompanhados longitudinalmente, desenvolvem CCL e subsequente DA. Essas alterações cognitivas, reconhecidas de forma prospectiva, são particularmente as de memória verbal, como as testadas na Escala de Memória de Wechsler. De fato, pessoas idosas com perda isolada de memória têm uma maior incidência de DA. O comprometimento de outras funções cognitivas, como a nomeação de confrontação e o pensamento abstrato (como foi abordado pelo Subteste de Semelhanças do WAIS), também está associado com maior propensão ao diagnóstico subsequente de demência (Honig; Mayeux, 2001). Algumas pesquisas mostraram que testes de fluência verbal (p. ex., Fluência Verbal para Categorias Animais), o teste de Dígitos do WAIS, o Arranjo de Figuras e a Cópia dos Cubos também são sensíveis ao comprometimento precoce que se transformará em DA clínica. Pequeno comprometimento da memória está associado aos estágios pré-clínicos precoces da DA, mesmo em pacientes com fatores complicadores, como depressão (Honig; Mayeux, 2001).

Estudos longitudinais de base populacional mostraram que indicadores cognitivos de um estado pré-clínico, delineados anteriormente, estão presentes muitos anos antes da DA diagnosticável. Pessoas que desenvolvem DA apresentam déficits de memória aproximadamente três anos antes do início aparente da doença. No Kungsholmen Project, Miniexames do Estado Mental (MEEM) seriados realizados em intervalos de três anos mostraram diferenças significativas na evocação tardia entre grupos mesmo 6 a 7 anos antes do início da DA (Small et al., 2000). O estudo Framingham consistiu em 22 anos de acompanhamento com testagens em intervalos de dois anos. Os dados evidenciam diferenças na memória lógica e em testes de similaridades mais de 10 anos antes do diagnóstico de DA (Elias et al., 2000). No *Nun Study* (estudo das freiras), amostras de escrita em narrativas foram analisadas aos 22 anos e décadas depois. Uma menor "densidade de ideias" e uma reduzida "complexidade gramatical" aos 22 anos correlacionaram-se com demência no exame aos 75 a 95 anos, com intervalo médio de interveniência de 60 anos (Snowdon; Greiner; Markesbery, 2000). Entretanto, esse estudo não envolveu abordagem formal mais precocemente e não pôde excluir diferenças de sobrevivência ou vieses de seleção. Outro estudo recente examinou indivíduos nascidos na Escócia em 1921, que passaram por testes formais de inteligência aos 11 anos (Whalley et al., 2000). Bem mais tarde, todos os casos de demência com início após os 64 anos de idade que também foram testados em 1932 foram identificados. As pontuações de habilidade mental na infância foram mais baixas naqueles que apresentaram demência 50 anos mais tarde (após os 64 anos) do que nos demais. Os autores eliminaram questões não relacionadas, como migração ou recusa em realizar o teste, que poderiam influir nos resultados finais do estudo. Eles concluíram que suas observações forneceram

> suporte para uma ligação entre mudanças cerebrais relacionadas a idade e demência de início tardio, em que a ligação é modificada pela habilidade mental na infância. (Whalley et al., 2000)

Desse modo, é possível que os mais longos intervalos "pré-clínicos" notados sejam ser explicados por maior suscetibilidade de desenvolvimento de patologia de DA em pessoas com menor escolaridade, ou por uma menor "reserva cognitiva" contra essas alterações cerebrais, mais do que por uma extensa fase pré-clínica *per se*. Em outros estudos (Rubin et al., 1998), com mais de 15 anos e meio de acompanhamento, déficits pré-clínicos de memória também foram evidentes em pacientes que por fim desenvolveram DA. No entanto, os padrões neuropsicológicos gerais de desempenho permaneceram estáveis por alguns anos, até um agudo "ponto de inflexão", a partir do qual quedas precipitadas no funcionamento cognitivo foram observadas em pessoas que desenvolveram DA. Em suma, esses projetos longitudinais sugerem a presença de uma "fase pré-clínica" na DA, provavelmente com uma duração de 10 a 20 anos.

Técnicas de neuroimagem, tanto estrutural como funcional, têm sido introduzidas para investigar o estágio pré-clínico. Em geral, estudos morfológicos do volume cerebral macroscópico têm se mostrado menos sensíveis para o estágio pré-clínico do que avaliações neuropsicológicas. A maioria dos estudos tem demonstrado atrofia cerebral ou hipocampal apenas quando há sintomas, ou, pelo menos, CCL. Alguns estudos sugerem a ocorrência de maior atrofia em grupos de pessoas com maior risco de desenvolvimento de DA, devido ao seu genótipo ApoE, incluindo presumivelmente alguns indivíduos em estágio pré-clínico. O uso de imagens funcionais também tem detectado de forma convincente evidências de alterações precoces tipo DA em indivíduos pré-sintomáticos. Estudos de indivíduos com alto risco para DA devido ao genótipo ApoE e história familiar positiva mostraram um reduzido metabolismo da glicose, em um padrão semelhante ao de DA, usando tomografia por emissão de prótons (PET) (Small et al., 2000). Tais achados incluíram mudanças metabólicas nas regiões do cíngulo posterior, parietal inferior e temporal lateral. Imagens de medicina nuclear com o uso de tomografia computadorizada por emissão de fóton único (SPECT) têm permitido diferenciar os indivíduos com CCL "conversores" para DA dos "não conversores" e controles normais, usando "decomposição em valores singulares" para avaliar a perfusão do hipocampo, do cíngulo e do tálamo anterior (Johnson et al., 1998). Mais recentemente, estudos funcionais de imagem com ressonância magnética funcional (RMf) têm mostrado, de modo semelhante, uma aparente correlação entre alterações da ativação com o declínio da memória em pessoas pré-sintomáticas com risco para DA (Bookheimer et al., 2000). A espectroscopia por ressonância magnética (ERM), ainda em desenvolvimento, é um tipo diferente de neuroimagem funcional que pode ser útil no diagnóstico dos estágios precoces da DA. Um estudo recente revelou um aumento, em estágios iniciais, nas taxas de mioinositol/creatinina em pacientes com CCL, com aumento subsequente nas taxas de colina/creatinina e queda nas de N-acetil-aspartato/creatinina na DA franca (Kantarci et al., 2000).

O CCL tem diversas definições. Os indivíduos mais comumente incluídos nesse grupo são aqueles com comprometimento isolado da memória, sem envolvimento suficiente de outras funções cognitivas para preencher critérios clínicos para DA (Petersen et al., 1999). Pela neuroimagem estrutural (RM), a atrofia cerebral está presente de forma consistente. O acompanhamento longitudinal desses indivíduos com CCL revela que, na realidade, grande proporção é constituída de "DA precoce", sendo que nos anos subsequentes serão preenchidos critérios para DA. Dependendo do estudo, em torno de 10 a 15% "convertem" para DA, com uma taxa de conversão de 50 a 70% ao fim de 5 anos (Honig; Mayeux, 2001).

DOENÇA DE ALZHEIMER CLÍNICA

A DA pode ser clinicamente diagnosticada utilizando-se os novos critérios diagnósticos lançados em 2011 em substituição aos critérios do NINCDS-ADRDA de 1984 (McKhann et al., 2011). O comprometimento progressivo da memória e pelo menos mais um domínio cognitivo alterado, sem evidências de outros distúrbios, levam ao diagnóstico de DA. Tal diagnóstico clínico possui altas sensibilidade (em torno de 90%) e especificidade (em torno de 80 a 90%), quando a neuropatologia é usada como "padrão ouro" (Berg et al., 1998).

Em geral, a história natural da doença é composta pelo comprometimento progressivo de muitos domínios cognitivos. O comprometimento da memória aumenta, eventualmente com uma quase completa amnésia anterógrada e com perdas intensas mesmo de conhecimentos consolidados.

O envolvimento da linguagem progride desde dificuldades leves no acesso lexical e na nomeação por confrontação até uma afasia sensorial mais grave, na qual a compreensão está seriamente comprometida, e a fluência, menos afetada. Mesmo o discurso sem conteúdo, vazio, frequentemente com o uso de frases repetitivas pré-armazenadas, resultante dessa evolução natural, é perdido, sendo que pacientes com doença muito avançada atingem, com frequência, o mutismo total.

Os déficits nas habilidades visuoespaciais progridem desde episódios em que o paciente se perde até a completa inabilidade de navegação, desenho ou percepção adequada dos estímulos visuais, inclusive com incapacidade nos estágios mais avançados para o reconhecimento de faces de parentes queridos (prosopagnosia).

Habilidades de análise e pensamento abstrato são afetadas, levando a pensamentos e comportamentos irracionais, pensamento tangencial e incapacidade pueril de prever as consequências dos próprios atos. Uma variedade de anormalidades comportamentais pode ser observada. Relativamente cedo no curso da doença, podem ser encontradas desconfiança ou mesmo franca paranoia. Delírios persecutórios e de identidade pessoal não são incomuns. Agressões físicas e verbais são frequentes, assim como irritabilidade, agitação e divagações. Ações sexuais inapropriadas podem ocorrer. A ingestão de alimentos geralmente se reduz, devido ao relato de os pacientes "esquecerem de comer". Atividades funcionais são prejudicadas, incluindo as habilidades de vestir-se, de realizar a auto-higiene e de usar adequadamente os utensílios domésticos e talheres na alimentação.

Algumas escalas auxiliam no estadiamento da DA e ajudam a avaliar a progressão da doença. Essas escalas abrangem as funcionais, incluindo a CDR (Quadro 19.1) (Berg, 1984), a Blessed Dementia Rating Scale (Escala de Avaliação Funcional), a Escala de Deficiência Schwab e England e outras escalas compreendendo atividades da vida diária (IADL, PSMS, etc.). Na Figura 19.2, observam-se o avanço clínico e o início dos marcadores neurobiológicos da DA de acordo com a evolução natural seguida pela CDR. Testes cognitivos extensos de rastreamento permitem uma medida da deterioração intelectual progressiva e incluem o MEEM (Folstein; Folstein; McHugh, 1975) e suas modificações, os testes mMMS e 3 MS; o teste Blessed Information Memory Concentration (IMCT), a Escala de Demência Mattis (DRS) (Schmidt et al., 1994) e o Alzheimer's Disease Assessment Scale (ADAS). A escala cognitiva ADAS foi a primeira a ser aprovada pela Food and Drug Administration (FDA) para avaliação de intervenções médicas terapêuticas. Testes neuropsicológicos detalhados para domínios cognitivos específicos, incluindo memória verbal e não verbal, funções executivas, pensamento abstrato, funções da linguagem – como nomeação e compreensão – e praxia construtiva, são de valor inestimável na avaliação e no acompanhamento da história natural da doença. De modo similar, estudos de neuroimagem por RM (para avaliar a atrofia cerebral) e SPECT, PET e RMf (para avaliar a função cerebral) podem ser úteis no acompanhamento evolutivo da DA.

Quadro 19.1
ESCALA CDR PARA O ESTADIAMENTO DA DOENÇA DE ALZHEIMER

	SAUDÁVEL CDR 0	DEMÊNCIA QUESTIONÁVEL CDR 0,5	DEMÊNCIA LEVE CDR 1	DEMÊNCIA MODERADA CDR 2	DEMÊNCIA GRAVE CDR 3
Memória	Sem perda de memória, ou apenas esquecimento discreto e inconsistente	Esquecimento leve e consistente; lembrança parcial de eventos; "esquecimento benigno"	Perda de memória moderada, mas acentuada para fatos recentes; o déficit interfere nas atividades do dia a dia	Perda de memória grave; apenas material extensivamente aprendido é retido; materiais novos são rapidamente perdidos	Perda de memória grave; apenas fragmentos permanecem
Orientação	Plenamente orientado	Plenamente orientado	Dificuldade moderada com as relações de tempo; orientado no espaço no exame, mas pode ter desorientação geográfica em outros locais	Geralmente desorientado	Orientação pessoal apenas
Julgamento e solução de problemas	Resolve bem problemas do dia a dia, juízo crítico é bom em relação ao desempenho passado	Leve comprometimento na solução de problemas, semelhanças e diferenças	Dificuldade moderada na solução de problemas, semelhanças e diferenças; julgamento social geralmente mantido	Gravemente comprometido para solução de problemas, semelhanças e diferenças; juízo social geralmente comprometido	Incapaz de resolver problemas ou de ter qualquer juízo crítico

Quadro 19.1 *(continuação)*
ESCALA CDR PARA O ESTADIAMENTO DA DOENÇA DE ALZHEIMER

	SAUDÁVEL CDR 0	DEMÊNCIA QUESTIONÁVEL CDR 0,5	DEMÊNCIA LEVE CDR 1	DEMÊNCIA MODERADA CDR 2	DEMÊNCIA GRAVE CDR 3
Assuntos na comunidade	Função independente no cotidiano habitual de trabalho, compras, negócios, finanças e grupos sociais	Leve dificuldade nessas atividades	Incapaz de funcionar independentemente nessas atividades, embora ainda possa desempenhar algumas delas; pode parecer normal à avaliação superficial	Sem possibilidade de desempenho fora de casa; parece suficientemente bem para ser levado a atividades fora de casa	Sem possibilidade de desempenho fora de casa; parece muito doente para ser levado a atividades fora de casa
Lar e passatempo	Vida em casa, passatempos e interesses intelectuais mantidos	Vida em casa, passatempos e interesses intelectuais levemente afetados	Comprometimento leve, mas evidente em casa; abandono das tarefas mais difíceis; passatempos e interesses mais complicados também são abandonados	Só realiza as tarefas mais simples; interesses muito limitados e pouco mantidos	Sem qualquer atividade significativa em casa
Cuidados pessoais	Plenamente capaz	Plenamente capaz	Necessita de assistência ocasional	Requer assistência no vestir e na higiene	Muito auxílio nos cuidados pessoais; em geral incontinente

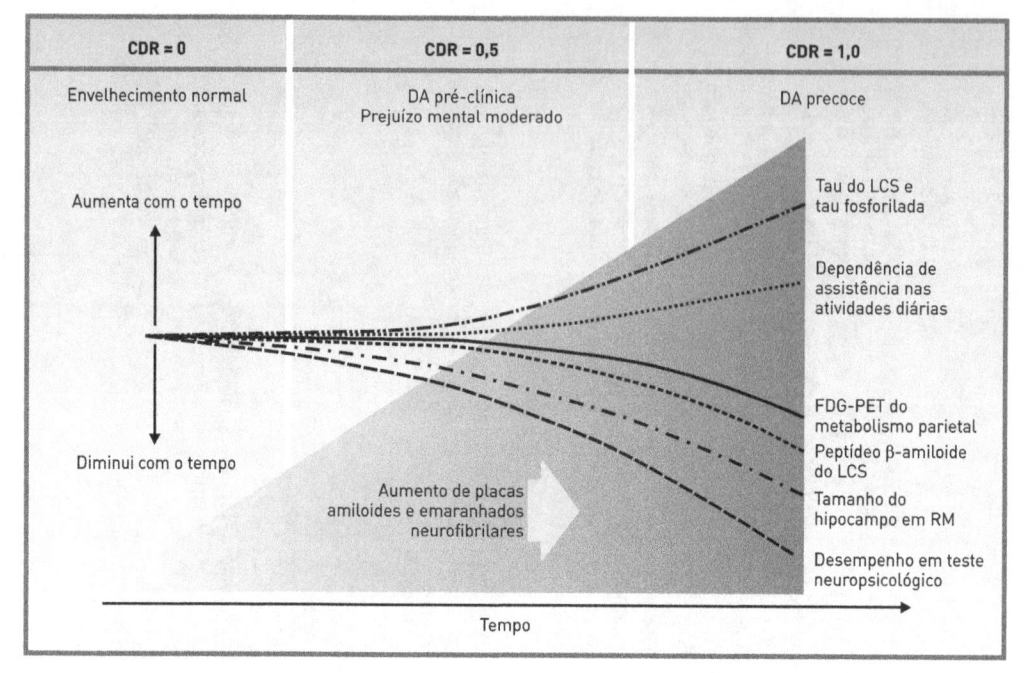

Figura 19.2

Sequência de modificações clínicas, patológicas, fisiológicas e de neuroimagem do envelhecimento normal para a DA precoce e respectivas medidas pela escala CDR.

Fonte: Mayeux (2010).

Em última análise, o que geralmente é mais importante para o paciente e a família são as dificuldades funcionais (comprometimento das atividades da vida diária), apesar da variedade de fatores que podem influenciá-las. Assim, a alocação em asilos, a perda da capacidade de deambular, a incapacidade de conduzir os próprios cuidados básicos e a falha em reconhecer membros da família são questões sociais críticas que surgem conforme a doença avança. Alguns pacientes, sobretudo no Brasil, onde as famílias em geral rejeitam o abandono em asilos, vivem em casa por décadas, com doença grave. Outros são institucionalizados de maneira precoce, mesmo não estando com um comprometimento cognitivo grave, prática que é mais comum entre os indivíduos socialmente mais abastados. Isso obviamente depende não só das questões funcionais já citadas, como higiene e deambulação, mas também de fatores culturais. Dependendo da disponibilidade de membros da família e de uma comunidade solidária, bem como de fatores religiosos, culturais e financeiros, os pacientes podem ser cuidados do lado de dentro ou de fora das paredes institucionais.

DOENÇA DE ALZHEIMER AVANÇADA

Nos estágios mais avançados da DA, a linguagem e a comunicação são significativamente afetadas. Para pessoas que sobrevivem por tempo suficientemente longo, um estado de mutismo, ou seja, ausência de resposta verbal, é comum (ao contrário da demência frontotemporal, na qual o mutismo sobrevém já nas fases iniciais). As barreiras comunicativas geram impedimentos significativos na abordagem e testagem dos pacientes. Medidas de testes neuropsicológicos, inclusive de testes de rastreamento extenso, como a DRS (Schmidt et al., 1994) ou o MEEM (Folstein; Folstein; McHugh, 1975), acabam por apresentar um efeito "solo", no qual indivíduos em diferentes estágios de doença avançada obtêm pontuações igualmente baixas. Há uma falta de variação dinâmica para os testes nessa fase da doença (Jacobs et al., 1994). Por essa razão, diversos testes foram desenvolvidos, incluindo o Test for Severe Impairment (TSI) (Jacobs et al., 1994), o Severe Cognitive Impairment Profile (SCIP) (Peavy et al., 1996) e a Severe Impairment Battery (SIB) (Llinás Reglá et al., 1995). Esses testes expandem a variabilidade dinâmica das medidas para pacientes com comprometimento grave, mas ainda falham nas fases realmente terminais da doença. No fim, a perda de habilidades de linguagem elimina a utilidade de quase todo teste neuropsicológico.

Dificuldades motoras tornam-se comuns no paciente em fase final. Bradicinesia, rigidez e distúrbios da marcha tornam-se comuns. Quedas frequentes, que podem gerar fraturas, resultam dessas alterações. Mais precocemente, fraturas radiais no antebraço (fratura de Colles), umerais e claviculares não são raras. Mais tarde, fraturas do quadril (fêmur ou pelve) predominam. Tais fraturas no paciente demenciado com frequência resultam em perda total da capacidade de deambulação, já que muitos se tornam dependentes da cadeira de rodas e desenvolvem uma fobia quando convidados a voltar a deambular. A ocorrência de fraturas pode gerar um dos grandes temores da terceira idade, causa de inúmeras complicações clínicas e considerado um dos gigantes da geriatria: o imobilismo, que, não raramente, pode ser a causa da morte de muitos doentes, pela probabilidade de complicações, como tromboembolismo, infecções (pneumonias e infecções urinárias), escaras (e suas consequências), anquilose de articulações e espasticidade, limitação de movimentos, obstipação e agravo do déficit cognitivo.

Com o avançar da DA, a incontinência urinária se torna quase universal em função da falta de mecanismos de controle cortical (em decorrência da atrofia frontossubcortical). Incontinência fecal em geral acaba por ocorrer, e muitas vezes é o fator determinante na institucionalização do paciente. Pacientes com doença avançada (em geral provenientes de famílias mais abastadas) são, em algumas ocasiões, removidos de casa e alocados para um ambiente institucional, ainda que, no Brasil, talvez pela carência de instituições públicas decentes desse gênero, talvez pela cultura – que insufla culpa em comportamentos de segregação –, esse fenômeno ainda seja considerado raro. A institucionalização também pode, mais adiante, dificultar a habilidade de obter informações acuradas com relação à história médica pregressa e ao declínio funcional.

Pacientes com demência terminal representam uma enorme carga financeira para o Estado, a família e a sociedade. No entanto, mesmo em estágios avançados, os tratamentos podem ser benéficos, uma vez que reduzem a carga da doença para os pacientes e para os cuidadores. Medicamentos sintomáticos são amplamente utilizados para auxiliar nos distúrbios do sono e do comportamento, bem como na agitação. Se, por um lado, a intervenção precoce nas doenças demenciantes é um objetivo admirável, existem também razões para considerar tratamentos modificadores da doença, conforme se tornam disponíveis, mesmo nas populações com demência avançada. Várias questões legais e éticas, por outro lado, surgem com relação a esses pacientes. Aqueles mentalmente incompetentes (alienados mentais) podem não ser capazes de fornecer o consentimento informado para protocolos de investigação científica em pesquisa. Representantes legais ou tutores devem estar envolvidos, portanto. Há questões sociais relativas a dificuldades de conduzir tratamentos de natureza investigativa em pacientes com doença avançada, muitos dos quais têm também outros distúrbios médicos significativos. Por fim, os custos financeiros, como citados, geram impacto no cuidado e no tratamento dos pacientes com doença avançada.

A DA e outros distúrbios demenciais reduzem a expectativa de vida, causando o óbito mais precocemente. Esse risco aumentado de morte tem sido demonstrado em alguns estudos de base comunitária. Na população com mais de 65 anos, tem sido registrado risco de morte 2 a 4 vezes maior (Agüero-Torres et al., 1998). Entretanto, é difícil avaliar a real duração da DA. Em grande parte, tal dificuldade advém dos problemas em determinar a idade de início, dependendo de fatores médicos, sociais e culturais – os pacientes podem não se apresentar para a realização do diagnóstico até que os sintomas estejam proeminentes. No entanto, algumas pessoas podem apresentar os sintomas tão precocemente que levam a uma incerteza no diagnóstico. A existência de um período pré-sintomático, como já discutido, de 3 a 6 anos de CCL, afeta as estimativas de duração da doença. Além da incerteza com relação ao início, há uma grande variação com relação à sobrevida na doença avançada. Isso se deve ao fato de a DA não ser *per se* a causa primária da morte.

As alterações neuropatológicas na DA geralmente não afetam a respiração, a regulação autonômica ou outras funções sistêmicas de suporte à vida. A deglutição voluntária pode se tornar de tal forma afetada que uma sonda pode ser necessária. A real causa de morte na DA costuma ser pneumonia. Há um risco aumentado de infecção pulmonar devido a uma resistência reduzida para infecções, relacionada a depleção nutricional e imobilidade física, assim como devido a aspirações orofaríngeas (síndrome da falsa rota). Outra causa frequente de morte é a sepse originada em um foco urinário, relacionada a resistência reduzida para infecções, estase urinária e higiene deficiente. Sepse a partir de um foco infeccioso na pele também é comum. Úlceras de decúbito (escaras) ocorrem como consequência da imobilidade, e a higiene prejudicada aumenta os riscos de infecção. Quedas, fraturas e a imobilidade resultante aumentam o risco de trombose venosa profunda e embolia pulmonar. Por fim, os pacientes com DA são idosos e, portanto, suscetíveis a eventos cardiovasculares, cerebrovasculares e neoplásicos potencialmente letais, comuns na população idosa em geral (Feldman; Kertesz, 2001).

As estimativas de sobrevida na DA variam amplamente, devido aos fatores supracitados. Muitos estudos longitudinais sobre o envelhecimento normal contribuíram com alguns dados relativos ao tempo de vida após o aparecimento dos primeiros sintomas (observados prospectivamente ou obtidos retrospectivamente) ou após o diagnóstico da DA. Um estudo chegou a uma sobrevida de 5,3 anos do diagnóstico e 9,3 anos dos primeiros sintomas (Walsh; Welch, Larso, 1990). Outro estudo, com confirmação da doença por autópsia, mostrou um intervalo médio de 2,7 anos dos primeiros sintomas até o diagnóstico de DA, dois anos entre o diagnóstico e a institucionalização e, por fim, 3,7 anos até a morte, chegando a uma sobrevida total média de 8,5 anos do início dos sintomas (Jost; Grossberg, 1995). Na Escócia, uma sobrevida similar, de 7,4 anos, para a DA de início precoce, foi constatada (McGonigal et al., 1992). O estudo multicêntrico CERAD da DA encontrou um tempo médio de institucionalização de 2,1 anos para homens e de 4,5 anos para mulheres, do tempo de entrada no estudo (Heyman et al., 1997). A sobrevida atingiu uma média de 5,9 anos da entrada no estudo (Heyman et al., 1997). Uma pesquisa longitudinal realizada na Escandinávia mostrou uma sobrevida média a partir do início dos sintomas de 9,6 anos para homens e 9,7 para mulheres (Aevarsson; Svanborg; Skoog, 1998). Em outro estudo, uma série de exames detalhados de fatores levando à alocação em lares de idosos e à morte foram realizados, permitindo a construção de curvas de sobrevida para a DA. O risco aumentado de institucionalização e de morte está relacionado ao gênero masculino, à presença de sintomas psicóticos e extrapiramidais e ao pior desempenho no teste psicométrico mMMS (Stern et al., 1997). Uma publicação do Canadian Study of Health and Aging tentou compensar o "viés de duração", um efeito pelo qual os doentes rapidamente progressivos podem não ser incluídos em um estudo de sobrevida; eles reportaram uma sobrevida média de 3,1 anos após o diagnóstico em sua população, cuja idade de entrada no estudo foi de 84 anos (Wolfson et al., 2001). Como essas investigações não dispõem de um grupo-controle, não ficou claro o quanto essa taxa difere da taxa da população em geral nessa comunidade.

A literatura em geral fornece uma sobrevida média na DA de 8 a 10 anos do início dos sintomas. Entretanto, no passado, as famílias, os médicos e mesmo os pesquisadores estavam menos "sensíveis" aos estágios precoces da DA, e os cuidados na doença avançada podem ter sido menos vigorosos. Ambos os fatores levariam a durações subestimadas para os dias atuais. Além disso, uma grande variabilidade foi observada em todos os estudos, com muitos casos de sobrevida por mais de 20 anos após o aparecimento dos sintomas.

■ FATORES ESPECÍFICOS INFLUENCIANDO A EXPRESSÃO E O CURSO DA DOENÇA

O declínio da função cognitiva na DA pode não ocorrer na mesma taxa em diferentes indivíduos. Em alguns estudos sobre a DA, as taxas de declínio variam marcadamente de acordo com medidas neuropsicológicas. Entre os estudos, mesmo com o teste de rastreamento do MEEM, as taxas relatadas de declínio variaram de 2,7 a 4,5 pontos por ano (Agüero-Torres et al., 1998). Entretanto, as taxas de variação interindividuais de declínio dentro dos estudos são grandes, com desvios-padrão geralmente maiores do que as médias. Para medidas comportamentais e implicações funcionais, também foram observados grandes intervalos. Para medidas de neuroimagem, tais como volume hipocampal, volume cerebral ou hipoperfusão regional, foi constatada variabilidade substancial tanto nos valores basais quanto nas taxas de declínio. A base de tal variabilidade na doença pode envolver o estado pré-mórbido, ou reserva cognitiva, educação, idade de início, genótipo ApoE, fatores genéticos alternativos, gênero e doenças sistêmicas (cardíacas, pulmonares, reumatológicas, ortopédicas) ou cerebrais concomitantes (doença cerebrovascular, parkinsonismo). Todavia, não há razão para assumir que, mesmo que todos os fatores extrínsecos relevantes fossem controlados, não haveria variação nas taxas intrínsecas de progressão da doença para diferentes indivíduos. Devido à possibilidade de que diversos fatores influenciem a taxa de declínio cognitivo ou funcional, com consequências individuais e sociais, muitos estudos têm examinado prospectiva ou retrospectivamente tais influências. Em geral, os resultados desses estudos, discutidos a seguir, não têm sido muito consistentes na identificação de fatores significativamente influentes.

■ **Idade**: A DA é a doença neurodegenerativa mais comum no mundo ocidental, afetando de 1 a 2% de toda a população da Europa Ocidental e da América do Norte. Entretanto, há uma mudança na incidência dessa doença, especificamente devido à idade. É bastante incomum em pessoas antes da sexta década de vida. Após os 60 anos de idade, ela se torna progressivamente mais comum, sendo que aumentos de 5 a 12% por ano nas taxas de incidência têm sido relatados na pequena porção da população que atinge a nona e a décima décadas de vida. Enquanto as taxas de mortalidade estão aumentadas nos indivíduos com DA, as taxas crescentes de incidência levam a uma prevalência populacional de aproximadamente 50% após os 85 anos de idade. A questão de como a idade de início influencia o curso da doença tem sido muito estudada. Em geral, há algumas evidências de sobrevida aumentada em pacientes com idade de início mais precoce (Agüero-Torres et al., 1998), mas esse não é um achado universal. Alguns pacientes com idade de início bastante precoce têm uma causa genética dominante para sua doença e, portanto, podem apresentar características diferentes.

■ **Gênero**: A DA afeta tanto homens quanto mulheres. Muitos estudos mostram uma maior prevalência nas mulheres. Isso pode ser um viés devido à maior longevidade destas, e apenas alguns estudos mostram uma incidência maior em mulheres (Zhang et al., 1998), enquanto outros mostram o oposto (Ganguli et al., 2000), sendo que a maioria dos estudos atuais mostra taxas de incidência semelhantes (Rocca et al., 1998). Constatou-se que as mulheres geralmente se apresentam à atenção médica em um estágio mais tardio da DA do que os homens. Isso presumivelmente reflete a relutância de cuidadores masculinos em procurar atenção médica para essas mulheres afetadas e a maior procura pelo sistema de saúde pelas cuidadoras femininas para os pacientes masculinos. Com respeito à progressão da doença, algumas pesquisas indicam que a DA pode tanto progredir mais rapidamente quanto resultar no falecimento precoce mais em homens do que em mulheres (Agüero-Torres et al., 1998).

■ **Genética**: Fatores genéticos claramente influenciam o risco para DA. Em uma pequena proporção dos casos (em geral, menor que 1%), a DA é uma doença herdada com estrito padrão autossômico dominante. Esses casos geralmente são de início precoce (antes dos 60 a 65 anos). Devem-se a mutações em três diferentes genes: proteína precursora β-amiloide (βAPP), presenilina-1 (PS-1) e presenilina-2 (PS-2). Esses genes estão localizados nos cromossomos 21, 14 e 1, respectivamente. Para a vasta maioria de DA aparentemente "esporádica", há, em geral, apenas dois fatores consensuais: (a) a presença de história familiar positiva para a doença em parentes de primeiro grau; e (b) a presença do alelo ε4 do gene ApoE. No entanto, um grande número de *loci* e supostos genes candidatos foram propostos como base para estudos genéticos, podendo contribuir para o risco genético dessa condição. *Loci* com aparente *linkage* incluem áreas adicionais nos cromossomos 4, 10, 12 e outros. Genes específicos com um envolvimento proposto no risco incluem: α2MG, IL1, ACT, VLDL-R, HLA-DR3 e outros. Mais estudos são necessários para confirmar a associação da DA com alterações nesses *loci*. Há relatos conflitantes com relação à progressão da doença em indivíduos com os alelos ApoE-ε4. O curso da DA pode ser mais agressivo ou associado com mais alterações patológicas de DA em pessoas com o alelo ε4 (Ohm et al., 1999), mas outros estudos não mostraram diferenças no curso e na taxa de progressão relacionados ao genótipo ApoE (Weiner et al., 1999), e algumas investigações mostraram que a DA é mais agressiva na ausência do alelo ε4 (Stern et al., 1997).

■ **Geografia**: Pesquisas epidemiológicas indicaram uma ampla variação na incidência e prevalência da DA em diferentes locais no mundo todo (Caixeta, 2011). Mesmo em um mesmo país, variações regionais podem ser observadas. Uma maior prevalência da DA na zona rural pode ser atribuível a menor escolaridade em tais regiões, quando comparadas às zonas urbanas. É possível que grande parte das taxas adicionais de variação deva-se a diferenças na abordagem diagnóstica; comorbidades (como doença vascular); averiguação dos casos; vieses de referência; e bolsões de DA herdada, com base genética (Honig; Mayeux, 2001). Estudos recentes tendem a encontrar taxas de incidência semelhantes em diversas partes do mundo. O curso da doença em locais diferentes parece ser bastante similar. Há fatores culturais, porém, que influenciam as atitudes com relação aos sintomas cognitivos; esses fatores alteram o estágio da doença em que os pacientes serão apresentados à atenção especializada, a probabilidade do cuidado doméstico *versus* institucionalização e a duração aparente da sobrevida.

■ **Etnia**: A influência de um papel étnico na expressão da DA tem sido estudada por vários autores (Caixeta, 2011), incluindo o grupo dos autores deste capítulo, em Goiás, que tem se interessado pela manifestação da DA entre indígenas da etnia Karajá e entre quilombolas isolados da comunidade Kalunga de Cavalcante (nordeste goiano). Alguns estudos sugeriram a possibilidade de menor incidência da DA em certos grupos étnicos, tais como as populações de nativos norte-americanos (Hendrie et al., 1993; Rosemberg et al., 1996). Cuidadosos estudos de base populacional sugeriram que segmentos de origem hispânica e afro-americana poderiam ter um maior risco de DA (Gurland et al., 1999).

■ **Educação e ocupação**: Um grande número de investigações tem mostrado que pacientes com nível educacional mais elevado podem ter uma idade mais tardia de início da DA, mas possivelmente um curso de declínio mais precipitado. A melhor hipótese é a de que isso reflete a "reserva cognitiva" dos indivíduos com melhor educação (Stern et al., 1997). Presume-se que uma maior patologia de DA seja necessária para gerar um mesmo grau de comprometimento em pessoas com melhor funcionamento cognitivo pré-mórbido.

■ **Outros fatores ambientais**: Fatores ambientais têm sido identificados, mas não comprovados. Entre eles, os mais proeminentes são o trauma encefálico, o tabagismo e o uso de estrógenos e anti-inflamatórios não esteroidais (AINEs). Outros supostos fatores de risco, incluindo dieta e exposição a alumínio e mercúrio, têm sido extensivamente excluídos até o momento, como influentes no desenvolvimento ou curso da DA.

■ **Parkinsonismo**: O desenvolvimento de parkinsonismo, ou "sinais/sintomas extrapiramidais", é comum na DA. Evidências sugerem duas bases para tais sintomas: (a) perdas dopaminérgicas pré-sinápticas devidas à degeneração da substância negra por envolvimento concomitante dos corpos de Lewy, como na demência com corpos de Lewy ou na doença de Parkinson; e (b) declínio dopaminérgico estriatal pós-sináptico devido a perdas retrógradas secundárias ao envolvimento do neocórtex na DA. Com os crescentes conhecimentos com relação à extensão da sobreposição da DA e da doença de Parkinson, parece que o primeiro mecanismo é mais prevalente do que o último. O parkinsonismo tem se mostrado desfavorável na progressão da DA para incapacidade e morte. Isso pode dever-se a algum aspecto específico dos casos de DA com parkinsonismo substancial (p. ex., envolvimento patológico dos corpos de Lewy) ou simplesmente a um incremento às incapacidades físicas resultantes do acometimento motor.

■ **Doença cerebrovascular**: Dependendo da população, a doença cerebrovascular é bastante comum nos idosos. Alguns pacientes simplesmente têm hipertensão ou alterações ateroscleróticas; outros, alterações de neuroimagem estrutural intrínsecas no cérebro, consistentes com lesão microvascular de substância branca, lacunas francas ou mesmo infartos corticais "silenciosos". Um pequeno número de pacientes apresenta infartos cerebrais clinicamente definitivos, superpostos a distúrbio degenerativo progressivo. Devido à dificuldade do diagnóstico clínico de DA em face de acidentes vasculares encefálicos (AVEs), os dados a respeito da história natural da DA com ou sem AVEs são consideravelmente mais escassos, exceto quando a autópsia está disponível. Alguns estudos indicaram início mais precoce e progressão mais rápida em pacientes com doença vascular concomitante.

■ CONSIDERAÇÕES FINAIS

A DA é a principal causa de demência nos idosos, constitui uma verdadeira epidemia no mundo moderno envelhecido e se revela uma doença mais ou menos heterogênea, afetando milhões de pessoas. O sintoma mais precoce é, em geral, o prejuízo na memória. Com a progressão da doença, há um comprometimento gradual da linguagem e outras funções cognitivas. Ocorrem problemas na nomeação e na busca de palavras e, a seguir, na compreensão e na expressão verbal e escrita. Habilidades de raciocínio abstrato, analíticas, visuoespaciais, julgamento e *insight* são afetados. Alterações comportamentais podem incluir irritabilidade, agitação, agressão verbal ou física, desinibição, divagações, delírios e alucinações. Por último, há perda da própria higiene, das habilidades de comer, andar e vestir-se, incontinência e disfunção motora.

A história natural da DA abrange um período prodrômico, pré-sintomático da doença (aqui denominado pré-CCL), mal definido, e um período sintomático precoce (CCL), seguido por anos de comprometimento cognitivo óbvio. Eventualmente, a progressão da doença leva a um estado avançado de deterioração mental, com consequências físicas, algumas vezes associadas à institucionalização do paciente. Pouco se sabe sobre os estágios mais precoces, da mesma forma que pouco se sabe se tais pessoas poderiam ser identificadas nos estágios pré-sintomáticos (os marcadores biológicos atualmente disponíveis indicam que sim); e não há tratamentos disponíveis para prevenir ou retardar a progressão da doença (ainda que alguns estudos comecem a sugerir que isso possa acontecer com os anticolinesterásicos). Similarmente, não há intervenções específicas disponíveis para aqueles com neurodegeneração avançada. Entretanto, com os atuais avanços sendo feitos na terapêutica, maior atenção tenderá a dirigir-se para ambos os extremos. A prevenção da doença implicará a necessidade de identificação dos indivíduos pré-sintomáticos. Um efetivo tratamento modificador da doença poderá permitir que mesmo os pacientes com doença avançada sejam tratados, buscando aliviar os custos relativos à DA. Enquanto a história natural da doença é, atualmente, de uma progressão inexorável, a identificação dos fatores que poderiam afetar o curso da doença também tem grande importância na procura por tratamentos e intervenções efetivas.

REFERÊNCIAS

Aevarsson O, Svanborg A, Skoog I. Seven-year survival rate after age 85 years: relation to Alzheimer disease and vascular dementia. Arch Neurol. 1998;55(9):1226-32.

Agüero-Torres H, Fratiglioni L, Guo Z, Viitanen M, Winblad B. Prognostic factors in very old demented adults: a seven-year follow-up from a population based survey in Stockholm. J Am Geriatr Soc. 1998;46(4):444-52.

Berg L. Clinical dementia rating. Br J Psychiatry. 1984;145:339.

Berg L, McKeel DW Jr, , Storandt M, Rubin EH, Morris JC, et al. Clinicopathologic studies in cognitively healthy aging and Alzheimer's disease: relation of histologic markers to dementia severity, age, sex, and apolipoprotein E genotype. Arch Neurol. 1998;55(3):326-35.

Bookheimer SY, Strojwas MH, Cohen MS, Saunders AM, Pericak-Vance MA, Mazziotta JC, et al. Patterns of brain activation in people at risk for Alzheimer's disease. N Engl J Med. 2000;343(7):450-6.

Caixeta L. Transcultural perspectives of dementia. Lancet Neurol. 2011;10(4):306-7.

Cummings JL, Benson DF. Dementia: a clinical approach. Stonehamm: Butterworth-Heinemann; 1992.

Elias MF, Beiser A, Wolf PA, Au R, White RF, D'Agostino RB. The preclinical phase of Alzheimer disease: A 22- year prospective study of the Framingham Cohort. Arch Neurol. 2000;57(6):808-13.

Feldman H, Kertesz A. Diagnosis, classification and natural history of degenerative dementias. Can J Neurol Sci. 2001;28 Suppl 1:S17-27.

Folstein_MF, Folstein_SE, McHugh PR. "Mini-mental state". A practical method for grading the cognitive state of patients for the clinician. J Psychiatr Res. 1975;12(3):189-98.

Ganguli M, Dodge HH, Chen P, Belle S, DeKosky ST. Ten-year incidence of dementia in a rural elderly US community population: the MoVIES Project. Neurology. 2000;54(5): 1109-16.

Gurland BJ, Wilder DE, Lantigua R, Stern Y, Chen J, Killeffer EH, Mayeux R. Rates of dementia in three ethnoracial groups. Int J Geriatr Psychiatry. 1999;14(6):481-93.

Hendrie HC, Hall KS, Pillay N, Rodgers D, Prince C, Norton J, et al. Alzheimer's disease is rare in Cree. Int Psychogeriatr. 1993;5(1):5-14.

Heyman A, Peterson B, Fillenbaum G, Pieper C. Predictors of time to institutionalization of patients with Alzheimer's disease: the CERAD experience, part XVII. Neurology. 1997;48(5):1304-9.

Honig LS, Mayeux R. Natural history of Alzheimer's disease. Aging (Milano). 2001;13(3):171-82.

Hulette CM, Welsh-Bohmer KA, Murray MG, Saunders AM, Mash DC, McIntyre LM. Neuropathological and neuropsychological changes in "normal" aging: evidence for preclinical Alzheimer disease in cognitively normal individuals. J Neuropathol Exp Neurol. 1998;57(12):1168-74.

Jacobs D, Sano M, Marder K, Bell K, Bylsma F, Lafleche G, et al. Age at onset of Alzheimer's disease: relation to pattern of cognitive dysfunction and rate of decline. Neurology. 1994;44(7):1215-20.

Johnson KA, Jones K, Holman BL, Becker JA, Spiers PA, Satlin A, et al. Preclinical prediction of Alzheimer's disease using SPECT. Neurology. 1998;50(6):1563-71.

Jost BC, Grossberg GT. The natural history of Alzheimer's disease: a brain bank study. J Am Geriatr Soc. 1995;43(11):1248-55.

Kantarci K, Jack CR, Jr, Xu YC, Campeau NG, O'Brien PC, Smith GE, et al. Regional metabolic patterns in mild cognitive impairment and Alzheimer's disease: A 1H MRS study. Neurology. 2000;55(2):210-7.

Lawlor BA, Ryan TM, Schmeidler J, Mohs RC, Davis KL. Clinical symptoms associated with age at onset in Alzheimer's disease. Am J Psychiatry. 1994;151(11):1646-9.

Llinàs Reglá J, Lozano Gallego M, López OL, Gudayol Portabella M, López-Pousa S, Vilalta Franch J, et al. Validation of the Spanish version of the Severe Impairment Battery. Neurologia. 1995;10(1):14-8.

Mayeux R. Clinical practice: early Alzheimer's disease. N Engl J Med. 2010;362(23):2194-201.

McGonigal G, McQuade CA, Thomas BM, Whalley LJ. Survival in presenile Alzheimer's and multi-infarct dementias. Neuroepidemiology. 1992;11(3):121-6.

McKhann GM, Knopman DS, Chertkow H, Hyman BT, Jack CR Jr, Kawas CH, et al. The diagnosis of dementia due to Alzheimer's disease: Recommendations from the National Institute on Aging and the Alzheimer's Association workgroup. Alzheimers Dement. 2011;7(3):263-9.

Mirra SS, Heyman A, McKeel D, Sumi SM, Crain BJ, Brownlee LM, et al. The Consortium to Establish a Registry for Alzheimer's Disease (CERAD). Part II. Standardization of the neuropathologic assessment of Alzheimer's disease. Neurology. 1991;41(4):479-86.

Morris JC, Ernesto C, Schafer K, Coats M, Leon S, Sano M, et al. Clinical dementia rating training and reliability in multicenter studies: the Alzheimer's Disease Cooperative Study experience. Neurology. 1997;48(6):1508-10.

Morris JC, Storandt M, McKeel DW, Rubin EH, Price JL, Grant EA, et al. Cerebral amyloid deposition and diffuse plaques in "normal" aging: evidence for presymptomatic and very mild Alzheimer's disease. Neurology. 1996;46(3):707-19.

Neuropathology Group. Medical Research Council Cognitive Function and Aging Study. Pathological correlates of late-onset dementia in a multicentre, community based population in England and Wales. Lancet. 2001;357(9251):169-75.

Ohm TG, Scharnagl H, März W, Bohl J. Apolipoprotein E isoforms and the development of low and high Braak stages of Alzheimer's disease-related lesions. Acta Neuropathol. 1999;98(3):273-80.

Peavy GM, Salmon DP, Rice VA, Galasko D, Samuel W, Taylor KI, et al. Neuropsychological assessment of severely demented elderly: the severe cognitive impairment profile. Arch Neurol. 1996;53(4):367-72.

Petersen RC, Smith GE, Waring SC, Ivnik RJ, Tangalos EG, Kokmen E. Mild cognitive impairment: clinical characterization and outcome. Arch Neurol. 1999;56(3):303-8.

Rocca WA, Cha RH, Waring SC, Kokmen E. Incidence of dementia and Alzheimer's disease: a reanalysis of data from Rochester, Minnesota, 1975-1984. Am J Epidemiol. 1998;148(1):51-62.

Rosenberg RN, Richter RW, Risser RC, Taubman K, Prado-Farmer I, Ebalo E, et al. Genetic factors for the development of Alzheimer disease in the Cherokee Indian. Arch Neurol. 1996;53(10):997-1000.

Rubin EH, Storandt M, Miller JP, Kinscherf DA, Grant EA, Morris JC, et al. A prospective study of cognitive function and onset of dementia in cognitively healthy elders. Arch Neurol. 1998;55(3):395-401.

Schmidt R, Freidl W, Fazekas F, Reinhart B, Grieshofer P, Koch M, et al. The Mattis Dementia Rating Scale: normative data from 1,001 healthy volunteers. Neurology. 1994;44(5):964-6.

Schmitt FA, Davis DG, Wekstein DR, Smith CD, Ashford JW, Markesbery WR. "Preclinical" AD revisited: neuropathology of cognitively normal older adults. Neurology. 2000;55(3):370-6.

Small BJ, Fratiglioni L, Viitanen M, Winblad B, Bäckman L. The course of cognitive impairment in preclinical Alzheimer disease: three- and 6-year follow-up of a population-based sample. Arch Neurol. 2000;57(6):839-44.

Snowdon DA, Greiner LH, Markesbery WR. Linguistic ability in early life and the neuropathology of Alzheimer's disease and cerebrovascular disease. Findings from the Nun Study. Ann N Y Acad Sci. 2000;903:34-8.

Stern Y, Brandt J, Albert M, Jacobs DM, Liu X, Bell K, et al. The absence of an apolipoprotein epsilon 4 allele is associated with a more aggressive form of Alzheimer's disease. Ann Neurol. 1997;41(5):615-20.

Walsh JS, Welch HG, Larso EB. Survival of outpatients with Alzheimer-type dementia. Ann Intern Med. 1990;113(6):429-34.

Weiner MF, Vega G, Risser RC, Honig LS, Cullum CM, Crumpacker D, et al. Apolipoprotein E epsilon 4, other risk factors, and course of Alzheimer's disease. Biol Psychiatry. 1999;45(5):633-8.

Whalley LJ, Starr JM, Athawes R, Hunter D, Patie A, Deary IJ. Childhood mental ability and dementia. Neurology. 2000;55(10):1455-9.

Wolfson C, Wolfson DB, Asgharian M, M'Lan CE, Ostbye T, Rockwood K, et al. A reevaluation of the duration of survival after the onset of dementia. N Engl J Med. 2001;344(15): 1111-6.

Xuereb JH, Brayne C, Dufouil C, Gertz H, Wischik C, Harrington C, et al. Neuropathological findings in the very old. Results from the first 101 brains of a population-based longitudinal study of dementing disorders. Ann N Y Acad Sci. 2000;903:490-6.

Zhang M, Katzman R, Yu E, Liu W, Xiao SS, Yan H. A preliminary analysis of incidence of dementia in Shanghai, China. Psychiatry Clin Neurosci. 1998;52(Suppl.):S291-4.

LEITURAS RECOMENDADAS

Agüero-Torres H, Fratiglioni L, Winblad B. Natural history of Alzheimer's disease and other dementias: review of the literature in the light of the findings from the Kungsholmen Project. Int J Geriatr Psychiatry. 1998;13(11):755-66.

Bowen J, Teri L, Kukull W, McCormick W, McCurry SM, Larson EB. Progression to dementia in patients with isolated memory loss. Lancet. 1997;349(9054):763-5.

Celsis P. Age-related cognitive decline, mild cognitive impairment or preclinical Alzheimer's disease? Ann Med. 2000;32(1):6-14.

De Leon M.J, George AE, Golomb J, Tarshish C, Convit A, Kluger A, et al. Frequency of hippocampal formation atrophy in normal aging and Alzheimer's disease. Neurobiol Aging. 1997;18(1):1-11.

Fox NC, Warrington EK, Seiffer AL, Agnew SK, Rossor MN. Presymptomatic cognitive deficits in individuals at risk of familial Alzheimer's disease. A longitudinal prospective study. Brain. 1998;121(Pt 9):1631-9.

Morris JC. Clinical dementia rating: a reliable and valid diagnostic and staging measure for dementia of the Alzheimer type. Int Psychogeriatr. 1997;9(Suppl. 1):173-8.

Shah S, Tangalos EG, Petersen RC. Mild cognitive impairment. When is it a precursor to Alzheimer's disease? Geriatrics. 2000;55(9):62, 65-8.

Small SA, Stern Y, Tang M, Mayeux R. Selective decline in memory function among healthy elderly. Neurology. 1999;52(7): 1392-6.

Stern Y, Albert M, Brandt J, Jacobs DM, Tang MX, Marder K, et al. Utility of extrapyramidal signs and psychosis as predictors of cognitive and functional decline, nursing home admission, and death in Alzheimer's disease: prospective analyses from the Predictors Study. Neurology. 1994;44(12):2300-7.

Stern Y, Tang MX, Denaro J, Mayeux R. Increased risk of mortality in Alzheimer's disease patients with more advanced educational and occupational attainment. Ann Neurol. 1995;37(5):590-5.

CAPÍTULO **20**

ALTERAÇÕES DE COMPORTAMENTO NA DOENÇA DE ALZHEIMER

LEONARDO CAIXETA
CLÁUDIO HENRIQUE RIBEIRO REIMER

▪ BREVE HISTÓRICO

Desde seus primórdios, a doença de Alzheimer (DA) é vinculada a exuberantes manifestações psiquiátricas. O primeiro caso de DA, descrito em 1907 pelo psiquiatra que lhe emprestou o nome, apresentava, como sintoma mais saliente e que motivara a internação, um intenso delírio de ciúme (a paciente tinha a convicção de que seu marido mantinha um romance extraconjugal). Além disso, Auguste D., 51 anos, apresentava várias outras alterações psiquiátricas: sua atitude era de alienação em relação aos acontecimentos de sua casa e convívio interpessoal e perambulava pela casa sem objetivo; durante a internação, apresentava-se ora perplexa, ora com gritos de pavor ou com medo de que o médico a machucasse ou atentasse contra sua castidade, chorando muito quando alguém tentava examiná-la, além de manifestar delírios persecutórios, alucinações auditivas, ausência de *insight* e agressividade (Alzheimer, 1907). A partir da contribuição original de Alzheimer, um contingente cada vez maior de estudos vem abordando a problemática dos sintomas psicopatológicos nas demências, eufemisticamente denominados na atualidade de "sintomas psicológicos e comportamentais", designação utilizada talvez para esconder a óbvia necessidade da formação psiquiátrica na condução desses casos. Está cada vez mais evidente que as manifestações psiquiátricas fazem parte da DA não apenas como apêndice dos transtornos cognitivos, mas como elemento central no quadro clínico e como um foco a ser perseguido nas estratégias terapêuticas (García-Alberca; Lara Munõz; Berthier Torres, 2010).

▪ BASES NEUROBIOLÓGICAS DAS ALTERAÇÕES DO COMPORTAMENTO

Antes de se apresentar os tipos de alterações de comportamento encontrados na DA e suas características fenomenológicas e epidemiológicas, faz-se oportuno discorrer brevemente sobre o substrato biológico, neuroanatômico, das alterações de comportamento. A associação de funções cognitivas com áreas encefálicas é mais fácil e confortável de ser feita do que a relação entre comportamentos (e suas psicopatologias) e o cérebro, até porque este último exercício é historicamente mais recente, mais trabalhoso e mais complicado do ponto de vista ideológico. Ainda assim, pesquisadores como Mesulam (2000) arriscaram-se a tentar compor um mapa, obviamente ainda provisório, dessa associação entre comportamentos e sítios neuroanatômicos, como pode ser visualizado na Figura 20.1.

A compreensão do substrato neuroanatômico das alterações de comportamento é importante para que se estabeleçam relações com o conhecimento já adquirido das áreas encefálicas mais envolvidas em cada forma de demência e, assim, se facilite o entendimento da dinâmica de interação entre o tipo de demência e as alterações de comportamento a ela frequentemente relacionadas (Caixeta, 2011). Por exemplo, em pacientes com DA cujo comprometimento seja mais límbico, serão encontradas mais alterações de comportamento associadas com funções de adaptação e sobrevivência (alterações de apetite, agressividade, medo, distúrbios emocionais, comportamentos afiliativos, etc.), enquanto em pacientes com maior comprometimento frontal serão observadas maiores dificuldades no comportamento social, com crítica comprometida, distúrbios volitivos e desorganização do ambiente; já pacientes com lesões perisilvianas demonstrarão maiores dificuldades na comunicação social e em comportamentos que se apoiam na linguagem verbal (Caixeta, 2011).

A "associação" de comportamentos com áreas cerebrais não significa, entretanto, que tais áreas constituam o sítio único e definitivo dos respectivos comportamentos. Diz, antes, de uma vocação, ou seja, tal área pode se associar a vários comportamentos, mas apresenta alguma predileção ou especificidade para algum comportamento em particular. Uma analogia seria o indivíduo que, apesar de ter sua profissão, que constitui a esfera na qual reúne suas maiores habilidades e se ocupa na maior parte do tempo, não deixa de ser capaz de atuar em outros cenários e viver outras "vidas menores" (Caixeta, 2011).

CARACTERÍSTICAS DAS ALTERAÇÕES DE COMPORTAMENTO NA DOENÇA DE ALZHEIMER

Na DA, as alterações de comportamento não são apenas extremamente frequentes, mas, como já dito, são parte integrante do quadro clínico (García-Alberca; Lara Munõz; Berthier Torres, 2010). Além disso, são os sintomas que mais causam desconforto aos cuidadores do paciente (muito mais do que as queixas de memória) e são o principal motivo de internação entre esses pacientes. Entre as alterações mais frequentes estão apatia e depressão; irritabilidade e agressividade verbal e física; ansiedade; desinibição; comportamentos repetitivos; andar incessante; delírios; alucinações; e alterações do ciclo sono-vigília e dos padrões alimentares (Burns; Jacoby; Levy, 1990). No entanto, os três grupos de sintomas descritos com mais frequência são: sintomas depressivos, agitação e sintomas psicóticos (Weiner et al., 1996).

Existe ainda muita negligência em relação às alterações de comportamento provocadas pelo *delirium* (confusão mental) na DA, talvez porque o diagnóstico de *delirium* tenha precedência sobre o de demência, e, por isso, os manuais diagnósticos colocam a ausência de *delirium* como condição

Figura 20.1

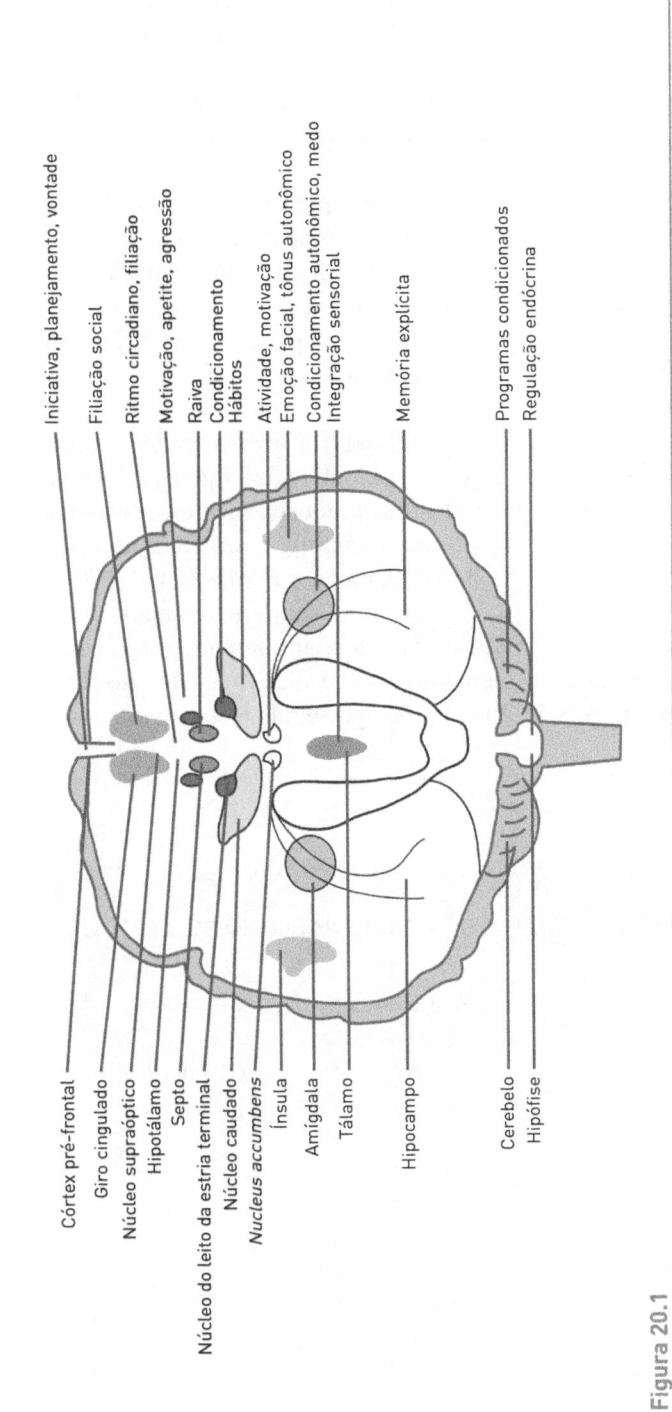

Esquema provisório de algumas das áreas do cérebro e das funções putativas que elas modulam, do ponto de vista neuropsiquiátrico.

Fonte: Mesulam (2000).

necessária para o diagnóstico de DA. Pode-se observar, entretanto, a convivência das duas síndromes no mesmo paciente (o que, provavelmente, não é incomum).

Os números variam quando se estima a frequência das diversas síndromes e sintomas comportamentais na DA, na dependência dos métodos empregados e dos autores referenciados. Os números expostos neste capítulo refletirão as médias encontradas nos trabalhos mais importantes (Cummings et al., 1996; Drevets; Rubin, 1989; Rubin; Devrets; Burke, 1988). Na DA, as alterações de comportamento ocorrem em 90% dos casos. Sintomas depressivos isolados podem ser encontrados em até 87% dos pacientes com DA em algum momento da evolução da doença, enquanto a depressão maior (transtorno pleno) tem aparição menos comum, em torno de 24%. A mania é considerada rara entre esses pacientes (3,5%). Ansiedade é encontrada em 40% dos casos; agressividade, em 20%; andar incessante, em 20%; insônia, em 30%; ilusões (falsos reconhecimentos, ilusões de presença), em 30%; alucinações, em 23%, sendo a maioria do tipo visual (13%); e delírios, em 30%, a maior parte tendo conteúdo persecutório (Caixeta, 2001).

As manifestações psiquiátricas podem ocorrer por dois mecanismos:

- como consequência direta das disfunções cerebrais associadas à doença;
- em decorrência do próprio estresse gerado pelas limitações do paciente ao mesmo tempo em que ele passa a conviver com uma doença crônica.

Este último mecanismo parece ocorrer naqueles pacientes com alguma crítica ou *insight* sobre a doença (nos casos em que não há anosognosia) e em especial nos casos de depressão menor (Holtzer et al., 2005).

São várias as síndromes comportamentais passíveis de se apresentar em algum momento do curso evolutivo da DA. No Quadro 20.1 são apresentadas algumas das mais

Quadro 20.1
ALGUMAS SÍNDROMES COMPORTAMENTAIS QUE PODEM OCORRER NA DOENÇA DE ALZHEIMER

- Síndrome de Klüver-Bucy
- Reação catastrófica de Goldstein
- Síndrome de Godot
- Síndrome de Diógenes
- Síndromes de falso reconhecimento
- Sinal do espelho
- Síndrome de Capgras
- Síndrome de Frègoli
- Crença de que a casa onde vive não é sua verdadeira residência
- Síndrome de Clèrambault (erotomania)
- Síndrome de Othelo
- Síndrome de Dorian Gray
- Síndrome de Charles-Bonet
- Síndrome de dependência ambiental
- Delírio de pobreza
- Delírio de abandono
- Síndrome dos hóspedes fantasmas
- Delírio de roubo
- Síndrome ansiosa
- Síndrome depressiva
- Síndrome maniforme
- Síndrome psicótica
- *Delirium*

importantes, as quais serão descritas com mais detalhes ao longo deste capítulo.

TIPOS DE SÍNDROMES COMPORTAMENTAIS NA DOENÇA DE ALZHEIMER

Síndrome depressiva na doença de Alzheimer

Os sintomas depressivos são muito comuns na DA em vários estudos analisados. Além disso, a depressão menor é discretamente mais prevalente do que a depressão maior nesses pacientes. Um aspecto relevante citado por outros trabalhos diz respeito ao fato de os sintomas depressivos serem mais prevalentes nas fases mais precoces da doença, em especial nos três primeiros anos. Apesar de haver uma tendência ao declínio dos sintomas depressivos nas fases mais avançadas da DA, as consequências deletérias, especialmente na capacidade funcional, são atemporais: piora do desempenho cognitivo, aumento de internações, estresse dos cuidadores e incremento da mortalidade (García-Alberca; Lara Muñoz; Berthier Torres, 2010).

A depressão na DA parece exibir algumas características fenomenológicas peculiares: predomínio de anedonia, hipobulia e ruminações obsessivas, mas também irritabilidade e inquietação (embora a associação desta última com depressão entre os indivíduos com DA tenha sido questionada), sintomas que incomodam mais os familiares do que os pacientes (Olin et al., 2002). Em certos momentos, torna-se praticamente impossível definir se a piora do desempenho cognitivo seria decorrente do quadro depressivo ou da própria evolução da DA (o importante é que qualquer fator de interferência cognitiva pode piorar o prognóstico).

A etiopatogenia dos sintomas depressivos pode estar relacionada a disfunção colinérgica, além de a possível componente vascular (a chamada "depressão vascular") e, claro, a "estresse" decorrente dos prejuízos cognitivos (Alexopoulos et al., 1997).

Em relação ao tratamento dos sintomas depressivos, a literatura vigente sugere que os inibidores seletivos da recaptação da serotonina (ISRSs) teriam a mesma eficácia dos antidepressivos tricíclicos, mas cabe lembrar que estes últimos apresentam efeitos anticolinérgicos, o que, em tese, pioraria os sintomas cognitivos da DA (Lyketsos et al., 2000), além de constituir contraindicação ao uso concomitante de medicações anticolinesterásicas (que, aliás, é frequente, para não dizer quase obrigatório, na DA). É importante lembrar, no entanto, que os ISRSs podem desencadear alguns sintomas parkinsonianos em pacientes idosos.

Psicose na doença de Alzheimer

Até 70% dos pacientes com DA experimentam sintomas psicóticos em algum momento durante o curso da doença (García-Alberca; Lara Muñoz; Berthier Torres, 2010). Eles têm sido associados a uma progressão mais rápida da doença, maior gravidade dos sintomas cognitivos, comprometimento sensorial, piora do estado geral de saúde e idade mais tardia de início. Marcha parkinsoniana, bradifrenia, declínio cognitivo geral exagerado e declínio da memória semântica são identificados como preditores significativos de sintomas psicóticos.

Os sintomas psicóticos (alucinações ou delírios) tendem a ocorrer com maiores frequência e intensidade em casos com exuberância de prejuízos cognitivos, e as alucinações parecem mais graves nos estágios finais da doença, mas sem a intensidade encontrada em outras psicoses senis (como na parafrenia ou no transtorno delirante persistente), ou mesmo em outros quadros demenciais (p. ex., demência com corpos de Lewy [DCL]).

A presença de delírios na DA ocorre em cerca de 35% dos casos. Diferentemente das alucinações, constata-se que os delírios são mais prevalentes nos primeiros anos da doença, sobretudo no segundo ano, tendendo a decair a partir de então (Holtzer et al., 2005) (Fig. 20.2). Vale lembrar que pacientes com alguma deficiência sensorial (auditiva ou visual) apresentam maior chance de desenvolver juízos patologicamente falseados (delírios).

As formas mais comuns de psicose são os delírios persecutórios ou de subtração (p. ex., de que seus pertences estão sendo subtraídos por alguém) e delírio de presença de um hóspede em casa. Praticamente nunca são observados sintomas de primeira ordem esquizofrênicos (vivência de influência, alucinações de ordenação em primeira pessoa, etc.) (Quadro 20.2). O tipo específico de delírio varia durante o curso da DA, e delírios são relatados como sendo mais comuns na DA moderada e em mulheres. Na DA leve, delírios paranoicos são mais frequentes em comparação a delírios de falso reconhecimento nos estágios moderado a grave da doença (Fig. 20.2).

Não está claro se esses delírios têm uma causa neuropatológica comum ou se refletem diferentes aspectos da patologia cerebral típica da DA. Delírios paranoicos foram associados com menor intensidade da atrofia cortical, enquanto delírios de falso reconhecimento estão ligados a uma grave perda de neurônios hipocampais CA1. Uma maior densidade de placas senis e emaranhados neurofibrilares (NFTs) no córtex mesio-

Quadro 20.2
DIFERENÇAS ENTRE CARACTERÍSTICAS DE SINTOMAS PSICÓTICOS NA COMPARAÇÃO ENTRE DOENÇA DE ALZHEIMER E ESQUIZOFRENIA DE INÍCIO TARDIO

	ALZHEIMER	ESQUIZOFRENIA
Incidência	30 a 50%	Menos de 1%
Delírios bizarros	Pouco habituais	Frequentes
Falsos reconhecimentos	Frequentes	Pouco habituais
Tipos de alucinações mais frequentes	Visuais	Auditivas
Sintomas de primeira ordem de Schneider	Pouco habituais	Frequentes
Ideação suicida	Pouco habitual	Frequente
Antecedentes de psicose	Pouco habituais	Frequentes
Remissão eventual da psicose	Frequente	Muito pouco habitual

DOENÇA DE ALZHEIMER | **299**

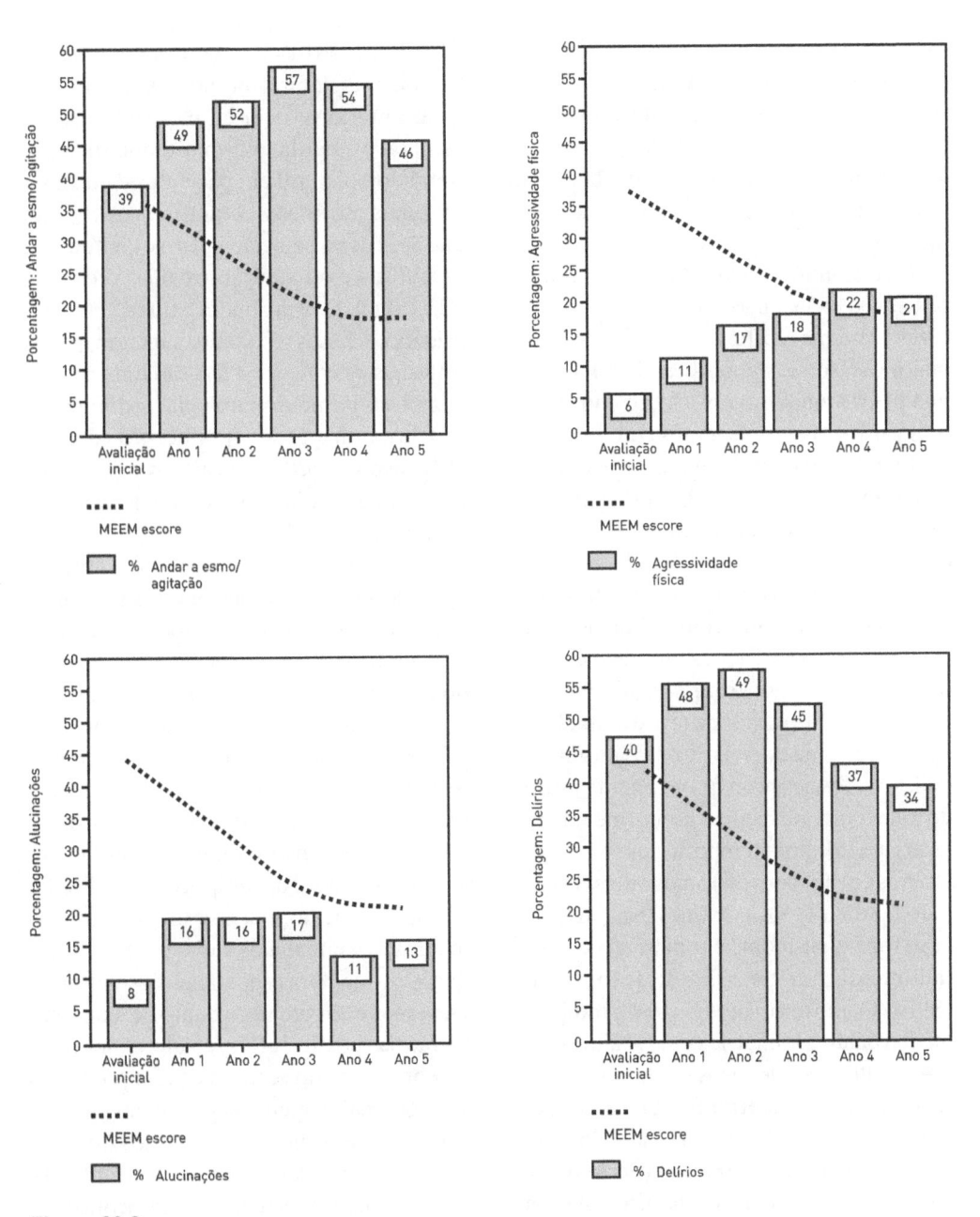

Figura 20.2

Porcentagem de pacientes apresentando (A) tendência de andar a esmo/agitação, (B) agressividade física, (C) alucinações e (D) delírios, durante a avaliação inicial da DA e após cinco anos de seguimento. MEEM = Miniexame do estado mental.

Fonte: Adaptada de Holtzer e colaboradores (2005).

frontal e no pré-subiculum em pacientes psicóticos com DA foi descrita, apoiando a teoria da disfunção dos circuitos do lobo frontal ("modelo de hipofrontalidade") como sendo responsável por sintomas psicóticos com redução de serotonina, noradrenalina e acetilcolinesterase (Caixeta, 2001).

Outros autores acreditam que sintomas psicóticos na DA não ocorrem até os NFTs surgirem no neocórtex. Alguns relatam uma maior densidade neocortical de NFTs, mas não placas senis, em associação com sintomas psicóticos em pacientes com DA.

Estudos de neuroimagem têm associado os sintomas delirantes na DA principalmente com os lobos frontal e temporal. É relatada proeminente atrofia bilateral simétrica ou assimétrica, à esquerda ou à direita, nessas regiões cerebrais anteriores. Em eletroencefalogramas (EEGs) quantitativos, sintomas psicóticos foram associados a uma maior média de atividade teta e delta. Parece ocorrer uma correlação de sintomas de delírio na DA leve com proeminente atrofia do lobo temporal medial direito, medido pela largura do corno temporal dos ventrículos laterais em imagens de tomografias computadorizadas (TCs) de crânio. Imagens cerebrais funcionais, como a tomografia computadorizada por emissão de fóton único (SPECT), mostram hipoperfusão temporal medial bilateral simétrica em pacientes com DA e sintomas psicóticos. Outras, contudo, relatam uma assimetria frontal esquerda e hipoperfusão parietal. Algumas hipóteses tentaram explicar a descoberta dessas variações assimétricas com a genética molecular subjacente, correlacionando delírios e apolipoproteína E (ApoE alelo ε4) com fenômenos neuropsicológicos, como a correlação de falta de *insight* com delírios e envolvimento do hemisfério direito.

Um artigo de Sweet e colaboradores (2010) demonstrou, mais especificamente, déficits de perfusão regionais nos córtices frontal dorsolateral direito e esquerdo, cingular anterior esquerdo, na região ventral estriatal esquerda, pulvinar esquerda e parietal dorsolateral em pacientes com DA e sintomas psicóticos. Os autores concluíram que déficits no planejamento motor, funções executivas e de atenção (regiões pré-frontal e cingular) contribuem para os sintomas psicóticos. Esses resultados sugerem que os sintomas psicóticos na DA são um produto complexo da neuropatologia, o que não é restrito a uma área específica do cérebro, mas envolve redes corticais frontais dorsolaterais e o circuito límbico cingular anterior (Craig et al., 2005).

O envolvimento dos circuitos frontais é apoiado por conclusões neuropsicológicas de que os pacientes com sintomas psicóticos têm pontuação mais baixa nos testes frontais do que pacientes não psicóticos com DA.

O tratamento dos sintomas psicóticos é feito sobretudo com antipsicóticos típicos ou atípicos. Evidentemente, as doses devem ser mais baixas que aquelas administradas aos adultos jovens, e os efeitos colaterais dependem do perfil do antipsicótico utilizado. Apesar da melhora dos sintomas com essa medicação, em alguns casos verifica-se redução ou melhora espontânea dos sintomas. Devemos estar atentos ao fato de a discinesia tardia (possível efeito colateral, sobretudo entre os antipsicóticos de alta potência) ser significativamente superior em pessoas com DA em comparação a idosos que não têm a doença. Além disso, o uso de anticolinesterásicos associados aos antipsicóticos típicos pode potencializar os efeitos extrapiramidais destes últimos (American Psychiatric Association, 1997). Outro aspecto relevante refere-se ao uso de antipsicóticos de baixa potência: como apresentam bem mais efeitos anticolinérgicos, devem ser evitados na DA. O uso de antipsicóticos atípicos na população geriátrica é assunto polêmico, já que há relatos de aumento de mortalidade com uso de tais medicações, especialmente entre aqueles com doença cerebrovascular associada.

Comportamentos repetitivos

Os comportamentos repetitivos também podem ocorrer na DA, apesar de serem mais comuns na demência frontotemporal (DFT). São fenômenos que se repetem de modo frequente em um curto intervalo de tempo. Podem variar desde os mais simples (perseverações, estereotipias, maneirismos, ecolalias, ecopraxias) até os mais complexos (rituais obsessivos, compulsões), e podem ser desencadeados por estímulos internos (estereotipias, maneirismos) ou externos (ecolalias, ecopraxias).

■ SÍNDROMES COMPORTAMENTAIS ESPECÍFICAS

Diversas síndromes comportamentais, apresentadas a seguir, têm sido relatadas em pacientes com DA (Caixeta, 2001, 2011; Cummings, 2003).

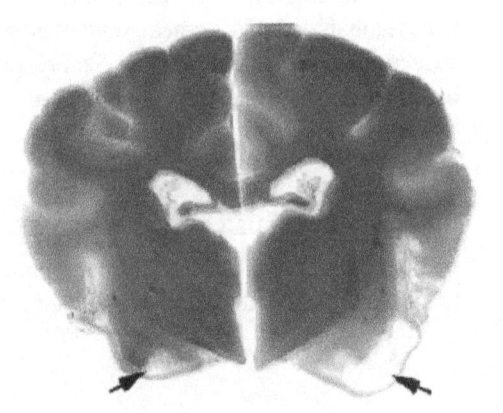

Síndrome de Klüver-Bucy

Descrita primeiramente por Klüver e Bucy em macacos com as regiões temporais anteriores amputadas (Fig. 20.3), essas síndrome está associada a lesões bilaterais dos polos temporais, sendo caracterizada por hiperoralidade (hiperfagia e tendência compulsiva de levar objetos à boca – às vezes até lixo – ou mesmo relacionada ao aumento no consumo de bebidas alcoólicas), hipermetamorfose (compulsão para examinar os objetos de um ambiente novo), placidez (uma grande indiferença aos estímulos externos, sejam positivos ou ameaçadores) e hipersexualidade (que pode se manifestar mais como produção oral do que atuação propriamente dita).

Não necessariamente todos os constituintes da síndrome convivem em um mesmo paciente ou se apresentam com a mesma assiduidade. Os sintomas alimentares, por exemplo, aparecem em torno de 10% dos casos de DA, enquanto a desinibição sexual pode ser detectada em torno de 7% dos casos, e a hiperoralidade, em 6%.

Síndrome de Othelo

Epônimo criado em óbvia alusão à personagem de Shakespeare na peça teatral *Othelo*,

Figura 20.3

Local da lesão nos polos temporais (setas) na síndrome de Klüver-Bucy.

refere-se ao ciúme patológico, como no caso da primeira paciente (Auguste D.) descrita pelo neuropsiquiatra e neuropatologista Alzheimer. O paciente pode criar confabulações em torno do tema, dizendo que viu o cônjuge saindo com outra pessoa, trocando olhares libidinosos, marcando encontros, beijando alguém de forma discreta ou com vários outros comportamentos suspeitos. Não raramente, esses comportamentos resultam em agressão física ou verbal dirigidas ao cônjuge, estimulando a família a institucionalizar o paciente em razão do risco de reações passionais mais intensas (já foram registrados casos de assassinato relacionados a essa síndrome).

Reação catastrófica de Goldstein

Descrita originalmente em pacientes com retardo mental, mas também presente na DA, constitui uma reação de ansiedade intensa e desproporcionada diante de estímulos banais (p. ex., um paciente que reage a limpeza e ordenação de seu quarto com intensa agitação psicomotora, agressividade física e verbal).

Síndrome de Godot

Epônimo cunhado em alusão à personagem do dramaturgo inglês Samuel Becket na peça teatral *Esperando Godot*. Constitui uma ansiedade antecipatória patológica apresentada pelos pacientes diante de eventos/compromissos futuros, como, por exemplo, comparecer a uma consulta médica. Revela uma dificuldade subjacente de lidar cognitivamente com demandas futuras com potencial ameaçador ou que impliquem alguma forma de exposição, sujeição ou modificação.

Síndrome de desinibição

Pode se manifestar dentro de uma variedade de fenomenologias: desinibição motora (hiperatividade, pressão de discurso, necessidade reduzida de sono), desinibição dos instintos (síndrome superponível à de Klüver-Bucy), desinibição emocional (euforia, elação, irritabilidade), desinibição intelectual (delírios megalomaníacos e paranoides, fuga de ideias) e/ou desinibição sensorial (alucinações auditivas e visuais). A maioria dessas apresentações (exceção feita para a desinibição sensorial) se relaciona ao comprometimento das porções orbitais dos lobos frontais, as quais mantêm íntimas e copiosas conexões com o lobo límbico.

Síndrome apática

Traduzida clinicamente pela falta de motivação/mobilização experimentada pelos pacientes e geralmente confundida com depressão. Relaciona-se a lesões frontais dorsolaterais e/ou mesiais. Na DA, 60% dos pacientes apresentam essa síndrome em algum momento.

Skogseth e colaboradores (2008) exploraram a relação entre biomarcadores do líquido cerebrospinal e sintomas neuropsiquiátricos em pessoas com DA. Sua descoberta sugere que a apatia é associada com o nível de NFTs em pessoas com DA leve. Em contraste, os níveis globais de NFTs e placas amiloides não parecem estar associados com a depressão ou psicose, indicando que as mudanças do cérebro contribuem para esses sintomas.

Síndromes de falso reconhecimento

Entre as síndromes de falso reconhecimento, a mais importante é a síndrome de Capgras, ou síndrome de "hiporreconhecimento", pois o paciente acredita que um familiar (geralmente o cônjuge ou um parente próximo) foi substituído por um impostor de aparência idêntica. A síndrome de Capgras pode também se referir a objetos ou animais domésticos (p. ex., substituição do canarinho de estimação ou de objetos pessoais por outros, fisicamente idênticos). Em torno de 30% dos pacientes com DA e 80% daqueles com demência de corpos de Lewy (DCL) apresentam essa síndrome.

Na síndrome de Frègoli, contrariamente ao que ocorre na síndrome de Capgras, os pacientes tendem a um "hiper-reconhecimento" (reconhecem como sendo familiares pessoas que na verdade não o são). Raramente, alguns pacientes podem vivenciar as duas síndromes ao mesmo tempo.

Sinal do espelho

Pode ser considerado uma variante da síndrome de falso reconhecimento, uma vez que o paciente não reconhece como sendo sua a própria imagem refletida pelo espelho, atribuindo-lhe uma outra identidade, geralmente a de um parente próximo. Pode gerar inquietação e mesmo agressividade, uma vez que as "entidades" reconhecidas no espelho nem sempre são "simpáticas" no julgamento do paciente.

O fenômeno denominado "sinal do espelho" tem sido descrito desde o início do século XX, seja em quadros psicóticos, transtornos do desenvolvimento como o autismo infantil e em doenças degenerativas (Caixeta, 2000).

Alguns autores consideram o sinal do espelho um "delírio de incapacidade de autorreconhecimento", e outros, por extensão, o definem como uma forma da síndrome de Capgras (crença de que alguém familiar foi substituído por um impostor ou sósia) dirigida para a própria imagem. Outro grupo de autores, entretanto, ainda que reconheça sistemas delirantes (os pacientes são refratários a qualquer tentativa de correção do fenômeno e têm convicção de sua veracidade) e até alucinatórios (alguns pacientes dizem ouvir respostas da imagem refletida quando lhes são dirigidas perguntas) nesse fenômeno, atesta enorme dificuldade em enquadrá-lo como delírio ou alucinação, dada a falta de elementos para se preencher uma definição dessa natureza e, portanto, o estuda como um capítulo à parte (Burns; Jacoby; Levy, 1990; Rubin; Drevets; Burke, 1988). O sinal do espelho é diferente da prosopagnosia, um distúrbio de processamento visuoespacial de fisionomias relacionado a lesões occipitotemporais principalmente à direita, em que os pacientes não conseguem reconhecer faces, porém preservam o reconhecimento por meio de outras características, como, por exemplo, a voz.

Vários autores (Burns; Jacoby; Levy, 1990; Rubin; Drevets; Burke, 1988) atestam a presença do sinal do espelho na DA, ainda que considerando a raridade do fenômeno nessa forma de demência. Rubin, Drevets e Burke (1988), por exemplo, detectaram o sinal em apenas 7% de seus pacientes.

Molchan e colaboradores (1990) descreveram dois pacientes com DA provável (início pré-senil e MEEM de 13 e 12) que ora faziam um falso reconhecimento de suas próprias imagens refletidas no espelho, ora as identificavam corretamente. Esses autores ressaltaram a importância de estados afetivos (no caso, os dois pacientes manifestavam sintomas depressivos) que induziam uma vivência desagradável (geralmente persecutória) diante da suposta identidade criada a partir do falso reconhecimento. Esses pacientes manifestavam uma nítida síndrome frontal (isolamento social, sintomas afetivos, sintomas paranoides, dificuldade de abstrair, mau desempenho nas tarefas de sequenciação e fluência verbal, perseverações, reflexos primitivos indicativos de liberação frontal) e, no entanto, não havia evidência de apraxias, agnosias, negligências ou prosopoagnosia. Os autores admitem o comprometimento frontal nesses pacientes e levantam a hipótese de que o falso reconhecimento advém da desconexão entre as funções mnésticas e afetivas (relacionadas ao sistema límbico e aos lobos temporais) e as funções interpretativas e de julgamento (relacionadas aos lobos frontais). Outros autores (Caixeta, 2000) também têm associado as síndromes de falso reconhecimento (entre elas, a do sinal do espelho) na DA ao comprometimento das regiões frontais (mais especificamente o lobo frontal direito).

Se, por um lado, o sinal do espelho tem sido descrito de modo espontâneo em entidades neuropsiquiátricas que apresentam alguma forma de comprometimento frontal, por outro, ele tem sido deliberadamente utilizado, em determinados contextos de pesquisa, na forma de um marcador da falta de teoria da mente em alguns estudos com primatas não hominídeos mais evoluídos, testados na sua capacidade de autorreconhecimento diante de espelhos (Caixeta, 2000).

Ajuriaguerra, Strejilevitch e Tissot (1963), estudando o comportamento diante do espelho em 30 pacientes com demência senil (DA ou demência vascular [DV]), constataram que oito deles não conseguiam reconhecer a própria imagem. Todos estavam em um estágio grave do processo demencial e apresentavam comprometimento tanto agnoso-apráxico quanto pré-frontal (sugeridos pelo exame neuropsiquiátrico apenas). Aqueles pacientes que faziam o reconhecimento apropriado de suas imagens exibiam alterações graves de memória e orientação, apesar de apresentarem sinais leves de comprometimento agnoso-apráxico e pré-frontal. Embora esses autores estejam entre os pioneiros na utilização de um protocolo que envolve pacientes com demência e a capacidade de reconhecimento da própria imagem refletida, não fazem referência às questões relativas ao autoconceito ou à teoria da mente, associações feitas em um de nossos trabalhos (Caixeta, 2000).

Síndrome de dependência ambiental

Termo cunhado pelo neurologista francês Lhermitte para se referir a duas condições caracterizadas essencialmente pela dependência ambiental das atitudes do sujeito lesionado: o "comportamento de utilização" e o "comportamento de imitação".

Na primeira condição, o denominado "comportamento de utilização", tem-se um comportamento desencadeado pela apresentação visual/tátil de um objeto ao paciente, o que dá ensejo a apreensão e utilização desse objeto, independentemente da congruência dessa atitude com o contexto social em que se insere (mediante a apresentação de uma escova de dentes, p. ex., o paciente toma o objeto para si e reage como se estivesse escovando seus dentes, ainda que seja banguela e não tenha recebido qualquer solicitação por parte do examinador).

Na segunda condição, o denominado "comportamento de imitação", o paciente imita os gestos de quem observa, sem que se tenha solicitado para que ele o fizesse e independentemente da inadequação e descontextualização do comportamento executado.

O paciente com esses comportamentos patológicos, portanto, age em um ambiente não familiar como se fizesse parte dele, realizando tarefas que são ditadas não por seu papel social, mas pelas pistas que o ambiente providencia. Essa síndrome está associada ao comprometimento do córtex orbitofrontal e, portanto, aparece naqueles subtipos ou estágios da DA em que o comprometimento dessas áreas encefálicas é observado.

Síndrome de Diógenes

Epônimo criado em alusão à figura do filósofo grego Diógenes (fundador da corrente filosófica cínica), que pregava a pobreza, vivia como mendigo e supostamente dormia em um barril. A síndrome de Diógenes (SD), descrita em 1975 como uma forma de descuido da própria higiene e do ambiente doméstico entre idosos, caracteriza-se por descuido extremo com a higiene pessoal, negligência com o asseio da própria moradia (geralmente vivem e comem misturados com inúmeros gatos), isolamento social, suspeição e comportamento paranoico, sendo frequente a ocorrência de colecionismo ou siligomania (acúmulo de quantidade apreciável de objetos inúteis, sem um propósito aparente). A incidência anual é de 5 a cada 10 mil indivíduos entre aqueles acima de 60 anos que residem sozinhos ou com familiares, e pelo menos a metade apresenta demência ou algum outro transtorno psiquiátrico (Caixeta, 2007). A síndrome acomete indivíduos de todas as classes sociais e parece ter prevalência semelhante entre homens e mulheres. É caracteristicamente uma síndrome encontrada em idosos.

Síndrome de De Clèrambault

Também chamada de erotomania, é a crença delirante de que outra pessoa, com quem tem pouco ou nenhum contato, está apaixonada pelo paciente. O pretenso apaixonado geralmente é alguma personalidade pública proeminente, de *status* social muito maior e inacessível. Apesar de ser a outra pessoa quem "está apaixonada", é o paciente que passa a persegui-la, de forma insistente e inadequada, com frequência desencadeando problemas e fazendo com que a vítima acione a polícia.

Síndrome de Dorian Gray

Epônimo criado em óbvia alusão à personagem de Oscar Wilde no romance *O retrato de Dorian Gray*. Síndrome rara, representa uma crença delirante de que não se está envelhecendo.

Delírio de pobreza

Crença de não dispor de recursos financeiros suficientes para a própria sobrevivência. Muitas vezes, constitui parte de uma síndrome depressiva associada a sintomas de insuficiência ou negação (sintomas cotardianos).

Delírio de abandono

Crença de que será abandonado pela família ou deixado em asilo. Como no caso anterior, pode constituir parte de uma síndrome depressiva associada a sintomas de insuficiência ou negação (sintomas cotardianos).

Crença de que a casa onde vive não é sua verdadeira residência

Representa um dos sintomas mais frequentes na DA, principalmente em fases mais adiantadas da doença. Em alguns casos, suscita reações de inquietação do paciente, que deseja abandonar a casa, faz suas malas e se despede dos parentes, que tentam impedi-lo, quando então podem surgir atos de violência de ambas as partes. Esse sintoma responde muito bem ao uso de anticolinesterásicos (observação pessoal dos autores).

Hóspedes fantasmas

Representa um sintoma frequente na DA, principalmente em fases mais adiantadas da doença. Constitui uma crença ou alucinação de que hóspedes estranhos, que não são bem-vindos, estão morando na casa do paciente. Responde a intervenções não farmacológicas, mas, em alguns casos, devido ao estresse gerado, o uso de antipsicóticos atípicos de baixa potência pode ser necessário para sua correção.

Esse sintoma pode vir associado ao sinal do espelho, uma vez que é reconhecida a existência de outra pessoa na imagem refletida.

Delírio de roubo

Crença de que seus pertences estão sendo roubados, quando, na realidade, na maioria dos casos, o paciente os guardou ou escondeu em algum local e depois não recorda (pelo distúrbio de memória) onde os deixou, preenchendo tal lacuna de memória dirigindo a culpa a alguém próximo. Como em um delírio, não se consegue demover a crença rígida do paciente, que parece apresentar convicção plena de que foi lesado.

Delirium (confusão mental)

O *delirium* (ou confusão mental) pode ocorrer na DA, ainda que, no momento do diagnóstico desta, o primeiro não possa figurar no quadro clínico, pois, nesse caso, o diagnóstico de DA seria impedido pelos critérios diagnósticos vigentes. Essa exigência, porém, nada tem a ver com a comorbidade entre as duas condições médicas em inúmeras situações clínicas. Mais do que isso, pacientes com DA estão mais vulneráveis ao *delirium* do que idosos sem demência.

As principais características do *delirium* são mostradas no Quadro 20.3. Não é necessário que todas as características listadas estejam presentes para que seja realizado seu diagnóstico.

A fenomenologia do *delirium* tem sido descrita de acordo com a presença de sintomas psicomotores e comportamentais distribuídos em três diferentes subtipos clínicos (Camus et al., 2000a):

Quadro 20.3
CARACTERÍSTICAS DO *DELIRIUM*

- Alteração da concentração, da atenção; distúrbios cognitivos (critérios A e B da CID-10)
- Flutuação da sintomatologia (critério E da CID-10)
- Alteração do ciclo sono-vigília (critério D da CID-10)
- Distúrbios emocionais (critério E da CID-10)
- Hiper-reatividade
- Hiperatividade motora
- Hostilidade, agressividade
- Estereotipias motoras
- Distúrbio da sensopercepção (ilusões, alucinações)
- Ideias delirantes
- Hiporreatividade
- Lentificação motora
- Redução da fluência verbal
- Hipomimia
- Perplexidade
- Discurso incoerente
- Pode existir ou não febre e outros sinais neurovegetativos (taquicardia, sudorese, aumento de pressão arterial, tremores, taquipneia)

CID-10 = *Classificação internacional de doenças e problemas relacionados à saúde.*

- Hiperativo/hiperalerta
- Hipoativo/hipoalerta
- Misto

Parecem existir algumas particularidades clínicas relacionadas a cada um dos subtipos (Camus et al., 2000a). Assim, o subtipo hiperativo parece estar associado a menores taxas de mortalidade durante a hospitalização e seis meses depois desta, bem como a uma evolução mais favorável. A encefalopatia hepática parece manifestar-se mais na forma de *delirium* hipoativo.

O diagnóstico do *delirium* é feito clinicamente e com o auxílio do EEG, que irá demonstrar lentificação difusa do traçado eletroencefalográfico de base (informação particularmente útil nos casos em que o *delirium* surge na DA, pois sabe-se que tais alterações não podem ser justificadas apenas pela demência). O laboratório e os exames de neuroimagem auxiliarão no diagnóstico da etiologia subjacente ao *delirium*.

O início do *delirium* é rápido, e sua duração geralmente é breve. Constitui sempre a manifestação de um distúrbio orgânico relacionado a doenças neurológicas ou outras condições médicas gerais. Representa situação de urgência por colocar em risco a vida do paciente e, por isso, demanda condutas rápidas no sentido do esclarecimento etiológico e da conduta terapêutica associada a ele (Caixeta, 2004).

É interessante notar que ambas as situações (DA e *delirium*) parecem responder bem ao uso de anticolinesterásicos. A fisiopatologia mais aceita do *delirium* está relacionada ao sistema colinérgico e à deficiência de acetilcolina (Camus et al., 2000b), explicação parecida com a hipótese colinérgica da DA.

ALGUMAS OBSERVAÇÕES IMPORTANTES

Alguns aspectos relevantes merecem ser lembrados no que se refere às alterações psiquiátricas na DA:

- Diferentes alterações de comportamento podem emergir e desaparecer em diferentes estágios da demência. Como exemplo, os sintomas depressivos e psicóticos costumam surgir nos estágios iniciais ou intermediários da demência, mas desaparecem nos mais avançados, enquanto o mutismo acinético e a agressividade aparecem nos estágios mais terminais. A tendência a andar a esmo e a desinibição sexual podem surgir em qualquer fase da demência, porém, em geral, estão ausentes nos estágios mais terminais.
- Dromomania ou "compulsão para andar a esmo" (*wandering*, em inglês) podem ocorrer em até 65% dos pacientes, e evidentemente estão relacionadas a agitação. Ainda analisando a agitação, casos extremos que envolveram agressividade física estiveram presentes em até 20% dos pacientes, em especial nos estágios moderados e avançados de DA.
- O diagnóstico diferencial de agitação ou apatia com quadro de *delirium*, no qual, em um contexto de oscilação do nível de consciência, o paciente pode apresentar inquietude decorrente da forma "hipercinética" do *delirium* ou lentificação/apatia na forma hipocinética. Cabe ao clínico apresentar perspicácia e, evidentemente, seguimento bem próximo dos casos, já que se trata de doença especialmente complexa.

- Algumas formas de demência associam-se com mais frequência a alterações de comportamento do que outras. Assim, são muito comuns e mais frequentes na DFT, na DCL, em alguns subtipos da DA e na variante frontal da DV do que na demência semântica, na DV com comprometimento mais posterior ou na afasia progressiva primária.
- Outro aspecto importante diz respeito à fidedignidade dos relatos de sinais ou sintomas psiquiátricos por parte dos próprios pacientes ou dos cuidadores. Houve discrepância entre os relatos destes últimos e a própria observação de médicos bem treinados para a verificação desses sinais.

REFERÊNCIAS

Ajuriaguerra J, Strejilevitch M, Tissot R. A propos de quelques conduites devant le miroir de sujets atteints de syndromes démentiels du grand âge. Neuropsychologia. 1963;1:59-73.

Alexopoulos GS, Meyers BS, Young RC, Campbell S, Silbersweig D, Charlson M. Vascular depression hypothesis. Arch Gen Psychiatry. 1997;54(10):915-22.

Alzheimer A. Üeber eine eigenartige erkrankung der hirnrinde. Allgeimene Zeitschrift für Psychiatrie. 1907;74:146-8.

American Psychiatric Association. Textbook of geriatric neuropsychiatry. Washington: APA; 1997.

Burns A, Jacoby R, Levy R. Psychiatric phenomena in alzheimer's disease. II: disorders of perception. Br J_Psychiatry. 1990;157:76-81,92-4.

Caixeta L. Demências. São Paulo: Lemos; 2004.

Caixeta L. Diógenes, população de rua, luta antimanicomial e cinismo. Rev Bras Psiquiatr. 2007;29(1):91.

Caixeta L. Neurobiologia e fenomenologia dos distúrbios da auto-consciência na demência frontotemporal e na doença de Alzheimer [tese]. São Paulo: Universidade de São Paulo; 2000.

Caixeta L. Quais as principais alterações de comportamento nas demências? Rev Compacta. 2001;1(6):18-20.

Caixeta L. Tratado de neurologia cognitiva e comportamental, neuropsiquiatria e neuropsicologia. São Paulo: Atheneu; 2011.

Camus V, Burtin B, Simeone I, Schwed P, Gonthier R, Dubos G. Factor analysis supports the evidence of existing hyperactive and hypoactive subtypes of delirium. Int J Geriatr Psychiatry. 2000a;15(4):313-6.

Camus V, Gonthier R, Dubos G, Schwed P. Etiologic and outcome profiles in hypoactive and hyperactive subtypes of delirium. J Geriatr Psychiatry Neurol. 2000b;13(1):38-42.

Craig D, Mirakhur A, Hart DJ, McIlroy SP, Passmore AP. A cross-sectional study of neuropsychiatric symptoms in 435 patients with Alzheimer's disease. Am J Geriatr Psychiatry. 2005;13(6):460-8.

Cummings JL. The neuropsychiatry of Alzheimer's disease and related disorders. London: Martin Dunitz; 2003.

Cummings JL, Diaz C, Levy M, Binetti G, Litvan I. Neuropsychiatric syndromes in neurodegenerative diseases: frequency and significance. Semin Clin Neuropsychiatry. 1996;1(4):241-7.

Drevets WC, Rubin EH. Psychotic symptoms and the longitudinal course of senile dementia of the alzheimer type. Biol Psychiatry. 1989;25(1):39-48.

García-Alberca JM, Lara Muñoz JP, Berthier Torres M. Neuropsychiatric and behavioral symptomatology in Alzheimer disease. Actas Esp Psiquiatr. 2010;38(4):212-22.

Holtzer R, Scarmeas N, Wegesin DJ, Albert M, Brandt J, Dubois B, et al. Depressive symptoms in alzheimer's disease: natural course and temporal relation to function and cognitive status. J Am Geriatr Soc. 2005;53(12):2083-9.

Lhermitte F. Human autonomy and the frontal lobes. Part II: Patient behavior in complex and social situations: the "environmental dependency syndrome. Ann Neurol. 1986;19(4):335-43.

Lyketsos CG, Stenberg M, Tschanz JT, Norton MC, Steffens DC, Breitner JCS. Mental and behavioral disturbances in dementia: findings from the Cache Country Study on memory in aging. Am J Psychiatry. 2000;157(5):708-14.

Mesulam MM. Principles of behavioral neurology. Oxford: Oxford University; 2000.

Molchan SE, Martinez RA, Lawlor BA, Grafman JH, Sunderland T. Reflections of the self: atypical misidentification and delusional syndromes in two patients with Alzheimer's disease. Br J Psychiatry. 1990;157:605-8.

Olin JT, Katz IR, Meyers BS, Schneider LS, Lebowitz BD. Provisional diagnostic criteria for depression of Alzheimer disease. Am J Geriatr Psychiatry. 2002;10(2):129-41.

Rubin EH, Drevets WC, Burke WJ. The nature of psychotic symptoms in senile dementia of the Alzheimer type. J Geriatr Psychiatry Neurol. 1988;1(1):16-20.

Skogseth R, Mulugeta E, Jones E, Ballard C, Rongve A, Nore S, et al. Neuropsychiatric correlates of cerebrospinal fluid biomarkers in Alzheimer's disease. Dement Geriatr Cogn Disord. 2008;25(6):559-63.

Sweet RA, Bennett DA, Graff-Radford NR, Mayeux R. Assessment and familial aggregation of psychosis in Alzheimer's disease from the National Institute on Aging Late Onset Alzheimer's Disease Family Study. Brain. 2010;133(Pt 4): 1155-62.

Weiner MF, Koss E, Wild KV, Folks DG, Tariot P, Luszczynska H, et al. Measures of psychiatric symptoms in Alzheimer patients: a review. Alzheimer Dis Assoc Disord. 1996;10(1):20-30.

LEITURAS RECOMEDADAS

Calne DB. Neurodegenerative diseases. Philadelphia: W.B. Saunders; 1994.

Kapur N, Coughlan AK. Confabulation And Frontal Lobe Dysfunction. J Neurol Neurosurg Psychiatry. 1980;43(5): 461-3.

Larson EB, Kubull WA, Katzman RL. Cognitive impairment: dementia and alzheimer's disease. Ann Rev Public Health. 1992;13:431-49.

Stuss DT, Alexander MP, Lieberman A, Levine H. An extraordinary form of confabulation. Neurology. 1978;28(11):1166-72.

CAPÍTULO **21**

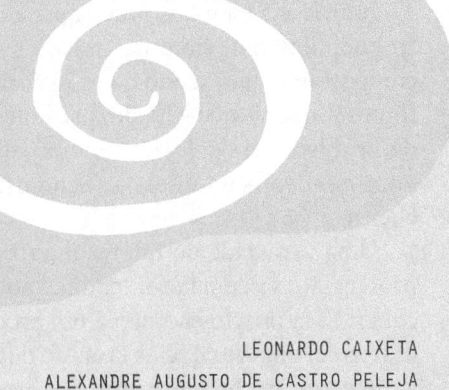

DEMÊNCIA DE ALZHEIMER GRAVE – DIAGNÓSTICO E MANEJO TERAPÊUTICO

LEONARDO CAIXETA
ALEXANDRE AUGUSTO DE CASTRO PELEJA
DANIELLY BANDEIRA LOPES

O espectro clínico da doença de Alzheimer (DA) reside em um *continuum*, no qual os sinais iniciais são muitas vezes difíceis de detectar (em razão de sua sutileza e confusão com o envelhecimento normal) e os sintomas tardios são óbvios e complexos, frequentemente semelhantes aos sintomas terminais de várias outras demências, e, portanto, sem muito valor diagnóstico. A doença grave pode ser reconhecida quando um indivíduo necessita de cuidados em tempo integral e ajuda em atividades diárias, como tomar banho, vestir-se e ir ao banheiro (Schmitt; Wichems, 2006).

Diferentemente dos prejuízos cognitivos que dominam os estágios iniciais da DA, os pacientes nos estágios graves são acometidos por déficits múltiplos e heterogêneos, complicando o quadro clínico. Esses pacientes têm uma pontuação em geral menor do que 10 no Miniexame do Estado Mental (MEEM).

A progressão da doença varia entre indivíduos, e declínios nas pontuações cognitivas nem sempre se correlacionam com prejuízo funcional. Larson e colaboradores (2004) conduziram um estudo prospectivo entre 1987 e 1996 para determinar os fatores que interferem na progressão da DA. Eles encontraram que idade acima de 85 anos, distúrbios da marcha, perambulação errante (*wandering*) e comorbidades (como diabetes e insuficiência cardíaca) estavam relacionados com sobrevivência significativamente curta dos pacientes.

A média de sobrevivência a partir do diagnóstico de DA é de aproximadamente nove anos (variação de 1 a 16 anos), sendo que um terço desse tempo é gasto no estágio grave (Jost; Grossberg, 1995). O *Estudo canadense sobre saúde e envelhecimento* estimou que 50% dos participantes com DA estavam nos estágios moderado para grave da doença, no período do diagnóstico (Canadian..., 1994).

Devido ao inevitável declínio do paciente com DA, os clínicos são confrontados não só com o desafio de determinar o regime de tratamento apropriado, mas também com a responsabilidade de uma comunicação efetiva e realista com o paciente e/ou cuidador sobre as expectativas do tratamento em curto e longo prazo.

Por causa de sua total dependência em relação aos outros, os pacientes com DA grave requerem muito mais tempo dos cuidadores se comparados aos pacientes que apresentam demência mais leve. A sobrecarga e o estresse aumentado nos cuidadores com frequência levam à decisão de cuidados institucionais para o paciente. A longo prazo, nas instituições de cuidados, aproximadamente 90% dos residentes terão demência moderada a grave (Canadian..., 1994).

A maioria dos guias para os cuidados do paciente com DA enfoca os estágios leves a moderados. As ferramentas e os tratamentos que são aplicáveis para os estágios iniciais da doença podem não ser tão úteis no estágio grave. Os guias existentes não avaliam as terapias farmacológicas e não farmacológicas para melhorar a função cognitiva no estágio grave. Por causa da prevalência da DA grave, do sofrimento dos pacientes e de suas famílias e da sobrecarga para a sociedade, a *Terceira Conferência Canadense sobre o Diagnóstico e Tratamento de Demência* desenvolveu recomendações específicas para o manejo da DA grave (Patterson et al., 1999), muitas das quais serão tratadas neste capítulo.

■ AVALIAÇÃO E ABORDAGEM GERAL NO MANEJO TERAPÊUTICO

Manifestações clínicas iniciais da DA podem se apresentar como perda de memória, deterioração das funções executivas, retraimento social e prejuízo progressivo da linguagem e da comunicação. Pacientes com DA grave requerem monitoração contínua por profissionais da saúde, pois, com a progressão da doença para o estágio grave, se tornam mais frágeis fisicamente e sua condição pode mudar de forma muito rápida.

Indivíduos com DA grave apresentam, frequentemente, sintomas psicológicos e comportamentais, sendo que a maioria das fontes concorda que 90% dos pacientes irão desenvolver vários desses sintomas em algum momento da doença (Schmitt; Wichems, 2006).

Uma variedade de fatores interfere na progressão da demência, modificando seu curso. Essa progressão não é um processo uniforme, uma vez que as taxas de declínio variam muito e há um espectro enorme de incapacidades, que dependem do estágio de gravidade da doença.

A piora do prejuízo cognitivo é acompanhada por déficit funcional progressivo, além da perda paulatina das habilidades motoras. O ritmo de declínio cognitivo e funcional, assim como a duração da doença e a sobrevivência dos pacientes, não são uniformes. Eles dependem da etiologia da demência, das comorbidades do paciente e da qualidade do cuidado fornecido pela equipe de saúde e pelos cuidadores.

Os fatores associados com uma sobrevida mais curta são: sexo masculino, baixa pontuação no MEEM durante a avaliação inicial, maior incapacidade funcional, presença de sinais extrapiramidais ou história de quedas, doença arterial coronariana, eventos vasculares e incontinência urinária. O rápido declínio cognitivo, definido pela perda de 5 ou mais pontos no MEEM durante um ano de seguimento, também foi associado a menor sobrevivência (Herrmann; Gauthier, 2008).

O médico de família deve considerar marcar visitas pelo menos a cada quatro meses, ou a cada três meses se for usada farmacoterapia. A monitoração deve envolver a avaliação da cognição, da funcionalidade, do comportamento e dos estados médico e nutricional dos pacientes. Outras questões importantes devem ser abordadas: a segurança do paciente, com avaliações para determinar o risco de quedas e a realização de mudanças necessárias na casa; o acesso a serviço de suporte comunitário; e, eventualmente, a decisão a respeito de cuidado institucional (Herrmann; Gauthier, 2008). Durante as visitas, o profissional da saúde deve também assistir aos cuidadores a respeito de problemas físicos ou emocionais (Quadro 21.1).

Uma discussão franca e aberta com os cuidadores, com o objetivo de estabelecer metas realistas no manejo desse estágio da doença, deve ser realizada. Os principais objetivos são: maximizar a qualidade de vida do paciente, manter uma função ideal e providenciar o máximo de conforto. Estabelecer diretivas claras e um plano de como agir em uma emergência é recomendado. O manejo do paciente deve refletir suas vontades e expectativas antes do estágio grave da doença.

AVALIAÇÃO DO PACIENTE

Vários estudos longitudinais da DA foram usados como base para o desenvolvimento de sistemas de estadiamento (Schmitt; Wichems, 2006). Esses sistemas delineiam o curso da DA, proporcionando um meio pelo qual o paciente pode ser colocado em um *continuum* de declínio.

Uma variedade de ferramentas de estadiamento foi desenvolvida, pelo fato de múltiplos domínios serem afetados pela DA. Algumas dessas ferramentas avaliam a cognição, enquanto outras abordam a gravidade global ou enfocam o estado funcional.

Ensaios clínicos sobre a DA utilizam ferramentas de estadiamento nos critérios de inclusão, visando definir a gravidade da população de pacientes a ser estudada. As ferramentas em geral usadas nos ensaios clínicos de DA incluem: o MEEM (provavelmente a ferramenta de avaliação cognitiva mais utilizada no mundo), empregado tanto na prática clínica quanto em ensaios clínicos; a Escala de Avaliação Clínica de Demência (Clinical Dementia Rating Scale – CDR); a Escala de Deterioração Global (Global Deterioration Scale – GDS); e a Escala de Avaliação e Estadiamento Funcional (Functional Assessment Staging Scale – FAST). Descrições breves da utilidade e das limitações de cada uma dessas ferramentas estão disponíveis no Quadro 21.2.

Quadro 21.1
ABORDAGEM GERAL PARA O MANEJO DOS PACIENTES COM DOENÇA DE ALZHEIMER GRAVE

Os pacientes devem ser monitorados constantemente por profissionais da saúde pelo menos a cada quatro meses, ou pelo menos a cada três meses se for usada farmacoterapia (recomendação grau C, evidência nível 3).

O monitoramento deve envolver a avaliação da cognição, da função, do comportamento e dos estados médico e nutricional do paciente, assim como a saúde e a segurança do cuidador (recomendação grau B, evidência nível 3).

Os objetivos do manejo são: melhorar a qualidade de vida de pacientes e cuidadores, manter função ideal e providenciar conforto máximo (recomendação grau B, evidência nível 3).

O manejo médico inclui tratar condições médicas intercorrentes (p. ex., infecções, sintomas parkinsonianos, convulsões, úlceras por pressão), atenuar a dor, melhorar o estado nutricional e otimizar funções sensoriais (recomendação grau B, evidência nível 3).

Quadro 21.2
FERRAMENTAS DE ESTADIAMENTO NA DEMÊNCIA

FERRAMENTA DE ESTADIAMENTO	DOMÍNIOS AVALIADOS	INTERVALO DE PONTUAÇÃO	ADMINISTRAÇÃO	COMENTÁRIOS
Miniexame do Estado Mental (MEEM)	Cognição: avalia brevemente orientação, memória, atenção, recordação, linguagem e práxis de construção	30 pontos; a partir do normal (30) até prejuízo grave (0)	Clínico para o paciente	O MEEM é uma avaliação da função cognitiva empregada tanto na prática clínica como em ensaios clínicos. A pontuação pode ser afetada por vários fatores, incluindo educação, conhecimento cultural e grau de instrução. Menos sensível aos sinais iniciais de declínio cognitivo; efeito piso em pacientes graves.
Escala de Avaliação Clínica de Demência (Clinical Dementia Rating Scale – CDR e CDR-Soma das caixas)	Estado global: pontua 6 domínios (memória, orientação, julgamento e solução de problemas, assuntos da comunidade, lar/atividades de lazer e cuidados pessoais) com base em uma entrevista semiestruturada com paciente e cuidador	5 pontos em escala ordinal, variando de 0 = sem prejuízo; 0,5 = prejuízo leve ou questionável; prejuízo leve, moderado e grave são pontuados como 1, 2 e 3, respectivamente	Clínico para paciente e cuidador	O CDR rastreia melhor os estágios iniciais da DA; tem validade de autópsia e é usado principalmente por clínicos-escola para acompanhar pacientes ao longo do tempo. Em ensaios clínicos, o CDR também é usado como uma pontuação numérica mais quantitativa de soma das caixas dos resultados. Nesse caso, cada domínio é pontuado de 0 a 3, e as avaliações de cada domínio são somadas, produzindo um espectro de pontuação de soma das caixas que varia de 0 a 18.
Escala de Deterioração Global (Global Deterioration Scale – GDS)	Estado global: clínicos com acesso a todas as fontes de informação pertinentes ao paciente avaliam o declínio cognitivo, funcional e	Descrições clínicas detalham sete níveis potenciais de gravidade da DA, variando de normal (1)	Clínico para paciente e cuidador	O GDS é utilizado em pesquisa clínica, sendo limitado nos detalhes que fornece em relação a pacientes mais graves.

↑

Quadro 21.2 (continuação)
FERRAMENTAS DE ESTADIAMENTO NA DEMÊNCIA

FERRAMENTA DE ESTADIAMENTO	DOMÍNIOS AVALIADOS	INTERVALO DE PONTUAÇÃO	ADMINISTRAÇÃO	COMENTÁRIOS
	comportamental progressivo e classificam o paciente em um dos sete níveis de gravidade com base na descrição clínica fornecida para cada estágio	até demência grave (7)		
Escala de Avaliação e Estadiamento Funcional (Functional Assessment Staging Scale – FAST)	Função: avaliar a habilidade de pacientes realizarem as atividades básicas e instrumentais da vida diária (AVDs)	O FAST é também dividido em sete estágios maiores, variando de normal (1) até demência grave (7); entretanto, esses estágios são delineados pela habilidade do paciente em realizar as AVDs	Clínico para paciente e cuidador	Como o GDS, o FAST é dividido em sete estágios maiores. Os estágios 6 e 7 são subdivididos em 11 estágios, assim estendendo a utilidade do GDS, com mais detalhes na DA grave.

A definição ideal de DA moderada e grave englobaria os domínios da cognição, da função, do comportamento e do estado global, bem como a sobrecarga para o cuidador. Entretanto, a natureza heterogênea dos sintomas associados à DA, somada às limitações inerentes às ferramentas de estadiamento (p. ex., variabilidade, efeito teto e solo), concorre contra uma definição mais objetiva de estágios distintos na progressão da doença. Apesar dos desafios citados, são usadas várias definições operacionais da progressão da DA, utilizando ferramentas de estadiamento como marcadores da gravidade da doença (Quadro 21.3).

As escalas que foram desenvolvidas ou modificadas para o uso nos ensaios clínicos de DA moderada e grave incluem a Bateria de Prejuízo Grave (Severe Impairment Battery – SIB), Estudo Cooperativo da Doença de Alzheimer – Inventário das Atividades da Vida Diária (Alzheimer's Disease Cooperative Study – Activities of Daily Living Inventory, ADCS – ADL), as Atividades Instrumentais Modificadas da Vida Diária (AIVD +) (Modified Instrumental Activities of Daily Living – IADL +), Escala de Autocuidados Físicos Modificada (Modified Physical Self-maintenance Scale – PSMS+) e a Avaliação de Incapacidade na Demência (Disability Assessment in Dementia – DAD). Os detalhes de cada escala estão resumidos no Quadro 21.4.

O MEEM é recomendado como uma medida formal das funções cognitivas durante visitas de rotina. Embora tenha sido desenhado como uma ferramenta de rastreamento, o teste deve ser usado por ser familiar a muitos médicos, por sua fácil administração, pelo fato de ser requisitado por muitos formulários de medicamentos (para documentar sua pontuação como um critério para reembolso) e por sua capacidade de comparar as pontuações obtidas com resultados de ensaios de demência grave.

Na abordagem à demência grave, entretanto, existem preocupações com o uso do MEEM. O teste sofre do "efeito solo", tornando-se menos sensível a mudanças com o progredir da doença. Mais especificamente, enquanto a condição do paciente continua a se deteriorar, o MEEM pode não mais registrar mudanças clínicas significativas.

Uma escala diferente, como a Escala de Deterioração Global (Quadro 21.1), pode prover uma medida melhor da gravidade geral do quadro. A pontuação de 1 a 7 nessa escala é marcada após uma entrevista breve focada nas necessidades de cuidado do paciente, nas suas funções e no seu comportamento. Esse passo é seguido por um exame breve no estado cognitivo do paciente. A pontuação 1 sugere que não há problemas com as atividades da vida diária, enquanto a pontuação 7 indica declínio cognitivo grave, no qual o paciente mal pode conversar e não consegue andar de forma independente. Pacientes com DA grave têm pontuação de 6 ou 7 na Escala de Deterioração Global. Essa escala não é muito usada clinicamente, não foi completamente validada como uma medida de resultados ou como ferramenta de monitoramento para DA grave. Assim, seus limites não foram apreciados por completo (Reisberg, 2007).

Até que mais estudos ou outras ferramentas de monitoramento estejam disponíveis, recomenda-se que o MEEM e a Escala de Deterioração Global sejam usados em combinação para acompanhar a progressão da doença. O estadiamento da gravidade da DA por meio dessas ferramentas não necessariamente indica o curso da doença futura, mas ajuda o médico a compreender quais sintomas devem ser esperados.

Quadro 21.3
DEFINIÇÕES OPERACIONAIS DOS ESTÁGIOS DA DOENÇA DE ALZHEIMER

CATEGORIA OPERACIONAL	DA INCIPIENTE OU QUESTIONÁVEL	DA LEVE	DA MODERADA	DA GRAVE	DA MUITO GRAVE
MEEM estimado	25-30	18-24	12-18	≤12	< 5; frequentemente MEEM = 0
Atividades	AVDs essencialmente preservadas	AVDs começam a declinar	Perda progressiva das AVDs	Apesar das perdas, muitas atividades preservadas	Quase não realiza atividades
Comunicação	Comunicação preservada; prejuízo da memória pode ser percebido por outros	Dissolução de habilidades de linguagem expressiva e receptiva	Torna-se difícil se envolver em uma conversa	Comunicação com sucesso variável	Incapaz de se comunicar verbalmente; pode reter algumas palavras
Consciência	Consciência dos outros; consciente do déficit de memória	Consciente dos outros; capaz de interação	Consciente dos outros; capaz de interação	Consciente dos outros; capaz de interação	Não responde aos outros; ou simples consciência visual
Estágio CDR	0,5	1	2	3	4,5
Estágio GDS	3	4	5	6	7
FAST	2-3	4	5	6	7

AVDs = Atividades da Vida Diária; CDR = Clinical Dementia Rating; FAST = Functional Assessment Staging; GDS = Global Deterioration Scale; MEEM = Miniexame do Estado Mental.

Quadro 21.4
ESCALAS DE CLASSIFICAÇÃO USADAS NOS ENSAIOS DE DOENÇA DE ALZEIMER MODERADA E GRAVE

ESCALA DE CLASSIFICAÇÃO	DOMÍNIOS AVALIADOS	INTERVALO DE PONTUAÇÃO	ADMINISTRAÇÃO	COMENTÁRIOS
Bateria de Prejuízo Grave (Severe Impairment Battery [SIB])	Cognição: seis subescalas, incluindo atenção, orientação, linguagem, memória, percepção visual e construção; há também avaliações breves de habilidades sociais, práxis e resposta ao nome	A versão mais usada tem uma variação de 1 a 100: 63 ou menos é considerado prejuízo muito grande; pontuações maiores indicam menos prejuízo	Clínicos ou entrevistadores treinados para o paciente	Mede o funcionamento cognitivo em pacientes que são incapazes de completar testes de medidas neuropsicológicas existentes, como o MEEM e ADAS-cog. Os pacientes são pontuados pelo que sabem ou podem fazer, em vez de pelos erros que cometem. A pontuação permite crédito para respostas não verbais e parcialmente corretas, características importantes que permitem atribuir o grau de compreensão e o déficit de linguagem desses pacientes. O SIB foi incluído no protocolo instrumental do *Estudo cooperativo sobre a doença de Alzheimer (Alzheimer's disease cooperative study – ADCS)*; a validade, a confiabilidade e a sensibilidade do SIB para mudanças longitudinais foram estabelecidas.
Entrevista do Clínico – Impressão Baseada na Mudança mais a Participação do Cuidador	Estado global: quatro áreas do funcionamento do paciente, incluindo geral, cognitiva, comportamental e AVDs	Variação 1 a 7: 1 indica melhora acentuada; 4 não indica mudança; 7 indica piora acentuada	Clínico para paciente e cuidador (quando administrada sem a participação do	Há várias formas de CIBIC+. A versão NYU do CIBIC+ usa a escala usual de sete pontos, mas fornece orientações padronizadas para avaliar alterações. A grande variabilidade entre observadores do CIBIC+ e do CIBIC torna difícil comparar essas medidas em estudos sobre substâncias. ↑

Quadro 21.4 (continuação)
ESCALAS DE CLASSIFICAÇÃO USADAS NOS ENSAIOS DE DOENÇA DE ALZEIMER MODERADA E GRAVE

ESCALA DE CLASSIFICAÇÃO	DOMÍNIOS AVALIADOS	INTERVALO DE PONTUAÇÃO	ADMINISTRAÇÃO	COMENTÁRIOS
Clinician's Interview – Based Impression of Change Plus Caregiver Input (CIBIC +)			cuidador esta escala é chamada de CIBIC)	
Estudo Cooperativo da Doença de Alzheimer – Inventário das Atividades da Vida Diária; (Alzheimer's Disease Cooperative study – Activities of Daily living Inventory [ADCS – ADL])	Função: 19 AVDs demonstram ser apropriadas para avaliar pacientes com DA moderada para grave	0 a 54: pontuações mais baixas indicam mais prejuízo	Clínicos ou entrevistadores treinados para o cuidador ou informante	Esta é uma versão modificada do inventário ADCS-ADL desenvolvido para calcular o desempenho funcional de pacientes em relação a um largo espectro de gravidade da DA; 19 dos 24 itens originais foram preservados.
Atividades Instrumentais	Função: AVDs incluindo o uso de eletrodomésticos, manejo	4 a 30: pontuações mais baixas indicam menos prejuízo	Clínicos ou entrevistadores	A escala AIVD tem oito itens que avaliam essas habilidades perdidas na demência inicial. A ↑

Quadro 21.4 (continuação)
ESCALAS DE CLASSIFICAÇÃO USADAS NOS ENSAIOS DE DOENÇA DE ALZEIMER MODERADA E GRAVE

ESCALA DE CLASSIFICAÇÃO	DOMÍNIOS AVALIADOS	INTERVALO DE PONTUAÇÃO	ADMINISTRAÇÃO	COMENTÁRIOS
Modificadas da Vivência Diária (AIVD +) [Modified Instrumental Activities of Daily Living (IADL+)]	de cartas postais, habilidade de se locomover dentro e fora de casa, atividades de lazer/ *hobbies* e apreender situações ou explicações		treinados para o cuidador ou informante	versão modificada remove o item lavagem de roupa e adiciona itens mais aplicáveis à DA moderada a grave.
Escala de Automanutenção Física Modificada; [Modified Physical Self-maintenance Scale (PSMS+)]	Função: AVDs básicas e três itens importantes para a provisão de cuidado para pacientes graves (perda do reconhecimento do cuidador imediato, deambulação prejudicada e perambulação errante)	6 a 30: pontuações mais baixas indicam menos prejuízo	Clínicos ou entrevistadores treinados para o paciente ou informante	O PSMS é uma escala de seis itens que foi modificada para incluir três itens adicionais, que se acreditava serem importantes para o fornecimento de cuidado nas AVDs em pacientes com DA moderada para grave.
Avaliação de Incapacidade na Demência [Disability Assessment in Dementia (DAD)]	Função: iniciação, planejamento, organização e desempenho nas AVDs, AIVDs e atividades de lazer	0 a 100: pontuações mais baixas indicam mais prejuízo	Clínicos ou entrevistadores treinados para o paciente ou informante	O DAD foi especificamente desenvolvido para pacientes com DA.

Além de obter uma avaliação cognitiva do paciente, o médico deve perguntar ao cuidador sobre a habilidade do paciente de se comunicar de maneira efetiva, sua capacidade de reconhecer os membros da família, se ele se perde dentro de casa e se é necessária ajuda com as atividades da vida diária (p. ex., tomar banho, vestir-se e alimentar-se). Conhecer os hábitos intestinal e urinário do paciente é extremamente importante, porque a incontinência pode ser um fator crucial para o cuidador considerar a institucionalização.

Sintomas comportamentais e psicológicos de demência se tornam cada vez mais frequentes e graves nesse estágio. Ansiedade, alucinação, depressão, inquietação, agressão e agitação são sintomas prevalentes nos estágios finais da DA (Schmitt; Wichems, 2006). Esses sintomas costumam ser associados a sofrimento, tanto para o paciente como para o cuidador. Eles levam a preocupações sobre a segurança do paciente e do cuidador, influenciando a procura por cuidado institucional precoce.

Para monitorar a condição médica do paciente, os médicos devem ficar vigilantes para a detecção de complicações, incluindo infecções do trato respiratório e urinário, convulsões, úlceras por pressão e sintomas parkinsonianos. Cada vez mais, a dor é reconhecida como uma preocupação importante, provavelmente sendo pouco abordada e tratada em pacientes com DA. Garantir a otimização da audição e visão pode não somente melhorar a função, mas também apresentar benefícios comportamentais (Herrmann; Gauthier, 2008). Em complemento à avaliação médica, os profissionais da saúde devem monitorar o estado nutricional do paciente. Tratar a desnutrição com suplementos nutricionais pode ser necessário, embora muitos pacientes possam simplesmente requerer maior ajuda na hora da alimentação.

O suporte da marcha com andadores e bengalas deve ser implementado, pois são características comuns da demência grave a progressiva instabilidade da marcha, as quedas e sintomas parkinsonianos.

Uma revisão dos potenciais causadores de queda em casa deve ser considerada. Foram desenvolvidas ferramentas para a abordagem dos riscos de queda do paciente, que incluem: documentar a presença de quedas prévias, polifarmácia, história de acidentes vasculares encefálicos (AVEs) ou parkinsonismo, relato de problemas com equilíbrio, assim como a abordagem da dificuldade do paciente de levantar-se de uma cadeira sem o uso dos braços (o teste "levantar e ir") (Herrmann; Gauthier, 2008). Uma avaliação da casa do paciente pode resultar na remoção de tapetes, na instalação de corrimões e barras de segurança nos banheiros e no uso de trancas especiais e alarmes para prevenir a perambulação imotivada. Terapeutas ocupacionais podem aplicar essas mudanças para aumentar a segurança do paciente.

ABORDAGEM DO ESTRESSE DOS CUIDADORES

Os profissionais da saúde devem avaliar o grau de estresse apresentado pelos cuidadores como parte do monitoramento regular. A sobrecarga de cuidar constantemente dos pacientes pode ter significativas consequências psiquiátricas, como depressão, sentimento de desesperança e ansiedade; consequências físicas, como perda do sono, do apetite, da energia e dor; consequências sociais, como isolamento pela impossibilidade de passar tempo com amigos ou família ou de exercer outras atividades prazerosas;

e consequências financeiras, por causa do custo direto de cuidar do paciente, assim como pela perda de renda (Herrmann; Gauthier, 2008).

Se algum problema surgir durante a avaliação, o cuidador deve ser direcionado para serviços de suporte na comunidade. A educação sobre características comuns da demência grave pode promover algum alívio para amigos e familiares. Os cuidadores devem ser orientados por material educacional de entidades especializadas, como a Associação Brasileira de Alzheimer (Abraz). Os sintomas depressivos devem ser identificados nos cuidadores, e o médico deve investigar o risco de suicídio. Se presente, uma ação imediata deve ser tomada para garantir que o risco de lesão seja abordado por um médico treinado. Se não há risco de suicídio, os cuidadores podem ser direcionados para programas de suporte (aconselhamento individual, familiar e de grupo), que apresentam benefícios em longo prazo (Mittelman et al., 2004). Mais detalhes a respeito do estresse dos cuidadores podem ser vistos no Capítulo 16 desta obra.

CONSIDERAÇÃO DA INSTITUCIONALIZAÇÃO

Estima-se que mais de metade dos pacientes residentes na comunidade diagnosticados com DA estejam nos estágios moderado a grave da doença, e que aproximadamente 90% dos pacientes institucionalizados com DA foram classificados como moderados ou graves (Canadian..., 1994). Muitos desses pacientes com DA grave demandam cuidado institucional em tempo integral (Herrmann; Gauthier, 2008).

Discutir as vantagens e desvantagens do cuidado institucional com os cuidadores é sempre um desafio. Considerar o que o paciente expressou previamente, quando lúcido, é essencial. Entretanto, os cuidadores sempre se sentem constrangidos por comentários feitos anos antes, acreditando que o paciente não deve aceitar o cuidado institucional sobre nenhuma circunstância. Pode ajudar lembrar aos cuidadores que os comentários iniciais eram feitos sem a total apreciação da circunstância atual e também que as expectativas sempre mudam com a doença crônica. Circunstâncias que não seriam toleradas quando saudáveis são aceitas, uma vez que a pessoa vivencia a condição específica por um período longo. A aceitação do paciente das suas impossibilidades é prejudicada por seus sentimentos de dependência ou de sentir-se um fardo para os cuidadores.

As vantagens de uma instituição de cuidado em longo prazo devem ser enfatizadas. Elas incluem: ambiente estruturado, rotina, potencial para estimulação aumentada e avaliação de cuidados médicos e de enfermagem. Os cuidadores, com frequência, hesitam ante a decisão, sendo apoderados por sentimento de culpa. Isso pode ser útil para envolver os membros da família e outros profissionais de confiança, assim como para providenciar apoio emocional antes, durante e, mais importante, após a decisão de mover o paciente para uma instituição de cuidado de longo prazo.

O Brasil, infelizmente, não conta com estrutura adequada e minimamente decente para atender a essa demanda crescente; portanto, deve-se avaliar com muita cautela a instituição que a família está contemplando, analisando sua real capacidade nos cuidados para esse tipo de doença. As instituições particulares em geral são caras, até mesmo porque os gastos nos cuidados com pacientes com demência são altos.

PRINCÍPIOS DO TRATAMENTO

Mesmo no estágio grave da demência, há intervenções que podem amenizar o impacto da doença para pacientes e seus cuidadores. Alguns princípios fundamentais podem ser úteis no manejo de pacientes com DA grave (Morillo; Suemoto, 2010; Tariot, 1999):

- **O diagnóstico importa**: a avaliação inicial deve sempre ser abrangente, mesmo quando realizada no estágio grave da doença. Quando e como os sintomas apareceram? Qual é o padrão das alterações comportamentais, cognitivas e funcionais? Qual foi a resposta prévia à terapia? Qual é o diagnóstico específico da demência? A resposta a essas perguntas influencia o manejo do paciente.

- **A incapacidade apresentada pelo paciente é multifatorial**: as comorbidades clínicas, os déficits sensoriais, os efeitos colaterais de medicamentos, os estressores ambientais, as variáveis dos cuidadores e a etiologia do declínio cognitivo agem conjuntamente no déficit cognitivo, funcional e comportamental da demência.

- **Pacientes com demência apresentam habilidades residuais**: é comum ignorar que as funções que estão preservadas são tão importantes como aquelas que foram perdidas. Estão preservadas as habilidades de caminhar, alimentar-se de forma independente ou responder a estímulo social? Um plano de cuidado deve ser implementado para que a autonomia e a qualidade de vida do paciente possam ser otimizadas.

- **Algo pode ser feito**: sabe-se que intervenções relativamente simples podem ter um grande impacto sobre os sintomas e a funcionalidade do paciente. Diminuir a dose de uma medicação ou alterar o horário de sua administração, por exemplo, pode amenizar sintomas cognitivos e comportamentais. Identificar essas oportunidades é parte do cuidado do paciente com demência grave.

- **Emoções e necessidades do paciente não devem ser negligenciadas**: mesmo nos estágios graves da demência, a habilidade de comunicação e compreensão de emoções frequentemente é mantida, um fenômeno conhecido como preservação afetiva. Reforçar o estado emocional do paciente e de seus familiares pode facilitar a adesão ao tratamento.

- **O paciente e a família são uma unidade**: a família é uma fonte de informação valiosa sobre a história da saúde, a personalidade e as características do paciente. Além disso, ela tem um papel fundamental em monitorar e implementar a intervenção planejada.

MANEJO DOS SINTOMAS COMPORTAMENTAIS E PSICOLÓGICOS NA DOENÇA DE ALZHEIMER GRAVE

Quando comportamentos como agitação, agressividade e psicose surgem ou pioram, é importante procurar a causa. Esses comportamentos podem estar ligados com a piora da doença neurodegenerativa de base. Eles podem também acompanhar um *delirium* causado por alguma condição médica intercorrente (p. ex., infecção, eventos vasculares ou dor) ou ser secundários aos efeitos de uma nova medicação e, portanto, iatrogênicos (Lanctôt et al., 2000). O exame físico e uma revisão dos medicamentos devem ser realizados com atenção para anticolinérgicos. Investigações laboratoriais para excluir causas comuns de *delirium* incluem: hemograma, ionograma, glicemia de jejum e uranálise com cultura e radiografia de tórax.

Para uma visualização mais rápida de como se estrutura o manejo dos sintomas comportamentais e psicológicos, pode-se recorrer à Figura 21.1.

INTERVENÇÕES NÃO FARMACOLÓGICAS

Abordagens não farmacológicas devem ser consideradas antes das farmacológicas (Quadro 21.5). Embora estudos sobre intervenções não farmacológicas raramente envolvam apenas pacientes com DA grave, muitos tratamentos foram examinados na

---

Quadro 21.5
MANEJO DOS SINTOMAS COMPORTAMENTAIS E PSICOLÓGICOS ASSOCIADOS À DOENÇA DE ALZHEIMER GRAVE

Intervenções não farmacológicas devem ser iniciadas primeiro. As abordagens que podem ser úteis para a DA grave incluem: manejo comportamental para depressão; programas educacionais para cuidadores e profissionais da saúde, com o objetivo de ensinar a reconhecer problemas comportamentais e técnicas de modificação do comportamento; musicoterapia e estimulação multissensorial controlada (*snoezelen*) podem ser úteis durante as sessões de tratamento (os benefícios a longo prazo não foram demonstrados) (recomendação grau B, evidência nível 1).

Terapias farmacológicas devem ser iniciadas concomitantemente às intervenções não farmacológicas na presença de depressão grave, psicoses ou agressão que possam colocar o paciente ou outros em perigo (recomendação grau B, evidência nível 3).

Terapias farmacológicas para sintomas comportamentais e psicológicos devem ser iniciadas com doses menores, tituladas lentamente e monitoradas, visando garantir a efetividade e a segurança do tratamento (recomendação grau B, evidência nível 3).

Tentativas de diminuir e retirar medicações para sintomas comportamentais e psicológicos, depois de um período de três meses de estabilidade comportamental, devem ocorrer de forma padronizada (recomendação grau A, evidência nível 1).

Risperidona e olanzapina podem ser usadas para agitação, agressão e psicoses graves. O benefício potencial de todos os agentes antipsicóticos deve ser medido em relação aos riscos potenciais, como eventos cerebrovasculares e óbito (recomendação grau A, evidência nível 1).

Não há evidências suficientes para recomendar a favor ou contra o uso de trazodona no manejo de pacientes agitados sem psicoses (recomendação grau C, evidência nível 3).

Benzodiazepínicos devem ser usados somente por períodos curtos, quando necessários (recomendação grau B, evidência nível 1).

DOENÇA DE ALZHEIMER | **325**

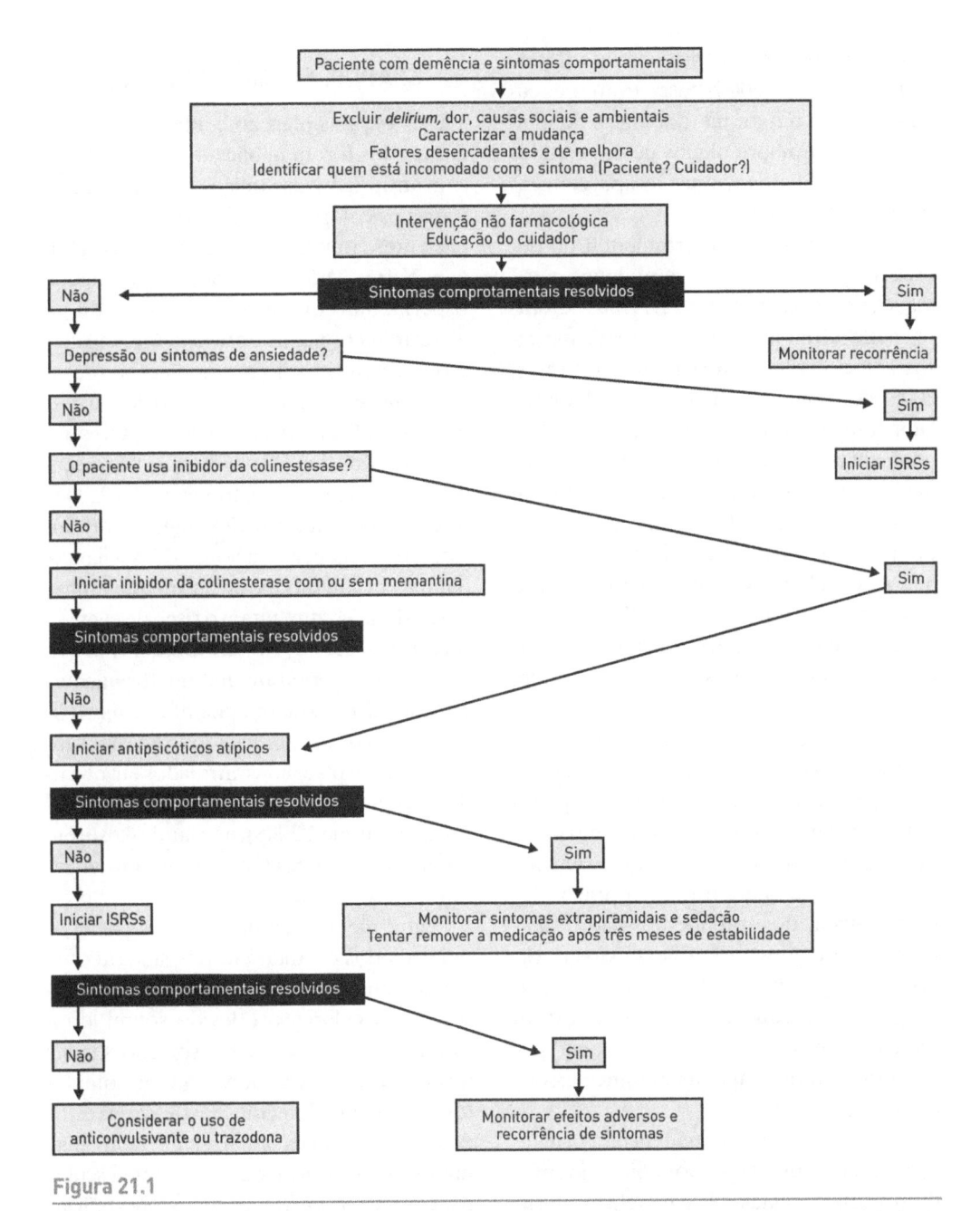

```
Paciente com demência e sintomas comportamentais
                          ↓
        Excluir delirium, dor, causas sociais e ambientais
                    Caracterizar a mudança
                Fatores desencadeantes e de melhora
       Identificar quem está incomodado com o sintoma (Paciente? Cuidador?)
                          ↓
              Intervenção não farmacológica
                    Educação do cuidador
                          ↓
   Não ←——— Sintomas comprotamentais resolvidos ———→ Sim
    ↓                                                  ↓
  Depressão ou sintomas de ansiedade? ———————→ Monitorar recorrência
    ↓                                                  ↓
   Não                                                Sim
    ↓                                                  ↓
  O paciente usa inibidor da colinestesase? ———→ Iniciar ISRSs
    ↓
   Não
    ↓
  Iniciar inibidor da colinesterase com ou sem memantina ———→ Sim
    ↓
  Sintomas comportamentais resolvidos
    ↓
   Não
    ↓
  Iniciar antipsicóticos atípicos
    ↓
  Sintomas comportamentais resolvidos
    ↓                                        ↘
   Não                                       Sim
    ↓                                         ↓
  Iniciar ISRSs              Monitorar sintomas extrapiramidais e sedação
                          Tentar remover a medicação após três meses de estabilidade
    ↓
  Sintomas comportamentais resolvidos
    ↓                                        ↘
   Não                                       Sim
    ↓                                         ↓
  Considerar o uso de              Monitorar efeitos adversos e
  anticonvulsivante ou trazodona   recorrência de sintomas
```

Figura 21.1
Algoritmo para o manejo de sintomas comportamentais e psicológicos em pacientes com demência grave. ISRSs = Inibidores seletivos da recaptação da serotonina.

Fonte: Sink, Holden e Yaffe (2005).

DA em geral. Revisões sistemáticas (Herrmann; Gauthier, 2008) suscitaram preocupações sobre o rigor metodológico de muitos ensaios, embora alguns desses estudos tenham abordado algumas terapias em ensaios randomizados.

O tratamento comportamental da depressão pode ser efetivo em alguns casos mais leves (Teri et al., 1997). A musicoterapia pode aliviar a agitação e a apatia em casos selecionados (Herrmann; Gauthier, 2008). A estimulação multissensorial controlada (também conhecida como *snoezelen*) pode ajudar com a apatia, e a terapia psicomotora pode aliviar a agitação também em casos selecionados. Programas de suporte e educação para profissionais da saúde e cuidadores também são válidos. Um benefício dos grupos de suporte e conselhos, como a Abraz, é que muitas estratégias criativas planejadas por cuidadores individuais podem ser compartilhadas.

Algumas intervenções não farmacológicas são amplamente válidas. Outras, entretanto (p. ex., *snoezelen*), são válidas apenas em certos centros terapêuticos, como parte de programas de cuidado diário, ou em instituições de cuidado em longo prazo. Somente alguns dos tratamentos não farmacológicos demonstraram benefícios duradouros (p. ex., manejo comportamental e programas de educação para cuidadores), enquanto outros (p. ex., musicoterapia) parecem ser efetivos apenas durante sessões de tratamento.

Apesar da falta de evidências fortes e consistentes em relação aos benefícios modestos e das dúvidas sobre benefícios duradouros, as intervenções não farmacológicas são recomendadas como terapias de primeira linha, dadas as preocupações de segurança associadas às terapias farmacológicas.

TERAPIAS FARMACOLÓGICAS

Vários ensaios placebo-controlados e randomizados foram publicados sobre terapia com antipsicóticos atípicos, para tratar sintomas psicológicos e comportamentais em pacientes com demência grave (Sink; Holden; Yaffe, 2005). Os estudos sugerem que risperidona (em uma dose de 1 mg/dia) e olanzapina (em uma dose de 5 a 10 mg/dia) são mais efetivas do que o placebo (desaconselha-se a primeira em razão de seu perfil de potente bloqueador dos receptores dopaminérgicos tipo D2 no *striatum*, provocando muitos sintomas extrapiramidais). Nos últimos anos, autoridades reguladoras, incluindo a Agência Nacional de Vigilância Sanitária (Anvisa), notificaram que ambas as substâncias aumentam o risco de eventos cerebrovasculares (Wooltorton, 2002, 2004). Elas também notaram que muitos agentes antipsicóticos podem aumentar a mortalidade, de acordo com achados e ensaios randomizados e placebo-controlados envolvendo pacientes idosos com demência (Herrmann; Gauthier, 2008), apesar de existirem limitações e críticas aos métodos empregados nessas pesquisas.

Uma metanálise dos ensaios placebo-controlados e randomizados sugeriu que, basicamente, o risco aumentado de eventos cerebrovasculares era devido sobretudo a eventos neurológicos não específicos, mais do que a eventos cerebrovasculares completos (Herrmann; Lanctôt, 2005). Vários estudos observacionais falharam em confirmar um risco maior de eventos cerebrovasculares completos entre pacientes que utilizaram antipsicóticos atípicos, quando comparados a pacientes que utilizaram antipsicóticos típicos (p. ex., haloperidol) ou a não tratados (Gill et al., 2005; Liperoti et al., 2005).

Uma metanálise de 15 ensaios randomizados e placebo-controlados, que avaliou pacientes dementes com sintomas comportamentais e psicológicos, concluiu que houve, com o uso de antipsicóticos atípicos, uma diferença absoluta de risco de 1% (*odds ratio* [OR] 0,01; 95% intervalo de confiança [IC] 0,004-0,02; p = 0,01) e um aumento global no risco de óbito (OR 1,54; 95% IC 1,06-2,23; p = 0,02), quando comparados com o placebo (Schneider; Dagerman; Insel, 2005). Esses achados são potencialmente preocupantes. Alternativas como o haloperidol podem ter um risco de morte que é comparável ao risco associado ao uso de antipsicótios atípicos, podendo esse risco ser ainda maior (Herrmann; Gauthier, 2008).

No estudo *Ensaios clínicos com antipsicóticos sobre a efetividade na intervenção da doença de Alzheimer* (CATIE-AD) – um importante estudo sobre o tratamento farmacológico de psicoses, agressividade e agitação na DA –, 421 pacientes ambulatoriais foram atribuídos aleatoriamente a tratamentos com olanzapina, risperidona, quetiapina ou placebo (Schneider et al., 2006). O desfecho primário foi o tempo de descontinuação do tratamento por qualquer razão. Os resultados não sugeriram diferença significativa de nenhum dos tratamentos quando comparados com o placebo.

Embora alguns desses resultados sejam apreciáveis, não é claro se eles mudariam as recomendações de consenso. Os pacientes do estudo tiveram pontuações no MEEM de 5 a 26 (média de 15), apresentando DA moderada para grave em vez de apenas doença grave. Esses pacientes aparentavam ter menos prejuízo cognitivo e menos problemas comportamentais quando comparados com os pacientes com DA grave avaliados em alguns dos ensaios (randomizados e controlados com placebo) de substâncias antipsicóticas.

Por fim, o desfecho primário – tempo para descontinuar o tratamento por qualquer motivo – não foi compatível com a recomendação de que o tratamento deve ter um tempo limitado, e também de que a medicação deve ser retirada após um período de estabilidade comportamental. Na verdade, os resultados do CATIE-AD sugerem que o tempo para descontinuação do tratamento, por causa da falta de eficácia, favoreceu significativamente a olanzapina e a risperidona em relação ao placebo. A sugestão de que os antipsicóticos atípicos são mais efetivos para pacientes com distúrbio comportamental mais grave é reforçada por achados de uma metanálise recente de quatro ensaios, randomizados e placebo-controlados, de risperidona, envolvendo pacientes com DA (Katz et al., 2007).

Em um estudo observacional, de uma base de dados na província de Ontário, alguns pesquisadores (Gill et al., 2007) examinaram a relação entre o uso de antipsicóticos e a mortalidade entre pacientes com demência. Os resultados pareceram confirmar o risco aumentado de morte entre pacientes que utilizaram antipsicóticos atípicos quando comparados com pacientes não tratados. Entretanto, o risco de morte com antipsicóticos típicos era ainda maior. Os autores advertiram que o resultado encontrado por eles podia ser reduzido ou eliminado por fatores de confusão. Um possível fator de confusão é que os comportamentos para os quais essas substâncias eram prescritas podiam aumentar o risco de morte, uma relação que não podia ser adequadamente abordada do ponto de vista metodológico no estudo.

Os resultados desse estudo (Gill et al., 2007) fortaleceram as recomendações sobre a necessidade de consideração cuidadosa a respeito dos riscos e benefícios do uso de substâncias antipsicóticas atípicas. Eles também reforçam a recomendação para o uso de antipsicóticos atípicos somente na presença de agitação grave, agressividade ou psicoses, sintomas que colocam o paciente ou outras pessoas de seu convívio em risco.

Vários estudos randomizados placebo-controlados (Ballard et al., 2004; van Reekum et al., 2002) sugeriram que os antipsicóticos podem ser retirados na maioria dos pacientes sem exacerbação do comportamento (Herrmann; Gauthier, 2008). A recomendação é que os clínicos considerem a diminuição e retirada dos antipsicóticos (e todos os outros medicamentos) usados para tratar sintomas comportamentais e psicológicos após três meses de estabilidade comportamental.

Outras substâncias psicotrópicas podem ser úteis para diminuir a agitação e a agressividade. Estas incluem os antidepressivos trazodona e citalopram, assim como o anticonvulsivante carbamazepina. Em comparação, a eficácia dos antipsicóticos atípicos parece ser superior à das outras classes de substâncias, apesar do risco aumentado (Sink et al., 2005). Entretanto, há pouca ou nenhuma comparação pormenorizada para caracterizar verdadeiramente todos os riscos e benefícios. Recentemente, as diretrizes para o tratamento de pacientes com doença de Alzheimer e outras demências, da American Psychiatric Association (APA), sugerem, com base em evidências consistentes, que os antipsicóticos devem ser recomendados para o tratamento de psicoses e agitação, apesar dos efeitos adversos potencialmente sérios. Os benzodiazepínicos vêm sendo estudados em vários ensaios. A melhor evidência de eficácia e segurança foi o uso, em curto prazo, de lorazepam para agitação aguda. Contudo, em virtude dos potenciais efeitos adversos (quedas, sedação excessiva, desenvolvimento de tolerância e piora da cognição), esses agentes devem ser utilizados somente para emergências comportamentais e para procedimentos sedativos.

■ MANEJO DA DEPRESSÃO NA DOENÇA DE ALZHEIMER GRAVE

A avaliação e o diagnóstico de depressão em pacientes com DA grave com uma habilidade limitada de comunicação verbal podem ser um desafio. O Instituto Nacional de Saúde Mental concebeu critérios provisórios para o diagnóstico de depressão em pacientes com DA. Esses critérios essencialmente modificam aqueles do *Manual diagnóstico e estatístico de transtornos mentais* (DSM-IV-TR) para o diagnóstico de um episódio de depressão maior (American Psychiatric Association, 2000). A diferença significativa inclui: exigência de alguns sintomas para o diagnóstico (três ou mais *vs.* cinco ou mais), menor penetração dos sintomas, presença de irritabilidade, embotamento social ou isolamento.

A validade e a confiabilidade dos critérios do Instituto Nacional de Saúde Mental, particularmente no diagnóstico de depressão em pacientes com DA grave, têm de ser ainda estabelecidas. Se um paciente é considerado gravemente deprimido, entretanto, o médico deve considerar a opção de tratar a depressão, mesmo no cenário da DA grave (Quadro 21.6). Embora a maioria dos estudos sobre o tratamento farmacológico da depressão exclua pacientes com DA grave, o uso de ISRSs é recomendado, devido a sua eficácia e segurança demonstrada em pacientes com DA leve a moderada (Herrmann; Gauthier, 2008), tendo-se, entretanto, o cuidado para não induzir efeitos extrapiramidais, ocorrência comum com tais agentes quando usados em idosos.

Há poucos dados sobre o uso de intervenções não farmacológicas para depressão

> **Quadro 21.6**
> **MANEJO DA DEPRESSÃO EM PACIENTES COM DOENÇA DE ALZHEIMER GRAVE**
>
> ISRSs podem ser usados para tratar depressão grave (recomendação grau B, evidência nível 3).
>
> Se os distúrbios do comportamento não melhorarem após intervenções não farmacológicas e farmacológicas adequadas, o paciente deve ser encaminhado a um serviço especializado (recomendação grau B, evidência nível 3).

em pacientes com DA grave. Um ensaio clínico randomizado altamente cotado concluiu que a combinação de exercícios para os pacientes e a educação dos cuidadores sobre técnicas de modificar o comportamento melhorou o quadro depressivo do paciente; contudo, o estudo incluiu pacientes com doença moderada a grave (Teri et al., 2003). Os efeitos foram modestos, mas os benefícios foram notados em avaliações sobre incapacidade, depressão, dias de restrição nas atividades e função física. Os benefícios foram evidentes por um período de seguimento de 24 meses.

■ MANEJO DO DECLÍNIO COGNITIVO

Terapias farmacológicas para a melhora da cognição incluem inibidores da colinesterase (IchEs) e memantina (Quadro 21.7). A maioria dos ensaios clínicos que examinaram os efeitos de substâncias antidemência apenas na doença inicial levou à aprovação, por exemplo, dos IchEs para pacientes com DA leve e moderada, apesar da grande proporção de pacientes que se estima estar nos estágios moderado e grave da DA (31% moderado e 21% grave).

Três ensaios randomizados placebo-controlados de IchEs envolvendo pacientes com DA moderada a grave (Herrmann; Gauthier, 2008), e dois ensaios randomizados placebo-controlado envolvendo apenas pacientes com DA grave sugeriram que essa classe de medicamentos melhora a cognição, a função, o comportamento e as medidas globais.

A revisão Cochrane mais recente sobre IchEs para DA foi publicada antes dos dois ensaios randomizados e placebo-controlados referidos anteriormente. A revisão sugeriu que os efeitos notados em pacientes com DA grave eram semelhantes àqueles observados em pacientes com demência leve a moderada, embora essa afirmação seja baseada somente em dois ensaios (Herrmann; Gauthier, 2008).

> **Quadro 21.7**
> **MANEJO DO DECLÍNIO COGNITIVO EM PACIENTES COM DOENÇA DE ALZHEIMER GRAVE**
>
> Um inibidor da colinesterase ou memantina, ou ambos, podem ser prescritos. Os benefícios esperados incluem melhora leve ou declínio mais lento na cognição, na função ou no comportamento (recomendação grau A, evidência nível 1).
>
> O tratamento deve ser continuado até que os benefícios clínicos não possam mais ser demonstrados. Não deve ser interrompido simplesmente porque o paciente foi admitido em uma instituição de cuidado em longo prazo (recomendação grau C, evidência nível 3).

Apesar da melhora modesta na cognição e na função, não há evidência de que IchEs retardem a transferência dos pacientes para instalações de cuidado em longo prazo.

Defeitos de condução cardíaca, outros além do bloqueio do ramo direito, podem constituir contraindicação relativa para o uso de IchEs. Essas substâncias devem ser utilizadas com cautela em pacientes que têm doença obstrutiva pulmonar crônica grave e naqueles com história de doença ulcerosa péptica que não estejam usando agentes gastroprotetores. Os efeitos colaterais gastrintestinais são os mais comuns e incluem anorexia, náusea, vômitos e diarreia.

A memantina também pode ser considerada para a melhora da cognição. Cinco ensaios placebo-controlados e randomizados de memantina envolveram pacientes com DA grave ou com doença moderada a grave. Um dos ensaios comparou memantina e placebo em pacientes com doença grave que estavam utilizando donepezil. Metanálises desses ensaios sugeriram efeitos benéficos da memantina sobre medidas cognitivas, globais e funcionais. Outra metanálise desses ensaios sugeriu que o número necessário para tratar era seis para a melhora ou estabilização das medidas globais. Uma análise *post-hoc* de dois dos estudos da memantina sugeriu efeitos positivos significativos sobre agitação e agressão. Houve, entretanto, alguns relatos de piora dos sintomas comportamentais com o uso de memantina (Herrmann; Gauthier, 2008).

Em um estudo farmacoeconômico canadense, foram atribuídos à monoterapia com memantina benefícios à saúde, quando comparada com o tratamento-padrão, sem o aumento de custos (Gagnon et al., 2007). Quando decidirem sobre terapias, os médicos devem considerar que os IchEs podem não ser cobertos pelo sistema de saúde público para pacientes com pontuação no MEEM inferior a 10.

Há poucos dados disponíveis para guiar os clínicos quanto a descontinuar a terapia com IchEs ou memantina. Os estudos observados anteriormente incluíam pacientes com uma pontuação baixa no MEEM, como 3 a 5, apesar de pacientes com pontuações mais baixas também se beneficiarem dessas terapias. Alguns consensos recomendam, com base em evidência de nível 3 (opinião de especialista), que essas substâncias sejam continuadas até que os benefícios clínicos não possam ser mais observados. Pacientes que estão acamados, impossibilitados de se comunicar e incapazes de realizar atividades diárias básicas podem, em geral, ter sua medicação seguramente descontinuada.

Nessa doença progressiva, além da melhora ou estabilização da cognição, função ou comportamento, mesmo um declínio mais lento do que o esperado pode ser considerado um benefício da terapia. O melhor modo de obter, de forma objetiva, os benefícios da terapia pode ser comparar as taxas de declínio cognitivo e funcional antes e depois do início desta. Isso presume que deveria haver documentações sistematicamente repetidas de medidas globais e cognitivas de função. Se a taxa de declínio parecer ser mais rápida após o início da terapia, descontinuar a substância pode ser apropriado. No entanto, em alguns estudos, pacientes que aparentemente se beneficiaram no início da terapia vivenciaram rápido declínio cognitivo e sintomas de abstinência, apresentando um prognóstico reservado (deterioração aguda e morte) depois que o uso de IchEs foi interrompido (Herrmann; Gauthier, 2008). Os clínicos devem, assim, monitorar seus pacientes minuciosamente após descontinuar esses fármacos, em virtude dos consideráveis riscos de sintomas de abstinência e de declínio cognitivo.

■ LACUNAS DE CONHECIMENTO

Mais pesquisas são necessárias para elucidar a definição de DA grave. No presente, poucos estudos ajudam os clínicos a descrever a trajetória da doença enquanto ela progride de estágio leve para moderado e grave. Também, poucos dados identificam claramente fatores prognósticos, que predizem quem irá sobreviver e quem manterá uma qualidade de vida adequada. Os dados disponíveis sobre esses fatores na demência avançada são insuficientes, embora sejam conhecidos os sintomas neuropsiquiátricos, o estado nutricional, a qualidade do cuidado e a sobrecarga do cuidador como representantes desses fatores. Esse conhecimento facilitará o planejamento de medidas preventivas, o tratamento de condições modificáveis e o estabelecimento de uma abordagem paliativa, quando necessária.

Estudos adicionais, de longo prazo, com resultados clinicamente significativos são necessários para identificar e auxiliar em tratamentos que visam atrasar a progressão ou manejar sintomas. Em termos de preocupações metodológicas, muitos estudos que foram revistos para as diretrizes incluíam pacientes com DA moderada a grave. Como consequência, costumava ser impossível separar os resultados para os pacientes apenas com doença grave.

Pacientes com DA grave não podem completar a avaliação cognitiva padrão, usada nos principais estudos sobre farmacoterapias. Medidas de cognição clinicamente úteis para esse estágio da doença podem auxiliar em seu manejo diário, assim como ajudar pesquisadores a definirem intervenções efetivas. Da mesma forma, pelo fato de os pacientes serem tão dependentes dos cuidadores, medidas desenhadas para esse estado grave da doença ajudarão a descrever melhor importantes benefícios clínicos da terapia. Isso será especialmente importante para pacientes em instituições de cuidado em longo prazo, os quais não costumam ter a oportunidade de demonstrar elementos de independência em muitas atividades da vida diária, perdendo-se uma medida dos benefícios do tratamento.

Embora sugestões específicas tenham sido feitas para desenho de ensaios e medidas de resultados nesse estágio da doença (Herrmann, 2007), a preocupação mais significativa deve ser definir melhor a mudança considerada clinicamente importante para avaliar os benefícios do tratamento, utilizando várias das escalas comuns (Hogan, 2006). Outra limitação importante ao desenvolver recomendações para intervenções farmacológicas foi a curta duração (3 a 6 meses) da maioria dos ensaios revisados. Estudos de qualidade foram insuficientes para definir claramente a duração ideal da terapia com IchEs e memantina, além das abordagens apropriadas para descontinuar essas substâncias.

Foram conduzidos poucos ensaios de alta qualidade de terapia com substâncias para os sintomas comportamentais e psicológicos que costumam acompanhar a DA grave, com vistas a fornecer evidências fortes para recomendações. Torna-se claro que terapia farmacológica mais segura e efetiva para agitação e agressão deve ser uma prioridade de pesquisa. Da mesma forma, abordagens não farmacológicas mais efetivas devem ser testadas em rigorosos ensaios randomizados placebo-controlados.

CONSIDERAÇÕES FINAIS

A DA grave representa um fardo social substancial em virtude de sua prevalência, seu custo e do sofrimento a que são submetidos os pacientes e cuidadores. As recomendações, baseadas nas melhores evidências disponíveis, têm o potencial de melhorar a qualidade de vida tanto dos pacientes nesse estágio da doença como de seus cuidadores. Ulteriormente, modificações efetivas na terapia para a DA devem, segundo as expectativas, evitar a necessidade de tratar o estágio grave da doença. Pesquisas adicionais são necessárias a fim de melhorar o cuidado dos pacientes com essa doença devastadora.

REFERÊNCIAS

American Psychiatric Association. Diagnostic and statistical manual of mental disorders; DSM-IV-TR. 4th ed. Washington: APA; 2000.

APA Work Group on Alzheimer's Disease and other Dementias, Rabins PV, Blacker D, Rovner BW, Rummans T, Schneider LS, et al. Practice guidelines for the treatment of patients with Alzheimer's disease and other dementias, second edition. Am J Psychiatry. 2007;164(12 Suppl):5-56.

Ballard CG, Thomas A, Fossey J, Lee L, Jacoby R, Lana MM, et al. A 3-month, randomized, placebo-controlled, neuroleptic discontinuation study in 100 people with dementia: the neuropsychiatricinventory median cutoff is a predictor of clinical outcome. J Clin Psychiatry. 2004;65(1):114-9.

Canadian study of health and aging: study methods and prevalence of dementia. CMAJ. 1994;150(6):899-913.

Gagnon M, Rive B, Hux M, Guilhaume C. Cost-effectiveness of memantine compared with standard care in moderate-to-severe Alzheimer disease in Canada. Can J Psychiatry. 2007;52(8):519-26.

Gill SS, Bronskill SE, Normand SL, Anderson GM, Sykora K, Lam K, et al. Antipsychotic drug use and mortality in older adults with dementia. Ann Intern Med. 2007;146(11):775-86.

Gill SS, Rochon PA, Herrmann N, Lee PE, Sykora K, Gunraj N, et al. Atypical antipsychotic drugs and risk of ischaemic stroke: population based retrospective cohort study. BMJ. 2005;330(7489):445.

Herrmann N. Treatment of moderate to severe Alzheimer's disease: rationale and trial designs. Can J Neurol Sci. 2007;34 Suppl 1:S103-8.

Herrmann N, Gauthier S. Diagnosis and treatment of dementia: 6. Management of severe Alzheimer disease. CMAJ. 2008;179(12):1279-87.

Herrmann N, Lanctôt KL. Do atypical antipsychotics cause stroke? CNS Drugs. 2005;19(2):91-103.

Hogan DB. Donepezil for severe Alzheimer's disease. Lancet. 2006;367(9516):1031-2.

Jost BC, Grossberg GT. The natural history of Alzheimer's disease: a brain bank study. J Am Geriatr Soc. 1995;43(11):1248-55.

Katz I, de Deyn PP, Mintzer J, Greenspan A, Zhu Y, Brodaty H. The efficacy and safety of risperidone in the treatment of psychosis of Alzheimer's disease and mixed dementia: a meta-analysis of 4 placebo-controlled clinical trials. Int J Geriatr Psychiatry. 2007;22(5):475-84.

Lanctôt KL, Bowles SK, Herrmann N, Best T, Naranjo CA. Drugs mimicking dementia. Dementia symptoms associated with psychotropic drugs in institutionalised cognitively impaired patients. CNS Drugs. 2000;14(5):381-90.

Larson EB, Shadlen MF, Wang L, McCormick WC, Bowen JD, Teri L, et al. Survival after initial diagnosis of Alzheimer disease. Ann Intern Med. 2004;140(7):501-9.

Liperoti R, Gambassi G, Lapane KL, Chiang C, Pedone C, Mor V, et al. Cerebrovascular events among elderly nursing home patients treated with conventional or atypical antipsychotics. J Clin Psychiatry. 2005;66(9):1090-6.

Mittelman MS, Roth DL, Coon DW, Haley WE. Sustained benefit of supportive intervention for depressive symptoms in caregivers of patients with Alzheimer's disease. Am J Psychiatry. 2004;161(5):850-6.

Morillo LS, Suemoto CK. Severe dementia: a review on diagnoses, therapeutic management and ethical issues. Dement Neuropsychol. 2010;4(3):158-64.

Patterson CJ, Gauthier S, Bergman H, Cohen CA, Feightner JW, Feldman H, et al. Canadian Consensus Conference on Dementia: a physician's guide to using the recommendations. CMAJ. 1999;160(12):1738-42.

Reisberg B. Global measures: utility in defining and measuring treatment response in dementia. Int Psychogeriatr. 2007;19(3):421-56.

Schmitt FA, Wichems CH. A systematic review of assessment and treatment of moderate to severe Alzheimer's disease. Prim Care Companion J Clin Psychiatry. 2006;8(3):158-9.

Schneider LS, Dagerman KS, Insel P. Risk of death with atypical antipsychotic drug treatment for dementia: meta-analysis of randomized placebo-controlled trials. JAMA. 2005;294(15):1934-43.

Schneider LS, Tariot PN, Dagerman KS, Davis SM, Hsiao JK, Ismail MS, et al. Effectiveness of atypical antipsychotic drugs in patients with Alzheimer's disease N Engl J Med. 2006;355(15):1525-38.

Sink KM, Holden KF, Yaffe K. Pharmacological treatment of neuropsychiatric symptoms of dementia: a review of the evidence. JAMA. 2005;293(5):596-608.

Tariot PN. The older patient: the ongoing challenge of efficacy and tolerability. J Clin Psychiatry. 1999;60 Suppl 23:29-33.

Teri L, Gibbons LE, McCurry SM, Logsdon RG, Buchner DM, Barlow WE, et al. Exercise plus behavioral management in patients with Alzheimer disease: a randomized controlled trial. JAMA. 2003;290(15):2015-22.

Teri L, Logsdon RG, Uomoto J, McCurry SM. Behavioral treatment of depression in dementia patients: a controlled clinical trial. J Gerontol B Psychol Sci Soc Sci. 1997;52(4):P159-66.

van Reekum R, Clarke D, Conn D, Herrmann N, Eryavec G, Cohen T, et al. A randomized, placebo-controlled trial of the discontinuation of long-term antipsychotics in dementia. Int Psychogeriatr. 2002;14(2):197-210.

Wooltorton E. Olanzapine (Zyprexa): increased incidence of cerebrovascular events in dementia trials. CMAJ. 2004;170(9):1395.

Wooltorton E. Risperidone (Risperidal): increased rate of cerebrovascular events in dementia trials. CMAJ. 2002;167(11):1269-70.

LEITURA RECOMENDADA

Chertkow H. Diagnosis and treatment of dementia: introduction- introducing a series based on the Third Canadian Consensus Conference on the Diagnosis and Treatment of Dementia. CMAJ. 2008;178(3):316-21.

PARTE 3

MANEJO, TRATAMENTO E PREVENÇÃO

CAPÍTULO 22

MANEJO CLÍNICO DAS PRINCIPAIS COMORBIDADES DO IDOSO COM DOENÇA DE ALZHEIMER

SABRI LAKHDARI

O paciente idoso com demência necessita, além do tratamento específico do seu distúrbio cognitivo, de um adequado controle de suas comorbidades. De fato, ele costuma apresentar uma menor reserva homeostática, o que pode resultar em descompensações de órgãos não originalmente doentes, porém mais fragilizados. O *delirium*, síndrome confusional aguda secundária, ilustra bem essa situação: uma hipoxemia proveniente de uma pneumonia ou a diminuição da fração de ejeção do ventrículo esquerdo durante arritmia paroxística, com consequente redução do débito sanguíneo cerebral, são suficientes para romper um equilíbrio cognitivo frágil preexistente. Quanto menor a reserva homeostática de um órgão, mais fácil será sua descompensação, razão pela qual há uma maior vulnerabilidade para *delirium* nos pacientes com menor reserva cognitiva (Jones et al., 2010).

Essa inter-relação entre os diversos sistemas no idoso é bem ilustrada pela regra do 1+2+3 (Fig. 22.1) (Bouchon, 2004). O processo de envelhecimento normal (linha 1) é responsável por uma diminuição progressiva da capacidade funcional dos órgãos, mas que permanece bem acima do limiar de insuficiência, mesmo em idades avançadas. O surgimento de doenças crônicas (linha 2), como hipertensão arterial sistêmica ou diabetes melito, resulta em lesões que aceleram essa perda funcional, tornando a reserva fisiológica mais tênue e o indivíduo mais frágil. Quando surge uma doença aguda (linha 3), o débil equilíbro é então rompido, provocando descompensação funcional dos sistemas mais acometidos.

Perante o idoso demente, é preciso realizar uma avaliação clínica abrangente, com busca ativa dos problemas mais comuns, e verificar a adequação das medicações em uso. Após listar os principais problemas, crônicos e agudos, será possível definir a conduta e as prioridades no tratamento.

Este capítulo, longe da pretensão de fazer uma revisão exaustiva das comorbidades do idoso, objetiva oferecer reflexões de ordem prática sobre alguns dos problemas mais encontrados no dia a dia clínico da geriatria, sob o prisma de suas inter-relações com a síndrome demencial.

Figura 22.1

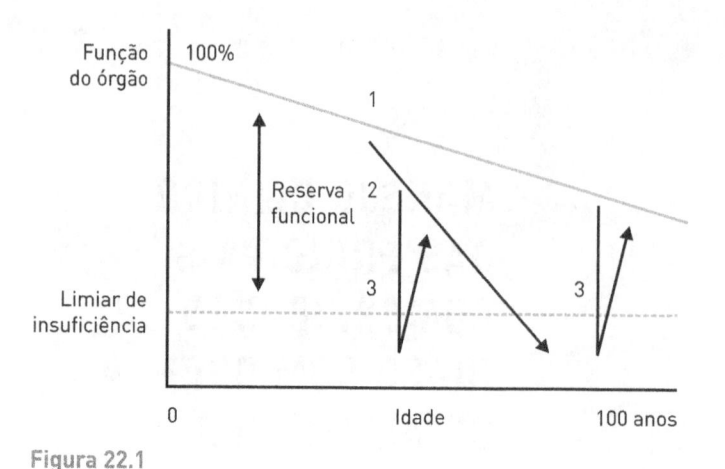

Regra do 1 + 2 + 3. 1 = envelhecimento fisiológico; 2 = doença crônica; 3 = doença aguda.

Fonte: Bouchon (2004).

■ DEMÊNCIA E COMORBIDADES

Se os idosos com demência não apresentam maior número de doenças crônicas do que os não dementes (Schubert et al., 2006), o controle dessas doenças sofre grande influência da existência do transtorno cognitivo, de sua etiologia e de sua fase evolutiva.

Para um paciente de 70 anos com demência mista em fase leve, ainda com razoável expectativa de vida, será preciso tentar manter um controle rigoroso dos principais fatores de risco cardiovasculares, como hipertensão arterial, dislipidemia ou diabetes melito, para que não haja progressão da doença cerebral arteriopática, mesmo que isso resulte em polimedicação. No caso de um paciente de 90 anos e com provável doença de Alzheimer (DA) em fase avançada, as mesmas comorbidades deverão ter metas mais modestas de controle, conduta que privilegia a diminuição do número de medicamentos e do risco iatrogênico.

■ AVALIAÇÃO CLÍNICA DO IDOSO DEMENTE

O adequado manejo clínico do idoso demente inicia-se com uma boa anamnese, avaliação clínica e laboratorial. É importante que seus familiares ou cuidadores estejam presentes na consulta, para confirmar a correta adesão ao tratamento, detalhar melhor os problemas de saúde conhecidos ou o modo de surgimento de novos sintomas, evitando omissões de dados importantes ou confabulações pelo paciente.

Nos casos de demência leve, recém-diagnosticada, quando o paciente ainda dispõe de razoável autonomia funcional ou quando a família ainda não percebeu a complexidade da situação, não é incomum o paciente ir sozinho à consulta. Sempre que existir dúvida a respeito da veracidade das informações prestadas, do tratamento ou da adesão a ele, quando há necessidade de mais detalhes na anamnese ou quando se faz necessário orientar os cuidadores, é imprescidível estabelecer contato com a família.

Nesses casos, não se considera violação do segredo médico, pois os familiares ou as pessoas mais próximas passam necessariamente a fazer parte da "equipe de cuidadores". Além do mais, a comum anosognosia, a perda de autonomia funcional (inclusive relacionada às medicações) e as possíveis alterações comportamentais podem trazer risco à saúde desse paciente caso a família desconheça o diagnóstico e a necessidade de supervisão e auxílio.

Nos casos mais avançados de demência, os problemas são outros: a avaliação pode ficar prejudicada pela deterioração da expressão verbal e pela falta de colaboração do paciente no momento do exame físico. Os sintomas são atípicos: um caso de agitação psicomotora de instalação recente deve evocar um quadro álgico, por exemplo, e um teste terapêutico com analgésicos pode ser considerado a fim de evitar o uso de psicotrópicos.

Particularides semiológicas e laboratoriais

Do ponto de vista semiológico, vale ressaltar a frequente atipia das situações clínicas, o que pode resultar em maiores dificuldades no processo diagnóstico. Não devemos esperar por febre para pensar em um processo infeccioso, caso exista queda no estado geral ou *delirium*. Da mesma forma, podem ocorrer infarto agudo do miocárdio sem dor, depressão com sintomas principalmente somáticos, hipertireoidismo apático e quedas premonitórias de infecção do trato urinário (Bouchon, 2004).

No entanto, frequentes sintomas ou sinais verificados no exame físico que seriam importantes no adulto mais jovem podem ser desprovidos de significado clínico: crepitações em bases pulmonares, resultantes de fibrose por processos pneumônicos prévios; um sopro sistólico de ejeção, raramente comprometendo a hemodinâmica cardíaca, ou um tremor fisiológico agravado naturalmente pelo passar dos anos.

Da mesma forma, em relação aos exames laboratoriais, existem diferenças que devem ser levadas em consideração na interpretação dos resultados: a ausência de leucocitose no ancião não afasta a possibilidade de infecção bacteriana, que pode ser sinalizada apenas pelo aumento da proporção de neutrófilos segmentados e bastonetes no leucograma.

Alguns exames têm seus valores de referência modificados, e é preciso cautela para não fazer interpretações equivocadas: aos 80 anos, uma velocidade de hemossedimentação (VHS) de 40 mm na primeira hora não traduz uma síndrome inflamatória. Para afastar embolia pulmonar no idoso, o ponto de corte para os D-dímeros será 10 vezes sua idade, e não 500 mg/L, como em geral considerado no adulto mais jovem (Douma et al., 2010).

Avaliação da função renal

A creatinina sérica é um péssimo marcador da função renal, pois depende da creatina muscular; como existe diminuição da massa muscular no idoso, níveis de creatinina aparentemente normais podem esconder um grau já avançado de insuficiência renal.

Além disso, é necessário que a função renal possa ser estimada rapidamente, pois escolhas terapêuticas podem depender disso. A coleta de urina de 24 horas em paciente com demência pode ser impossível, pela falta de cooperação ou pela presença de incontinência urinária. Por isso, fórmulas como a de Cockckroft e Gault (1976) foram desenvolvidas para estimar a taxa de depuração da creatinina. Podendo ser usada rapidamente à beira do leito, essa fórmula apresenta alto valor preditivo negativo para excluir insuficiência renal e necessita apenas de informações sobre a creatinina sérica, a idade, o sexo e o peso. No caso de não se dispor do peso em pacientes acamados, é possível estimar a função renal por meio da dosagem da cistatina C e do emprego da fórmula de Rule (Quadro 22.1) (Lakhdari, 2006).

Escalas e testes para a avaliação do idoso

Escalas e testes são bastante usados em geriatria, pois propiciam uma avaliação sistematizada de maior objetividade, útil no seguimento clínico do paciente. Não será abordada aqui a avaliação da cognição e dos distúrbios do comportamento, assuntos mais bem discutidos em outros capítulos deste livro. O Quadro 22.2 resume alguns dos instrumentos de avaliação mais usados.

Autonomia funcional

A autonomia funcional do paciente deve ser sistematicamente verificada. Entre os instrumentos mais usados, estão a Escala de Atividades Instrumentais da Vida Diária (AIVD) (Lawton; Brody, 1969) e a Escala de Atividades da Vida Diária (AVD) (Katz et al., 1963). Nos pacientes com comprometimento cognitivo leve (CCL), a aplicação da AIVD pode evidenciar o início da perda de função, resultando no diagnóstico de DA em fase inicial. Nas síndromes demenciais já bem estabelecidas, a avaliação pela AVD ajuda a dimensionar a necessidade de auxílio e supervisão que o paciente requer dos seus cuidadores. No acompanhamento do paciente, o uso sequencial dessas escalas é útil na apreciação do declínio funcional no tempo.

Risco de queda

Antecedentes de quedas podem ser pouco valorizados e omitidos pelo paciente quando

---

Quadro 22.1
FÓRMULAS PARA ESTIMAR A FUNÇÃO RENAL

Fórmula de Cockckroft e Gault (baseada na creatinina)

$$ClCr \text{ (em mL/min)} = \frac{(140 - \text{idade}) \times (\text{peso}) \times (0{,}85 \text{ se sexo feminino})}{(72) \times (\text{creatinina sérica})}$$

Fórmula de Rule (baseada na cistatina C)

$$TFG \text{ (em mL/min)} = 66{,}8 \times CisC^{-1{,}30}$$

Fonte: Cockckroft e Gault (1976), Rule e colaboradores (2006).

> **Quadro 22.2**
> **INSTRUMENTOS DE AVALIAÇÃO DO IDOSO**
>
> **AUTONOMIA FUNCIONAL**
> - AIVD de Lawton
> - AVD de Katz
> - Índice de Barthel
> - Questionário de Pfeiffer
>
> **EQUILÍBRIO E RISCO DE QUEDA**
> - Teste da Estação Unipodal
> - *Get Up and Go Test*
> - Escala de equilíbrio e marcha de Tinetti
>
> **HUMOR**
> - EDG de Yesavage (versão de 15 itens)
> - Escala de Cornell
>
> **RISCO DE DESNUTRIÇÃO**
> - MNA de Guigoz
>
> **RISCO DE ÚLCERA DE PRESSÃO**
> - Escala de Norton
>
> **AUDIÇÃO**
> - Questionário para Depistagem de Hipoacusia de Ventry e Weinstein
>
> **VISÃO**
> - Cartão Jaeger
>
> **DOR**
> - Escala Visual Analógica
> - Escala comportamental do idoso – ESPAR
>
> Fonte: Freitas e colaboradores (2002).

de forma sistemática. Até mesmo quedas da cama devem ser assinaladas, pois são suficientes para causar um hematoma subdural. Alguns fatores que predispõem ao risco de queda estão listados no Quadro 22.3 (Rao, 2005).

Diversos testes têm sidos utilizados durante o exame físico para avaliar o equilíbrio e o risco de queda. O Teste da Estação Unipodal é uma rápida triagem que pode ser feita em qualquer consultório, pois não necessita de espaço. O *Get Up and Go Test* de Mathias, Nayak e Isaacs (1986) e sua versão cronometrada, *Timed Up and Go*, são testes validados e rápidos: pede-se ao paciente para levantar-se de uma cadeira sem apoio para braços, andar para a frente 3 metros, realizar meia-volta e sentar-se novamente na

> **Quadro 22.3**
> **FATORES PREDISPONENTES PARA QUEDAS**
>
> - Fraqueza muscular
> - Antecedente de queda
> - Polifarmácia (uso de quatro medicamentos ou mais)
> - Uso de dispositivo assistivo
> - Osteoartrose e artrite
> - Depressão
> - Idade superior a 80 anos
> - Alterações posturais, de equilíbrio e da marcha
> - Labirintopatias
> - Demência
> - Diminuição da acuidade visual
> - Perda da autonomia funcional para atividades da vida diária
>
> Fonte: Rao (2005).

mecânicos, sem mal-estar prévio ou consequências sérias. No entanto, uma queda representa um fator de risco para novas quedas e deve constar no questionário médico cadeira após tê-la contornado. Quando realizado em mais do que 20 segundos, significa que o sujeito apresenta maior fragilidade postural e risco posterior de queda. O Teste de Tinetti (1986) consiste em uma avaliação mais completa, que classifica o paciente em quatro grupos em função do risco, mas sua execução no paciente com demência em fase moderada e grave pode ser mais difícil.

Avaliação do humor

A Escala de Depressão Geriátrica, na sua versão simplificada de 15 perguntas (Sheikh; Yesavage, 1986), é um instrumento amplamente empregado, de rápida aplicação e que atribui certa objetivade na avaliação do humor, pois as respostas são binárias. Essa objetividade pode ser útil para apreciar a resposta ao tratamento, no acompanhamento do paciente. Durante a aplicação do teste, é preciso levar em consideração aspectos capazes de interferir no resultado, como a presença do acompanhante ou até mesmo aspectos religiosos – uma grande religiosidade pode trazer, em alguns idosos, uma tendência a negar os sentimentos de tristeza e infelicidade, o que poderia ser chamado de "efeito graças a Deus". A Escala de Cornell (Alexopoulos et al., 1988) é outro instrumento proposto para auxiliar na avaliação da depressão em paciente com demência, e se distingue dos demais por coletar parte das informações junto aos cuidadores; ela foi traduzida e adaptada a língua portuguesa por Carthery-Goulart e colaboradores (2007).

Avaliação do risco nutricional

Atenção especial deve ser dada aos aspectos nutricionais do paciente com DA, sobretudo naqueles com mobilidade reduzida, problemas odontológicos ou depressão associada, devido ao elevado risco de desnutrição. O questionário Mini Nutritional Assessment (MNA), de Guigoz, Vellas e Garry (1994), é um instrumento de rápida execução (cerca de 15 minutos), capaz de estimar o estado e o risco nutricionais. Para o idoso demente, o questionário deve ser aplicado com o familiar ou cuidador mais envolvido em sua rotina.

CONTROLE CLÍNICO DAS COMORBIDADES MAIS COMUNS

Grandes síndromes geriátricas

Os clássicos 5 Is da geriatria descritos por Isaacs incluem a insuficiência cerebral (demência), a iatrogenia, a instabilidade postural, a imobilidade e a incontinência.

Iatrogenia

A palavra "iatrogenia" vem do grego e significa "gerado pelo médico". Os distúrbios iatrogênicos incluem todos os problemas ou doenças causadas pelas prescrições médicas, sejam de natureza terapêutica ou diagnóstica. A iatrogenia pode ocorrer em todas as áreas da medicina, mas sua prevalência é maior, e frequentemente se torna mais grave, na população idosa. Não significa necessariamente erro médico, porque existem situações totalmente imprevisíveis (p. ex., alergia medicamentosa) ou nas quais um efeito adverso iatrogênico conhecido é aceito porque os benefícios daquela opção terapêutica parecem mais importantes. Entretanto, boa parte dos eventos iatrogênicos poderia ser evitada (Montamat; Cusack, 1992).

Os fatores de risco para iatrogenia, resumidos no Quadro 22.4, incluem fatores próprios do paciente e fatores relacionados ao tratamento. Entre os primeiros, podem-se citar o número de comorbidades, a insuficiência renal, a desnutrição, a incapacidade de gerenciar seu tratamento e uma tolerância menor aos efeitos colaterais. No segundo grupo estão a polimedicação (mais de cinco medicamentos), os prescritores múltiplos (Green; Hawley; Rask, 2007), o uso de substâncias potencialmente iatrogênicas e a introdução recente de nova medicação (Doucet et al., 1998).

As substâncias que mais causam eventos iatrogênicos evitáveis são as medicações cardiovasculares, seguidas por diuréticos, analgésicos não opiáceos, agentes hipoglicemiantes e anticoagulantes. Já entre os eventos iatrogênicos evitáveis mais comuns estão os distúrbios eletrolíticos e renais, distúrbios do trato gastrintestinal, acidentes hemorrágicos e alterações metabólicas e neuropsiquiátricas (Gurwitz et al., 2003). Os critérios de Beers (1997) indicam medicamentos potencialmente inapropriados em idosos. De forma geral, as substâncias com longa meia-vida ou margem terapêutica estreita devem ser evitadas, em razão dos riscos de acumulação e intoxicação.

É importante ter um bom "reflexo iatrogênico": perante qualquer novo sintoma ou manifestação patológica, verificar em primeiro lugar se a origem pode ser iatrogênica. Assim, diminui-se o risco de o paciente entrar em uma "espiral iatrogênica", situação na qual um sintoma decorrente de determinado tratamento não é reconhecido como tal, dando origem à prescrição de novo medicamento, o qual é responsável por mais um efeito colateral que, por sua vez, pode resultar em mais medicação.

Além dos fármacos, os procedimentos ou exames invasivos podem ser perigosos: lesões podem ocorrer durante uma sessão de fisioterapia; uma infecção do trato urinário pode se instalar pela presença de uma sonda urinária de demora; uma sonda nasogástrica pode expor o paciente ao risco de pneumonia aspirativa; e mesmo uma simples hidratação venosa pode ter como resultado a permanência prolongada do paciente no leito, com as possíveis consequências da imobilidade. Por fim, é preciso lembrar a iatrogenia subtrativa, a iatrogenia da palavra, o "não tratar", atitudes que na verdade traduzem discriminação ligada à idade e ao desconforto do médico perante o complexo paciente idoso.

Instabilidade postural e quedas

A detecção de medicamentos ou de distúrbios que podem favorecer as quedas, o diagnóstico de distúrbios do equilíbrio, a reabi-

---

Quadro 22.4
FATORES DE RISCO PARA IATROGENIA

FATORES DE RISCO PRÓPRIOS DO PACIENTE

- Número de comorbidades
- Insuficiência renal (ClCr < 35 mL/min)
- Desnutrição (Alb < 3,5 g/dL)
- Incapacidade de gerenciar seu tratamento
- Tolerância menor aos efeitos colaterais

FATORES DE RISCO RELACIONADOS À MEDICAÇÃO

- Uso de mais de cinco medicamentos
- Prescritores múltiplos
- Uso de substâncias potencialmente iatrogênicas
- Uso de substâncias com margem terapêutica estreita ou meia-vida longa
- Introdução recente de nova medicação

litação do equilíbrio estático, da marcha e das transferências, a adaptação ergonômica do domicílio, o apoio psicológico e o acompanhamento nutricional são medidas capazes de reduzir o risco de queda.

As consequências podem ser traumáticas, psicomotoras ou psicológicas. Os traumas na maioria das vezes não são graves, embora possam resultar em dolorosas contusões, hematoma subdural ou fraturas; na síndrome pós-queda, existe um grande medo de cair novamente, associado a uma regressão psicomotora com perda dos automatismos de adaptação postural e retropulsão. Do ponto de vista psicológico, a ptofobia causa diminuição da autoestima, podendo evoluir para depressão, perda de autonomia e imobilidade.

Após uma queda, é preciso primeiramente tratar das consequências imediatas: em certos casos, exames radiológicos podem ser necessários, assim como uma curta internação hospitalar para estabilização hemodinâmica, controle da dor e pesquisa de fatores precipitantes, como infecções ocultas ou arritmias paroxísticas (Quadro 22.5).

Como a demência em si é um fator independente de risco de queda, o rastreio dos outros fatores, sobretudo aqueles possivelmente modificáveis, torna-se particularmente importante no paciente com DA. Em fases mais avançadas, os distúrbios cognitivos podem comprometer as possibilidades de reabilitação e influenciar na decisão de intervir ou não cirurgicamente, por exemplo, em caso de fratura do colo do fêmur.

Imobilidade e suas complicações

A perda de mobilidade é frequente no idoso, não devendo nunca ser considerada como devida estritamente ao processo de envelhecimento, mas resultante de diversos fatores orgânicos, psicológicos e sociais, às vezes in-

---

Quadro 22.5
FATORES PRECIPITANTES DE QUEDAS

FATORES INTRÍNSECOS

- Arritmia paroxística, bloqueio AV de 2º ou 3º grau, infarto agudo do miocárdio
- Hipotensão ortostática, *drop-attack*, reflexo vagal
- Acidente vascular encefálico, *delirium*, crise convulsiva
- Hipoglicemia, hipercalcemia, hipo e hipercalemia
- Infecções (pneumonia, infecção do trato urinário)

FATORES IATROGÊNICOS

- Psicotrópicos, sobretudo neurolépticos, benzodiazepínicos e antidepressivos tricíclicos
- Anti-hipertensivos, sobretudo aqueles de ação central, alfabloqueadores, nitratos e diuréticos
- Substâncias com efeito cronotrópico negativo (betabloqueadores, verapamil e diltiazem, digoxina, amiodarona) ou efeito pró-arritmogênico
- Hipoglicemiantes, L-Dopa, medicamentos anticolinérgicos (prometazina, oxibutinina)

FATORES EXTRÍNSECOS

- Ambiente inadequado: iluminação insuficiente, piso escorregadio, escadas sem corrimão
- Obstáculos no chão: tapetes, fios elétricos, calçada irregular, animais domésticos
- Calçados inapropriados

trincados. Entre tais fatores, podem-se citar falta de motivação, solidão, dispneia, doenças osteoarticulares, polimedicação, desnutrição, imobilização excessiva e doenças neurológicas, como a DA. A imobilidade pode causar graves consequências em diversos sistemas orgânicos, resumidas no Quadro 22.6, além de irreversível perda de autonomia funcional.

A prevenção dessas complicações inclui limitar a permanência no leito ao mínimo necessário, estimular a mobilização precoce, evitar a contenção física, oferecer apoio psicológico e realizar fisioterapia respiratória e motora, ativa, ou mesmo passiva, com massagens e alongamentos dos membros. O uso de meias elásticas de contenção, o emprego, quando indicado, de profilaxia com heparina de baixo peso molecular, o uso de laxativos, o correto posicionamento do paciente em suportes apropriados, as mudanças regulares de decúbito, além de hidratação e aporte nutricional adequados, são medidas que podem minimizar as consequências da imobilidade.

> **Quadro 22.6**
> **CONSEQUÊNCIAS DA IMOBILIDADE**
>
> - Cardiovasculares: hipotensão ortostática, trombose venosa profunda e embolia pulmonar
> - Respiratórias: infecção broncopulmonar, atelectasia das bases
> - Digestivas: anorexia e desnutrição, constipação intestinal e fecaloma
> - Urológicas: infecção urinária, perda do controle esfincteriano, retenção urinária
> - Dermatológicas: úlceras de pressão (sobretudo sacrais, trocantéricas, calcâneas ou maleolares)
> - Osteoarticulares: retrações tendíneas dolorosas, enrijecimento articular, atrofia muscular, osteoporose
> - Psicológicas: depressão, ansiedade, síndrome confusional e agitação psicomotora
> - Perda da autonomia funcional

Incontinência urinária

A incontinência urinária constitui uma das maiores causas de institucionalização de idosos com demência. Eleva consideravelmente o custo dos cuidados e o estresse do cuidador; mesmo quando leve e intermitente, a incontinência traz constrangimento ao paciente e a seus cuidadores, contribuindo para o isolamento social.

Existem a incontinência de esforço e a incontinência por transbordamento (falsa incontinência, como na bexiga atônica), mas o mecanismo que prevalece no paciente com DA é a perda do controle inibitório sobre o músculo detrusor. Medicamentos anticolinérgicos podem ajudar, mas existe risco de *delirium* e antagonismo aos medicamentos anticolinesterásicos, motivo pelo qual são preferidas moléculas mais novas, como tolterodina ou darifenacina, que apresentam maior seletividade para os receptores muscarínicos do trato urinário.

■ REVISÃO DE SISTEMAS

Além das síndromes geriátricas clássicas, existem outras doenças de grande prevalência que devem ser pesquisadas por meio de minuciosa revisão de sistemas.

■ **Hipertensão arterial sistêmica**: doença mais comum no idoso, constitui um fator de risco não apenas para demência vascular, mas também para DA (Regalado Doña et al., 2009). O desafio no controle da hipertensão no idoso com demência é promover um adequado controle dos níveis pressóricos, reduzindo o risco vascular, sem causar eventos iatrogênicos, como hipotensão e queda. A pressão arterial alvo deve ser estabelecida individualmente após análise do conjunto de fatores de risco cardiovasculares apresentados pelo paciente e de sua expectativa de vida.

A escolha da terapêutica obedece aos princípios gerais de prescrição no idoso, ou seja, buscar o mínimo de medicamentos possível, com a posologia mais simples, escolhendo o fármaco em função da relação risco iatrogênico/benefício e das comorbidades. Nos pacientes em uso de anticolinesterásicos, fármacos que atrasam a condução no nodo AS ou AV devem ser usados com cautela, não como primeira opção. Todas as classes de anti-hipertensivos podem ser usadas, mas aqueles de ação central favorecem a ocorrência de hipotensão postural e de depressão, devendo ser evitados. Até mesmo diuréticos podem causar iatrogenia ao agravar um quadro inicial de incontinência urinária ou levar à progressiva depleção hidroeletrolítica no idoso mais fragilizado (Doucet et al., 1998).

■ **Insuficiência cardíaca congestiva**: no idoso com DA, ela pode contribuir para a piora da função cognitiva, pois uma diminuição do fluxo cerebral resulta em um estado de *delirium* crônico. Seu diagnóstico não é fácil no indivíduo sedentário, que não apresentará queixas como dispneia aos esforços; apresentações atípicas, como congestão broncopulmonar cardiogênica, antes denominada asma cardíaca, podem se confundir com distúrbios primariamente respiratórios. Inversamente, um edema de membros inferiores pode corresponder apenas a insuficiência venosa crônica em um paciente compensado cardiologicamente. A falta de cooperação do paciente na hora do exame físico ou ao realizar um ecocardiograma pode dificultar ainda mais o diagnóstico. Nesses casos, a dosagem sérica de peptídeo natriurético cerebral pode ser de grande auxílio (Kalra et al., 2001).

Na maioria das vezes, a insuficiência cardíaca no idoso é de tipo diastólica, e seu tratamento privilegia medicamentos como inibidores da enzima de conversão da angiotensina ou betabloqueadores, capazes de melhorar a distensibilidade do miocárdio e seu remodelamento. A digoxina, ao contrário, pode piorar a disfunção diastólica e apresenta alto potencial iatrogênico; sua indicação se restringe aos casos em que existe baixa fração de ejeção associada à necessidade de diminuir a frequência cardíaca, como na fibrilação atrial com resposta ventricular rápida.

■ **Fibrilação atrial**: os dois principais problemas dessa arritmia são o aumento do risco cardioembólico e a frequência ventricular rápida que pode ser mal tolerada. Para reduzir a frequência cardíaca, betabloqueadores ou fármacos como diltiazem ou verapamil estão entre os mais usados. Já a anticoagulação com cumarínicos é mais problemática, embora eles sejam muito superiores aos antiagregantes plaquetários na prevenção dos acidentes vasculares encefálicos (AVEs), sobretudo acima de 75 anos de idade. Suas extensas contraindicações incluem dificuldades na adesão ao tratamento, não raras em pacientes com demência, ou impossibilidade de realizar o rigoroso acompanhamento clínico e laboratorial necessário para encontrar a dose adequada da medicação. Essa dificuldade pode vir a desaparecer graças ao surgimento de uma nova classe de anticoagulantes orais que não necessitam de controle biológico e já se mostram eficazes nessa indicação (Connolly et al., 2009).

O diagnóstico de fibrilação atrial costuma ser mais difícil quando paroxística; no paciente com cooperação irregular, pode não ser possível realizar um registro eletrocardiográfico (holter ECG) durante 24 horas. Episódios de fibrilação atrial paroxística podem resultar em edema agudo de pulmões, angina de peito, síncope ou *delirium*, e propiciam um risco de AVE semelhante ao da forma permanente. Substâncias antiarrítmicas podem evitar recorrências da fibrilação atrial após reversão para ritmo sinusal ou nos casos paroxísticos, mas em caso de arritmia permanente, deverão ser descontinuadas em função do potencial iatrogênico: a amiodarona, por exemplo, pode causar distúrbios tireoidianos, neuropatia periférica e síndrome de Parkinson, entre outros efeitos adversos.

■ **Doença aterosclerótica e dislipidemia**: as metas de perfil lipídico variam em função do contexto clínico e da idade do paciente. Quando se trata de prevenção primária, situação menos frequente, o benefício da redução do colesterol não está claro, sobretudo nos mais velhos; em caso de prevenção secundária, como na doença vascular cerebral, parece recomendável manter o LDL inferior a 100 mg/dL, replicando as recomendações para doença coronariana (Elkind, 2009), embora, para certos autores, seja tarde demais para se obterem resultados concretos com essa estratégia (Solomon; Kivipelto, 2009).

■ **Diabetes melito**: os objetivos glicêmicos, sobretudo nos idosos com demência, devem ser bem avaliados, pois uma hipoglicemia pode ter consequências muito piores do que níveis moderadamente altos de glicemia, que resultam em complicações apenas a longo prazo. Fármacos com longa meia-vida de eliminação, que aumentam as chances de hipoglicemia, devem ser evitados.

Nos últimos anos, surgiram novos antidiabéticos orais, como as glitazonas, as incretinas e os inibidores da DDP4, que podem auxiliar no tratamento, embora existam poucos estudos com idosos. Entretanto, a metformina continua sendo uma boa opção terapêutica, de baixo custo e com poucos riscos de hipoglicemia, sobretudo para pacientes com sobrepeso. Sua tolerância não é das melhores, com frequentes sintomas digestivos e hiporexia, que podem ser minimizados se o tratamento for iniciado com doses baixas, após as refeições, com aumento gradual posterior de acordo com o controle glicêmico e a tolerância.

Em situação de descompensação hemodinâmica, desidratação, choque, insuficiência cardíaca ou renal aguda, a metformina deve ser descontinuada. De maneira geral, em caso de internação hospitalar do idoso diabético por doença aguda, o mais prudente é suspender toda ou parte da medicação antidiabética oral e recorrer ao uso de insulina regular de acordo com a glicemia capital, até estabilização do quadro. O paciente melhorando, será possível mudar para insulina de maior duração ou reiniciar o tratamento usual.

■ **Distúrbios da tireoide**: o rastreio de alterações na função tireoidiana deve ser sistemático, pois pode influenciar o desempenho cognitivo do paciente. Enquanto o hipotireoidismo costuma provocar uma lentificação ideatória, o hipertireoidismo aumenta a ansiedade, a insônia e distúrbios atencionais do paciente. No hipotireoidismo, a reposição com levotiroxina deve ser iniciada com doses baixas e aumentada lentamente, de acordo com as dosagens hormonais de controle solicitadas após oito semanas; as modificações do TSH são mais lentas nos idosos. Nos casos de hipertireoidismo, o medicamento mais usado costuma ser o tiamazol, também iniciado em doses baixas e com necessidade de acompanhamento clínico e laboratorial regular.

- **Distúrbios da deglutição**: vistas com frequência nas doenças neurológicas degenerativas em fase avançada, como nas síndromes demenciais, as disfagias podem ser consideradas como alterações da praxia da deglutição, quando a coordenação muscular orofaríngea não é efetiva na propulsão adequada do alimento ou do líquido para o esôfago. O surgimento de disfagia é um marco importante na evolução da DA, pois aumenta o risco de desidratação e desnutrição, bem como o estresse do cuidador, podendo resultar em pneumonia aspirativa, sobretudo no paciente mais fragilizado e sem tosse eficaz.

- **Constipação intestinal**: queixa comum, pode resultar no emprego crônico de laxativos, às vezes por iniciativa do próprio cuidador, sem orientação médica. A preferência deve ser dada às modificações dietéticas e ao aumento da ingesta de água. Se medicamentos forem necessários, evitar aqueles da família dos óleos e os irritativos. A presença de fecaloma, cujo reconhecimento pode ser dificultado quando há diarreia paradoxal, pode resultar em agitação e *delirium* no idoso demente, devendo ser afastado com toque retal e, ocasionalmente, com exame radiológico.

- **Osteoartrose**: a artrose causa dor, limitações funcionais e isolamento significativos, piora a qualidade de vida e resulta no uso abusivo de anti-inflamatórios não esteroides, substâncias potencialmente iatrogênicas. Antiartrósicos de ação lenta, como condroitina, glucosamina, diacereína e piascledine, podem ser usados na tentativa de melhorar a cartilagem articular e progressivamente diminuir o quadro álgico, com respostas infelizmente bem variáveis. Medidas não farmacológicas, como a diminuição do peso e a realização de tratamento fisioterápico, podem ajudar na melhora do quadro.

- **Osteoporose**: epidemia silenciosa, a osteoporose não causa dor, mas favorece o risco de fratura e de perda abrupta da autonomia. Se o tratamento não medicamentoso é sempre recomendável, o emprego de fármacos deve ser decidido levando-se em consideração a mobilidade e o risco de queda do paciente com demência, sua expectativa de vida e a presença ou não de polimedicação. Vitamina D, cálcio, bifosfonatos e ranelato de estrôncio estão entre os mais usados para tentar reduzir o risco de fratura.

- **Insuficiencia renal**: há dois grandes riscos na insuficiência renal. O aumento da meia-vida do medicamento prescrito pode causar elevação progressiva de sua concentração sérica e consequente toxicidade, assim como o uso de substâncias nefrotóxicas pode piorar a disfunção preexistente e resultar em falência aguda. Perante uma insuficiência renal aguda, é preciso excluir uma causa pré-renal, como desidratação, ou pós-renal, particularmente no paciente masculino com adenoma prostático e risco de bexigoma pelo uso inadvertido de medicação anticolinérgica.

- **Hipertrofia benigna de próstata**: frequente em idades mais avançadas, seu tratamento de escolha geralmente consiste na ressecção transuretral. Entretanto, no paciente com demência, a opção cirúrgica apresenta maior risco de complicações no pós-operatório e *delirium*, sendo possivelmente preferido o tratamento clínico. Os inibitores da 5-alfa-redutase (finasterida ou dulasterida) promovem redução gradual do volume prostático, mas podem causar astenia e depressão, e são necessários meses de tratamento para obter a melhora. Os bloqueadores alfa-adrenérgicos agem de maneira mais rápida, pois diminuem a contração da musculatura lisa ureteroprostática, com diminuição dos sintomas urodinâmicos. Como causam vasodilatação periférica, existe preocupação com o risco de hipotensão postural no momento da prescrição, sendo a preferência pelo uso de moléculas mais seletivas dos receptores do trato urinário, como a tansulosina.

- **Infecções do trato urinário**: favorecidas por baixa ingestão de água e pelo uso de fralda geriátrica, são frequentes no idoso com demência. Com apresentações atípicas, podem evoluir apenas com astenia e piora da autonomia ou da urgência miccional, devendo ser uma hipótese aventada nesses casos. A duração da antibioticoterapia, se possível orientada pela urocultura, nunca com aminoglicosídeos, que são demasiadamente nefrotóxicos, é variável: uma simples cistite na mulher deverá ser curada após sete dias, enquanto uma prostatite requer pelo menos quatro semanas de tratamento.

Diversas medidas têm sido usadas na tentativa de prevenir recidivas da infecção urinária, como uso de *cranberry*, macrodantina, ácido nalidíxico e vitamina C em alta dose para acidificar a urina, mas nenhuma estratégia supera o aumento da ingesta hídrica e a adequada higiene local. Existem situações nas quais os exames de urina detectam a presença de bactérias, mas não há sintoma algum ou modificação do estado geral atribuível à infecção: a denominada "bacteriúria assintomática" deve ser apenas acompanhada. De forma oposta, sinais de pielonefrite aguda indicam a necessidade de internação hospitalar e rápido início de tratamento intravenoso.

- **Depressão**: sintomas depressivos podem acometer até cerca de 30% dos pacientes com DA (Tsuno; Homma, 2009). Nos casos mais graves, o prejuízo cognitivo secundário ao embotamento psíquico pode se confundir com demência, a chamada pseudodemência depressiva. Quando associada à DA, pode piorar o déficit cognitivo, a qualidade do sono, trazer irritabilidade e agitação e comprometer gravemente a qualidade de vida residual do paciente. A escolha do tratamento medicamentoso vai depender tanto do perfil do distúrbio tímico apresentado – se mais apatia ou mais ansiedade, por exemplo – como das comorbidades e do risco de interação medicamentosa. Os antidepressivos tricíclicos não são indicados em razão de seus significativos efeitos anticolinérgicos, que, além de antagonizar os anticolinesterásicos, podem causar *delirium*, piora da cognição, hipotensão ortostática e queda, xerostomia e constipação intestinal. Os inibidores seletivos da recaptação da serotonina (ISRSs) são geralmente bem tolerados, mas podem causar hiporexia, sobretudo no início do tratamento; naqueles com baixo peso corporal ou risco nutricional, a mirtazapina, fármaco do grupo dos antidepressivos duais (noradrenérgicos e serotonérgicos), com baixo perfil de interação medicamentosa, pode ser uma boa opção para aumentar o apetite, além de melhorar o sono.

Isolamento sensorial

A diminuição da acuidade visual ou auditiva deve ser rastreada no idoso com DA, pois a privação de estímulos pode aumentar a deterioração cognitiva e contribuir para o surgimento de distúrbios comportamentais.

Ao contrário da degeneração macular relacionada à idade, em que a perda da visão central é facilmente percebida, perdas insidiosas de acuidade visual e luminosidade, na presença de catarata, ou do campo visual periférico, por glaucoma, podem não ser relatadas, principalmente nos pacientes com maior nível de comprometimento cognitivo. O exame refrativo pode ser de difícil realização no indivíduo com demência, dificultando a precisa prescrição da correção visual. Outros problemas podem, como no caso da catarata, obter um tratamento rápido e definitivo, embora a vigilância pós-operatória deva ser redobrada.

A perda da acuidade auditiva prejudica a vida social e diminui a capacidade de comunicação do paciente. O uso de prótese auditiva costuma resultar em boa melhora, mas, em pacientes com DA, pode provocar dificuldades no manuseio do aparelho e risco de perda. As chances de adaptação são geralmente maiores quando o aparelhamento auditivo é indicado de maneira precoce.

■ **Desidratação**: a sensação de sede diminui fisiologicamente com a idade, e quando associada a um quadro demencial, aumenta o risco de desidratação. As disfagias e os estados de agitação frequentes nas fases mais avançadas das demências dificultam a hidratação. O emprego de espessantes nos líquidos e de gelatina pode ajudar a manter o paciente hidratado. Nas situações de maior risco, recorrer à hipodermóclise durante a noite pode ser uma boa alternativa: simples e segura, possibilita a infusão de até 1 litro de soro fisiológico via subcutânea enquanto o paciente dorme. Se não corrigida a tempo, a desidratação pode trazer graves consequências, como insuficiência renal aguda, eventos tromboembólicos e surgimento de úlceras de decúbito em pacientes acamados.

■ **Neoplasias**: a atitude do médico perante a descoberta de um processo neoplásico no idoso com DA deve levar em consideração diversos fatores. A escolha do tipo de tratamento, ou da abstenção terapêutica, vai depender da expectativa de vida do paciente, de sua capacidade de tolerar o procedimento proposto, das possíveis consequências (hospitalização prolongada, amputação) e dos benefícios que o tratamento poderá trazer, não apenas em termos de sobrevida, mas também, e principalmente, de qualidade de vida.

Cuidados paliativos e fim de vida

Sendo a maioria das demências causadas por doenças degenerativas e evolutivas, é inevitável falar em cuidados paliativos e fim de vida. A "medicalização da morte" ocorrida durante as últimas décadas tem resultado em excesso de pacientes idosos em unidades de terapia intensiva, sem que haja qualquer possibilidade de cura ou reversão, mesmo parcial, do quadro. É preciso discutir com a família do paciente com demência avançada a questão da finitude da vida antes da situação de urgência, para que haja reflexão sobre o assunto e claro posicionamento a respeito de hospitalizar ou não o paciente em caso de piora do quadro clínico. Caso essa reflexão não ocorra, ou quando existe discordância entre os familiares, o paciente geralmente acaba sendo internado, com risco de sofrer distanásia.

■ COMO ORGANIZAR UM BOM ACOMPANHAMENTO CLÍNICO?

Na anamnese do idoso, a ordem clássica "queixa principal", "história da doença atual" e "antecedentes" pode ser modificada, pois parece mais interessante começar pelo contexto clínico do paciente, sobre o qual ocorre a doença aguda. De fato, sintomas sugestivos de pneumonia vão revestir um caráter de gravidade bem maior no paciente previamente com doença pulmonar obstrutiva crônica do que naquele previamente hígido.

Iniciar a consulta listando os medicamentos usados pode ajudar a conhecer rapidamente os principais problemas crônicos de saúde do paciente, a verificar a adequação do tratamento e se existe algum risco iatrogênico. Pode também servir para testar a memória do paciente, nos quadros demenciais mais leves em acompanhamento ambulatorial, assim como a implicação do cuidador, que deve ser capaz de complementar ou corrigir os dados fornecidos. Quando o paciente e seu acompanhante prestam informações incompletas ou até contraditórias, a adesão ao tratamento deve ser fortemente questionada.

Ao tratar o idoso com demência, podem ocorrer erros tanto por insuficiência como por excesso terapêutico. No caso da insuficiência, é preciso evitar a discriminação ligada à idade, o fatalismo acompanhado de iatrogenia passiva, a subestimação de um risco agudo retardando o início do tratamento e o medo do risco iatrogênico que inibe a iniciativa. Excessos terapêuticos incluem a negação da idade avançada e da morte; a aplicação de fluxogramas terapêuticos sem considerar a idade e o estado do paciente; a superestimação de um risco, levando a atitudes precipitadas; e o desconhecimento do risco iatrogênico (Legrain; Lacaille, 2005).

Em resumo, antes da prescrição, o médico deve procurar fazer uma lista dos problemas, verificar o tratamento usual, aferir o peso para estimar a função renal e fazer um diagnóstico preciso para tratar, se possível, a etiologia, e não apenas os sintomas. No momento da prescrição, deve evitar substâncias potencialmente perigosas, procurar a posologia mais simples, limitar o número de fármacos o máximo possível e explicar ao paciente ou ao acompanhante o objetivo e a duração do tratamento. Depois, será preciso reavaliar sempre a indicação e a pertinência do tratamento, sabendo interromper medicamentos usados "há muito tempo".

■ CONSIDERAÇÕES FINAIS

Cuidar bem de um paciente idoso já costuma ser tarefa complexa, pela existência de várias comorbidades, da frequente polimedicação, da atipia dos sintomas e da maior fragilidade. No idoso com demência, se sobrepõem as perdas cognitivas e de autonomia funcional, os distúrbios do comportamento, a sobrecarga e o estresse do cuidador.

O adequado tratamento do idoso com DA necessita de um atendimento interdisciplinar, com intervenções nas áreas da nutrição, fisioterapia, terapia ocupacional, fonoaudiologia, enfermagem, psicologia e, às vezes, na área social, coordenadas pelo médico. Este deverá saber estabelecer prioridades e definir um plano terapêutico compatível com o estado clínico e cognitivo do paciente.

REFERÊNCIAS

Alexopoulos GS, Abrams RC, Young RC, Shamoian CA. Cornell Scale for depression in dementia. Biol Psychiatry. 1988;23(3):271-84.

Beers MH. Explicit criteria for determining potentially inappropriate medication use by the elderly: an update. Arch Intern Med. 1997;157(14):1531-6.

Bouchon JP. Particularités diagnostiques et grands principes thérapeutiques en gériatrie. EMC Méd. 2004;1(6):513-9.

Carthery-Goulart MT, Areza-Fegyveres R, Schultz R, Okamoto I, Caramelli P, Bertolucci PHF, et al. Versão brasileira da Escala

Cornell de depressão em demência. Arq Neuropsiquiatr. 2007;65(3B):912-5.

Cockcroft DW, Gault MH. Prediction of creatinine clearance from serum creatinine. Nephron. 1976;16(1):31-41.

Connolly SJ, Ezekowitz MD, Yusuf S, Eikelboom J, Oldgren J, Parekh A, et al. Dabigatran versus warfarin in patients with atrial fibrillation. N Engl J Med. 2009;361(12):1139-51.

Doucet J, Massol J, Lejonc JL, Mottier D, Queneau P. Thérapeutique de la personne âgée. Paris: Maloine; 1998.

Douma RA, Gal G, Söhne M, Righini M, Kamphuisen PW, Perrier A, et al. Potential of an age adjusted D-dimer cut-off value to improve the exclusion of pulmonary embolism in older patients: a retrospective analysis of three large cohorts. BMJ. 2010;340:c1475.

Elkind MS. Outcomes after stroke: risk of recurrent ischemic stroke and other events. Am J Med. 2009;122(4 Suppl 2):S7-13.

Freitas EV, Py L, Neri AL, Cançado FAX, Gorzoni ML, Rocha SM, editores. Tratado de geriatria e gerontologia. Rio de Janeiro: Guanabara Koogan; 2002.

Green JL, Hawley JN, Rask KJ. Is the number of prescribing physicians an independent risk factor for adverse drug events in an elderly outpatient population? Am J Geriatr Pharmacother. 2007;5(1):31-9.

Guigoz Y, Vellas B, Garry PJ. Mini nutritional assessment: a practical assessment tool for grading the nutritional state of elderly patients. Facts Res Gerontol. 1994;4(Suppl 2):15-59.

Gurwitz JH, Field TS, Harrold LR, Rothschild J, Debellis K, Seger AC, et al. Incidence and preventability of adverse drug events among older persons in the ambulatory setting. JAMA. 2003;289(9):1107-16.

Jones RN, Fong TG, Metzger E, Tulebaev S, Yang FM, Alsop DC, et al. Aging, brain disease, and reserve: implications for delirium. Am J Geriatr Psychiatry. 2010;18(2):117-27.

Kalra PR, Anker SD, Struthers AD, Coats AJ. The role of C-type natriuretic peptide in cardiovascular medicine. Eur Heart J. 2001;22(12):997-1007.

Katz S, Ford AB, Moskowitz RW, Jackson BA, Jaffe MW. Studies of illness in the aged: the Index of ADL: a standardized measure of biological and psychosocial function. JAMA. 1963;185:914-9.

Lakhdari S. Avaliação da função renal em idosos hospitalizados: comparação entre métodos diagnósticos [dissertação]. Brasília: Universidade Católica de Brasília; 2006.

Lawton MP, Brody EM. Assessment of older people: self-maintaining and instrumental activities of daily living. Gerontologist. 1969;9(3):179-86.

Legrain S, Lacaille S. Prescription médicamenteuse du sujet âgé. EMC Méd. 2005;2(2):127-36.

Mathias S, Nayak US, Isaacs B. Balance in elderly patients: the "get up and go" test. Arch Phys Med Rehab. 1986;67(6):387-9.

Montamat SC, Cusack B. Overcoming problems with polypharmacy and drug misuse in the elderly. Clin Geriatr Med. 1992;8(1):143-58.

Rao SS. Prevention of falls in older patients. Am Fam Physician. 2005;72(1):81-8.

Regalado Doña PJ, Azpiazu Artigas P, Sánchez Guerra ML, Almenar Monfort C. Vascular risk factors and Alzheimer's disease. Rev Esp Geriatr Gerontol. 2009;44(2):98-105.

Rule AD, Bergstralh EJ, Slezak JM, Bergert J, Larson TS. Glomerular filtration rate estimated by cystatin C among different clinical presentations. Kidney Int. 2006;69(2):399-405.

Schubert CC, Boustani M, Callahan CM, Perkins AJ, Carney CP, Fox C, et al. Comorbidity profile of dementia patients in primary care: are they sicker? J Am Geriatr Soc. 2006;54(1):104-9.

Sheikh JI, Yesavage JA. Geriatric depression scale (GDS). Recent evidence and development of a shorter version. In: Brink TL, editor. Clinical gerontology: a guide to assessment and intervention. New York: Haworth; 1986. p. 165-73.

Solomon A, Kivipelto M. Cholesterol-modifying strategies for Alzheimer's disease. Expert Rev Neurother. 2009;9(5):695-709.

Tinetti ME. Performed oriented assessment of mobility problems in the ederly. J Am Geriatr Soc. 1986;34(2):119-26.

Tsuno N, Homma A. What is the association between depression and Alzheimer's disease? Expert Rev Neurother. 2009;9(11):1667-76.

CAPÍTULO 23

ABORDAGENS NÃO FARMACOLÓGICAS NA DOENÇA DE ALZHEIMER

ROBERTO BRASIL RABELO TAVEIRA
DANIELA LONDE RABELO TAVEIRA
LEONARDO CAIXETA

A doença de Alzheimer (DA) é uma complexa doença neurodegenerativa progressiva que tem efeitos em vários sistemas cerebrais. Além do declínio cognitivo e funcional, diversas mudanças de comportamento se manifestam com intensidade crescente ao longo do tempo, apresentando desafios importantes no manejo para os cuidadores e os profissionais da saúde (Gauthier et al., 2010; Zec; Burkett, 2008). Quase todos os pacientes com DA são ou serão afetados por sintomas neuropsiquiátricos em algum momento durante a evolução de sua doença, e, em alguns casos, os sintomas ocorrem antes mesmo do diagnóstico da síndrome demencial. Além disso, fatores comportamentais têm sido identificados, os quais podem ter suas origens em processos neurobiológicos particulares, respondendo a estratégias de manejo específico (Gauthier et al., 2010; O'Connor et al., 2009). O melhor esclarecimento das causas, dos gatilhos e da apresentação dos sintomas neuropsiquiátricos ajudará a guiar com maior eficiência a pesquisa e as tomadas de decisão clínicas.

Enfatiza-se que particularmente difíceis para os profissionais da área da saúde e bastante angustiantes para pacientes e suas famílias são os sintomas neuropsiquiátricos (SNPs), mais até do que os cognitivos, associados à demência. Os SNPs são comuns na DA, e a maioria dos indivíduos com demência avançada apresenta um ou mais desses sintomas, sendo os mais comuns: agitação ou agressividade, apatia, depressão, psicose e comportamento motor aberrante (Kverno et al., 2008, 2009; Zuidema et al., 2007). Além disso, os indivíduos com demência avançada tendem a apresentar várias comorbidades médicas (Black et al., 2006), recebendo, por isso, múltiplos medicamentos (Blass et al., 2008).

Evidências a partir de estudos clínicos de tratamentos tanto não farmacológicos quanto farmacológicos, bem como de estudos neurobiológicos, oferecem uma gama de opções de manejo que podem ser adaptadas às necessidades individuais. Tratamentos não farmacológicos costumam ser recomendados como a mais apropriada estratégia inicial para o manejo de distúrbios comportamentais nas pessoas com demência; assim, as intervenções não farmacológicas (incluindo aconselhamento psicossocial/psicológico, manejo interpessoal e manejo do ambiente) devem ser tentadas em primeiro lugar, seguidas pelo mínimo de medicamentos durante o menor tempo possível (Gauthier et al., 2010; Rabins, 1994; Smith; Perry, 1992; Teri et al., 1992).

O risco de interações das abordagens não farmacológicas com outros medicamentos é inexistente, e o maior envolvimento dos cuidadores muitas vezes tem um benefício secundário: receber apoio e informações. Além disso, fatores ambientais (p. ex., o ambiente ruidoso) ou fatores interpessoais (p. ex., discutir com o paciente) com frequência são os principais desencadeadores de problemas de comportamento (O'Connor et al., 2009).

As intervenções não farmacológicas apresentam um importante papel em retardar a progressão da DA e o declínio funcional. Pesquisas em intervenções não farmacológicas têm focado na diferenciação de cada abordagem e na comparação de seus efeitos. Mais adiante, neste capítulo, serão apresentadas as conclusões de uma extensa revisão da literatura com o intuito de responder a questões-chave para a assimilação do assunto aqui tratado. A essência da intervenção não farmacológica dependente dos pacientes, de suas famílias e dos terapeutas envolvidos, com cada situação sendo inevitavelmente única. Para obter bons resultados com a terapia não farmacológica, a questão não é "qual" abordagem será tomada, mas "como" os terapeutas se comunicarão com seus pacientes (O'Connor et al., 2009).

Proporcionar educação, apoio e aconselhamento para ajudar as famílias a entender e lidar melhor com o processo da doença, representado por uma longa história clínica, é, muitas vezes, o núcleo de todo o tratamento, sendo ele farmacológico ou não. Profissionais costumam recomendar às famílias a utilização de estratégias de adaptação, modificando o ambiente e seus próprios comportamentos de modo a melhorar o cuidado com o paciente. A quantidade e a popularidade desse tipo de informação têm crescido exponencialmente nos últimos anos, fato evidenciado pela proliferação de livros, materiais de treinamento, folhetos informativos, vídeos e *sites* ao redor do mundo.

As questões complexas suscitadas pela terapia farmacológica dos SNPs e a necessidade de um foco em melhoria da qualidade de vida dos indivíduos com demência levaram a uma renovada ênfase em estratégias de tratamentos não farmacológicos. Os SNPs são norteados por aspectos biológicos, psicológicos, psicossociais e ambientais, e não há nenhum tratamento que funcione para todos os pacientes ou em todas as situações. O primeiro passo deve ser determinar a causa do comportamento (ou seja, por que um paciente vem se comportando de determinada forma) e tentar corrigir fatores reversíveis, antes de recorrer à intervenção farmacológica.

TRATAMENTO ESTÁGIO-ESPECÍFICO

O tratamento da DA varia durante o curso da doença porque os sintomas evoluem ao longo do tempo. Embora muitos sintomas possam ocorrer na evolução da doença, alguns são típicos de determinados estágios. As mais recentes diretrizes práticas da American Psychiatric Association (APA) para o tratamento de pacientes com DA defendem o desenvolvimento de planos de tratamento estágios-específicos. Segundo Rabins e colaboradores (2007), esses estágios variam entre leve, moderado e grave.

Pacientes com disfunção leve

Nas fases iniciais de um tipo de demência, os pacientes e suas familiares estão aprendendo a lidar com a doença e o reconhecimento das limitações do paciente. Eles podem se beneficiar de sugestões pragmáticas de como lidar com essas limitações (p. ex., fazer listas, utilizar um calendário, evitar situações exigentes, como responsabilidade com o cuidado infantil). Os pacientes podem se beneficiar do encaminhamento a atividades de promoção da saúde e clubes de recreação, o que pode ser útil para identificar deficiências específicas e destacar as habilidades remanescentes. Os pacientes costumam experimentar um sentimento de perda e estigma associados à doença. Consequentemente, as intervenções psicoterapêuticas podem ser úteis para aqueles que estão lutando com o diagnóstico e suas implicações. Características desse plano de tratamento para o paciente incluem abordar os perigos de dirigir e atribuir um poder jurídico e financeiro durável a uma pessoa de confiança. Grupos de suporte para pacientes e familiares com a DA leve existem em muitas comunidades.

Pacientes com disfunção moderada

Como os pacientes se tornam mais prejudicados, é provável que necessitem de uma maior supervisão para permanecer seguros, e as questões de segurança devem ser abordadas como parte de cada avaliação. As famílias devem ser avisadas sobre a possibilidade de acidentes devido ao esquecimento (p. ex., incêndios enquanto cozinha), da dificuldade em lidar com emergências domésticas e da possibilidade de perambular pela rua. Os membros da família também devem ser avisados para determinar se o paciente está apto a lidar com as finanças de forma adequada e considerar sobre o pagamento de contas e outras responsabilidades. Nesse estágio da doença, quase todos os pacientes devem parar de dirigir, e as famílias devem ser aconselhadas a tomar medidas para impedir os doentes de fazê-lo, visto que a muitos pacientes falta a percepção dos riscos que sua condução contínua implica para si e para os demais. À medida que aumenta a dependência de um paciente, o cuidador pode começar a se sentir mais sobrecarregado e optar por uma forma de cuidado temporário (p. ex., a assistência médica em casa, ficar em um lar de idosos durante o dia ou em casas de repouso). Nessa fase, as famílias devem começar a estudar e fazer planos para apoio adicional em casa, bem como discutir a possibilidade de uma eventual transferência do paciente para uma unidade de cuidado de longa permanência. Membros da família podem divergir de opinião quanto ao nível de funcionamento do paciente, além de ter reações psicológicas a sua deficiência, o que acaba gerando um conflito familiar. Pode ser benéfico se reunir com membros da família para discutir abertamente essas questões.

Pacientes com disfunção grave a profunda

Nessa fase da doença, os pacientes estão gravemente incapacitados e quase totalmente dependentes dos outros para ajudá-los com as funções básicas como vestir-se, tomar banho e alimentar-se. As famílias estão frequentemente lutando contra um combinado de sensações de impaciência e culpa, e podem se beneficiar de uma abordagem psicoterápica desses sentimentos e qualquer ressentimento associado. Podem também precisar de incentivo para obter ajuda adicional em casa, considerar cuidado temporário ou deslocar o paciente para um lar de idosos. Nessa fase, é importante garantir cuidados adequados, incluindo medidas para prevenir escaras e contraturas. A equipe de tratamento deve ajudar a família a se preparar para a morte do paciente. Idealmente, as discussões sobre colocação do tubo de alimentação, tratamento de infecção, reanimação cardiopulmonar e intubação ocorrem enquanto o paciente pode participar, mas, se isso não foi possível, é importante levantar essas questões com a família antes de a decisão sobre uma dessas opções tornar-se urgente. Cuidados paliativos são um recurso subutilizado para os pacientes em estágio final de demência.

CLASSIFICAÇÃO DAS ABORDAGENS

Além das intervenções abordadas no tratamento estágio-específico, existem outros tipos de estratégias também utilizadas. Um plano de tratamento abrangente deve incluir intervenções biológicas, psicoterapêuticas, sociais e familiares. Intervenções biológicas incluem o tratamento de qualquer distúrbio médico subjacente e o uso adequado de medicamentos para sintomas-alvo. Intervenções psicoterapêuticas específicas podem ser benéficas ao paciente e a seu cuidador (Kverno et al., 2009; O'Connor et al., 2009). A estratégia de tratamento não farmacológico também pode ser dividida em quatro grandes categorias: emocional-orientada, estimulação-orientada, comportamental-orientada e cognitivo-orientada (Rabins et al., 2007).

Abordagem orientada comportalmente

Existe um programa de treinamento em vídeo intitulado *Managing and understanding behavior problems in Alzheimer's disease and related disorders* (Gerenciamento e noções sobre problemas de comportamento na doença de Alzheimer e transtornos afins) (Teri; Lurie, 1990), que ensina médicos e cuidadores a usarem uma abordagem comportamental sistemática para alterações comportamentais. O programa consiste em uma série de fitas de vídeo e guia de treino escrito para fornecer informações sobre a demência e os distúrbios relacionados, ensinar aos cuidadores habilidades para modificar problemas comportamentais que interferem com o tipo de cuidado oferecido e identificar e abordar as necessidades especiais dos cuidadores. Informações didáticas guiam os cuidadores a soluções por meio de uma abordagem sistemática denominada "A-B-C da mudança de comportamento", o método ABC. Nessa abordagem, os cuidadores aprendem que "A" (antecedente) é o antecedente ou fato gerador que precede o problema de comportamento, "B" (*behavior*, que significa "comportamento" em inglês) é o comportamento de preocupação e "C" (consequência) é a consequência desse comportamento. Uma vez que a cadeia de ocorrência de comportamento e a resposta são compreendidas, são fornecidos aos cuidadores métodos para modificar tanto os antecedentes como as consequências, de modo a alterar o problema de comportamento.

Uma vez que o cuidador compreenda e possa identificar o A-B-C de um problema, uma estratégia passo a passo de resolução de problemas é implementada, a qual envolve algumas etapas: (1) identificar o problema, (2) reunir informações sobre as circunstâncias que envolvem o problema, (3) estabelecer metas realistas e fazer planos para atingir esses objetivos, (4) incentivar o cuidador e o paciente com recompensas para pequenos sucessos e (5) continuamente avaliar e modificar os planos. Um dos objetivos da abordagem A-B-C é ajudar a ensinar os cuidadores a desenvolverem estratégias próprias, para que, assim que o tratamento seja concluído, possam efetivamente lidar com novos problemas que podem surgir durante o curso da doença.

Abordagem orientada pela estimulação

A abordagem orientada pela estimulação (p. ex., de atividades recreativas, arteterapias, exercício) é frequentemente incluída no cuidado de pacientes com DA. Ela fornece o tipo de estimulação ambiental que é reconhecido como parte do cuidado humano e apresenta eficácia modesta com dados que respaldam a sua utilização para melhorar o humor e reduzir distúrbios comportamentais (Kverno et al., 2009).

■ **Arteterapia** – A arteterapia tem sido recomendada como um tratamento para pessoas com DA, uma vez que tem o potencial de fornecer estímulo significativo, melhorar as condições de interação social e melhorar os níveis de autoestima (Killick; Allan, 1999). Atividades como desenho e pintura oferecem às pessoas a oportunidade de autoexpressão e a chance de exercer alguma escolha em termos de cores e temas de suas criações.

■ **Aromaterapia** – Aromaterapia é uma das terapias complementares com maior velocidade de expansão (Burns et al., 2002). Tem uma imagem positiva, e seu uso proporciona interação somada a experiência sensorial. Também parece ser bem tolerada em comparação com neurolépticos ou sedativos. Os dois principais óleos essenciais utilizados na aromaterapia para a demência são extraídos de lavanda e melissa. Essa terapia também tem a vantagem de compilar várias formas de administração, como inalação, banhos, massagem e aplicação tópica na forma de creme. Vêm crescendo os resultados positivos de ensaios clínicos controlados recentes que demonstraram reduções significativas na agitação, com excelente adesão e tolerabilidade (Ballard et al., 2002).

Em um trabalho publicado por Holmes e colaboradores (2002), é avaliada a reação de pacientes com demência aos efeitos de óleos extraídos das plantas *Lavandula angustifolia* (lavanda) e *Melissa officinalis* (melissa), tidas por séculos como possuidoras de propriedades calmantes. Foi pulverizada uma área de uma ala de demência comum com óleo de lavanda a 2% ou água por duas horas diárias em dias alternados. Todos os 15 participantes da ala tinham demência grave e agitação diária. Um observador, usando um clipe nasal, avaliou o comportamento utilizando a Escala de Agitação de Pittsburgh ao final de 10 sessões. Obteve-se um escore mediano de agitação 20% inferior quando expostos a lavanda em relação a quando expostos à água ($p = 0,016$).

■ **Banhos** – Rotinas de banho são potentes desencadeadoras de agitação e agressão, presumivelmente devido a desconforto físico, medo e vergonha. Banhos no leito, em que residentes são lavados em sua própria cama com panos aquecidos embebidos em água, são uma alternativa atraente. Dunn, Thiru-Chelram e Beck (2002) compararam quatro banhos de banheira convencional com quatro banhos no leito, em um estudo de medidas repetidas em 15 residentes de unidades de demência. Observadores treinados contaram cada um dos 14 comportamentos agitados especificados desde o momento de despir-se à conclusão do banho. A contagem total de comportamentos foi, em média, 50% menor durante os banhos no leito quando comparada à dos banhos convencionais ($p < 0,001$).

■ **Musicoterapia** – Vários estudos têm demonstrado os benefícios obtidos por pessoas com demência com a musicoterapia (Killick; Allan, 1999). A terapia pode envolver a participação em uma atividade musical (p. ex., cantar ou tocar um instrumento) ou apenas a audição de canções ou músicas. Lord e Garner (1993) demonstraram em seu trabalho aumento nos níveis de bem-estar, melhor interação social e melhoria na memória autobiográfica de um grupo de residentes de uma enfermaria, o qual mantinha contato regular com a música. Essas melhorias não foram observadas em um grupo de comparação engajado em outras atividades.

■ **Atividade terapêutica** – A atividade terapêutica envolve um grupo bastante amorfo de recreações, como esporte, dança e drama. Tem sido demonstrado que o exercício físico pode ter inúmeros benefícios na saúde para pessoas com demência, promovendo, por exemplo, redução no número de quedas e melhora na saúde mental e no sono (King et al., 1997), assim como no humor e na confiança (Young; Dinan, 1994). Além disso, Alessi e colaboradores (1999) demonstraram em um estudo em pequena escala controlado que o exercício ajudou a reduzir a agitação diurna e a inquietação noturna. Uma abordagem interessante para a terapia da dança é descrita por Perrin (1998), que empregou uma forma de dança conhecida como *jabadeo*, a qual não envolve etapas prescritivas ou movimentos, mas permite aos participantes o contato com os outros por meio de movimentos interativos.

Abordagem emocional-orientada

A abordagem emocional-orientada é frequentemente utilizada em pacientes com DA para abordar questões de perda e melhorar o humor e o comportamento. Envolve terapia da reminiscência, terapia da validação, psicoterapia de apoio, integração sensorial e terapia de presença simulada.

■ **Terapia de reminiscência** – O objetivo da terapia de reminiscência é melhorar o funcionamento intrapessoal e interpessoal por meio de revivência, estruturação, integração e trocas de lembranças. Vários auxiliares podem ser utilizados, como fotos, músicas, álbuns e velhos objetos. A terapia de reminiscência pode ser aplicada em grupo ou individualmente. O ponto principal pode ser o contentamento que as pessoas têm do ato de recordar, mas a terapia também pode melhorar a autoestima e o senso de identidade, por promover a recordação das memórias de uma forma não conflitante (Dröes, 1991).

■ **Terapia de validação** – A terapia de validação é uma forma de comunicação desenvolvida como uma abordagem para pessoas com demência. Busca, por meio de psicoterapia, aceitação e entendimento da situação por parte do paciente. A terapia de validação foi desenvolvida por Naomi Feil (Dröes, 1991). É típico do método de validação o cuidador ter de se concentrar sobre o conteúdo emocional que está sendo dito, tentando reconhecer e confirmar as emoções, restaurar a autoestima da pessoa e compreendê-la no contexto da realidade em que ela se vê naquele momento.

■ **Terapia de presença simulada** – A terapia de presença simulada (TPS) foi descrita por Woods e Ashley (1995), e baseia-se no princípio de que a fonte de estabilidade para o paciente com DA é muitas vezes um parente que cuidou dele antes da institucionalização. A TPS visa simular a presença dessa relação.

Isso é feito em forma de vídeo, em que uma conversa telefônica pessoal é simulada. O parente conversa com o paciente e há intervalos durante a conversa para o paciente manifestar. Experiências de vida positivas, memórias compartilhadas, amigos e família do paciente são abordados no vídeo. O efeito da TPS é criar um ambiente para o paciente refletir suas melhores experiências. A intenção é que problemas de comportamento possam ser reduzidos dessa maneira.

Abordagem cognitivo-orientada

A abordagem cognitivo-orientada (p. ex., terapia de orientação da realidade, retreinamento cognitivo, treinamento de habilidades) pode fornecer melhorias a curto prazo em domínios específicos da cognição; porém, tais melhorias, quando alcançadas, não são duradouras.

■ **Terapia de orientação da realidade** – A terapia de orientação da realidade (TOR) tem como princípio apresentar dados da realidade ao paciente de forma organizada e contínua, criando estímulos ambientais que facilitem a orientação e levando em consideração que a realidade não consiste apenas em orientação temporal (Vaisman; Almeida; Almeida, 1997). Na TOR, tenta-se engajar o indivíduo em interações sociais e melhorar a comunicação por meio de informação contínua, sinalizações no ambiente, linguagem clara ou não verbal e treinamento de habilidades cognitivas, com atividades adequadas a suas dificuldades. Estudos controlados demonstraram que pacientes submetidos à TOR apresentavam melhora significativa na orientação verbal, na atenção e no interesse ao ambiente e no desempenho em escalas de interação social e funcionamento intelectual, apesar de alguns autores terem sugerido que haveria melhora apenas quanto aos itens de orientação diretamente treinados (Burton, 1982). Entretanto, resultados de estudo recente indicaram que a estimulação cognitiva utilizada na TOR estaria relacionada à melhora na capacidade de aprender coisas novas (Zanetti et al., 1995).

Consequências emocionais adversas em curto prazo têm, por vezes, sido relatadas com tratamentos psicoterapêuticos. Isso é especialmente verdadeiro para os tratamentos da orientação cognitiva, durante os quais frustração, reações catastróficas, agitação e depressão foram relatados. Assim, os regimes de tratamento devem ser adaptados às habilidades cognitivas e à tolerância às frustrações de cada paciente.

■ UM ESTUDO DA VALIDAÇÃO DO TRATAMENTO NÃO FARMACOLÓGICO

Uma extensa pesquisa na literatura existente sobre os tratamentos não farmacológicos avaliou e agregou o conhecimento de 380 artigos. Um formulário padronizado para a extração de dados foi aplicado a cada artigo, e a cada um deles foi atribuída uma classe de evidência baseada em definições *a priori* (Quadro 23.1). Tanto o formulário quanto a classe de evidência determinaram se as informações dos artigos seriam divididas quanto às recomendações: padrão, orientação ou opções práticas (Quadro 23.2). Esse estudo foi feito pela American Academy of Neurology (AAN) (Doody et al., 2001) para responder a duas questões principais: "a intervenção educacional melhora a evolução de pacientes com demência e/ou de seus cuidadores comparada com nenhuma intervenção?" e "intervenções não farmacológicas,

Quadro 23.1
CLASSIFICAÇÃO DE EVIDÊNCIA

CLASSE	DESCRIÇÃO
I	Evidência propiciada por um ou mais experimentos clínicos controlados, randomizados e bem projetados, incluindo metanálises de tais experimentos
II	Evidência propiciada por estudos observacionais bem projetados com controle concomitante (como estudos de caso-controle ou de coorte)
III	Evidência propiciada por opinião de especialista, série de casos, relatos de caso e estudos com controle de históricos

Quadro 23.2
NÍVEIS DE RECOMENDAÇÃO

RECOMENDAÇÃO	NÍVEL DE EVIDÊNCIA
Padrão	Princípio para a conduta do paciente que reflete um alto nível de certeza clínica (normalmente isso requer evidência Classe I, que aborda diretamente as questões clínicas, ou evidência Classe II, quando as circunstâncias impedem ensaios clínicos randomizados)
Orientação	Recomendação para conduta de paciente que reflete certeza clínica moderada (normalmente requer evidência Classe II ou um forte consenso de evidência Classe III)
Opção prática	Estratégia de conduta de paciente para o qual a utilidade clínica é incerta (inconclusiva; ou a evidência é conflitante ou opinativa)

exceto educação, melhoram a evolução de pacientes e seus cuidadores em comparação à ausência dessas intervenções?". As respostas indicam, então, as conclusões e as recomendações para a prática clínica. Tais questões serão aqui apresentadas de forma bastante didática para incrementar e solidificar o que foi exposto.

A intervenção educacional melhora a evolução de pacientes com demência e/ou de seus cuidadores comparada com nenhuma intervenção?

Estudos comparando o impacto de programas educacionais de curto período a tratamento algum ou participação em programas de grupos de apoio demonstraram que, apesar de os participantes normalmente gostarem dos programas educacionais, seus impactos sobre os pacientes e cuidadores é modesto, e não há impacto na gravidade da doença ou na evolução do paciente. Uma melhora por curto período por parte dos cuidadores a respeito do conhecimento da doença e habilidade de cooperar é relatada em alguns estudos, apesar de não ocorrer, necessariamente, melhora na capacidade de tomar decisões e na evidente sobrecarga do cuidador.

Uma educação intensiva de longa duração e um programa de auxílio para cuidadores atrasaram a necessidade de internar o paciente em uma casa de repouso em 12 a 24 meses. Além disso, a educação dos cuidadores melhorou o nível de saúde do paciente, ainda que não tivesse impacto nos sintomas da doença ou em seus problemas de comportamento. Um segundo estudo incluiu aconselhamento como uma intervenção, assim como forneceu serviços (terapia de auxílio em grupo) para cuidadores e demonstrou que essas intervenções retardaram a internação em uma casa de repouso por cerca de um ano. Um estudo demonstrou que o treinamento especializado dos funcionários das casas de repouso pode reduzir significativamente o uso de antipsicóticos em pacientes com DA.

Conclusões. Evidências do estudo das Classes II e III sugerem que programas educacionais de curto período são apreciados pelos cuidadores familiares e podem levar a um modesto aumento no conhecimento sobre a doença e maior confiança entre os cuidadores. Treinamento extensivo para cuidadores pode levar ao retardo da necessidade de internar o paciente em uma casa de repouso. Treinamento educacional para os funcionários de instituições de cuidado de período integral pode reduzir o uso de antipsicóticos sem incrementar a taxa de indisciplina.

Intervenções não farmacológicas, exceto educação, melhoram a evolução de pacientes e seus cuidadores em comparação à ausência dessas intervenções?

Intervenções para a melhora do desempenho funcional

Foi demonstrado que uma assistência qualificada, suplementada pela prática e pelo reforço positivo, melhorou o desempenho nas atividades diárias de pacientes com demência. Modificações do comportamento, rotina de ir ao banheiro, micção programada e micção imediata reduziram a incontinência urinária. Reativar a reabilitação ocupacional (treinamento da memória, atividades criativas e manuais, melhorando funções sensório-motoras, e terapia de autogestão) provou ser mais eficiente na melhora do desempenho cognitivo, da função psicossocial, do balanço emocional e do bem-estar subjetivo do que a reabilitação funcional (terapia ocupacional funcional, fisioterapia e terapia da fala). Modificações ambientais, como pouca luz e sons da natureza, melhoraram os comportamentos alimentares em um relatório preliminar. Terapias de multiestratégia em grupo, incluindo TOR, remotivação, estimulação sensorial, integração, reminiscência e exercícios, melhoraram as atividades da vida diária.

Conclusões. Dois estudos Classe I mostram que modificações de comportamento, rotina de ir ao banheiro e micções programada e imediata podem reduzir a incontinência urinária. Um estudo Classe I, apoiado por dados das Classes II e III, mostra que assistência qualificada, prática de habilidades e reforço positivo podem melhorar a independência funcional de pessoas com demência.

Intervenções não farmacológicas para problemas de comportamento

A música (da preferência e do gosto do paciente) reduz a agitação, a agressividade e as alterações de humor sob várias condições, incluindo refeição e banho. Luz forte parece reduzir a agressividade, a agitação e diversas alterações do comportamento em pequenas amostras de pessoas com demência. Caminhar e fazer exercícios leves parece reduzir perambulação, agressividade e agitação em demonstrações preliminares. Muitas intervenções psicossociais foram relatadas por reduzir problemas de comportamento em pacientes com demência, incluindo: 1) rigorosas atividades de terapia psicossocial (música, exercício e relaxamento) combinadas com treinamento de funcionários e 2) cuidado individualizado e alterações ambientais usando os níveis cognitivos de desenvolvimento de Piaget, abordagem de cuidado orientado ao paciente e sessões estruturadas de meditação, relaxamento, alerta sensorial e imaginação guiada (pequeno estudo-piloto).

A terapia com animais de estimação (pet-terapia) foi relatada como responsável por melhorar a socialização, e o programa de ativação psicomotora teve um efeito benéfico significativo na cognição, mas tendeu a aumentar o comportamento negativo e a rebeldia. Intervenção medicamentosa na cognição e interações sociais usando o aprendizado por meio de observação e modelo participativo reduziram o comportamento indisciplinado em pessoas com demência leve a moderada vivendo na comunidade. Comandos solicitados além do nível de compreensão do paciente aumentaram comportamentos agitados em um pequeno estudo. Muitas intervenções psicossociais, incluindo a intervenção sensorial e outros planos de cuidado individual específicos se mostraram ineficientes no tratamento de problemas comportamentais.

Unidades de cuidados especiais para pacientes com doença de Alzheimer

Numerosos estudos das Classes II e III sugerem que unidades de cuidados especiais (UCEs) reduziram a agitação de pacientes, o uso de contenções e as reações catastróficas. Treinamento especializado de funcionários nessas unidades resultou na redução de alterações de comportamento e no decréscimo do uso de substâncias psicotrópicas e contenções físicas. Similarmente, estadias hospitalares por vezes em conjunto aos programas ambulatoriais para pacientes com demência foram eficazes em reduzir a agitação. Pacientes em uma UCE para demência que usaram a filosofia do cuidado paliativo demonstraram menores níveis de desconforto, menos transferências para ambientes hospitalares e menores despesas médicas. O uso de espaço exterior diminuiu a violência do paciente e os relatos de ferimentos em casas de repouso, em relação ao não uso de espaço externo; contudo, a remodelação de espaços exteriores ou interiores para que se assemelhem a uma casa ou a cenas da natureza não teve benefício aparente na redução de comportamentos problemáticos. A transferência do paciente de uma instituição de longa permanência de período integral para um pequeno grupo de vivência, com ambiente físico acolhedor e terapia psicossocial individualizada, diminuiu a agitação e a inquietação em pessoas com DA.

Conclusões. Estimulação sensorial de vários tipos (auditiva, visual e tátil) é normalmente incluída como parte de uma abordagem complexa e multifacetada, por isso é difícil obter conclusões sobre sua eficácia. Intervenções psicossociais direcionadas a pacientes podem beneficiá-los, mas a avaliação de resultados em geral é negativa, e os programas não são facilmente replicados. Os benefícios terapêuticos de ambientes especiais são difíceis de avaliar, mas podem ter um impacto positivo na agitação.

Intervenções psicossociais para cuidadores

Dados dos quatro estudos Classe I corroboram os benefícios das intervenções ao cuidador que vão além da educação para incluir várias formas de apoio ou técnicas de manejo: 1) uma intervenção psicoeducacional interdisciplinar em grupo com a família; 2) aconselhamento extensivo individual e com familiares com grupos de apoio; e 3) treinamento de manejo do lar para problemas comportamentais usando o modelo Progressively Lowered Stress Threshold (Buckwalter et al., 1999). Essas intervenções retardam o momento de internar o paciente em uma casa de repouso e reduzem sintomas depressivos, tensão, raiva, fadiga e confusão do cuidador. Em contrapartida, outros programas com base em apoio têm tido mínimo impacto na morbidade do cuidador, em sua ansiedade e depressão e no tempo de internação em casas de repouso quando comparados com a prática da enfermagem comunitária convencional.

Cuidadores que usaram algum tipo de cuidado temporário (institucional, lar para idoso) mantêm seus parentes com demência na comunidade por mais tempo (média de 22 dias) do que aqueles que não usaram esses serviços. Entretanto, há resultados contraditórios quanto a satisfação, fardo e saúde mental desses cuidadores comparados àqueles que não fizeram uso de instituições de cuidado temporário. Cuidadores que usaram lar para idosos ou outros serviços tiveram menores níveis de estresse relacionado ao cuidado e melhor bem-estar psicológico. Aconselhamento em grupo aumentou o moral, o conhecimento e as atividades dos parentes durante a visita aos pacientes com demência em um estudo Classe III. O uso de informação da rede de computadores, programas de apoio por telefone e uma série de minipalestras por telefone apresentou resultados contraditórios nos dados dos cuidadores.

Conclusões. Intervenções psicossociais direcionadas a cuidadores, incluindo educação, apoio e instituições de cuidado temporário, podem melhorar seu bem-estar emocional e sua qualidade de vida, bem como atrasar o momento de internar o paciente com demência.

■ RECOMENDAÇÕES PRÁTICAS

Intervenção educacional

- Programas de curto período direcionados para educar cuidadores familiares sobre DA deveriam ser oferecidos para melhorar a satisfação dos cuidadores (Orientação).
- Serviços intensivos de educação de longo período (quando disponíveis) deveriam ser oferecidos aos cuidadores de pacientes com DA para atrasar a internação destes em uma casa de repouso (Orientação).
- Funcionários em instituições de cuidado de período integral deveriam receber educação sobre DA para reduzir o uso desnecessário de antipsicóticos (Orientação).

Desempenho funcional

- Modificação do comportamento, rotina de ir ao banheiro e micções programada e imediata deveriam ser usadas para reduzir incontinência urinária (Padrão).
- Capacitação profissional, prática e reforço positivo deveriam ser usados para aumentar a independência funcional (Orientação).
- Baixos níveis de luz, música e sons simulando a natureza podem melhorar o comportamento alimentar em pessoas com demência, e treinamento intensivo multimodal em grupo pode melhorar atividades do dia a dia, mas faltam dados conclusivos que corroborem essas abordagens (Opções Práticas).

Problemas de comportamento

- Pessoas com demência podem experimentar diminuição dos problemas de comportamento com as seguintes intervenções: música, especialmente durante refeições e banho (Orientação); caminhadas; e outros exercícios leves (Orientação).
- Apesar de a evidência ser somente sugestiva, alguns pacientes podem se beneficiar das seguintes práticas (Opções Práticas):
  - terapia de presença simulada, como o uso de filmagens ou gravações da família;
  - massagem;
  - programas de compreensão psicossocial;
  - terapia com animais;
  - comandos feitos ao nível de entendimento do paciente;
  - luz forte, ruído branco;
  - medicação/cuidado cognitiva(o).

Alterações de cuidado do ambiente

- Apesar de faltarem dados definitivos, os seguintes ambientes podem ser considerados para pacientes com demência (Opção Prática):
  - unidades de cuidado especial em instalações de cuidado de longa permanência;
  - ambiente físico semelhante a uma casa, com pequenos grupos de pacientes, em oposição aos tradicionais lares de idosos;
  - planejamento de hospitalização de curto prazo, de 1 a 3 semanas com ou sem mistura de cuidados hospitalar e ambulatorial;
  - provisão de espaço externo, remodelagem de corredores para que simulem um ambiente caseiro natural; mudanças na configuração do banheiro.

Intervenções para os cuidadores

- As seguintes intervenções podem beneficiar os cuidadores de pessoas com demência e atrasar a internação de longo período desses pacientes (Orientações):
  - abrangente treinamento psicoeducacional do cuidador;
  - grupos de apoio;
  - benefícios adicionais para o paciente e o cuidador podem ser obtidos pelo uso de redes de computador, com o objetivo de proporcionar educação e apoio aos cuidadores (Opção Prática), programas de apoio por telefone (Opção Prática), creche para paciente adulto e outros serviços de cuidados temporários (Opção Prática).

CONSIDERAÇÕES FINAIS

Embora não exista ainda a cura para a DA, um bom planejamento e um efetivo manejo médico e psicossocial podem aliviar os encargos para o doente e sua família. Direcionamentos e tomadas de decisão relativos aos cuidados de saúde podem ser feitos enquanto o paciente ainda tiver a capacidade mental para isso. O exercício físico, a boa alimentação, o sono adequado, o controle do estresse e a atividade social são importantes. Um ambiente calmo, espiritualizado e bem estruturado ajuda a manter o funcionamento em níveis aceitáveis mesmo dentro da realidade do comprometimento cognitivo do paciente (Zec; Burkett, 2008).

Embora as abordagens de tratamento difiram em foco e métodos, elas compartilham os mesmos objetivos: a melhoria da qualidade de vida e a maximização da função no contexto de déficits existentes. Para muitas pessoas, várias modalidades serão selecionadas ao mesmo tempo, pois esses tratamentos, em geral, não proporcionam efeitos duradouros; os que podem ser oferecidos regularmente podem ser os mais práticos e benéficos, sendo, em geral, realizados diária ou semanalmente. Além dessas considerações, a escolha da terapia costuma ser baseada nas características e na preferência do paciente, na disponibilidade da terapia e no custo. Algumas abordagens, por exemplo, estão disponíveis somente em instituições definidas, tais como asilos ou creches, enquanto outras podem ser usadas em casa.

Em geral, as estratégias não farmacológicas demonstraram eficácia modesta para melhorar o humor e reduzir os distúrbios de comportamento a longo prazo em pacientes com demência. Em muitos casos, essas estratégias podem não ser capazes de gerenciar seus comportamentos problemáticos. Nessas situações, uma abordagem multimodal, incluindo agentes psicoativos, pode ser necessária.

Assuntos especiais sobre o manejo de pacientes com demência

Primeiramente, mais estudos são necessários para definir os papéis de vários tipos de profissionais (p. ex., neurologistas, psiquiatras, geriatras, especialistas de cuidado primário) no cuidado de pacientes com demência. Os benefícios de uma abordagem de cuidado interativa, envolvendo múltiplos profissionais, incluindo avaliações de custo-benefício, devem ser estudados. É necessária uma pesquisa que levante orientações para a cooperação entre clínicos, pois a DA é uma doença crônica que requer coordenação e mudança de conduta/manejo durante seu curso.

Em segundo lugar, estudos deveriam explorar o impacto de diferentes modelos de prestação de cuidados de saúde em pessoas com demência. Esses estudos de economia da saúde devem considerar a abordagem diferencial de diversos contribuintes para cobrir os medicamentos prescritos em seus modelos. Tais estudos também deveriam examinar as mudanças nos custos de cuidado da saúde que ocorrem durante o curso da doença (p. ex., custo familiar, custos de terceiros e custos do governo), assim como buscar soluções equitativas que beneficiem pacientes e famílias, sem sobrecarregar uma porção do setor de cuidado da saúde.

Por fim, mais estudos, com base em evidências, devem explorar os benefícios de várias avaliações para estimar a capacidade de consentimento dos pacientes com demência. Tais estudos deveriam incluir os prospectivos de indivíduos idosos em fase de risco antes do desenvolvimento da demência, bem como os designados para orientar a rotina clínica de cuidado e pesquisa envolvendo pacientes com a doença. A orientação nessas áreas é essencial para que a pesquisa terapêutica prossiga efetivamente no Brasil.

REFERÊNCIAS

Alessi CA, Yoon EJ, Schnelle JF, Al-Samarrai NR, Cruise PA. A randomized trial of a combined physical activity and environmental intervention in nursing home residents: do sleep and agitation improve? J Am Geriatr Soc. 1999;47(7):784-91.

Ballard CG, O'Brien JT, Reichelt K, Perry EK. Aromatherapy as a safe and effective treatment for the management of agitation in severe dementia: the results of a double-blind, placebo-controlled trial with Melissa. J Clin Psychiatry. 2002;63(7): 553-8.

Black BS, Finucane T, Baker A, Loreck D, Blass D, Fogarty L, et al. Health problems and correlates of pain in nursing home residents with advanced dementia. Alzheimer Dis Assoc Disord. 2006;20(4):283-90.

Blass DM, Black BS, Phillips H, Finucane T, Baker A, Loreck D, et al. Medication use in nursing home residents with advanced dementia. Int J Geriatr Psychiatry. 2008;23(5):490-6.

Buckwalter KC, Gerdner L, Kohout F, Hall GR, Kelly A, Richards B, et al. A nursing intervention to decrease depression in family caregivers of persons with dementia. Arch Psychiatr Nurs. 1999;13(2):80-8.

Burns A, Byrne J, Ballard C, Holmes C. Sensory stimulation in dementia. BMJ. 2002;325(7376):1312-3.

Burton M. Reality orientation for the elderly: a critique. J Adv Nurs. 1982;7(5):427-33.

Doody R, Stevens J, Beck C, Dubinsky R, Kaye J, Gwyther L, et al. Practice parameter: management of dementia (an evidence-based review). Neurology. 2001;56(9):1154.

Dröes R. In beweging. Over psychosociale hulpverlening aan demente ouderen [dissertação]. Nijkerk: Intro; 1991.

Dunn JC, Thiru-Chelvam B, Beck CH. Bathing: pleasure or pain? J Gerontol Nurs. 2002;28(11):6-13.

Gauthier S, Cummings J, Ballard C, Brodaty H, Grossberg G, Robert P, et al. Management of behavioral problems in Alzheimer's disease. Int Psychogeriatr. 2010;22(3):346-72.

Holmes C, Hopkins V, Hensford C, MacLaughlin V, Wilkinson D, Rosenvinge H. Lavender oil as a treatment for agitated behaviour in severe dementia: a placebo controlled study. Int J Geriatr Psychiatry. 2002;17(4):305-8.

Killick J, Allan K. The arts in dementia care: tapping a rich resource. J Dement Care. 1999;7(4):35-8.

King AC, Oman RF, Brassington GS, Bliwise DL, Haskell WL. Moderate-intensity exercise and self-rated quality of sleep in older adults. A randomized controlled trial. JAMA. 1997;277(1):32-7.

Kverno KS, Black BS, Blass DM, Geiger-Brown J, Rabins PV. Neuropsychiatric symptom patterns in hospice-eligible nursing home residents with advanced dementia. J Am Med Dir Assoc. 2008;9(7):509-15.

Kverno KS, Black BS, Nolan MT, Rabins PV. Research on treating neuropsychiatric symptoms of advanced dementia with non-pharmacological strategies, 1998-2008: a systematic literature review. Int Psychogeriatr. 2009;21(5):825-43.

Lord TR, Garner JE. Effects of music on Alzheimer patients. Percept Mot Skills. 1993;76(2):451-5.

O'Connor DW, Ames D, Gardner B, King M. Psychosocial treatments of psychological symptoms in dementia: a systematic review of reports meeting quality standards. Int Psychogeriatr. 2009;21(2):241-51.

Perrin T. Lifted into a world of rhythm and melody. J Dement Care. 1998;6(1):22-5.

Rabins PV. Non-cognitive symptoms in Alzheimer's disease: definitions, treatments, and possible etiologies. In: Terry RD, Katman R, Bick KL. editors. Alzheimer's disease. New York: Raven; 1994.

Rabins PV, Blacker D, Rovner BW, Rummans T, Schneider LS, Tariot PN, et al. American Psychiatric Association practice guideline for the treatment of patients with Alzheimer's disease and other dementias. Second edition. Am J Psychiatry. 2007;164(12 Suppl):5-56.

Smith DA, Perry PJ. Nonneuroleptic treatment of disruptive behavior in organic mental syndromes. Ann Pharmacother. 1992;26(11):1400-8.

Teri L, Lurie J. 6. Managing and understanding behavior problems in Alzheimer's disease and related disorders: the ABCs of behavior management in dementia. managing psychotic behaviors, hallucinations/delusions and paranoia and suspiciousness. Part VI [dvd]. Washington: University of Washington; 1990. 1 dvd: 17min., som, colorido.

Teri L, Rabins P, Whitehouse P, Berg L, Reisberg B, Sunderland T, et al. Management of behavior disturbance in Alzheimer disease: current knowledge and future directions. Alzheimer Dis Assoc Disord. 1992;6(2):77-88.

Vaisman H, Almeida KMH, Almeida OP. Abordagens psicoterápicas para idosos demenciados. In: Forlenza O, Almeida OP, editores. Depressão e demência no idoso. São Paulo: Lemos. 1997.

Woods P, Ashley J. Simulated presence therapy: using selected memories to manage problem behaviors in Alzheimer's disease patients. Geriatr Nurs. 1995;16(1):9-14.

Young A, Dinan S. ABC of sports medicine. Fitness for older people. BMJ. 1994;309(6950):331-4.

Zanetti O, Frisoni GB, Leo DD, Buono MD, Bianchetti A, Trabucchi M. Reality orientation therapy in Alzheimer disease: useful or not? A controlled study. Alzheimer Dis Assoc Disord. 1995;9(3):132-8.

Zec RF, Burkett NR. Non-pharmacological and pharmacological treatment of the cognitive and behavioral symptoms of Alzheimer disease. NeuroRehabilitation. 2008;23(5):425-38.

Zuidema SU, de Jonghe JF, Verhey FR, Koopmans RT. Neuropsychiatric symptoms in nursing home patients: factor structure invariance of the Dutch nursing home version of the neuropsychiatric inventory in different stages of dementia. Dement Geriatr Cogn Disord. 2007;24(3):169-76.

CAPÍTULO 24

TRATAMENTO DA DOENÇA DE ALZHEIMER – DA MAGIA À EVIDÊNCIA

LEONARDO CAIXETA

Toda doença incurável que atinge uma parcela considerável da sociedade e que causa desconforto pelo tipo de perda que proporciona está sujeita a procedimentos terapêuticos desesperados, medidas terapêuticas sem a devida comprovação científica dos benefícios que pretendem alcançar ou até mesmo toda sorte de charlatanismos e panaceias. É claro que esses pacientes e suas famílias são especialmente vulneráveis e estão dispostos a pagar qualquer preço por alguma ou qualquer tentativa heroica que venha a reduzir ou dirimir o sofrimento imposto. Esse é o caso de diversas condições médicas, mas sobretudo das doenças do cérebro, que subtraem do sujeito o que ele tem de mais caro: a própria consciência, o eu próprio. Nesses momentos em que o paciente e sua família ficam à mercê de inescrupulosos e desonestos de todo gênero, a ciência deve entrar (ou pelo menos tentar entrar) em cena com seu rigor metodológico, sua (suposta) isenção e seu amor pela verdade, para clarear o cenário, apontando o que tem validade e o que dela carece.

Muitas falsas promessas já surgiram para a doença de Alzheimer (DA), e com certeza muitas ainda surgirão. Infelizmente, algumas demoram a perder seu brilho e finalmente desaparecer. Nesse período, muitos enriquecimentos ilícitos acontecem. Muitas esperanças são falsamente acalentadas na mente de pacientes, médicos e familiares. No Brasil, em especial, tem-se a tendência ao misticismo, à fé não raciocinada, às soluções mágicas, à crença importada do estrangeiro sem necessidade de comprovação e isenção. Com a índole acolhedora (veja-se como são recebidos os estrangeiros, quaisquer que sejam suas intenções) e permissiva (veja-se os políticos que são tolerados no governo), aceita-se, aqui,

---

O autor deste capítulo declara não ter nenhuma ligação, bem como não receber nenhum financiamento da indústria farmacêutica. Tampouco possui ações desta, gozando de total independência para abordar o assunto aqui apresentado.

facilmente o embuste. Portanto, neste país, torna-se ainda mais relevante a utilização de indicadores sóbrios do real benefício de uma ou outra modalidade terapêutica. É esse espírito que orienta este capítulo. Procura-se estudar as evidências disponíveis sobre cada modalidade terapêutica usando os artigos mais citados e as revisões isentas da biblioteca científica virtual *Cochrane*.

Este capítulo abordará várias das terapias disponíveis para a DA, com uma visão crítica e prática, no intuito de amparar o médico assistente no racional da condução de seus casos de DA. Serão apresentados alguns conceitos importantes sobre as abordagens não farmacológicas, bem como sobre o tratamento farmacológico das alterações cognitivas, contemplando-se basicamente dois grandes grupos de substâncias:

- Substâncias liberadas para o tratamento dos déficits cognitivos
- Substâncias que têm sido ministradas em uma tentativa de reduzir os déficits cognitivos, apresentam graus variados de eficácia e demonstram perfil de segurança adequado

Torna-se imperioso registrar que a eficácia do primeiro grupo na diminuição dos sintomas amnésicos e na estabilização do processo demencial é muito superior aos efeitos atribuídos ao segundo grupo, como sugerido pelos estudos até agora conduzidos (Birks, 2006).

Entre os representantes do primeiro grupo, estão os anticolinesterásicos donepezil, rivastigmina e galantamina e um antagonista do receptor NMDA, a memantina.

Entre os representantes do segundo grupo, estão vitaminas, antioxidantes, agentes anti-inflamatórios, inibidores da monoaminoxidase (IMAOs), bloqueadores dos canais de cálcio, vasodilatadores, estrogênio, fatores de crescimento neuronal, entre outros.

REABILITAÇÃO E TREINAMENTO COGNITIVO

O treinamento cognitivo e a reabilitação cognitiva são métodos que visam ajudar os indivíduos com demência em estágio inicial a aproveitarem ao máximo sua memória e seu funcionamento cognitivo, apesar das dificuldades que estão enfrentando. O treinamento cognitivo envolve uma prática orientada em um conjunto de tarefas que refletem determinadas funções cognitivas, como memória, atenção ou resolução de problemas, e pode ser feito em uma variedade de configurações e formatos. Reabilitação cognitiva envolve identificar e atender necessidades e objetivos individuais, os quais podem requisitar estratégias para a incorporação de novas informações ou métodos de compensação, tais como uso de próteses de memória.

As técnicas de reabilitação cognitiva surgiram há pouco tempo e rapidamente ganharam espaço e destaque no cenário das abordagens não farmacológicas para a DA. No entanto, falta informação sobre sua real eficácia, bem como sobre quais são as modalidades mais indicadas para cada tipo de disfunção cognitiva em particular.

Os dados disponíveis até o momento parecem sinalizar que elas têm a capacidade de intervir mais sobre a funcionalidade do paciente com DA do que sobre sua cognição.

Uma metanálise *Cochrane* com o objetivo principal de avaliar a eficácia e o impacto do treinamento cognitivo e das intervenções de reabilitação cognitiva para melhorar a memória e outros aspectos do funcionamento cognitivo em pacientes nos estágios iniciais da DA (Clare; Woods, 2003) chegou à conclusão de que

> não há evidências para a eficácia do treinamento cognitivo nem provas suficien-

tes para avaliar a reabilitação cognitiva individualizada na melhoria da função cognitiva para pessoas com leve a moderada doença de Alzheimer ou demência vascular.

Ademais, não existem revisões ou evidências sobre a eficácia do treinamento e da reabilitação em pacientes com demência moderada e grave.

Obviamente, a falta de evidências nessa área não implica necessariamente descrédito desses métodos para a DA, mas uma adequação mais realista das expectativas que se deve ter para com eles nesse campo de atuação. Ademais, são poucos os ensaios controlados randomizados conduzidos sobre o tema, o que limita as conclusões (parciais, portanto) alcançadas e convida a mais pesquisas na área. Pelo fato de não existirem riscos, efeitos colaterais e outras contraindicações formais a esses procedimentos (exceto pelo custo envolvido), sua indicação (mesmo quando equivocada) acarreta menos consequências potencialmente lesivas quando comparada à de abordagens farmacológicas.

No Quadro 24.1 são mostradas as principais revisões sobre o tema, de acordo com estudo feito por Manzine e Pavarini (2009). A maioria dos trabalhos estudados pelas autoras sugeriu que a reabilitação cognitiva pode beneficiar a reabilitação do paciente quando combinada com outras intervenções, tais como o tratamento farmacológico, intervenções envolvendo familiares e intervenções ambientais.

Quadro 24.1
ARTIGOS PUBLICADOS, PELO NÍVEL DE EVIDÊNCIA

REVISÃO SISTEMÁTICA E METANÁLISE			
2008	Revisão Cochrane	Clare L, Woods B	Reabilitação cognitiva e treinamento cognitivo para doença de Alzheimer em estágio inicial e demência vascular

REVISÃO DA LITERATURA			
2001	Revisão Cochrane	Bird M	Dificuldades comportamentais e recordação com pistas de comportamento adaptativo em demência: evidências experimentais e clínicas
2002	Lilacs	Ávila R, Miotto E	Reabilitação neuropsicológica de deficiências de memória em pacientes com doença de Alzheimer
2002	Revisão Cochrane	Wilson A	Rumo a um modelo abrangente de reabilitação cognitiva

Quadro 24.1 (continuação)
ARTIGOS PUBLICADOS, PELO NÍVEL DE EVIDÊNCIA

REVISÃO SISTEMÁTICA E METANÁLISE

2006	Medline	Burns A, Brien JO	A prática clínica com drogas antidemência: uma declaração de consenso da British Association for Psychopharmacology
2006	Medline	Sitzer DI, Twamley EW, Jeste DV	Treinamento cognitivo na doença de Alzheimer: uma metanálise da literatura
2008	Medline	Hogan DB et al.	Diagnóstico e tratamento da demência: abordagem de gerenciamento da demência leve a moderada

ENSAIO CLÍNICO RANDOMIZADO

1999	Medline	Corbeil RR et al.	Efeitos da intervenção sobre a interação de cuidados na demência
2000	Revisão Cochrane	Quayhagen et al.	Lidando com demência: avaliação das quatro intervenções não farmacológicas
2001	Medline	Davis et al.	Intervenção cognitiva na doença de Alzheimer: um estudo randomizado e controlado com placebo
2001	Revisão Cochrane	Koltai et al.	Influência da anosognosia sobre o resultado do tratamento entre os pacientes com demência
2003	Revisão Cochrane	Spector et al.	Eficácia de um programa terapêutico de estimulação cognitiva, baseado em evidências, para pessoas com demência
2004	Medline	Chapman SB	Efeitos da estimulação cognitivo-comunicativa em pacientes com a doença de Alzheimer tratados com donezepil
2004	Medline	Olazarán et al.	Benefícios da intervenção cognitivo-motora no comprometimento leve e na doença de Alzheimer leve a moderada
2005	Medline	Onder G et al.	Terapia de orientação a realidade combinada com inibidores de colinesterase na doença de Alzheimer: estudo randomizado e controlado
2005	Medline	Bening et al.	Reabilitação cognitiva combinada ao tratamento medicamentoso em pacientes com doença de Alzheimer: um estudo piloto

→

Quadro 24.1 (continuação)
ARTIGOS PUBLICADOS, PELO NÍVEL DE EVIDÊNCIA

REVISÃO SISTEMÁTICA E METANÁLISE

2008	Medline	Menguro M et al.	Abordagem abrangente do donepezil e intervenções psicossociais no funcionamento cognitivo e qualidade de vida na doença de Alzheimer: o Osaki-Tajiri Project

ESTUDO DE COORTE

2008	Medline	Gil P et al.	Variabilidade no diagnóstico e no cuidado de pacientes com a doença de Alzheimer e doença cerebrovascular

ESTUDO CASO-CONTROLE

1996	Revisão Cochrane	Panza et al.	Um programa de reabilitação para comprometimentos leves de memória
2001	Revisão Cochrane	Zanetti et al.	Eficácia da estimulação da memória procedural em pacientes com doença de Alzheimer: um estudo controle
2001	Revisão Cochrane	Moore S et al.	Treino da memória em pacientes com demência: melhora da habilidade cognitiva
2002	Revisão Cochrane	Kixmiller JS et al.	Avaliação da formação da memória prospectiva em indivíduos com doença de Alzheimer leve
2006	Revisão Cochrane	Knapp et al.	Terapia de estimulação cognitiva para pacientes com demência: análise do custo/eficácia
2007	Medline	Matsuda O	Terapia de estimulação cognitiva para doença de Alzheimer: o efeito da terapia de estimulação cognitiva na progressão da doença de Alzheimer leve em pacientes tratados com donezepil

ESTUDO DE SÉRIE DE CASOS

1991	Revisão Cochrane	Backman L et al.	A generalização dos ganhos de treinamento na demência: efeitos de uma mnemônica baseada na duração da retenção face-nome
1996	Revisão Cochrane	Hofmann et al.	Treinamento cognitivo baseado em interação com computador em pacientes com doença de Alzheimer

→

Quadro 24.1 *(continuação)*
ARTIGOS PUBLICADOS, PELO NÍVEL DE EVIDÊNCIA

1997	Cochrane Revisão	Zanotti et al.	Estimulação da memória procedural na doença de Alzheimer: impacto de um programa de treino
2002	LILACS	Bottino et al.	Reabilitação cognitiva em paciente com doença de Alzheimer – relato de trabalho em time multidisciplinar
2002	Medline	Clare L et al.	Associações do reaprendizado face-nome no início da doença de Alzheimer
2002	Medline	Farina E, Fioravanti R, Chiavari L, et al.	Comparando dois programas de treinamento cognitivo na doença de Alzheimer: um estudo piloto
2003	Medline	Mahendra N, Arkin S	Efeitos de quarto anos de exercícios, linguagem e intervenções sociais no discurso sobre Alzheimer
2007	Medline	Baldelli et al.	Terapia ocupacional e demência: a experiência de uma unidade de cuidados especiais em Alzheimer

ESTUDO DE CASO

1987	Revisão Cochrane	Hill et al.	Imagens de treinamento mnemônico em um paciente com demência degenerativa primária
2001	Revisão Cochrane	Clare L et al.	Manutenção a longo prazo de ganhos no tratamento seguindo uma intervenção na reabilitação cognitiva no início da demência do tipo Alzheimer: estudo de caso unitário
2003	LILACS	Avila R	Resultados da reabilitação neuropsicológica em pacientes com Alzheimer leve
2003	Medline	Clare L et al.	Reabilitação cognitiva como um componente da intervenção inicial na doença de Alzheimer: estudo de caso unitário

PARECER DE ESPECIALISTA

2002	Medline	Burns AS	Resultados significativos de tratamento na doença de Alzheimer

Fonte: Manzine e Pavarini (2009).

ANTICOLINESTERÁSICOS E MEMANTINA

Desde a introdução do primeiro anticolinesterásico, em 1997, estes representam as melhores e mais específicas opções terapêuticas farmacológicas na atualidade para o tratamento da DA.

Os anticolinesterásicos são substâncias que melhoram a função colinérgica por meio da inibição da enzima responsável pela degradação da acetilcolina na fenda sináptica (acetilcolinesterase), aumentando assim o tempo de permanência da acetilcolina e consequentemente ampliando a possibilidade de um sinal no neurônio colinérgico pós-sináptico (Cummings, 2003). Como se sabe, a acetilcolina é o principal neurotransmissor da circuitaria neuronal relacionada aos sistemas de memória, e sua redução está implicada na fisiopatologia dos distúrbios de memória de forma geral e da DA de forma particular (hipótese colinérgica da DA). Do ponto de vista teórico, portanto, seria desejável o acréscimo na quantidade de acetilcolina na fenda sináptica. Para isso, uma das estratégias possíveis, dentre muitas, seria a desativação da acetilcolinesterase, enzima que degrada a acetilcolina presente na fenda sináptica, reduzindo sua biodisponibilidade a esse nível.

Como o principal déficit na neurotransmissão da memória envolve a acetilcolina, várias estratégias têm sido utilizadas para alcançar farmacologicamente o sistema colinérgico, em especial na DA (Allen; Burns, 1998). O uso de precursores colinérgicos (colina e lecitina) tem se mostrado decepcionante, porém novos inibidores da colinesterase (IchEs) têm se mostrado promissores na melhora ou manutenção da função cognitiva em pacientes com DA. A primeira geração dessas substâncias trouxe a tacrina, o primeiro agente aprovado pela *Food and Drug Administration* (FDA), porém a hepatotoxicidade e sua posologia de quatro tomadas diárias inviabilizou o produto. A nova geração de anticolinesterásicos é mais bem tolerada, mais cômoda em sua forma de administração e mais seletiva para os sistemas colinérgicos cerebrais (Fago, 2001; Mayeux; Sano, 1999).

Já existe evidência acumulada de que as substâncias anticolinesterásicas também incidem sobre o curso da DA, reduzindo a velocidade de sua progressão. No início, acreditava-se que apenas os pacientes nos estágios iniciais (Miniexame do Estado Mental [MEEM] entre 21 e 26) da DA se beneficiariam dos efeitos nos sintomas da memória e na progressão do processo demencial. Porém, estudos recentes apontam para a possibilidade de melhora também no caso de pacientes situados nos estágios intermediários (MEEM entre 10 e 20) e mesmo avançados da doença (Allen; Burns, 1998).

Tem sido demonstrada também a capacidade dos inibidores da colinesterase de interferir de maneira positiva nos sintomas comportamentais (além da sua já notória eficácia sobre os cognitivos), estendendo assim seu campo de atuação terapêutica. Prova disso é que a utilização de substâncias antipsicóticas foi reduzida em 58 a 23% entre os pacientes com demência com alterações de comportamento que utilizavam anticolinesterásicos, como sugerido em alguns estudos de longo prazo (Fago, 2001). Diante disso, parece claro que as medicações inibidoras da colinesterase atuam no tripé de sintomas que caracterizam a síndrome demencial, sobretudo nos cognitivos, mas também nos comportamentais e, em última análise, no desempenho das atividades da vida diária. Tudo isso parece justificar um parecer favorável sobre a relação custo-benefício implicada no uso desse grupo de substâncias (Fago, 2001).

Como grupo, as substâncias anticolinesterásicas disponíveis hoje assemelham-se, seja na sua eficácia, seja no perfil de efeitos colaterais (cabe dizer, todavia, que se parecem mais na eficácia do que no perfil de efeitos colaterais). Mais recentemente, entretanto, começaram a surgir indicações particularizadas com base em algumas características peculiares a cada uma das substâncias que compõem esse grupo, uma vez que se observa com frequência que um paciente considerado não respondedor a uma substância pode apresentar resposta a um outro anticolinesterásico (variabilidade individual diante de diferentes tratamentos). Foi assim que vários laboratórios farmacêuticos investiram no estudo aprofundado do mecanismo de ação diferencial de cada uma destas substâncias, justificando e ressaltando pontos de atuação clínica que pudessem estar indicando maior benefício de uma substância particular. O fato é que o estado da arte atual da abordagem farmacológica na DA ainda não permite uma tal especificação ou opção preferencial. Ainda assim, há sugestões de que talvez substâncias que tivessem perfil de ação não apenas colinérgico, mas também nicotínico, poderiam constituir melhores candidatos para o tratamento daqueles pacientes que exibissem não apenas distúrbios de memória, mas também alterações comportamentais associadas, como é o caso de vários indivíduos com DA. Existem também sugestões de que substâncias atuantes em ambos os sistemas enzimáticos degradantes da acetilcolina (AChE BuChE) poderiam corrigir melhor as alterações fisiopatológicas colinérgicas da DA.

Uma das questões ainda pendentes no tratamento com anticolinesterásicos recai sobre o momento ideal para se descontinuar a medicação. Em muitos casos, quando a medicação já não parece fazer efeito, a descontinuação leva a uma queda acentuada da capacidade mnéstica, obrigando o médico a restituí-la.

Não são todos os pacientes com DA que melhoram com o uso de anticolinesterásicos. Além disso, na sua maioria, aqueles que melhoram não o fazem de modo drástico.

Outras formas de demência além da DA podem se beneficiar do uso dessas medicações. Curiosamente, alguns estudos parecem sugerir que, na demência com corpos de Lewy (DCL), os resultados com o uso dessas medicações são mais intensos e promissores do que na DA, talvez porque a deficiência colinérgica seja maior naquela do que nesta. Também pacientes com demência vascular (DV) e, particularmente, demência mista (DM = DA + DV) parecem ser beneficiados. Em outras formas de demência, entretanto, não se notam benefícios e, pelo contrário, os pacientes podem se mostrar especialmente sensíveis aos efeitos colaterais dessas substâncias, como tem-se observado em indivíduos com demência frontotemporal (DFT).

Para avaliar se a resposta ao uso dos anticolinesterásicos foi eficaz ou não, são necessários pelo menos seis meses de uso ininterrupto. Quando existe efeito favorável sobre a cognição, este tende a ser mantido pelo período de dois anos (Rogers; Friedhoff, 1998). Com relação à resposta terapêutica às substâncias anticolinesterásicas, pode-se dividir o grupo de pacientes com demência em duas grandes categorias: a dos "respondedores" e a dos "não respondedores". Ainda não se dispõem de características preditivas seguras e bem estabelecidas para se definir em qual grupo os pacientes se enquadrarão.

Ao potencializar a acetilcolina, essas substâncias podem induzir efeitos colaterais do tipo colinérgico periférico, sobretudo sobre os aparelhos gastrintestinal e cardiovascular (náuseas, vômitos, diarreia, desconforto abdominal, anorexia, bradicardia, arritmia, síncope), responsáveis pelas maiores causas de interrupção do tratamento. Em muitos casos, tal ocorrência pode ser evitada com a titulação bastante lenta da dose até que se atinjam as dosagens consideradas terapêuticas. Tem sido descrita também a ocorrência de crises colinérgicas quando se utilizam doses altas desses medicamentos. Tais crises são caracterizadas por mal-estar geral, tontura, diaforese, síncope, ansiedade, náuseas, vômitos, anorexia, cefaleia, insônia e cãibras.

Birks (2006) conduziu uma metanálise dos ensaios controlados e randomizados disponíveis na época para avaliar a eficácia dos IchE donepezil, rivastigmina e galantamina na DA leve, moderada e grave. Os resultados de 10 ensaios duplos-cegos randomizados e controlados por placebo demonstraram que o tratamento por seis meses com donepezil, galantamina ou rivastigmina na dose recomendada para pacientes com demência leve, moderada ou grave devido à DA produziu melhoras na função cognitiva, em média -2,7 pontos (intervalo de confiança [IC] 95% -3,0 a -2,3, p < 0,00001) na variação média dos 70 pontos da escala ADAS-cog. Os clínicos avaliaram o estado clínico global de maneira mais positiva nos pacientes tratados. Os benefícios do tratamento também foram vistos sobre as medidas de atividades da vida diária e no comportamento. Nenhum desses efeitos de tratamento foi muito expressivo. Os efeitos foram semelhantes para pacientes com demência grave, embora a evidência seja muito pequena, a partir de apenas dois ensaios. Mais pacientes abandonaram os grupos de tratamento com anticolinesterásicos (29%), por conta de eventos adversos, quando comparados ao grupo-controle, cuja taxa de abandono foi de 18%. Há, portanto, evidências de mais eventos adversos no total dos pacientes tratados com IchE do que naqueles que receberam placebo. Embora muitos tipos de eventos adversos tenham sido relatados, náuseas, vômitos e diarreia foram significativamente mais frequentes nos grupos usando IChE do que no placebo. Existe apenas um estudo randomizado, duplo-cego, em que dois IChE são comparados (donepezil e rivastigmina). Não há nenhuma evidência de diferença entre o donepezil e a rivastigmina para a função cognitiva, atividades da vida diária e distúrbios comportamentais, em dois anos de seguimento do tratamento. Menos pacientes sofrem efeitos adversos usando donepezil quando comparado à rivastigmina.

Como conclusão, tem-se que os IChE donepezil, galantamina e rivastigmina atrasam a degradação da acetilcolina liberada na fenda sináptica e, assim, melhoram a neurotransmissão colinérgica. Os três inibidores da colinesterase são eficazes para DA leve a moderada. Apesar das rápidas variações no modo de ação dos três inibidores da colinesterase, não há nenhuma evidência de quaisquer diferenças entre eles com relação à eficácia. A evidência de um grande estudo mostra menos eventos adversos associados com donepezil comparado com rivastigmina.

Donepezil

O donepezil é um inibidor da acetilcolinesterase de nova geração com especificidade para a acetilcolinesterase cerebral. Faz parte da família dos inibidores reversíveis da AChE e parece ter pouca atuação sobre a BuChE. É o anticolinesterásico mais usado no mundo, com exceção do Brasil.

O donepezil é metabolizado principalmente no fígado, utilizando-se do sistema P450 (liga-se pouco às isoenzimas CYP2D6 e CYP3A4), o que favorece sua segurança quando associado a outras substâncias que costumam interferir nesse sistema enzimático (Rogers; Friedhoff, 1998).

A dose inicial é de 5 mg/dia, dose única noturna (devido a sua meia-vida longa), com a opção de titulação para 10 mg/dia em 28 dias no intuito de reduzir a emergência de efeitos colaterais, os quais são dose-dependentes. Os principais efeitos são gastrintestinais (náuseas, vômitos, desconforto gástrico e diarreia). Deve ser administrado com cautela em pacientes com úlceras gastrintestinais, distúrbios da motilidade gastrintestinal, hipotensão, bradicardia, transtornos psiquiátricos ou com lesões neurológicas graves.

Birks e Harvey (2006) conduziram uma metanálise dos ensaios controlados e randomizados disponíveis na época para avaliar a eficácia do donepezil na DA leve, moderada e grave. Foram incluídos 24 ensaios envolvendo 5.796 participantes, dos quais 15 relataram os resultados em detalhes suficientes para a metanálise. A maioria dos estudos teve duração de seis meses ou menos em pacientes selecionados. Em 20 ensaios, os pacientes tinham doença leve a moderada, em dois ensaios, de moderada a grave, e em outros dois, doença grave. Os dados dos desfechos disponíveis abrangeram domínios incluindo resultados da função cognitiva, atividades da vida diária, comportamento, estado clínico global, eventos adversos e custos dos recursos de cuidados em saúde. Para a cognição, ocorreu uma melhora estatisticamente significativa com ambas as doses de 5 e 10 mg/dia de donepezil durante 24 semanas em comparação com o placebo na escala ADAS-cog (DP -2,01 pontos, IC 95% -2,69 a -1,34, $p < 0,00001$) e para 10 mg/dia de donepezil comparado com placebo em 24 (5,55 pontos, IC 95% 3,60-7,49, $p < 0,00001$) e 52 semanas (1,84 pontos no MEEM, 95% IC, 0,53-3,15, $p = 0,006$) (Birks; Harvey, 2006). Os resultados mostraram alguma melhora no estado clínico global (avaliado por um médico) em pessoas tratadas com 5 e 10 mg/dia de donepezil comparado com placebo em 24 semanas (*odds ratio* [OR] 2,38, IC 95% 1,78-3,19, $p = < 0,00001$, *odds ratio* [OR] 1,82, IC 95% 1,42-2,35, $p < 0,00001$). Os benefícios do tratamento também foram vistos sobre as medidas das atividades da vida diária e comportamento, mas não sobre o escore de qualidade de vida. Significativamente mais pacientes no grupo donepezil em comparação ao placebo abandonaram o tratamento antes do final a partir da dose de 10 mg/dia (289/1.125 ou 24% a 10 mg/dia vs. placebo 219/1.079 ou 20%, OR 1,35, IC 95% 1,11-1,65, $p = 0,003$), mas não com a dose de 5 mg/dia (100/561 ou 18% – 5 mg/dia vs. placebo – 109/568 ou 19%, OR 0,91, IC 95% 0,68-1,24, $p = 0,56$), o que pode ter resultado em alguma superestimação de mudanças benéficas com 10 mg/dia. Benefícios com a dose de 10 mg/dia foram um pouco maiores do que na dose de 5 mg/dia. Os resultados foram similares para todas as gravidades da DA. Dois estudos apresentaram resultados sobre a utilização dos recursos de saúde e os custos associados. Não houve diferença significativa entre os grupos de tratamento e placebo para qualquer item, incluindo os custos totais e os custos do cuidador informal. Muitos eventos adversos foram registrados, com maior incidência de náuseas, vômitos, diarreia, cãibras musculares, tonturas, fadiga e anorexia (riscos significativos associados com o tratamento) com o grupo de 10 mg/dia em comparação com placebo. Houve incidentes mais frequentes de anorexia, diarreia e cãibras musculares na dose de 5 mg/dia em comparação com o grupo placebo, mas não de tontura, fadiga, náuseas ou vômitos. Pouquíssimos pacientes abandonaram o estudo por causa de tais eventos (Birks; Harvey, 2006).

Em resumo, os resultados indicam que o donepezil é benéfico para pessoas com demência leve, moderada e grave devida à DA por ser associado com melhoras na função cognitiva e atividades da vida diária. Os efeitos adversos foram consistentes com a ação colinérgica da substância e foram a causa mais provável da retirada do tratamento nas primeiras 12 semanas. Os efeitos sobre a cognição permaneceram mensuráveis e estatisticamente significativos em 52 semanas de tratamento em um estudo. Há alguma evidência de que o uso de donepezil não é nem mais nem menos dispendioso em comparação com placebo para avaliar os custos totais dos recursos de cuidados em saúde. Os benefícios da dose de 10 mg/dia foram um pouco maiores do que os da dose de 5 mg/dia. Levando em consideração a melhor tolerabilidade da dose de 5 mg/dia de donepezil comparado com a dose de 10 mg/dia, junto com o custo mais baixo, a dose mais baixa pode ser a melhor opção, segundo essa revisão (Birks; Harvey, 2006). De acordo com esses autores, o debate acerca da eficácia do donepezil continua apesar da evidência de eficácia dos estudos clínicos, em função de os efeitos do tratamento serem pequenos e nem sempre evidentes na prática, bem como em razão do custo do medicamento (Birks; Harvey, 2006).

Rivastigmina

A rivastigmina pertence à segunda geração de substâncias anticolinesterásicas com especificidade para a inibição da AChE (acetilcolinesterase) cerebral (principalmente no hipocampo e no neocórtex, sendo menor no tronco cerebral e no estriado) e combinando também inibição da butirilcolinesterase (BuChE). Faz parte da família dos inibidores pseudoirreversíveis da AChE BuChE (Cummings, 2003).

Praticamente não se utiliza das isoenzimas do sistema citocromo P450 para o seu metabolismo, o que lhe confere segurança no uso, algo muito bem-vindo quando se trata de pacientes idosos usuários de polifarmácia com risco de múltiplas interações medicamentosas.

Sua meia-vida é curta, fazendo com que seja ministrada duas vezes ao dia e com a vantagem de, uma vez descontinuada, permitir o rápido retorno aos níveis normais de acetilcolina, o que pode ser interessante em algumas situações clínicas de emergência (cirurgias de urgência) ou mesmo diante de uma crise colinérgica.

A dose inicial é de 1,5 mg, duas vezes ao dia, e sempre após as refeições, devendo ser aumentada para 3 mg, depois para 4,5 mg e por último para 6 mg, sempre com um intervalo de duas semanas entre os acréscimos, até a dose máxima considerada terapêutica (12 mg/dia, divididos em duas tomadas diárias).

Foi demonstrada a eficácia da rivastigmina sobre os sintomas cognitivos, comportamentais e sobre a redução da taxa de declínio nas atividades da vida diária, além de melhora no quadro global dos pacientes (Rösler et al., 1999).

Efeitos colaterais (incluindo perda de peso) foram verificados em 50% dos pacientes que usavam doses mais altas, levando à descontinuação em 25% deles (Rösler et al., 1999). Os principais efeitos são gastrintestinais (náuseas, vômitos, desconforto gástrico, diarreia).

Deve ser administrada com cautela em pacientes com úlceras gastrintestinais, distúrbios da motilidade gastrintestinal, hipotensão, bradicardia, transtornos psiquiátricos ou lesões neurológicas graves.

Birks e colaboradores (2009) conduziram uma metanálise dos ensaios controlados e randomizados disponíveis para avaliar a eficácia da rivastigmina na DA. Nove ensaios envolvendo 4.775 participantes foram incluídos na análise. O uso de rivastigmina em altas doses foi associado a benefícios estatisticamente significativos em várias medidas. Altas doses da substância (6 a 12 mg) foram associadas com uma melhora de 2 pontos na função cognitiva no escore do ADAS-cog em comparação ao placebo (diferença de média ponderada -1,99, IC 95% -2,49 para -1,50, na base de intenção de tratar) e 2,2 pontos de melhoria nas atividades da vida diária avaliadas pela Escala de Deterioração Progressiva (diferença de média ponderada -2,15, IC 95% -3,16 a -1,13, na base de intenção de tratar) em 26 semanas. Em doses baixas (4 mg/dia ou menos), a diferença foi na mesma direção, mas estatisticamente significativa apenas para as medidas de função cognitiva. Um número maior de eventos como náuseas, vômitos, diarreia, anorexia, cefaleia, síncope, dor abdominal e tontura ocorreu entre pacientes que tomaram rivastigmina em altas doses em comparação àqueles que receberam placebo. Houve alguma evidência de que os efeitos adversos podem ocorrer com menos frequência com doses menores e mais frequentes de rivastigmina. Foram testados dois tipos de sistema transdérmico de rivastigmina: um liberando uma dose mais elevada do que as previamente testadas (17,4 mg/dia) e outro liberando uma dose menor, de 9,6 mg/dia. A eficácia da dose menor não foi significativamente diferente em comparação com as cápsulas com dose diária correspondente, porém foi bem mais associada a menos efeitos adversos como náuseas, vômitos, tontura e astenia. A eficácia da dose maior de *patch* não foi muito diferente em comparação com o *patch* pequeno, mas este último foi significativamente associado a menos efeitos adversos como náuseas, vômitos, perda de peso e tonturas. Parece haver vantagens associadas com o *patch* pequeno em comparação com altas doses tanto do *patch* quanto das cápsulas de 6 a 12 mg/dia.

Como conclusão, os autores afirmam que a rivastigmina parece ser benéfica para pessoas com DA leve a moderada (Birks et al., 2009). Em comparação com o placebo, foram observadas melhoras na taxa de declínio da função cognitiva, atividades da vida diária e na gravidade da demência com doses diárias de 6 a 12 mg. Os eventos adversos foram consistentes com as ações colinérgicas da substância. O sistema transdérmico foi testado em um ensaio, e há evidências de que a dose menor do *patch* está associada com menos efeitos colaterais do que as cápsulas em doses correspondentes ou do que o *patch* maior, mas com eficácia comparável a ambas as apresentações. Essa revisão não examinou os dados econômicos.

Galantamina

A galantamina é um novo anticolinesterásico que apresenta um mecanismo de ação duplo (inibição da acetilcolinesterase e modulação alostérica do receptor nicotínico) (Cummings, 2003).

A galantamina foi testada em mais de 1.600 indivíduos com DA leve e moderada em dois estudos duplos-cegos, controlados com placebo. O tratamento resultou em melhora cognitiva na escala ADAS-cog, na Escala de Atividades da Vida Diária, na Escala Comportamental e na Escala Clínica Global. Os efeitos colaterais parecem dose-dependentes (apareceram em 17% dos pacientes que utilizaram 24 mg e em 13% dos que utilizaram 16 mg).

A substância foi aprovada pela FDA nas doses de 16 e 24 mg/dia. É iniciada com a dose de 4 mg, duas vezes ao dia. Depois de um mês, é aumentada para 8 mg, duas vezes ao dia, dose considerada ótima para a maioria dos pacientes. Pacientes que não melhoram com essa dose (16 mg/dia) ou que deterioram com sua continuidade, podem aumentá-la para 12 mg, duas vezes ao dia (24 mg/dia) (Cummings, 2003).

Estudos recentes sugerem que a galantamina atua também sobre os sintomas comportamentais nos pacientes que os apresentam no momento em que a substância é iniciada, bem como reduz o surgimento de novos sintomas desse tipo nos pacientes que estavam assintomáticos na ocasião do início do tratamento. Benefício foi demonstrado para os sintomas de apatia, desinibição, ansiedade e agitação. O estresse apresentado pelos cuidadores de pacientes e relacionado aos sintomas comportamentais destes se mostrou reduzido quando o paciente usava galantamina (Cummings, 2003).

Um estudo duplo-cego e controlado com placebo demonstrou eficácia da galantamina sobre a disfunção cognitiva e comportamental na DV, seja ela pura, seja associada com a DA (demência mista) (Erkinjuntti et al., 2002).

Loy e Schneider (2006) conduziram uma metanálise dos ensaios controlados e randomizados disponíveis para avaliar a eficácia da galantamina na DA. Os indivíduos, nesses ensaios, foram semelhantes aos observados em estudos anteriores com substâncias antidemência na DA, consistindo principalmente de pacientes ambulatoriais com prejuízo leve a moderado. Os efeitos da galantamina sobre pacientes mais gravemente comprometidos ainda não foram avaliados. No entanto, essa revisão mostra efeitos positivos consistentes nos testes com a galantamina durante ensaios farmacológicos com duração de 3 a 6 meses. Embora não tenha havido um efeito dose-resposta estatisticamente significativo, as doses acima de 8 mg/dia eram, em sua maior parte, consistentemente significativas do ponto de vista estatístico. O perfil de segurança da galantamina na DA é semelhante ao dos outros inibidores da colinesterase com respeito aos sintomas gastrintestinais mediados colinergicamente. Parece que as doses de 16 mg/dia foram mais bem toleradas no único ensaio em que a medicação foi titulada por um período de quatro semanas, e pelo fato de essa dose ter mostrado eficácia estatisticamente indistinguível em relação às doses mais elevadas, é provável que seja eleita como a dose de escolha inicial. A utilização mais a longo prazo da galantamina não foi avaliada de forma controlada. O uso da galantamina em pacientes com comprometimento cognitivo leve (CCL) não é recomendado devido a sua associação com uma taxa de mortalidade excessiva.

Memantina

O L-glutamato é o principal neurotransmissor excitatório do sistema nervoso central (SNC), uma vez que desempenha um papel importante na transmissão neural, na aprendizagem, na memória e nos processos de plasticidade neuronal. Há evidências de que o aumento da ação excitatória desse aminoácido desempenha um papel na patogênese da DA e nos danos causados pelo acidente vascular encefálico (AVE) isquêmico. No entanto, a atividade fisiológica do glutamato é necessária para o funcionamento normal do cérebro e, portanto, não pode ser bloqueada totalmente. Antagonistas de baixa afinidade para os receptores do tipo N-metil-D-aspartato (NMDA), como a memantina, podem impedir a neurotoxicidade aminoácido excitatória sem interferir nas ações fisiológicas de glutamato necessárias para a aprendizagem e a memória.

A memantina foi sintetizada pela primeira vez como agente para reduzir a glicemia elevada, mas mostrou-se ineficaz. Em 1972, foi solicitada uma patente alemã para a memantina como potencial tratamento para várias doenças neurológicas, pois apresentou evidências de efeito benéfico sobre a atividade do SNC. Desde então, a substância foi avaliada em modelos animais de cognição e considerada para reverter os déficits de aprendizagem e plasticidade sináptica. Nos últimos 15 anos, foi testada em vários estudos clínicos de fase II e III. Esses ensaios incluíram pacientes com DA, DV e DM em diferentes estágios. Em 2003, foi aprovada pela FDA para o tratamento da DA moderada e grave.

A memantina, um antagonista de baixa afinidade dos receptores de glutamato NMDA, promete impedir a neurotoxicidade excitatória na DA.

Para determinar a eficácia e a segurança da memantina em pessoas com DA e DM, foi realizada uma metanálise, que apresentou os seguintes resultados (McShane; Areosa Sastie; Minakaran, 2006):

- DA moderada a grave. Dois de três estudos de seis meses mostram um pequeno efeito benéfico da memantina. Os dados obtidos indicam um efeito benéfico em seis meses sobre a cognição (2,97 pontos no SIB de 100 pontos, 95% IC: 1,68-4,26, p < 0,00001), atividades da vida diária (1,27 pontos sobre a ADCS-ADL de 54 pontos, 95% IC: 0,44-2,09, p = 0,003) e comportamento (2,76 pontos no NPI de 144 pontos, 95% IC: 0,88-4,63, p = 0,004), apoiado pela impressão clínica de mudança (0,28 pontos no CIBIC+ de 7 pontos, 95% IC: 0,15-0,41, p < 0,0001).
- DA leve a moderada. Os dados obtidos a partir de três estudos não publicados indicam um efeito benéfico mínimo em seis meses na cognição (análise de intenção de tratar) (0,99 pontos na ADAS-cog de 70 pontos, 95% IC: 0,21-1,78, p = 0,01), que foi detectável apenas clinicamente (0,13 pontos no CIBIC+, 95% IC: 0,01 a 0,25, p = 0,03), mas sem nenhum efeito sobre o comportamento, as atividades da vida diária ou a análise da cognição.
- Pacientes que tomam memantina têm menor probabilidade de desenvolver agitação (134/1739, 7,7% vs. 175/1873, 9,3%, OR = 0,78, 95%, IC: 0,61-0,99; p = 0,04). Esse efeito foi ligeiramente maior, mas ainda pequeno, na DA de moderada a grave (58 / 506 [12%] vs. 88/499 [18%], OR = 0,6, 95%, IC: 0,42-0,86 p = 0,005). Em nenhuma das duas maneiras há evidências de um efeito sobre a agitação já presente.
- A memantina apresenta boa tolerância.

Como conclusão dessa revisão (McShane; Areosa Sastie; Minakaran, 2006), a memantina teve um efeito benéfico pequeno em seis meses de tratamento da DA moderada a grave. Em pacientes com demência leve a moderada, o pequeno efeito benéfico sobre a cognição não era detectável clinicamente em pacientes com DV, mas foi detectado em pacientes com DA.

■ OUTRAS ABORDAGENS FARMACOLÓGICAS

Apesar de os estudos existentes não apontarem na direção de benefícios muito claros com a utilização de outras abordagens farmacológicas (principalmente em comparação aos anticolinesterásicos), há sugestões de que algumas destas podem apresentar algum efeito na estabilização do processo degenerativo, enquanto outras poderiam ser úteis no tratamento dos sintomas da memória (Allen; Burns, 1998).

Vitaminas antioxidantes

Tanto a vitamina E como a C têm potencial antioxidante, e existe evidência *in vitro* de que a vitamina C pode reduzir a agregação da proteína amiloide e de que a vitamina E pode atenuar a perda colinérgica em estudos animais. A vitamina E está presente na alimentação e funciona como um agente antioxidante que neutraliza radicais livres tóxicos. As evidências de que os radicais livres podem contribuir para os processos patológicos na DA levantaram interesse no uso da vitamina E para o tratamento de indivíduos com essa doença.

Foi identificado apenas um estudo que satisfez os critérios de inclusão (Sano et al., 1997) para uma revisão com o objetivo de avaliar os efeitos do tratamento com vitamina E para pessoas com DA (Isaac; Quinn; Tabet, 2008). O principal desfecho usado nesse estudo de 341 pacientes foi o tempo de sobrevida até a evolução para um dos quatro desfechos: morte, institucionalização, perda de 2 de 3 atividades básicas do cotidiano ou demência grave, definida como classificação 3 no CDR (Clinical Dementia Rating). Os pesquisadores apresentaram os números totais para cada grupo que atingiu o desfecho principal em dois anos, considerando apenas os participantes que permaneceram até o término do estudo. Parece ter havido algum benefício da vitamina E, pois menos participantes alcançaram o desfecho – 58% (45/77) dos que completaram o estudo contra 74% (58/78). No entanto, mais participantes que tomaram vitamina E sofreram uma queda: 12/77 contra 4/78. Não foi possível interpretar os resultados relatados para desfechos específicos ou para desfechos secundários (cognição, dependência, distúrbios comportamentais e atividades do cotidiano).

Como conclusão, não há evidências suficientes sobre a eficácia da vitamina E no tratamento de pessoas com DA. O único ensaio publicado com qualidade metodológica aceitável (Sano et al., 1997) restringiu-se a pacientes com doença moderada e publicou resultados de difícil interpretação. Evidências suficientes de um possível benefício da vitamina E nesses pacientes justificam mais estudos. O excesso de quedas no grupo que recebeu vitamina E em relação ao grupo placebo requer maior avaliação.

A vitamina B1 (tiamina) tem um papel importante na síndrome de Wernicke-Korsakoff (uma forma de amnésia causada por lesão cerebral que ocorre em alcoolistas crônicos cuja nutrição é baseada principalmente no álcool). A síndrome aguda é em geral reversível, mas pode progredir para demência profunda. Essa progressão, entretanto, pode ser interrompida pela administração, no momento oportuno, de injeção de alta dose de tiamina. Há sugestões de que a tiamina possa ter efeito benéfico na DA.

Alguns autores (Rodríguez-Martín; Oizilbash; López-Arrieta, 2001) tentaram conduzir uma metanálise para avaliar a eficácia da tiamina para pessoas com DA. Foram incluídos três estudos, mas poucos resultados relatados puderam ser incluídos. Os estudos cruzados não relataram resultados da primeira fase do estudo. Não foi possível agrupar quaisquer resultados para a realização de metanálise. Não mostraram evidências de efeito da tiamina no MEEM após 3, 6, 9 e 12 meses quando essa vitamina foi comparada com placebo para as pessoas que permaneceram até o término do estudo. Três dos oito casos tratados com tiamina contra 6 dos 9 que receberam placebo foram piores em relação ao início do estudo, como medido no ADAS-cog aos três meses. No entanto, a diferença não foi significativa estatisticamente. Outros relataram que não foram registrados efeitos colaterais importantes durante seus estudos. Outros, ainda, registraram respectivamente que 5 de 16 e 5 de 15 indivíduos não se mantiveram no estudo até seu término, mas não mencionaram a que grupos essas pessoas pertenciam.

Não é possível chegar a nenhuma conclusão a partir dessa revisão. O número de pessoas incluídas nos estudos (menor do que 50) e os resultados relatados são inadequados.

Desde 1849, quando a anemia perniciosa foi descrita pela primeira vez, tem-se reconhecido uma associação entre distúrbios neuropsiquiátricos e deficiência de vitamina B12. Parece que a deficiência de vitamina B12 pode contribuir para a deterioração cognitiva associada à idade. Em mais de 10% dos idosos, encontram-se concentrações séricas baixas dessa vitamina, e, em pessoas com DA, relatou-se alta prevalência de baixos níveis séricos dessa vitamina, bem como a presença de outros indicadores de sua deficiência. Há necessidade de uma revisão de ensaios clínicos que avaliem os efeitos da suplementação de vitamina B12 na função cognitiva de idosos.

Alguns autores (Malouf; Areosa-Sastre, 2003) tentaram conduzir uma metanálise para avaliar a eficácia da vitamina B12 para indivíduos com DA. Nos dois estudos incluídos que envolveram pessoas com demência e níveis séricos baixos de vitamina B12, não foram encontradas evidências estatisticamente significativas do efeito da suplementação dessa vitamina em relação ao placebo na função cognitiva.

Como conclusão, não há evidências suficientes sobre a eficácia da vitamina B12 na melhora da função cognitiva em pessoas com demência e baixos níveis séricos dessa vitamina. Os dois estudos cuja metodologia era aceitável (De La Fourniere et al., 1997; Seal et al., 2002) tinham um número pequeno de pacientes com DA ou com outros tipos de piora cognitiva. Não foi encontrado nenhum estudo que envolvesse pessoas sem demência ou que usassem outras definições de deficiência de vitamina B12.

Inibidores da monoaminoxidase

O racional para a utilização de IMAOs nos transtornos da memória é que eles estimulam os receptores N-metil-D-aspartato, um subtipo de receptor glutamatérgico envolvido na potenciação a longo prazo de neurônios pós-sinápticos, um mecanismo hipotético para a formação da memória.

A selegilina (l-deprenyl) tem sido reconhecida como efetiva no controle das alterações de comportamento na DA e como otimizadora da eficácia terapêutica dos anticolinesterásicos, reduzindo a velocidade de progressão do processo degenerativo na DA e na doença de Parkinson (DP) (Parkinson Study Group, 1993). A dose diária recomendada é de 10 mg, divididos em duas tomadas.

Bloqueadores dos canais de cálcio

Na DA, são encontrados níveis de cálcio intracelular aumentados, o que é citotóxico e pode contribuir para a morte neuronal. Substâncias como a nimodipina alteram a permeabilidade da membrana celular, bloqueando o influxo intracelular de cálcio, o que levou à especulação da utilidade desses fármacos (primariamente utilizados na hipertensão arterial e em arritmias cardíacas) na prevenção do processo neurodegenerativo.

A nimodipina pode ser usada tanto na DA, pelas razões já expostas, como na DV (Ban et al., 1990). Mais estudos são necessários, entretanto, para definir sua eficácia nessas indicações.

A dose diária preconizada é de 90 mg, divididos em três tomadas.

Vasodilatadores

Muita suspeita ainda cerca medicamentos como o Hydergine® em relação a sua eficácia para o tratamento de problemas de memória. Apesar de fazer parte do receituário de muitos médicos, não existe até o momento evidência que defenda sua indicação para esses casos. Os estudos que utilizam metodologia séria na avaliação desse medicamento para a memória são raríssimos e inconclusivos (Schneider; Olin, 1994). Parece ser mais útil para a DV e em doses superiores a 4 mg/dia.

Anti-inflamatórios não esteroidais

Mediadores inflamatórios provavelmente contribuem para o processo neurodegenerativo progressivo na DA, além de potencializarem o dano tecidual após os acidentes vasculares encefálicos. Vários estudos retrospectivos têm descoberto que pacientes cronicamente tratados com substâncias anti-inflamatórias (p. ex., indivíduos com artrose, artrite reumatoide, etc.) apresentam uma menor incidência de DA do que o esperado (Fago, 2001; Mayeux; Sano, 1999).

Um pequeno estudo prospectivo, duplo-cego, controlado com placebo, encontrou um alentecimento na progressão da demência com o uso de indometacina, porém as taxas de abandono foram altas devido aos efeitos colaterais da substância. Estudos prospectivos com os mais recentes e modernos inibidores seletivos da COX-2 estão em andamento para avaliar até que ponto esses agentes serão eficazes, dessa vez sem a toxicidade potencialmente ameaçadora da vida associada com os clássicos anti-inflamatórios não esteroidais (AINEs).

Uma metanálise foi feita para investigar a eficácia do tratamento com ibuprofeno para pessoas com DA (Tabet; Feldmand, 2003). Essa substância pode atenuar os efeitos de moduladores da inflamação que têm sido implicados na patogênese da DA. Não se identificaram estudos que satisfizessem os critérios de inclusão. Foi identificado um estudo duplo-cego e controlado com placebo que investigou o tratamento com ibuprofeno para pessoas com comprometimento de memória associado à idade, mas esse estudo não foi concluído e não disponibilizou dados. Outros estudos que avaliaram o efeito do ibuprofeno na proteína β-amiloide do líquido cerebrospinal (LCS), em indivíduos sem comprometimento cognitivo e o efeito de outros AINEs, como o naproxeno e o rofecoxib, para pessoas com DA, estão em andamento.

Não existem evidências de estudos randomizados, duplos-cegos e controlados com placebo sobre a eficácia do ibuprofeno em pacientes com diagnóstico de DA. O ibuprofeno, assim como outros AINEs, causa efeitos colaterais, em alguns casos graves, incluindo sangramento gastrintestinal. Consequentemente, deve-se mostrar que os benefícios desse tratamento superam o risco dos efeitos colaterais antes que essa substância seja recomendada para pessoas com DA.

Ginkgo biloba

Extratos estandardizados das folhas da árvore da *Ginkgo biloba* têm sido utilizados de forma disseminada na Europa e também no Brasil para o tratamento tanto da DA como da DV (Fago, 2001; Mayeux; Sano, 1999). Estudos *in vitro* têm demonstrado que tais extratos contêm propriedades anti-inflamatórias, antioxidantes e neurotróficas. Apesar dessa sugestão, um estudo de 12 meses (Oken; Storzbach; Kaye, 1998), randomizado, controlado por placebo, comparando o extrato de *Ginkgo biloba* (dose diária de 120 mg) em 236 pacientes com DA, encontrou apenas uma pequena melhora na cognição, porém sem repercussão na Escala de Impressão Clínica Global de Mudança. Uma metanálise subsequente concluiu que a *Ginkgo biloba* melhorou a função cognitiva discretamente, porém mais estudos são necessários para definir melhor essa questão. Os efeitos colaterais potenciais incluem insônia, inquietação e náusea.

Estrogênio

Estudos com modelos animais têm mostrado que o estrogênio favorece o crescimento neuronal, diminui a extensão do dano neuronal associado ao AVE e melhora o desempenho cognitivo. Todavia, sua influência na função cognitiva feminina tem sido mais difícil de estabelecer. Vários estudos afirmam e vários refutam a eficácia da terapia estrogênica na melhora da cognição em mulheres não dementes, porém nenhum é conclusivo (Mayeux; Sano, 1999). O uso de estrogênio em mulheres com DA não parece ser efetivo (Fago, 2001). Mais recentemente, um estudo epidemiológico parece ter não só descartado definitivamente a utilidade da terapia estrogênica na profilaxia da DA como, muito pelo contrário, sugerido que tal terapia aumentaria as chances de aparecimento de DA nessa população, mudando então seu *status* (dos estrógenos) de fator de proteção (Mulnard et al., 2000) para fator de risco (Doody et al., 2001)!

Lecitina

Pessoas com DA têm deficiência da enzima responsável pela conversão de colina em acetilcolina no cérebro. A lecitina é uma fonte alimentar importante de colina, logo, seu consumo além da quantidade habitual pode reduzir a progressão da demência.

Uma metanálise foi feita para determinar a eficácia da lecitina no tratamento de pessoas com demência ou disfunção cognitiva (Higgins; Flicker, 2003). Identificaram-se 12 ensaios clínicos randomizados que envolveram indivíduos com DA (265 pacientes), demência parkinsoniana (21 pacientes) e problemas subjetivos de memória (90 pacientes). Nenhum estudo relatou benefício clínico claro da lecitina para DA. As metanálises foram realizadas com dados de poucos ensaios clínicos. O único resultado estatisticamente significativo favoreceu o placebo em relação aos efeitos colaterais. Esse resultado baseou-se em um estudo e não pareceu legítimo. Um resultado surpreendente foi encontrado a favor da lecitina em um estudo cujos participantes tinham problemas subjetivos de memória.

As evidências não embasam o uso de lecitina no tratamento de pacientes com demência. Não se pode excluir um efeito moderado desse uso, mas os resultados de estudos pequenos desestimulam a condução de um ensaio clínico randomizado grande.

Acetil-l-carnitina

Vários processos patológicos estão ligados ao prejuízo da memória na demência, principalmente os que afetam o sistema de neurotransmissão colinérgica. A acetil-l-carnitina (ALC) é derivada da carnitina e parece ter várias propriedades que podem ser benéficas para pessoas com demência, como atividade nos neurônios colinérgicos, na estabilização da membrana e no aumento da função mitocondrial. Desde a década de 1980, os efeitos da ALC têm sido pesquisados. No entanto, sua eficácia na prevenção do declínio da capacidade cognitiva ainda não está clara. Estudos antigos sugeriram que existe um efeito benéfico da ALC na capacidade cognitiva e no comportamento de indivíduos idosos, mas estudos recentes e maiores não embasaram tais achados. Os estudos antigos e os recentes diferiram muito quanto à metodologia e aos instrumentos de avaliação, o que dificulta a comparação entre eles. A ALC não é atualmente usada como rotina na prática médica.

Uma metanálise foi feita para estabelecer se a ACL é efetiva no tratamento de pessoas com demência (Hudson; Tabet, 2003). Foram incluídos 11 estudos. Todos restringiram os participantes a pessoas com DA e avaliaram os efeitos cognitivos da ACL. Seis estudos consideraram a gravidade da demência, seis consideraram a capacidade funcional do paciente, e outros seis, a impressão clínica geral. Os efeitos do tratamento, a favor da ACL, foram estatisticamente significativos após 12 e 24 semanas, para os números que mostraram melhora conforme a impressão clínica geral (OR 2,33; IC 95% 1,25 a 4,35, p <0,01) e (OR 3,91; IC 95% 1,32 a 11,54, p = 0,01), mas não conforme o CIGIC após 52 semanas. Não foram encontradas evidências de benefício do tratamento com ACL em relação a áreas cognitivas, gravidade da demência, capacidade funcional do paciente ou impressão clínica geral como um parâmetro contínuo. Vários efeitos colaterais foram relatados, mas a metanálise não apresentou diferenças estatisticamente significativas entre o grupo tratado e o placebo.

Existem evidências de benefício do tratamento com ACL na impressão clínica geral, mas não há evidências disso em nenhum outro desfecho medido por avaliações objetivas. Dado o grande número de comparações, o resultado estatisticamente significativo pode ser decorrente do acaso. No momento, não existem evidências para se recomendar o uso de rotina da ACL na prática médica. Apesar de a intenção da revisão ter sido avaliar o uso da ACL no tratamento de pessoas com todos os tipos de demência, os estudos incluídos envolviam indivíduos com DA. Os dados individuais de pacientes e os estudos que incluíram outras formas de demência e outros desfechos (p. ex., hu-

mor e qualidade de vida da pessoa que presta assistência aos indivíduos com demência) podem ser adicionados a esses achados. No entanto, as evidências não sugerem que a ALC tenda a ser um agente terapêutico importante. Também são necessárias mais pesquisas sobre a farmacocinética da ACL em humanos.

Medicações em fase de desenvolvimento e o futuro

Quatorze anos após o desenvolvimento do primeiro anticolinesterásico, parece oportuno reavaliar os processos farmacológicos de inovação no campo da pesquisa em DA. Se, por um lado, a pesquisa em farmacoterapia da DA tem sido pelo menos parcialmente bem-sucedida em termos de desenvolvimento de tratamentos sintomáticos, por outro, apresentou várias falhas em termos de desenvolvimento de terapias modificadoras da doença. Esses sucessos e fracassos levaram ao debate sobre as potenciais deficiências na compreensão da patogênese da DA e potenciais armadilhas e equívocos no diagnóstico, na escolha dos alvos terapêuticos, no desenvolvimento de substâncias candidatas e na concepção dos ensaios clínicos.

A utilização de modelos animais da DA é classificada de acordo com duas categorias: animais com lesões de algumas vias neuronais especificamente implicadas em sintomas clínicos (ou seja, lesões do núcleo basal de Meynert, a origem das projeções colinérgicas para o córtex subjacente aos processos de memória), e os modelos transgênicos, que se destinam a reproduzir algumas das características neuropatológicas da DA. As substâncias podem ser testadas em animais com tais alterações, por seus efeitos sobre a neuropatologia, a neuroquímica e o comportamento. Mais recentemente, modelos *in silico* foram desenvolvidos, os quais oferecem a possibilidade de simular os efeitos farmacodinâmicos de substâncias em áreas específicas do cérebro. Essas experiências são úteis para distinguir efeitos puramente sintomáticos dos efeitos modificadores da doença, sendo estes últimos o objetivo final da farmacologia moderna da DA.

Outro avanço considerado é a codificação e padronização de métodos clínicos para a obtenção de um diagnóstico mais preciso e precoce (a recente introdução do conceito de "comprometimento cognitivo leve", que inclui os pacientes que irão posteriormente desenvolver uma síndrome demencial clínica verdadeira). A esse respeito, a determinação de marcadores biológicos da DA (apolipoproteína E, substância amiloide, proteína tau, isoprostano), e o progresso na neuroimagem funcional (tomografia por emissão de pósitrons [PET-PIB], de fóton único [tomografia computadorizada por emissão de fóton único [SPECT], ressonância magnética nuclear funcional [RMNf]) têm seu potencial como novas ferramentas nas fases iniciais do desenvolvimento de medicamentos (marcadores substitutos). Os métodos utilizados durante os ensaios comparativos clínicos (fase III) foram elaborados e padronizados internacionalmente durante a avaliação dos diferentes inibidores da acetilcolinesterase (I-AChE), com o conhecimento de que quatro destes foram oficialmente aprovados: a tacrina, a rivastigmina, o donepezil e a galantamina. Os mesmos métodos foram utilizados para o desenvolvimento de memantina, um modulador da neurotransmissão glutamatérgica. As escalas atualmente validadas levam em consideração não apenas as dimensões cognitivas da DA, mas também os sintomas comportamentais, com a introdução do conceito de sintomas psicológicos e comportamentais da demência (SPCD).

O futuro deve considerar as principais vias de interesse em inovação de substâncias e elucidação de novos alvos para os compostos mais promissores. Além de seus efeitos sintomáticos sobre os diferentes componentes da cognição, as substâncias devem ser neuroprotetoras e reduzir as lesões documentadas na DA, com o objetivo de avançar para além da hipótese do amiloide (imunização, bloqueadores da cascata beta, inibidores da secretase). O campo da excitotoxicidade (que é sobretudo glutamato-dependente) parece promissor, em razão da possibilidade de intervenção farmacológica em diferentes etapas no processo de excitotoxicidade (Sellal et al., 2005).

Muitos estudos clínicos e experimentais estão em andamento, mas é preciso reconhecer que a cura para a DA pouco provavelmente será encontrada (sobretudo em uma única medicação) e que a abordagem do desenvolvimento de medicamentos para essa doença precisa ser repensada. Muito tem de ser feito para diminuir o hiato existente entre as neurociências e a terapêutica da DA.

A investigação pré-clínica está constantemente fornecendo novas informações sobre peças do complexo quebra-cabeças que é a DA, e uma análise dessas informações pode revelar padrões de interações farmacológicas, em vez de apenas alvos potenciais isolados dos fármacos. Vários ensaios clínicos randomizados promissores estão em curso, e uma maior colaboração entre as empresas farmacêuticas e os pesquisadores de áreas básicas e clínicas das universidades tem o potencial de tornar mais próximo o desenvolvimento de uma abordagem farmacológica mais adequada para o tratamento da DA (Ivinson et al., 2008).

Muitos ensaios farmacológicos estão atualmente em curso no intuito de se ampliar o arsenal terapêutico da DA (Mangialasche et al., 2010). As medicações estão em várias fases de aprovação (Fig. 24.1). No entanto, a prevenção primária da DA conti-

DOENÇA DE ALZHEIMER | 389

Figura 24.1

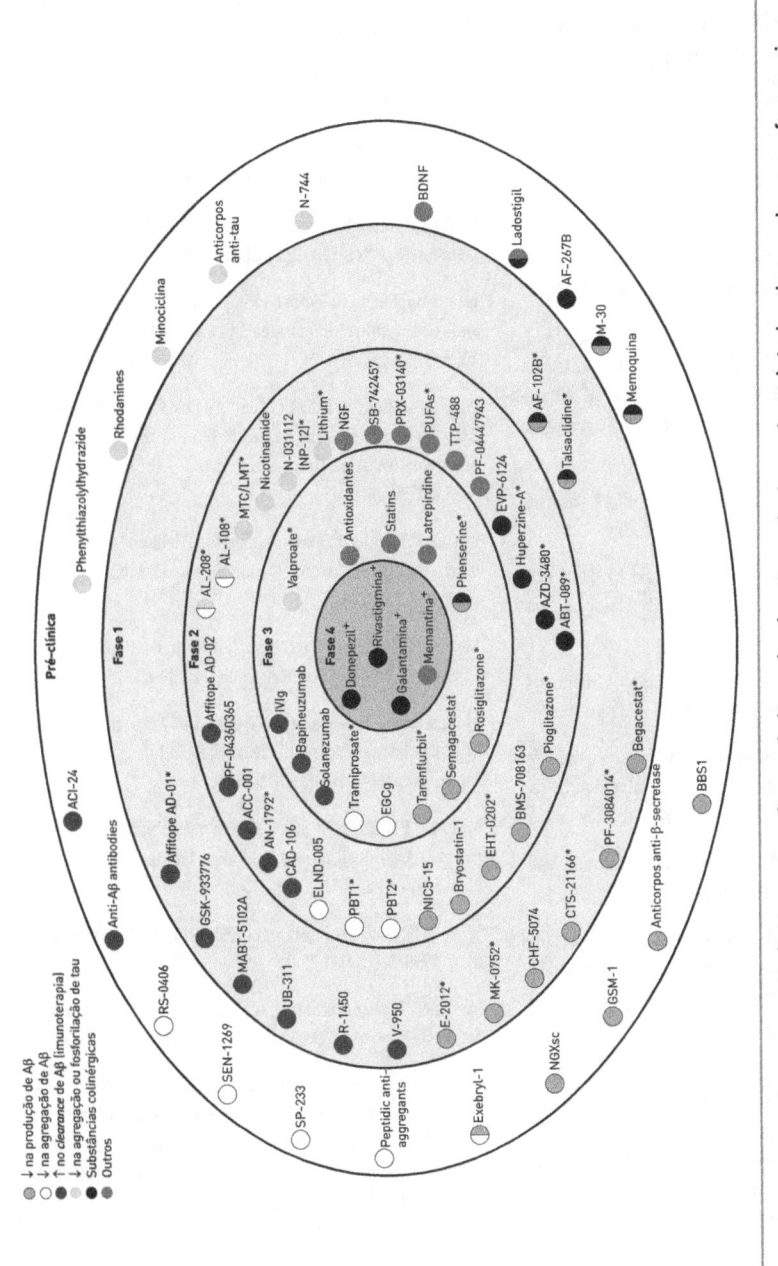

O desenvolvimento de fármacos na DA. Substâncias que estão sendo investigadas para o tratamento, relatadas de acordo com a fase mais avançada do estudo e principais propriedades terapêuticas (incluindo dados de estudos *in vitro* e em modelos animais).

Aβ = β-amiloide; BBS1 = anticorpos antissítio β; BDNF = fator neurotrófico derivado do cérebro; EGCg = epigalocatequina-3-galato; IVIg = imunoglobulina intravenosa; LMT = leuco metiltionínio; MTC = cloreto de metiltionina; NGF = fator de crescimento neural; NGXsc = série de compostos NGX; PUFAs = ácidos graxos poli-insaturados; GSM = modulador γ-secretase; RCT = ensaio randomizado controlado.

* RCT na DA que não estão em curso. + Substâncias aprovadas para o tratamento.

Fonte: Manglalasche e colaboradores (2010).

nua a ser a meta final e mais importante dos esforços de investigação, pois as características clínicas únicas dessa doença demenciante criam uma série de desafios e dificuldades para o desenvolvimento de fármacos (Fillit, 2008).

REFERÊNCIAS

Allen H, Burns A. Current pharmacologic treatments for dementia. In: Growdon JH, Rossor MN, editors. The dementias. Boston: Butterworth-Heinemann, 1998.

Ban TA, Morey L, Aguglia E, Azzarelli O, Balsano F, Marigliano V, et al. Nimodipine in the treatment of old age dementias. Prog Neuropsychopharmacol Biol Psychiatry. 1990;14(4):525-51.

Birks J. Cholinesterase inhibitors for Alzheimer's disease. Cochrane Database Syst Rev. 2006;(1):CD005593.

Birks J, Grimley Evans J, Iakovidou V, Tsolaki M, Holt FE. Rivastigmine for Alzheimer's disease. Cochrane Database Syst Rev. 2009;(2):CD001191.

Birks J, Harvey RJ. Donepezil for dementia due to Alzheimer's disease. Cochrane Database Syst Rev. 2006;(1):CD001190.

Clare L, Woods B. Cognitive rehabilitation and cognitive training for early-stage Alzheimer's disease and vascular dementia. Cochrane Database Syst Rev. 2003;(4):CD003260.

Cummings JL. The neuropsychiatry of Alzheimer's disease and related disorders. London: Martin Dunitz; 2003.

De La Fourniere F, Ferry M, Cnockaert X, Cnockaert X, Chahwakilian A, Hugonot-Diener L, et al. Vitamin B12 deficiency and dementia: a multicenter, epidemiologic and therapeutic study. Preliminary therapeutic trial. Semin Hop Paris. 1997;73(5-6):133-40.

Doody RS, Stevens JC, Beck C, Dubinsky RM, Kaye JA, Gwyther L, et al. Practice parameter: management of dementia (an evidence-based review). Report of the Quality Standards Subcommittee of the American Academy of Neurology. Neurology. 2001;56(9):1154-66.

Erkinjuntti T, Kurz A, Gauthier S, Bullock R, Lilienfeld S, Damaraju CV. Efficacy of galantamine in probable vascular dementia and Alzheimer's disease combined with cerebrovascular disease: a randomised trial. Lancet. 2002;359(9314):1283-90.

Fago JP. Dementia: causes, evaluation and management. Hosp Pract (Minneap). 2001;36(1):59-66,69.

Fillit H. Drug discovery and the prevention of Alzheimer's disease. Alzheimers Dement. 2008;4(1 Suppl 1):S26-8.

Higgins JP, Flicker L. Lecithin for dementia and cognitive impairment. Cochrane Database Syst Rev. 2003;(3):CD001015.

Hudson S, Tabet N. Acetyl-L-carnitine for dementia. Cochrane Database Syst Rev. 2003;(2):CD003158.

Isaac MG, Quinn R, Tabet N. Vitamin E for Alzheimer's disease and mild cognitive impairment. Cochrane Database Syst Rev. 2008;(3):CD002854.

Ivinson AJ, Lane R, May PC, Hosford DA, Carrillo MC, Siemers ER. Partnership between academia and industry for drug discovery in Alzheimer's disease. Alzheimers Dement. 2008;4(2):80-8.

Loy C, Schneider L. Galantamine for Alzheimer's disease and mild cognitive impairment. Cochrane Database Syst Rev. 2006;(1):CD001747.

Malouf R, Areosa-Sastre A. Vitamin B12 for cognition. Cochrane Database Syst Rev. 2003;(3):CD004326.

Mangialasche F, Solomon A, Winblad B, Mecocci P, Kivipelto M. Alzheimer's disease: clinical trials and drug development. Lancet Neurol. 2010;9(7):702-16.

Manzine PR, Pavarini SCI. Cognitive rehabilitation: literature review based on levels of evidence. Dement Neuropsychol. 2009;3(3):248-255.

Mayeux R, Sano M. Treatment of Alzheimer's disease. N Engl J Med. 1999;341(22):1670-9.

McShane R, Areosa Sastre A, Minakaran N. Memantine for dementia. Cochrane Database Syst Rev. 2006;(2):CD003154.

Mulnard RA, Cotman CW, Kawas C, van Dyck CH, Sano M, Doody R, et al. Estrogen replacement therapy for treatment of mild to moderate Alzheimer's disease: a randomized controlled trial. The Alzheimer's disease Cooperative Study. JAMA. 2000;283(8):1007-15.

Oken BS, Storzbach DM, Kaye JA. The efficacy of Ginkgo biloba on cognitive function in Alzheimer's disease. Arch Neurol. 1998;55(11):1409-15.

Parkinson Study Group. Effects of tocopherol and deprenyl on the progression of disability in early Parkinson's disease. N Engl J Med. 1993;328(3):176-83.

Rodríguez-Martín JL, Qizilbash N, López-Arrieta JM. Thiamine for Alzheimer's disease. Cochrane Database Syst Rev. 2001;(2):CD001498.

Rogers SL, Friedhoff LT. Long-term efficacy and safety of donezepil in the treatment of Alzheimer's disease: an interim analyses of the results of a US multicenter open label extension study. Eur Neuropsychopharmacol.1998;8(1):67-75.

Rösler M, Anand R, Cicin-Sain A, Gauthier S, Agid Y, Dal-Bianco P, et al. Efficacy and safety of Rivastigmine in patients with Alzheimer's disease: international randomised controlled trial. BMJ. 1999;318(7184):633-8.

Sano M, Ernesto C, Thomas RG, Klauber MR, Schafer K, Grundman M, et al. A controlled trial of selegiline, alpha-tocopherol, or both as treatment for Alzheimer's disease. The Alzheimer's Disease Cooperative Study. N Engl J Med. 1997;336(17):1216-22.

Schneider LS, Olin JT. Overview of clinical trials of Hydergine in dementia. Arch Neurol. 1994;51(8):787-98.

Seal EC, Metz J, Flicker L, Melny J. A randomized, double-blind, placebo-controlled study of oral vitamin B12 supplementation in older patients with subnormal or borderline serum vitamin B12 concentrations. J Am Geriatr Soc. 2002;50(1):146-51.

Sellal F, Nieoullon A, Michel G, Michel BF, Lacomblez L, Geerts H, et al. Pharmacology of Alzheimer's disease: where do we go from here? Therapie. 2005;60(2):89-107.

Tabet N, Feldmand H. Ibuprofen for Alzheimer's disease. Cochrane Database Syst Rev. 2003;(2):CD004031.

CAPÍTULO **25**

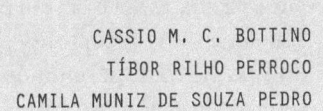

TRATAMENTO DA PERDA DE MEMÓRIA E DO DÉFICIT COGNITIVO

CASSIO M. C. BOTTINO
TÍBOR RILHO PERROCO
CAMILA MUNIZ DE SOUZA PEDRO

O crescente envelhecimento da população contribui para o aumento do número de pessoas com doença de Alzheimer (DA) e outros tipos de demência no Brasil e no mundo (Bottino et al., 2008). Estimativas recentes preveem que mais de 80 milhões de indivíduos serão afetados pela doença em 2040, com consequente aumento dos custos diretos e indiretos com a saúde e do número de pacientes e familiares com necessidade de lidar com uma doença que causa grandes perdas e sofrimento (Brookmeyer et al., 2007).

A DA é uma doença cerebral degenerativa progressiva na qual a perda de memória manifesta-se precocemente, sendo considerada uma das alterações mais proeminentes e impactantes. O tratamento farmacológico da perda de memória e do déficit cognitivo da DA surgiu a partir de estudos relacionados à fisiopatologia da doença.

Este capítulo tem como objetivo discorrer sobre os principais medicamentos atualmente usados para o tratamento da DA: os inibidores das colinesterases (IchEs) e os antagonistas dos receptores N-metil-D-aspartato (NMDA).

FISIOPATOLOGIA E CIRCUITOS NEURAIS NA DOENÇA DE ALZHEIMER

Os principais marcadores histopatológicos da DA são as placas senis (alterações extracelulares carregadas de peptídeo β-amiloide), neuritos distróficos em regiões neocorticais e os emaranhados neurofibrilares (ENFs) (filamentos helicoidais intracelulares, formados pela proteína tau hiperfosforilada) em regiões temporais mesiais. Além dessas alterações, ocorrem perda de neurônios e de substância branca, angiopatia amiloide, inflamação e dano oxidativo (Querfurth; LaFerla, 2010).

Existem dois circuitos neurais, entre os envolvidos no processamento da memória, que aparentemente estão relacionados com a DA. O primeiro é a conexão entre córtex entorrinal e hipocampo, que é atingido pelos ENFs desde o início da doença. O hipocampo, uma estrutura límbica com importante papel no processamento da memória, tem aferências originárias do córtex entorrinal, que é a primeira região acometida pelos ENFs; já a maioria das eferências são originadas no CA1 e no subiculum, áreas hipocampais precocemente atingidas pelos ENFs. O acometimento por ENFs promove a destruição dos circuitos neurais, e o hipocampo é isolado do restante do córtex, ocasionando um prejuízo no processamento da memória (Caramelli, 2000).

A segunda via atingida é a dos neurônios colinérgicos, pois outra área que se mostra vulnerável ao processo degenerativo da DA é o prosencéfalo basal, principal origem dos neurônios colinérgicos. Ocorre um acúmulo de ENFs no prosencéfalo, o que afeta os neurônios e consequentemente diminui a produção de acetilcolina. A redução da acetilcolina acomete predominantemente o córtex entorrinal e o hipocampo (regiões com alta densidade de neurônios colinérgicos), comprometendo ainda mais o funcionamento dessas estruturas (Geula, 1998).

Existem ainda outras regiões que são progressivamente afetadas na DA, prejudicando diversos sistemas de neurotransmissão (Quadro 25.1).

A morte neuronal por excitotoxicidade é outro aspecto relevante na fisiopatologia da DA e de outros tipos de demência. A excitotoxicidade deve-se, em parte, à hiperestimulação dos receptores glutamatérgicos do tipo NMDA, permitindo um excesso de influxo de Ca2+ através do canal iônico associado ao receptor. A ativação excessiva do receptor NMDA leva à produção de radicais livres e a outros processos enzimáticos que contribuem para a morte celular (Lipton, 2005).

As evidências apresentadas constituem o racional para o uso dos IchEs e dos antagonistas NMDA no tratamento da DA. A seguir, serão apresentados dados sobre a farmacocinética, a farmacodinâmica e a efetividade de cada classe desses medicamentos.

Quadro 25.1
PRINCIPAIS ALTERAÇÕES DE NEUROTRANSMISSORES NA DOENÇA DE ALZHEIMER

NEUROTRANSMISSORES	SÍTIO DE LESÃO	NEUROQUÍMICA
Acetilcolina (ACh)	↓ neurônios colinérgicos no prosencéfalo basal	↓ ACh
Serotonina (5-HT)	↓ células nos núcleos mediano e dorsal da rafe	↓ 5-HT
Noradrenalina (NA)	↓ células no *locus ceruleus*	↓ NA
Dopamina (DA)	↓ células da substância negra e área tegmental ventral	↓ DA

HIPÓTESE COLINÉRGICA DA DOENÇA DE ALZHEIMER

Evidências indicam que o sistema colinérgico do prosencéfalo basal apresenta um papel de destaque no funcionamento cognitivo, especialmente na atenção, na memória e na emoção. A estimulação de vias colinérgicas por agonistas colinérgicos melhora a cognição em animais e humanos, enquanto os medicamentos anticolinérgicos têm um efeito negativo sobre as funções cognitivas em humanos (Román; Kalaria, 2006). Um estudo realizado com pacientes com DA mostrou que eles apresentavam redução significativa dos neurônios colinérgicos (Davies; Maloney, 1976). Além dessas evidências, foi demonstrada correlação entre a diminuição da função colinérgica e o declínio cognitivo em pacientes com DA (Shinotoh et al., 2000). Essa perda de neurônios, particularmente no núcleo basal de Meynert, associada a níveis reduzidos de marcadores colinérgicos, como a colina acetiltransferase, são fortes características observadas no exame *post mortem* do cérebro de pacientes com DA (Román; Kalaria, 2006). Esse conjunto de evidências levou à formulação da hipótese colinérgica da doença.

A partir da hipótese colinérgica, estratégias para aumentar a quantidade de acetilcolina na fenda sináptica começaram a ser estudadas: aumentar o aporte de precursores de acetilcolina (tais como lecitina e colina); aumentar a quantidade da enzima colina-acetiltransferase (envolvida na síntese de acetilcolina); usar agonistas colinérgicos (p. ex., betanecol e milamelina); e, por fim, inibir a enzima acetilcolinesterase (que é envolvida na degradação da acetilcolina) (Dooley; Lamb, 2000). Dentre essas estratégias, a que se mostrou mais promissora foi a utilização dos IchEs (Dooley; Lamb, 2000), os quais foram as primeiras medicações aprovadas pelas agências governamentais (Food and Drug Administration [FDA], Medicines and Healthcare Products Regulatory Agency [MHRA], Agência Nacional de Vigilância Sanitária [Anvisa]) para tratamento da DA leve a moderada.

INIBIDORES DAS COLINESTERASES

Estão disponíveis, no Brasil, três medicamentos que são considerados IchEs de segunda geração: rivastigmina, donepezil e galantamina. A tacrina, IchEs de primeira geração, não é mais comercializada devido a sua hepatotoxicidade. Na Figura 25.1 são apresentados os princípios básicos da transmissão colinérgica e o mecanismo de ação dos IchEs.

Os IchEs podem ser classificados farmacologicamente, de acordo com o tempo de inibição da colinesterase, em três tipos: inibidores reversíveis, pseudoirreversíveis e irreversíveis. Quando essa inibição dura de segundos a minutos, a medicação é considerada reversível; quando dura horas, é pseudoirreversível; e é irreversível quando é ligada permanentemente, de modo que o organismo é obrigado a produzir novas enzimas para aquela função (Jann; Shirley; Small, 2002). Na Tabela 25.1 são apresentados alguns parâmetros farmacocinéticos dos IchEs.

Os primeiros estudos sobre a eficácia dos IchEs na DA tiveram, de modo geral, duração aproximada de três meses e avaliaram, principalmente, a função cognitiva dos pacientes. Depois, os estudos passaram a ter duração de 6 a 12 meses e a investigar o benefício clínico em seis diferentes áreas: função cognitiva, funcionamento global, atividades da vida diária, sintomas neuropsiquiátricos (p. ex., alucinações e delírios, apatia,

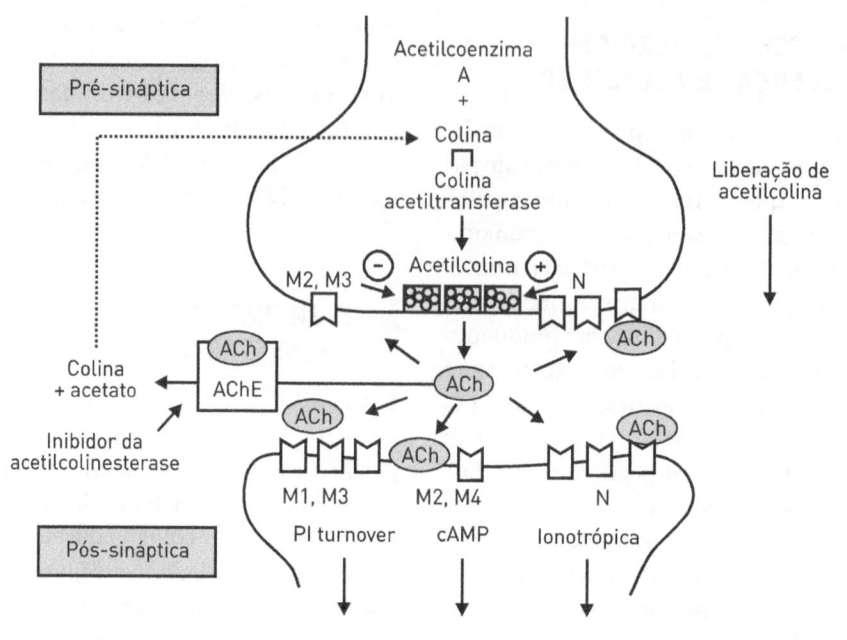

Figura 25.1

Princípios básicos da neurotransmissão colinérgica. ACh = acetilcolina; AChE = acetilcolinesterase; cAMP = AMP cíclico; CoA = coenzima A; M = receptores muscarínicos; N = receptores nicotínicos; PI = fosfoinositol.

irritabilidade, depressão, comportamento motor aberrante, alterações do sono ou apetite, agitação), qualidade de vida do cuidador e qualidade de vida do paciente (Johannsen, 2004). Cada domínio apresenta escalas específicas para sua avaliação, merecendo destaque aqui a Escala de Avaliação Cognitiva da Doença de Alzheimer (ADAS-cog), o Miniexame do Estado Mental (MEEM) e a Escala para Avaliação de Mudanças Baseada na Entrevista Clínica mais Informações do Cuidador (CIBIC-plus) (Almeida, 2000), pois essas escalas foram usadas na maioria dos grandes estudos feitos até o momento (Quadro 25.2).

Os ensaios clínicos randomizados de pacientes com DA mostraram superioridade dos IchEs em relação ao placebo em todos os domínios recém-citados (exceção feita à avaliação da qualidade de vida dos pacientes, possivelmente devido à inexistência de um instrumento adequado para avaliá-la). A melhora clínica apresentada nos estudos é muito discreta e, por vezes, consiste simplesmente em uma estabilização temporária ou mesmo em uma lentificação do declínio em comparação aos pacientes não tratados (Johannsen, 2004). Os pacientes tratados com IchEs apresentam uma curva de resposta semelhante, isto é, após 3 a 6 meses do início do tratamento, ocorre uma melhora de 2 a 4 pontos em média no MEEM, e, posteriormente, passam a apresentar um declínio nos escores, semelhante ao dos indivíduos não tratados (Jann; Small, 2005). Estudos com duração superior a um ano têm

Tabela 25.1
PARÂMETROS FARMACOCINÉTICOS DOS INIBIDORES DA ACETILCOLINESTERASE

FÁRMACO	INIBIÇÃO	MEIA-VIDA DE ELIMINAÇÃO *	MEIA-VIDA DE INIBIÇÃO	LIGAÇÃO PROTEICA	METABOLISMO
Tacrina	Reversível	Curta (2,9-3,6h)	Curta (idem)	Intermediária (55%)	Hepático (CYP 1A2)
Galantamina	Reversível	Intermediária (7h)	Longa (7h)	Baixa (17,7%)	Hepático (CYP 2D6 e 3A4)
Rivastigmina (Inibe também butirilcolinesterase)	Pseudo-irreversível	Curta (1-2h) (Dissociação temporal)	Longa (10h)	Intermediária (40%)	Sináptico (sem ação em P450)
Donepezil	Reversível	Longa (70h)	Longa (idem)	Forte (96%)	Hepático (15%) # (CYP 2D6 e 3A4)

* Meia-vida terminal de eliminação após múltiplas doses orais, em horas.
# Excreção renal do fármaco intacto (57%).

mostrado que a eficácia dos IchEs se mantém em relação aos pacientes tratados com placebo, e há dados mostrando que, por pelo menos cinco anos, os IchEs mostram algum benefício terapêutico. Porém, há alguns problemas em relação aos estudos de longa duração, como, por exemplo, o pequeno número de pacientes avaliados até o final do seguimento e o fato de serem estudos abertos, muitos dos quais, devido à dificuldade de manter um grupo-controle por muito tempo, utilizaram um grupo-controle com base em dados existentes quanto à história natural da doença. A utilização de tais grupos para comparação é desaconselhável, pois estudos com grupos-controle mostraram que muitas vezes a evolução do grupo utilizando placebo é diferente da estimada, em geral apresentando menor queda nos escores (Johannsen, 2004). Essa diferença ocorre, possivelmente, por efeito placebo ou por se tratar de populações distintas.

O comprometimento cognitivo leve (CCL) tem despertado muito interesse dos pesquisadores nos últimos anos, pois a correta identificação desse quadro clínico poderia, além de melhorar a eficácia dos tratamentos, constituir uma estratégia de prevenção da DA e de outras demências. Estudos com os IchEs têm sido feitos, como, por exemplo, um ensaio clínico randomizado, placebo-controlado, no qual 270 pacientes com CCL foram tratados com donepezil (n = 133; 5 mg/dia por 42 dias, seguidos por

Quadro 25.2
ESCALAS PARA AVALIAÇÃO EM DEMÊNCIA

FUNÇÃO MEDIDA/ESCALAS	OBJETIVO
COGNIÇÃO • CAM-cog • MEEM • ADAS-cog	Avalia memória, orientação temporal e espacial, atenção, cálculo, praxia, linguagem, etc.
ATIVIDADES DA VIDA DIÁRIA • B-ADL • Índice Katz • IQCODE • DAD	Avalia desde atividades diárias básicas, como vestir-se e tomar banho, a atividades específicas, como telefonar, cuidar das finanças, etc.
FUNCIONAMENTO GLOBAL • CIBIC-plus	Avalia melhora global do paciente
ALTERAÇÕES COMPORTAMENTAIS • NPI • BEHAVE-AD	Avalia a presença de apatia, alucinações, delírios, depressão, agitação e agressividade, ansiedade, desinibição, comportamentos motores aberrantes
QUALIDADE DE VIDA DO CUIDADOR • Escala de Zarit	Avalia o tempo gasto com o paciente e também a presença de sintomas psiquiátricos no cuidador
QUALIDADE DE VIDA DO PACIENTE • QOL-AD	Avalia a qualidade de vida

CAM-cog = Teste Cognitivo da Entrevista CAMDEX; MEEM = Miniexame do Estado Mental; ADAS-cog = Escala para Avaliação da Doença de Alzheimer; B-ADL = Escala Bayer para Avaliação das Atividades da Vida Diária; IQCODE = Questionário do Informante sobre o Declínio Cognitivo do Idoso; DAD = Escala para Avaliar as Inaptidões do Paciente; CIBIC-plus = Escala para Avaliação de Mudanças Baseada na Entrevista Clínica mais Informações do Cuidador; NPI = Inventário Neuropsiquiátrico; BEHAVE-AD = Avaliação do Comportamento na Doença de Alzheimer; QOL-AD = Qualidade de Vida na Doença de Alzheimer: Relato do Paciente e Cuidador.

incrementos da dose a 10 mg/dia) ou placebo (n = 137), por 24 semanas (Salloway et al., 2004). Não foram observados benefícios nas medidas de eficácia primária (Teste de Evocação de Parágrafo e na Escala de Melhora Global), mas mais pacientes tratados com donepezil apresentaram melhora nos escores da ADAS-cog em testes de atenção e velocidade de processamento e em medidas neuropsicológicas adicionais. Esses resultados sugerem que o uso de donepezil pode beneficiar pacientes com CCL e que outros estudos, incluindo medidas adicionais de eficácia, são necessários.

A indicação dos IchEs para sujeitos com CCL ainda é controversa. Um estudo com uma amostra grande de pacientes (n = 769) mostrou que, embora o grupo tratado com

IchEs tenha demorado mais para progredir para DA e mostrado melhores escores cognitivos e funcionais após um ano de tratamento, após três anos deixaram de mostrar benefício em relação ao grupo-placebo (Petersen et al., 2005). Duas metanálises mostraram resultados divergentes sobre o uso de IchEs em sujeitos com CCL. Em uma delas, os autores concluíram que o uso de IchEs nos indivíduos com CCL não estava associado ao retardo na progressão para DA ou demência, e que os riscos associados aos IchEs não eram pequenos (Raschetti et al., 2005). No entanto, em outra metanálise mais recente, com 3.574 sujeitos, participantes de 4 ensaios clínicos randomizados, os autores concluíram que o uso a longo prazo desses medicamentos em sujeitos com CCL poderia atenuar o risco de progressão para DA (Diniz et al., 2009).

A resposta aos IchEs é dose-dependente, ou seja, quanto maior a dose administrada (dentro da faixa terapêutica), maior a eficácia clínica, sendo que todos eles têm sua faixa terapêutica. Assim, deve-se sempre atingir a dose máxima tolerada pelo paciente.

De modo geral, os IchEs causam efeitos adversos leves, principalmente gastrintestinais, como náuseas, vômitos e diarreia, que podem ser minimizados com o escalonamento gradual da dose (Tab. 25.2) (Hansen et al., 2008; Lockhart; Mitchell; Kelly, 2009).

Existem poucos trabalhos comparando diretamente os IchEs entre si, com os estudos mostrando eficácia semelhante entre eles. Pesquisadores têm tentado predizer a eficácia da medicação em um paciente, por exemplo, correlacionando a atrofia do lobo temporal medial e o genótipo da apolipoproteína E (ApoE) com a resposta ao tratamento, mas com resultados muitas vezes inconclusivos. Um dos poucos preditores que mostrou resultados positivos foi a inibição da aferência de latência curta (IALC), que está reduzida em grande parte dos pacientes com DA. Di Lazzaro e colaboradores (2005) observaram que pacientes que tinham uma IALC diminuída, após uma dose de rivastigmina, tinham um incremento importante nessa inibição e apresentavam melhor resposta ao tratamento, achado que necessita ser replicado (Di Lazzaro et al., 2005). Em estudo conduzido na Itália, que avaliou a efetividade dos IchEs em uma coorte de pacientes com DA (n = 5.462), os autores relataram que os pacientes com maior probabilidade de responder ao tratamento foram aqueles sem comorbidades e os que mostraram uma resposta precoce em três meses de seguimento (Raschetti et al., 2005). Em outro estudo interessante, os autores apresentaram resultados sobre a avaliação, por *ecodoppler*, da espessura da carótida (*carotid intima-media thickness* – IMT), que poderia predizer a resposta ao tratamento com galantamina em 54 pacientes com DA, acompanhados por seis meses, em um ensaio clínico não controlado. Ao final, foram observadas correlações significativas fracas (r = 0,4) a moderadas (r = 0,7 e 0,8) para as escalas de avaliação global, cognitiva e de sintomas neuropsiquiátricos aplicadas, indicando nesse estudo preliminar que a IMT pode ser um preditor significativo da resposta aos IchEs nos pacientes com DA (Modrego et al., 2009).

A seguir, serão apresentadas características específicas dos IchEs de segunda geração.

Rivastigmina

A rivastigmina é um inibidor das colinesterases de segunda geração, comercializada no Brasil desde 1998 e nos Estados Unidos desde 2000. É um carbamato que inibe tanto a acetilcolinesterase quanto a butirilcolinesterase, ao contrário dos demais IchEs, que

Tabela 25.2
PRINCIPAIS EFEITOS ADVERSOS DOS IchEs

SINTOMAS	DONEPEZIL 5 a 10 mg	GALANTAMINA 8 a 24 mg	RIVASTIGMINA 3 a 12 mg
Náusea	++	+++	+++
Vômito	+	++	+++
Diarreia	++	+	++
Vertigem	+	++	+++
Perda de peso	+	+	++
Dor abdominal	+	+	+
Constipação	+	+	+
Cardiovasculares	—	—	—
SNC	—	—	—

+++ 20-50%; ++ 10-20%; + até 10%; — < 5%.
SNC = Sistema nervoso central.
Fonte: Adaptada de Hansen e colaboradores (2008) e Lockhart, Mitchell e Kelly (2009).

são seletivos para a acetilcolina (Davis, 2002; Jann; Shirley; Small, 2002). A inibição é do tipo pseudoirreversível, pois se liga à acetilcolinesterase de modo irreversível, mas é degradada pela própria acetilcolinesterase, apresentando uma meia-vida de aproximadamente 10 horas. Administrada por via oral, atinge a $C_{máx}$ em 30 minutos a 2 horas, com uma biodisponibilidade de 40 a 60%. Quando administrada junto com alimento, a $C_{máx}$ diminui, mas não muda a disponibilidade da substância (Davis, 2002; Jann; Shirley; Small, 2002). Assim, a rivastigmina pode ser administrada com alimentos com a finalidade de reduzir possíveis efeitos adversos gastrintestinais. A ligação da rivastigmina a proteínas é de cerca de 40%. Não apresenta metabolização hepática, e sua dose não necessita de ajustes em pacientes com insuficiência renal ou hepática (Jann; Shirley; Small, 2002).

A rivastigmina mostra-se eficaz no tratamento da DA leve a moderada, tanto no desempenho cognitivo e no funcionamento global quanto em outros domínios, como nas atividades da vida diária, nos sintomas comportamentais e na qualidade de vida do cuidador (Lanctôt et al., 2003; Rösler, 2002). Existem estudos randomizados, duplos-cegos, controlados por placebo, mostrando que a rivastigmina continua tendo benefício mesmo após dois anos de tratamento. Estudos abertos mostraram eficácia após cinco anos de tratamento (Johannsen, 2004).

Os efeitos adversos da rivastigmina são semelhantes aos de outros IchEs, como náuseas, vômitos, diarreia e anorexia. Contudo, ela não altera enzimas hepáticas e não apresenta interações medicamentosas (Davis, 2002).

Recomenda-se iniciar o tratamento com rivastigmina na dose de 1,5 mg/dia, aumentando 1,5 a 3 mg a cada quatro semanas, divididas em duas doses diárias, objetivando atingir a dose máxima de 12 mg/dia (6 mg de 12 em 12 horas). A faixa terapêutica vai de 6 a 12 mg/dia (Davis, 2002; Jann; Shirley; Small, 2002). A apresentação transdérmica da rivastigmina também está disponível, com adesivos de 5 cm² (percentual de liberação de 4,6 mg/24 h), 10 cm² (percentual de liberação de 9,5 mg/24 h) e 15 cm² (percentual de liberação de 13,3 mg/24 h), que devem ser aplicados uma vez ao dia (um adesivo a cada 24 h) em região de pele limpa, seca, íntegra e sem pelos. Inicia-se o uso com a dose menor, e, a cada quatro semanas, troca-se o adesivo por outro com dose maior. Essa apresentação facilita a posologia e apresenta menos efeitos adversos gastrintestinais do que a apresentação em cápsulas.

Donepezil

O donepezil é uma piperidina que apresenta atividade seletiva para a acetilcolinesterase em relação à butirilcolinesterase. É um inibidor colinesterásico do tipo reversível, predominantemente não competitivo, que em menor proporção apresenta inibição competitiva, podendo ser chamado de inibidor (Dooley; Lamb, 2000).

Administrado por via oral, o donepezil (5 ou 10 mg) atinge a $C_{máx}$ (7,2 a 25,6 g/L) após 2,4 a 4,4 horas, com biodisponibilidade de 90 a 100%, e sua absorção não é afetada pela alimentação. Apresenta-se altamente ligado a proteínas (cerca de 93 a 96%), e seu estado de equilíbrio é alcançado entre 14 e 22 dias, após a administração repetida de donepezil (5 a 10 mg/dia). É amplamente metabolizado pelo fígado, sofrendo a ação das isoenzimas 3A4 e 2D6 do citocromo P450, originando vários metabólitos, dos quais apenas o 6-O-desmetil-donepezil mostra-se ativo. Em pacientes com insuficiência hepática, a $C_{máx}$ foi significantemente maior, mas não apresentou significância clínica (Dooley; Lamb, 2000).

Quando administrado com cimetidina ou cetoconazol, foi observado um aumento em sua concentração plasmática, mas, em ambos os casos, não houve relevância clínica. O donepezil não afeta significativamente os parâmetros farmacocinéticos da digoxina, da teofilina e da varfarina, mas o uso concomitante com esses medicamentos deve ser feito com cuidado, devido a sua alta ligação proteica (Dooley; Lamb, 2000). Recomenda-se iniciar o tratamento com 5 mg, por via oral, à noite, e, após 4 a 6 semanas, passar para 10 mg à noite (Davis, 2002; Dooley; Lamb, 2000; Jann; Shirley; Small, 2002).

Estudos iniciais comparando donepezil (5 e 10 mg/dia) *versus* placebo em pacientes com DA leve a moderada mostraram que os grupos tratados com a substância, independentemente da dose, apresentaram escores mais elevados nos testes cognitivos em relação ao placebo. A partir desses estudos, o donepezil foi aprovado pela FDA para o tratamento da DA (Dooley; Lamb, 2000).

Atualmente, existem vários estudos, com duração de até um ano, randomizados, placebo-controlados e duplos-cegos que mostram que o donepezil é eficaz do ponto de vista cognitivo, mas essa eficácia mostra-se muito discreta, consistindo, em grande parte dos casos, na estabilização do quadro, com a lentificação do declínio cognitivo. Existem estudos mostrando a eficácia do donepezil em pacientes com DA após cinco anos de tratamento (Dooley; Lamb, 2000; Johannsen, 2004). Feldman e colaboradores mostraram que pacientes com DA moderada a grave também se beneficiam do tratamento com esse fármaco (Geldmacher et al., 2003). Ensaios clínicos com os outros IchEs sugerem que o donepezil tem eficácia semelhante a rivastigmina e galantamina.

Em estudos de curta duração, o donepezil foi bem tolerado, apresentando principalmente efeitos adversos leves e transitórios, os quais são mais frequentes com a dose de 10 mg. Entre os mais predominantes estão náusea, diarreia, insônia, vômito, fadiga e cãibra. Há relatos de síncope, e é recomendada precaução em sua administração a pacientes com algum tipo de bradicardia. Um aumento rápido da dose de 5 para 10 mg/dia foi associado com maior índice de efeitos adversos (Johannsen, 2004).

Há muitos estudos que não mostram diferença na tolerabilidade dos IchEs. Assim, considera-se, até o momento, que todos apresentam tolerabilidade semelhante.

Galantamina

A galantamina é um alcaloide terciário (fenantreno) extraído de uma planta chamada *Galanthus nivalis*. Inicialmente, foi testada como anestésico e no tratamento da miastenia grave. Atua de modo seletivo na acetilcolinesterase, por inibição competitiva e reversível. Além disso, a galantamina se distingue dos demais IchEs pelo fato de potencializar a ação da acetilcolina, provavelmente por ligação no sítio alostérico do receptor nicotínico. Atinge sua $C_{máx}$ em 30 minutos a 2 horas, apresenta biodisponibilidade entre 85 e 100% e apenas 10 a 17% ligam-se a proteínas. Quando administrada com alimento, sua $C_{máx}$ é reduzida em cerca de 25%. É metabolizada principalmente por via hepática pelas isoenzimas 2D6 e 3A4, sendo que seu principal metabólito é a sanguinina (O-demetilgalantamina), que inibe a acetilcolinesterase em torno de quatro vezes mais que a galantamina (Davis, 2002; Jann; Shirley; Small, 2002).

Aproximadamente 32% da dose oral é excretada inalterada na urina. Pacientes que apresentam insuficiência hepática ou renal moderada ou grave não devem receber doses superiores a 16 mg/dia (Lockhart; Mitchell; Kelly, 2009). A concentração plasmática de galantamina é aumentada quando coadministrada com cimetidina, cetoconazol e eritromicina. Sua biodisponibilidade é aumentada pela paroxetina (Bentué-Ferrer et al., 2003).

Estudos de até seis meses mostram eficácia da galantamina nas doses de 16 e 24 mg/dia na melhora da cognição, nas atividades da vida diária e na qualidade de vida do cuidador, bem como alterações comportamentais em pacientes com DA leve ou moderada (Raina et al., 2008). Atualmente, está disponível a formulação de liberação prolongada (*extended release* – ER). Recomenda-se iniciar o tratamento com uma dose de 8 mg/dia ER, em dose única, e a cada quatro semanas aumentar a dose em 8 mg/dia, tendo-se como objetivo chegar à dose de 24 mg/dia (Brodaty et al., 2005). Doses superiores a 24 mg/dia têm se mostrado seguras, porém não trazem benefícios adicionais ao tratamento (Lockhart; Mitchell; Kelly, 2009). Não há estudos em DA grave.

Os efeitos adversos mais comuns são náuseas, vômitos e diarreia, sendo que, na maioria dos casos, esses eventos são transitórios e de leve intensidade. Outros efeitos adversos menos frequentes são anorexia e perda de peso, cefaleia e depressão. Nos estudos com a galantamina têm sido encontradas taxas de descontinuação entre 7 e 10%, e não são observadas alterações de sinais vitais ou alterações laboratoriais. O aumento gradativo da dose reduz a ocorrência de efeitos adversos (Davis, 2002; Jann; Shirley; Small, 2002).

ANTAGONISTAS DOS RECEPTORES NMDA

Memantina

A memantina é um antagonista dos receptores NMDA voltagem-dependente, do tipo não competitivo. Do ponto de vista farmacocinético, ela mostra boa absorção oral, apresentando biodisponibilidade de aproximadamente 100%, não sendo afetada por alimentos. Cerca de 45% da memantina encontra-se ligada a proteínas. Após dose única de 20 mg/dia, atinge $C_{máx}$ de 22 a 46 ng/mL em 3 a 7 horas. Entre 10 e 40 mg/dia, apresenta farmacocinética linear e atinge o estado de equilíbrio por volta do 11º dia (Davis, 2002; Jann; Shirley; Small, 2002).

A memantina tem meia-vida de eliminação de 60 a 100 horas e sofre pouca metabolização, de modo que 60 a 80% dela é excretada de forma inalterada na urina. A eliminação é sobretudo renal (75 a 90%), mas também há eliminação pela bile e pelas fezes (10 a 25%). A eliminação renal é diminuída com a alcalinização da urina. A memantina não inibe o citocromo P450. Assim, de modo geral, apresenta baixo potencial para interações medicamentosas. Pacientes com insuficiência renal leve não necessitam de alteração da dose; já pacientes com insuficiência renal moderada devem ter a dose reduzida para 10 mg/dia. Não há dados em pacientes com insuficiência renal grave (Davis, 2002).

Estudos mostraram que a memantina é eficaz no tratamento da DA moderada ou grave, melhorando a cognição, o funcionamento global e as atividades da vida diária (Gagnon et al., 2007). A melhora apresentada é, a exemplo dos IchEs, pequena, sendo que, em muitos casos, consiste apenas em uma lentificação da evolução do quadro clínico (Smith; Wells; Borrie, 2006). Não há dados suficientes que comprovem sua eficácia na DA leve, e não existem estudos de seu uso no CCL (Raina et al., 2008). Uma limitação é a falta de estudos de longa duração, pois os estudos atuais apresentam uma duração média de seis meses, não havendo outros com seguimento por 2 ou 3 anos.

Tariot e colaboradores observaram que a memantina, quando combinada com o donepezil, é mais eficaz que o donepezil usado isoladamente. Esse estudo mostrou, no grupo memantina mais donepezil, uma melhora mais significativa da memória e um menor declínio nas atividades da vida diária em comparação ao grupo que utilizou apenas o IchEs (Tariot et al., 2004).

A memantina é bem tolerada, inclusive quando combinada a um IchEs. Os efeitos colaterais são, de modo geral, leves ou moderados, sendo tontura o sintoma mais apresentado. Outros efeitos colaterais possíveis são cefaleia, insônia e alteração do hábito intestinal (Kumar, 2004).

Na DA moderada/grave recomenda-se iniciar, ou associar aos IchEs, a administração oral da memantina com 5 mg/dia pela manhã, aumentando-se a dose em 5 mg a cada semana, até atingir a dose de 20 mg/dia (dividida em duas doses de 10 mg), que é a dose terapêutica recomendada (Davis, 2002; Jann; Shirley; Small, 2002).

TRATAMENTO COM INIBIDORES DAS COLINESTERASES: RECOMENDAÇÕES PRÁTICAS

- Iniciar com dosagens baixas e aumentá-las de forma lenta e progressiva, a cada 4 a 6 semanas, de acordo com a tolerância do paciente, até atingir as doses máximas terapêuticas de cada IchE:
  - rivastigmina 6 a 12 mg/dia
  - donepezil 5 a 10 mg/dia
  - galantamina 16 a 24 mg/dia
- Observar possíveis efeitos adversos e tratá-los sempre que possível;
- Monitorar e intervir em alterações comportamentais, caso ocorram após a introdução dos IchEs;
- Reavaliar a cognição por meio de provas objetivas a cada seis meses;
- Manter o tratamento enquanto houver melhora, estabilização ou lentificação da progressão do declínio cognitivo, funcional ou do comportamento;
- Após os primeiros 3 a 6 meses de tratamento, se não houver melhora, estabilização ou lentificação do declínio cognitivo, indica-se a troca de IchE, o que pode trazer algum benefício adicional.

Tratamento de manutenção

O desempenho cognitivo e funcional dos pacientes que respondem adequadamente aos IchEs pode aumentar um pouco ou estabilizar em relação aos níveis pré-tratamento nos primeiros meses de uso da medicação. À medida que a doença progride, a quantidade de acetilcolina produzida pelos neurônios diminui e, consequentemente, a quantidade disponível para neurotransmissão também é reduzida, atingindo níveis inferiores aos pré-tratamento. Assim, o desempenho cognitivo e funcional tende a declinar, e, quando o processo fisiopatológico da doença está avançado, esses medicamentos geralmente não têm mais efeito clínico significativo. O período mínimo de tratamento recomendado, para avaliar adequadamente a resposta terapêutica, é de seis meses, e sua manutenção depende da resposta e da tolerabilidade apresentada pelo paciente. O efeito favorável, em relação aos três medicamentos IchEs, parece se manter na mesma magnitude por um período de até dois anos.

Porém, para esclarecer questões relativas ao tratamento de manutenção de pacientes com DA, são necessários estudos de longo prazo controlados por placebo; estudos de longo prazo comparando os diferentes IchEs existentes para uso clínico; e estudos adicionais publicados com os resultados dos IchEs em sujeitos com CCL, que não estão disponíveis até o presente momento. Por enquanto, a decisão sobre o tratamento de longo prazo dos pacientes com DA baseia-se na resposta individual do paciente e na experiência de seu médico (Bottino, 2005).

Em consenso canadense sobre o tratamento de demência grave, os autores destacaram a ausência de dados para orientar o clínico sobre a interrupção do uso de IchEs ou memantina (Herrmann; Gauthier, 2008). A recomendação, na opinião dos especialistas, foi manter o uso até que um benefício clínico não pudesse mais ser determinado. Em pacientes acamados, que não se comunicam e que estejam totalmente dependentes para as atividades básicas da vida diária, as medicações em geral poderiam ser descontinuadas com segurança.

A melhor maneira de avaliar os benefícios do tratamento de forma objetiva seria comparar as taxas de declínio antes e depois do início do medicamento, o que pressupõe a aplicação sistemática de medidas de funcionamento global e cognitivo. Em alguns estudos, pacientes que aparentemente se beneficiaram no início do tratamento medicamentoso apresentaram rápido declínio cognitivo, sintomas de abstinência e prognóstico pobre após a interrupção do uso de IchEs (Herrmann; Gauthier, 2008). Essa evolução de alguns pacientes indica que eles devem ser monitorados com cuidado pelos clínicos após a descontinuação da medicação, pois existe o risco de piora acentuada do quadro clínico.

■ CONSIDERAÇÕES FINAIS

Pacientes com DA leve a moderada tratados com inibidores da colinesterase de segunda geração (rivastigmina, donepezil e galantamina) por um período de 6 meses a 1 ano apresentam benefício clínico modesto, mas consistente, não apenas na melhora da cognição, mas também no funcionamento global, nas atividades da vida diária e nas alterações comportamentais. Esse efeito terapêutico, ainda que modesto, pode ser suficiente para melhorar a qualidade de vida tanto de pacientes como de familiares e para facilitar os cuidados com o doente, diminuindo, assim, a sobrecarga dos cuidadores. Os dados dos estudos mostram que esses medicamentos são seguros e bem tolerados pelos pacientes, sendo os efeitos adversos, em sua maioria, gastrintestinais.

Existem evidências menos consistentes que mostram benefício no tratamento de médio (dois anos) e longo (mais de dois anos) prazos desses pacientes, mas estudos adicionais de difícil execução precisariam ser feitos para investigar melhor essa questão e auxiliar o clínico a decidir sobre a manutenção do tratamento de seus pacientes com DA por tempo prolongado. As evidências sobre a memantina também sugerem um efeito modesto no tratamento de pacientes com DA moderada a grave.

Ensaios clínicos e análises adicionais são necessários para que o clínico possa decidir, com mais segurança, sobre a melhor opção terapêutica (maior eficácia e menos efeitos adversos) para cada paciente, levando em consideração o diagnóstico, as comorbidades clínicas e as possíveis interações medicamentosas.

REFERÊNCIAS

Almeida OP. Instrumentos para avaliação de pacientes com demência. In: Gorenstein C, Andrade LHSG, Zuardi AW, editores. Escalas de avaliação clínica em psiquiatria e psicofarmacologia. São Paulo: Lemos; 2000; p. 331-43.

Bentué-Ferrer D, Tribut O, Polard E, Allain H. Clinically significant drug interactions with cholinesterase inhibitors: a guide for neurologists. CNS Drugs. 2003;17(13):947-63.

Bottino CMC. O tratamento de longo prazo está indicado para pacientes com doença de Alzheimer? Rev Psiq Clín. 2005;32(6):341-2.

Bottino CMC, Azevedo D Jr, Tatsch M, Hototian SR, Moscoso MA, Folquitto J, et al. Estimate of dementia prevalence in a community sample from São Paulo, Brazil. Dement Geriatr Cogn Disord. 2008;26(4):291-9.

Brodaty H, Corey-Bloom J, Potocnik FC, Truyen L, Gold M, Damaraju CR. Galantamine prolonged-release formulation in the treatment of mild to moderate Alzheimer's disease. Dement Geriatr Cogn Disord. 2005;20(2-3):120-32.

Brookmeyer R, Johnson E, Ziegler-Graham K, Arrighi HM. Forecasting the global burden of Alzheimer´s disease. Alzheimers Dement. 2007;3(3):186-91.

Caramelli P. Neuropatologia da doença de Alzheimer. In: Forlenza OV, Caramelli P, editors. Neuropsiquiatria geriátrica. São Paulo: Atheneu; 2000. p. 107-14.

Davies P, Maloney AJ. Selective loss of central cholinergic neurons in Alzheimer's disease. Lancet. 1976;2(8000):1403.

Davis KL. Current and experimental therapeutics of Alzheimer disease. In: Davis KL, Charney D, Coyle JT, Nemeroff C, editors. Neuropsychopharmacology: the fifth generation of progress: an official publication of the American College of Neuropsychopharmacology. 5th ed. Philadelphia: Lippincott Williams & Wilkins; 2002. p. 1243-6.

Di Lazzaro V, Oliviero A, Pilato F, Saturno E, Dileone M, Marra C, et al. Neurophysiological predictors of long term response to AchE inhibitors in AD patients. J Neurol Neurosurg Psychiatry. 2005;76(8):1064-9.

Diniz BS, Pinto Jr JA, Gonzaga ML, Guimarães FM, Gattaz WF, Forlenza OV. To treat or not to treat? A meta-analysis of the use of cholinesterase inhibitors in mild cognitive impairment for delaying progression to Alzheimer's disease. Eur Arch Psychiatry Clin Neurosci. 2009; 259(4):248-56.

Dooley M, Lamb HM. Donepezil: a review of its use in Alzheimer's Disease. Drugs Aging 2000;16(3):199-226.

Gagnon M, Rive B, Hux M, Guilhaume C. Cost-effectiveness of memantine compared with standard care in moderate-to-severe Alzheimer disease in Canada. Can J Psychiatry. 2007;52(8):519-26.

Geldmacher DS, Provenzano G, McRae T, Mastey V, Ieni JR. Donepezil is associated with delayed nursing home placement in patients with Alzheimer's disease. J Am Geriatr Soc. 2003;51(7):937-44.

Geula C. Abnormalities of neural circuity in Alzheimer's disease. Neurology. 1998;51(Suppl 1):S18-S29.

Hansen RA, Gartlehner G, Webb AP, Morgan LC, Moore CG, Jonas DE. Efficacy and safety of donepezil, rivastigmine and galantamine for the treatment of Alzheimer's disease: a systematic review and meta-analysis. Clin Interv Aging. 2008;3(2):211-25.

Herrmann N, Gauthier S. Diagnosis and treatment of dementia: 6. Management of severe Alzheimer disease. CMAJ. 2008;179(12):1279-87.

Jann MW, Shirley KL, Small GW. Clinical pharmacokinetics and pharmacodynamics of cholinesterase inhibitors. Clin pharmacokinet. 2002;41(10):719-39.

Jann MW, Small GW. Cholinesterase inhibitors and similarly acting compounds. In: Sadock BJ, Sadock VA. 8th ed. Kaplan and Sadock's comprehensive textbook of psychiatry. Philadelphia: Lippincott Williams & Wilkins; 2005. p. 2808-17.

Johannsen P. Long-term cholinestearse inhibitor treatment of Alzheimer's disease. CNS Drugs. 2004;18(12):757-68.

Kumar S. Memantine: pharmacological properties and clinical uses. Neurol India. 2004;52(3):307-9.

Lanctôt KL, Herrmann N, Yau KK, Khan LR, Liu BA, LouLou MM, et al. Efficacy and safety of cholinesterase inhibitors in Alzheimer's disease: a meta-analysis. CMAJ. 2003;169(6): 557-64.

Lipton SA. The molecular basis of memantine action in Alzheimer's disease and other neurologic disorders: low-affinity, uncompetitive antagonism. Curr Alzheimer Res. 2005;2(2):155-65.

Lockhart IA, Mitchell SA, Kelly S. Safety and tolerability of donepezil, rivastigmine and galantamine for patients with Alzheimer's disease: systematic review of the 'real-world' evidence. Dement Geriatr Cogn Disord. 2009;28(5):389-403.

Modrego PJ, Rios C, Pérez Trullen JM, García-Gómara MJ, Errea JM. Carotid intima-media thickness as a predictor of response to cholinesterase inhibitors in Alzheimer's disease: an open-label trial. CNS Drugs. 2009;23(3):253-60.

Petersen RC, Thomas RG, Grundman M, Bennett D, Doody R, Ferris S, et al. Vitamin E and donepezil for the treatment of mild cognitive impairment. N Eng J Med. 2005;352(23):379-88.

Querfurth HW, LaFerla FM. Alzheimer's disease. N Engl J Med. 2010;362(4):329-44.

Raina P, Santaguida P, Ismaila A, Patterson C, Cowan D, Levine M, et al. Effectiveness of cholinesterase inhibitors and memantine for treating dementia: evidence review for a clinical practice guideline. Ann Intern Med. 2008;148(5):379-97.

Raschetti R, Maggini M, Sorrentino GC, Martini N, Caffari B, Vanacore N. A cohort study of effectiveness of acetylcholinesterase inhibitors in Alzheimer's disease. Eur J Clin Pharmacol. 2005;61(5-6):361-8.

Román GC, Kalaria RN. Vascular determinants of cholinergic deficits in Alzheimer disease and vascular dementia. Neurobiol Aging. 2006;27(12):1769-85.

Rösler M. The efficacy of cholinesterase inhibitor in treating the behavioral symptoms of dementia. Int J Clin Pract Suppl. 2002;(127):20-36.

Salloway S, Ferris S, Kluger A, Goldman R, Griesing T, Kumar D, et al. Efficacy of Donepezil in mild cognitive impairment: a randomized placebo-controlled trial. Neurology. 2004;63(4): 651-7.

Shinotoh H, Namba H, Fukushi K, Nagatsuka S, Tanaka N, Aotsuka A, et al. Progressive loss of cortical acetylcholinesterase activity in association with cognitive decline in Alzheimer's disease: a positron emission tomography study. Ann Neurol. 2000;48(2):194-200.

Smith M, Wells J, Borrie M. Treatment effect size of memantine therapy in Alzheimer disease and vascular dementia. Alzheimer Dis Assoc Disord. 2006;20(3):133-7.

Tariot PN, Farlow MR, Grossberg GT, Graham SM, McDonald S, Gergel I, et al. Memantine treatment in patients with moderate to severe Alzheimer disease already receiving donepezil. JAMA. 2004;291(3):317-24.

CAPÍTULO **26**

TRATAMENTO DOS SINTOMAS PSICOLÓGICOS E COMPORTAMENTAIS DA DOENÇA DE ALZHEIMER

MOYSÉS CHAVES
CARLA PRADO
LEONARDO CAIXETA

Sintomas psicológicos e comportamentais da demência (SPCDs) é um termo usado genericamente para caracterizar os transtornos não cognitivos que o paciente pode apresentar com o avançar da doença (Lawlor, 2002). São observados com frequência na doença de Alzheimer (DA) e afetam mais de 80% desses pacientes (Jost; Grossberg, 1996). Essa definição de SPCDs não se refere especificamente a um diagnóstico, mas inclui a psicopatologia presente em qualquer síndrome demencial (Lawlor, 2002).

A etiologia dos SPCDs não é bem esclarecida, assim como a razão de sua alta incidência, mas é possível perceber que sua presença está associada a fatores ligados a institucionalização, cuidador, estresse, personalidade, declínio cognitivo acelerado, atividades da vida diária reduzida e qualidade de vida ruim (Gaugler et al., 2009), assim como a fatores bioquímicos, fisiopatológicos e genéticos.

Outro questionamento importante sobre sua etiologia diz respeito à seguinte dúvida: os SPCDs são parte da neuropatologia da DA ou representam uma reação psicológica para as deficiências cognitivas que surgem com a evolução da demência? São os sintomas comportamentais da DA ou estão diretamente associados à neurodegeneração?

Os transtornos psicológicos e comportamentais na demência consistem em um conjunto heterogêneo de transtornos psiquiátricos, incluindo mudanças de personalidade, humor, distúrbios psicomotores, psicose e ruptura nas funções básicas, como sono, apetite e libido, entre outros (Pieroni, 2006).

O Quadro 26.1 apresenta alguns sintomas psicológicos e comportamentais que deverão ser observados e investigados durante a entrevista com o paciente e seu cuidador, lembrando que esses sintomas frequentemente se sobrepõem.

Os SPCDs causam considerável sofrimento, pois prejudicam tanto o paciente como o cuidador por diminuição da capaci-

Quadro 26.1
SINTOMAS PSICOLÓGICOS E COMPORTAMENTAIS DA DEMÊNCIA (SPCDs)

PSICOLÓGICOS	COMPORTAMENTAIS
Apatia	Desinibição
Ansiedade	Agitação
Alucinações	Agressão física
Depressão	Inquietação
Delírios	Euforia
Transtornos afetivos	Irritabilidade

dade funcional e da qualidade de vida, aumento dos custos com a doença, sobrecarga do cuidador e aumento do risco de institucionalização do paciente.

Vários estudos têm mostrado que a maioria dos SPCDs não aparece isoladamente, mas tende a ocorrer em conjunto. Em geral, sua intensidade aumenta com a gravidade da demência. Os sintomas mais comuns são apatia (36%), depressão (32%) e agitação e agressão (30%) (Lyketsos; Olin, 2002). A depressão é um dos sintomas mais comuns e pode ocorrer em qualquer fase da demência (Lyketsos; Olin, 2002).

Esse conjunto de sintomas varia de acordo com o tempo, a gravidade e o diagnóstico. Um número considerável de síndromes tem sido descrito com base em estudos de fatores analíticos utilizando instrumentos de avaliação destinados a medir os SPCDs. Por exemplo, em um estudo com 162 pacientes com DA (Frisoni et al., 1999), foram encontrados três fatores sintomatológicos: um de humor, um frontal e um de psicose. Em outro estudo (Petrovic et al., 2007), com 435 pacientes, foram identificados quatro fatores: um de alterações afetivas, um de comportamento físico alterado, um fator de psicose e um de hipomania.

Outro fator importante que tem sido estudado é o estresse e a angústia gerados no cuidador, caracterizando preditores significativos de institucionalização. Normalmente, essa angústia relaciona-se à gravidade da doença e à sobrecarga do cuidador.

Embora intervenções não farmacológicas devam ser consideradas, uma grande variedade de agentes farmacológicos é usada no tratamento de sintomas psicológicos e comportamentais, portanto, atuais recomendações baseadas em evidências são necessárias. As intervenções destinadas a tratar SPCDs podem ter um grande impacto sobre os pacientes, os cuidadores e a sociedade. Alguns sintomas se resolvem de maneira espontânea, mas outros, como a agitação psicomotora, podem requerer tratamento medicamentoso imediato (Quadro 26.2).

Quadro 26.2
PONTOS-CHAVE SOBRE OS SINTOMAS PSICOLÓGICOS E COMPORTAMENTAIS DA DEMÊNCIA

- Depressão, apatia e agitação são os SPCDs mais encontrados nas síndromes demenciais
- Os SPCDs são observados em mais de 80% dos pacientes com DA
- Os SPCDs tendem a ocorrer de forma concomitante
- Os SPCDs podem ocorrer tanto no paciente quanto no cuidador
- Intervenções farmacológicas e não farmacológicas podem ser utilizadas

TRATAMENTO FARMACOLÓGICO DOS SINTOMAS PSICOLÓGICOS E COMPORTAMENTAIS DA DEMÊNCIA

O tratamento farmacológico deve ser iniciado apenas quando os sintomas não responderem a intervenções não farmacológicas e não sejam relacionados a uma condição médica subjacente ou ao efeito de medicamentos, já que esses pacientes são frequentemente polimedicados. Uma gama de medicamentos tem sido utilizada para tratar os SPCDs, incluindo antipsicóticos típicos e atípicos, antidepressivos, anticonvulsivantes, estabilizadores do humor, inibidores da colinesterase, benzodiazepínicos e outras substâncias (Konovalov; Muralee; Tampi, 2008).

Na maioria dos casos, as decisões sobre a farmacoterapia em SPCDs são difíceis devido à escassez de estudos com resultados consistentes apontando determinada substância para uma síndrome ou doença específica. O médico se vê, então, sob a delicada tarefa de buscar um equilíbrio entre efeitos terapêuticos, interações medicamentosas e efeitos adversos, procurando encontrar uma solução para esses sintomas. Desse modo, o melhor curso de ação nessas situações é muitas vezes pouco claro, e as provas nas quais basear as decisões clínicas são complexas (Rodda; Morgan; Walker, 2009).

TRATAMENTO DA DEPRESSÃO NA DEMÊNCIA

A depressão é uma das mais frequentes comorbidades psiquiátricas na DA e em outras demências. Ela está associada com pior qualidade de vida, maior deficiência nas atividades da vida diária, declínio cognitivo mais rápido, elevada taxa de institucionalização, mortalidade relativamente mais elevada e maior frequência de depressão e sobrecarga em cuidadores (Starkstein; Mizrahi; Power, 2008). A depressão na DA é marcadamente subdiagnosticada, e a maioria dos pacientes com depressão ou não é tratada ou está em doses subclínicas de antidepressivos. Isso está relacionado à falta de validação dos critérios diagnósticos e de instrumentos específicos para avaliar a depressão em demência. Apatia e choro inadequado são os principais diagnósticos diferenciais da depressão em DA (Starkstein; Mizrahi; Power, 2008). Aproximadamente 1 em cada 3 pacientes com demência apresenta sintomas depressivos (Lyketsos; Olin, 2002), e o risco de demência entre os idosos com depressão é duas vezes maior do que entre os indivíduos não deprimidos (Jorm, 2001).

Nos últimos 10 anos, diversos estudos examinaram a epidemiologia, o mecanismo, a clínica e o tratamento da depressão na DA (Lyketsos; Olin, 2002), e, no entanto, não há consenso sobre o método mais válido para avaliar e diagnosticar essa doença. Há uma grande sobreposição entre os sintomas de depressão e os sintomas da DA, e existem poucos instrumentos que foram projetados especificamente para o seu diagnóstico. A depressão parece ser muito mais prevalente entre pacientes com demência que são levados para um lar de idosos e, em alguns casos, é insuficientemente tratada (Prado-Jean et al., 2009; Watson et al., 2003). Com isso, o diagnóstico de depressão deve ser feito após um profundo exame do estado mental, com uma avaliação específica dos sinais e sintomas de transtornos do humor.

Há relativamente poucas pesquisas conclusivas sobre tratamentos para depressão na DA, sendo que alguns estudos sugerem que certos medicamentos antidepressivos e tratamentos psicológicos podem ser eficazes. Uma recente metanálise realizada sobre tratamento da depressão na DA, por exemplo, mostrou que os antidepressivos são superiores ao placebo tanto para a resposta ao tratamento quanto para a remissão da depressão (Thompson et al., 2007).

Ensaios clínicos randomizados utilizando inibidores seletivos da recaptação da serotonina (ISRSs) demonstraram uma eficácia significativa em relação ao placebo para o citalopram e a sertralina, mas não para a fluoxetina (Lyketsos; Lee, 2004; Petracca; Chemerinski; Starkstein, 2001; Starkstein; Mizrahi; Power, 2008).

Os ISRSs são mais bem tolerados que os tricíclicos, pois estes últimos geram mais efeitos colaterais, como hipotensão, alteração na condução elétrica do coração, constipação, boca seca, tremores, alterações na acomodação visual, retenção urinária, obstipação e sonolência excessiva (Starkstein; Mizrahi; Power, 2008). Os ISRSs também podem ocasionar certos efeitos, como boca seca, sudorese, perda de peso, diarreia, retardo ejaculatório e redução da libido. A administração concomitante de opiáceos ou inibidores da monoaminoxidase (IMAOs) aumenta o risco de síndrome serotonérgica, devendo, portanto, ser evitada (Starkstein; Mizrahi; Power, 2008). A Tabela 26.1 apresenta os ISRSs mais utilizados na demência.

Os tricíclicos devem ser indicados com cautela no tratamento da depressão na DA devido à maior frequência de seus efeitos colaterais entre os idosos e ainda a um maior índice de letalidade (Petracca et al., 1996).

Um estudo randomizado controlado usando a moclobemida (inibidor reversível da monoaminoxidase, demonstrou uma significativa eficácia dessa substância em relação ao placebo; porém, notou-se a presença de efeitos colaterais leves, como agitação, tontura, náuseas e constipação (Roth; Mountjoy; Amrein, 1996).

Em resumo, a estratégia atual para tratar a depressão na DA é começar com um ISRS (Lyketsos; Olin, 2002), que é hoje a primeira escolha devido a sua eficácia e seu baixo índice de efeitos colaterais. Contudo, em casos resistentes a esse medicamento, pode ser necessário o uso de outras classes de fármacos. A situação de vida do paciente deve ser cuidadosamente avaliada, assim como sua história farmacológica (Starkstein; Mizrahi; Power, 2008).

Tabela 26.1
INIBIDORES SELETIVOS DA RECAPTAÇÃO DA SEROTONINA (ISRSs) MAIS UTILIZADOS NA DEMÊNCIA

SUBSTÂNCIA	DOSE INICIAL (mg/dia)	DOSE DIÁRIA (mg/dia)
Paroxetina	10	20-30
Fluoxetina	10	20-30
Sertralina	25	50-100
Citalopram	10	20-40

■ TRATAMENTO DA APATIA NA DEMÊNCIA

A apatia é um sintoma comum em pacientes com DA, estando presente em 70% desses sujeitos e apresentando consequências negativas para eles e para seus cuidadores (Nathan et al. apud Herrmann et al., 2008). É definida como a atividade diminuída devido à falta de motivação (Starkstein et al., 2005). Entre os pacientes com DA, a apatia se manifesta como a movimentação lentificada para realizar suas atividades diárias e tarefas cotidianas, baixo interesse em relação às atividades da família e indiferença emocional para eventos positivos ou negativos. Os pacientes com DA com apatia dispensam pouco esforço em suas tarefas habituais e precisam da ajuda de um cuidador para a realização de suas rotinas.

O diagnóstico diferencial entre síndromes apáticas diretamente associadas ao quadro demencial, à depressão e a doenças que cursem com lentificação (p. ex., hipotireoidismo, hipoglicemia, anemias) pode ser difícil. Os principais sintomas de apatia, como perda de interesse e retardo psicomotor, são critérios específicos de diagnóstico do *Manual diagnóstico e estatístico de transtornos mentais* (DSM-IV-TR) para depressão, e ocorrem em qualquer um dos quadros citados. Cerca de dois terços dos pacientes com DA com apatia também têm depressão (Starkstein; Mizrahi; Power, 2008).

A maioria dos tratamentos para a apatia não é apresentada de maneira compreensível e tem por base poucos dados empíricos disponíveis para orientação. Além disso, as intervenções não farmacológicas não têm avaliação em ensaios controlados.

Vários agentes têm sido utilizados no tratamento da apatia com resultados variáveis, como amantadina, anfetaminas, bromocriptina, bupropiona e metilfenidato (Padala et al., 2007).

Em um estudo randomizado, duplo-cego, placebo-controlado, 13 pacientes com DA e apáticos (seis homens, sete mulheres, com idade média de 78 anos) foram tratados com metilfenidato (10 mg VO duas vezes ao dia) e apresentaram diminuição da apatia quando comparados a pacientes que usaram placebo. Dois pacientes apresentaram efeitos colaterais graves, como delírios, agitação, raiva, irritabilidade e insônia, o que ocasionou a interrupção da medicação (Nathan et al. apud Herrmann et al., 2008).

Estimulantes e agentes dopaminérgicos (p. ex., amantadina ou bupropriona) e inibidores da colinesterase foram analisados e utilizados empiricamente para o tratamento de apatia na demência, mas a experiência clínica sugere que a eficácia é bastante limitada. Há também a opção de uso de um estimulante de ação mais prolongada, como o modafinil ou as anfetaminas, que podem ser mais bem tolerados em baixas doses (Orr, 2004). Evidências recentes sugerem que o uso de inibidores da acetilcolinesterase pode ser útil no tratamento da apatia associada a demência. Vários autores relatam melhora dos transtornos de comportamento e sugerem que esses agentes também melhoram a cognição e podem ser eficazes no tratamento da apatia (Orr, 2004).

Outras opção de tratamento para a apatia é o uso da psicoterapia e da psicoeducação. Muitas vezes, os pacientes e suas famílias não conseguem reconhecer esse sintoma, resultando em um estresse significativo para todos os envolvidos.

TRATAMENTO DA AGITAÇÃO, AGRESSIVIDADE E PSICOSE NOS PACIENTES COM DEMÊNCIA

Os antipsicóticos atípicos têm sido usados na prática clínica para tratamento de agitação associada a agressão em doenças graves como as demências, porém seu uso deve levar em consideração os potenciais riscos e benefícios para cada paciente conforme a sua história clínica, tendo em vista que a população em questão é frágil. A família deve ser orientada quanto ao tratamento, e todas as informações fornecidas aos pacientes e familiares devem ser documentadas no prontuário do paciente.

Os medicamentos devem ser usados somente quando abordagens não farmacológicas não conseguiram controlar de maneira adequada perturbações comportamentais (Salzman et al., 2008). Tais abordagens incluem terapias com música, dança, movimento, entre outras, que serão apresentadas posteriormente.

Metanálises realizadas com medicamentos antipsicóticos atípicos, em especial risperidona e aripiprazol (Ballard; Corbett, 2010), atestam seu benefício no tratamento da agressividade em pessoas com DA durante um período de até 12 semanas. No entanto, esses benefícios devem ser considerados no contexto de possíveis efeitos colaterais significativos, incluindo sintomas extrapiramidais, aceleração do declínio cognitivo, acidente vascular encefálico (AVE) e morte.

As evidências disponíveis não garantem benefícios do tratamento contínuo desses sintomas, mas as substâncias mais citadas são a carbamazepina, a memantina e o citalopram.

As intervenções não farmacológicas devem ser, sempre que possível, o tratamento inicial de escolha nos pacientes com DA que apresentam agitação e agressividade em casos sem risco iminente. O tratamento farmacológico deve ser de preferência iniciado em seguida e com o consentimento de um membro da família, depois de este ser adequadamente informado dos riscos e benefícios potenciais. A informação prestada pelo médico deve ser documentada no prontuário do paciente, e torna-se importante, na maioria das situações, limitar o uso de medicamentos antipsicóticos para tratamento a curto prazo (até 12 semanas).

O Quadro 26.3 apresenta alguns pontos importantes a serem considerados antes de iniciar terapia com antipsicóticos.

TRATAMENTO DA DESINIBIÇÃO SEXUAL NOS PACIENTES COM DEMÊNCIA

A desinibição sexual é um sintoma comportamental preocupante na demência. Embora os comportamentos inapropriados desse

---

Quadro 26.3
CONSIDERAÇÕES SOBRE O TRATAMENTO DA AGITAÇÃO, AGRESSIVIDADE E PSICOSE NO PACIENTE COM DEMÊNCIA

- Agitação e agressividade podem decorrer em função de muitas causas.
- Deve-se identificar fatores contribuintes para a ocorrência de agitação e agressividade, como solidão, dor, depressão, falta de atividade, tédio, falta de espaço próprio, medo.
- Todas as abordagens de tratamento devem iniciar com tentativas rigorosas de identificação de estressores sociais e ambientais.
- É importante avaliar os aspectos emocionais do cuidador e sua sobrecarga.
- Deve-se avaliar a atenção dada pelos familiares e cuidador aos hábitos e preferências do paciente.
- A revisão dos medicamentos (polifarmácia e interações medicamentosas) é fundamental.
- Deve-se proceder a investigação das atividades da vida diária, do bem-estar e da qualidade de vida.

tipo não sejam tão comuns quanto outros, sua ocorrência pode causar imenso sofrimento a todos aqueles que são afetados.

Atualmente, não existem diretrizes de tratamento específicas ou estudos randomizados para o tratamento desses comportamentos, mas os dados disponíveis sugerem a eficácia de algumas modalidades de tratamentos e incluem o uso de medicamentos antipsicóticos, antiandrogênicos, estrógenos, hormônio liberador de gonadotrofinas e análogos de agentes serotonérgicos (Light; Holroyd, 2006).

Algumas pesquisas que utilizaram a carbamazepina em pacientes com DA e comportamento hipersexual apresentaram sucesso (Freymann et al., 2005).

Uma pesquisa que investigou o uso do citalopram nesses pacientes constatou a eficácia desse medicamento no controle dos comportamentos sexuais inadequados. A razão para a sua eficácia ainda não foi estabelecida, mas pode relacionar-se a seus efeitos antiobsessivos e antilibidinosos (Mania; Evcimen; Mathews, 2006).

Um estudo randomizado avaliou a eficácia de alguns antipsicóticos (olanzapina, quetiapina, risperidona) em relação ao placebo, e as análises indicam que os sintomas clínicos podem melhorar com o uso desses medicamentos, os quais podem ser mais eficazes para sintomas específicos, como raiva, agressividade e ideias paranoicas.

Concluindo, vários medicamentos têm sido testados para o tratamento de tais comportamentos, mas não há dados convincentes que suportem o uso de uma medicação específica. Estudos adicionais para compreender melhor o perfil de risco/benefício e a eficácia dos tratamentos específicos em pacientes individuais serão valiosos para o desenvolvimento de condutas clínicas adequadas.

TRATAMENTO DA INSÔNIA NA DEMÊNCIA

Distúrbios do sono são comuns em pessoas com DA, afetando até 44% dos pacientes. O paciente desperta familiares e cuidadores com comportamentos como sair da cama várias vezes, falar sozinho, entre outros. Distúrbios do sono estão associados com o aumento da morbidade física e psicológica dos pacientes, pois a insônia persistente provoca sofrimento e prejuízo, sendo também um importante fator de risco para a institucionalização desses pacientes (McCurry et al., 2005).

Os tratamentos atuais para melhorar o sono dos indivíduos com DA dividem-se em três modalidades gerais: 1) farmacológicos, 2) estratégias cognitivo-comportamentais ou psicoeducacionais e 3) biológicos/terapias circadianas.

As terapias farmacológicas podem incluir o uso de benzodiazepínicos por curtos períodos, antidepressivos ou antipsicóticos sedativos de acordo com a patologia de base. Os pacientes com DA que estão enfrentando problemas de sono podem se beneficiar de técnicas comportamentais (educação para a higiene do sono, caminhadas diárias, aumento da exposição à luz e descontinuação do uso de cafeína) que são conhecidas para melhorar o sono dos indivíduos não demenciados e de idosos institucionalizados em geral (McCurry et al., 2005).

TRATAMENTO NÃO FARMACOLÓGICO

Vários estudos procuram mostrar os potenciais benefícios das intervenções não farmacológicas no tratamento dos SPCDs. Essas estratégias, entretanto, mesmo oferecendo menos riscos ao paciente, não têm comprovação em grandes pesquisas sobre sua eficácia. Além disso, a realização de certas intervenções em alguns contextos da comunidade poderá ser até mesmo impraticável.

Ainda que apresente impasses, essa abordagem pode oferecer às pessoas com demência oportunidades para contato social e engajamento em atividades produtivas. Vale lembrar que essa terapêutica é endossada pela Sociedade Americana de Geriatria e pela Associação Americana de Psiquiatria Geriátrica (Lyketsos et al., 2006).

As intervenções incluem terapia comportamental, estimulação multissensorial, estimulação cognitiva, exercícios físicos, musicoterapia, recreação, arteterapia, estímulo à expressão criativa e ainda programas de contação de histórias que estimulam a imaginação e têm sido utilizadas mais recentemente (Phillips; Reid-Arndt; Pak, 2010). Ensaios clínicos controlados de musicoterapia foram realizados e encontraram melhoras significativas nos sintomas neuropsiquiátricos em geral, sobretudo na agitação, no conteúdo da fala e na fluência verbal dos pacientes (Sung et al., 2006).

Um trabalho de revisão sobre intervenções não farmacológicas relata um discreto benefício relacionado ao humor dos pacientes com DA quando é aplicada a terapia de reminiscência, que utiliza materiais como jornais velhos e utensílios domésticos para estimular memórias e permitir que as pessoas compartilhem suas experiências e valores (Livingston et al., 2005). Esse mesmo trabalho também apresenta a validação terapêutica como forma de tratamento não medicamentoso ao paciente com demência. Esse tipo de terapia está sustentado na premissa da psicologia humanista, da singularidade individual, e objetiva dar uma oportunidade ao indivíduo para resolver conflitos inacabados, incentivando a expressão dos sentimentos (Livingston et al., 2005).

Outra forma de intervenção não farmacológica avaliada em trabalhos é a terapia de orientação da realidade que está baseada na ideia de que a deficiência na informação (data, horas, uso de nomes) impede que os pacientes com demência evoluam bem, e que os lembretes e as orientações corretas podem melhorar seu funcionamento. Alguns trabalhos relataram melhora do humor, diminuição dos sintomas neuropsiquiátricos e atraso na institucionalização (Livingston et al., 2005).

Há indícios de que a eletroconvulsoterapia pode ser um tratamento útil para pacientes com demência, principalmente àqueles com depressão refratária (Rao; Lyketsos, 2000).

A carência de resultados consistentes e reprodutíveis das terapias não farmacológicas não significa falta de eficácia, mas que mais investigações de alta qualidade são necessárias. Contudo, é certo que essas estratégias constroem confiança social em vez de desvalorizarem a individualidade, assim como são fundamentais para a melhoria da qualidade de vida e do bem-estar dos pacientes com demência.

■ CONSIDERAÇÕES FINAIS

Apesar de os sintomas psicológicos e comportamentais da demência serem extremamente comuns nesses pacientes, eles podem ser tratados hoje de maneira satisfatória com um progressivo incremento das alternativas farmacológicas ou não farmacológicas. Estudos tendem a esclarecer a aplicabilidade dessas abordagens, contribuindo de maneira significativa para a melhoria da qualidade de vida desses pacientes e de seus cuidadores.

REFERÊNCIAS

Ballard C, Corbett A. Management of neuropsychiatric symptoms in people with dementia. CNS Drugs. 2010;24(9):729-39.

Freymann N, Michael R, Dodel R, Jessen F. Successful treatment of sexual disinhibition in dementia with carbamazepine. A case report. Pharmacopsychiatry. 2005;38(3):144-5.

Frisoni GB, Rozzini L, Gozzetti A, Binetti G, Zanetti O, Bianchetti A, et al. Behavioural syndromes in Alzheimer's disease: description and correlates. Dement Geriatr Cogn Disord. 1999;10(2):130-8.

Gaugler J, Yu F, Krichbaum K, Wyman J. Predictors of nursing home admission for persons with dementia. Med Care. 2009;47(2):191-8.

Herrmann N, Rothenburg L, Black S, Ryan M, Liu B, Busto U, et al. Methylphenidate for the Treatment of Apathy in Alzheimer Disease: Prediction of Response Using Dextroamphetamine Challenge. J Clin Psychopharmacol. 2008;28:296-301.

Jorm AF. History of depression as a risk factor for dementia: an updated review. Aust N Z J Psychiatry. 2001;35(6):776-81.

Jost BC, Grossberg GT. The evolution of psychiatric symptoms in Alzheimer's disease: a natural history study. J Am Geriatr Soc. 1996;44(9):1078-81.

Konovalov S, Muralee S, Tampi RR. Anticonvulsants for the treatment of behavioral and psychological symptoms of dementia: a literature review. Int Psychogeriatr. 2008;20(2):293-308.

Lawlor B. Managing behavioural and psychological symptoms in dementia. Br J Psychiatry. 2002;181:463-5.

Light SA, Holroyd S. The use of medroxyprogesterone acetate for the treatment of sexually inappropriate behaviour in patients with dementia. J Psychiatry Neurosci. 2006;31(2):132-4.

Livingston G, Johnston K, Katona C, Paton J, Lyketsos CG; Old Age Task Force of the World Federation of Biological Psychiatry. Systematic review of psychological approaches to the management of neuropsychiatric symptoms of dementia. Am J Psychiatry. 2005;162(11):1996-2021.

Lyketsos CG, Colenda CC, Beck C, Blank K, Doraiswamy MP, Kalunian DA, et al. Position statement of the American Association for Geriatric Psychiatry regarding principles of care for patients with dementia resulting from Alzheimer disease. Am J Geriatr Psychiatry. 2006;14(7):561-72.

Lyketsos CG, Lee H. Diagnosis and treatment of depression in Alzheimer's disease. A practical update for the clinician. Dement Geriatr Cogn Disord. 2004;17(1-2):55-64.

Lyketsos CG, Olin J. Depression in Alzheimer's disease: overview and treatment. Biol Psychiatry. 2002;52(3):243-52.

Mania I, Evcimen H, Mathews M. Citalopram treatment for inappropriate sexual behavior in a cognitively impaired patient. Prim Care Companion J Clin Psychiatry. 2006;8(2):106.

McCurry SM, Gibbons LE, Logsdon RG, Vitiello MV, Teri L. Nighttime insomnia treatment and education for alzheimer's disease: a randomized, controlled trial. J Am Geriatr Soc. 2005;53(5):793-802.

Orr WB. Apathy in the older adult. Why you should care. Geriatrics. 2004;59(7):34-6.

Padala PR, Burke WJ, Bhatia SC, Petty F. Treatment of apathy with methylphenidate. J Neuropsychiatry Clin Neurosci. 2007;19(1):81-3.

Petracca GM, Chemerinski E, Starkstein SE. A double-blind, placebo-controlled study of fluoxetine in depressed patients with Alzheimer's disease. Int Psychogeriatr. 2001;13(2):233-40.

Petracca GM, Tesón A, Chemerinski E, Leiguarda R, Starkstein SE. A double-blind placebo-controlled study of clomipramine in depressed patients with Alzheimer's disease. J Neuropsychiatry Clin Neurosci. 1996;8(3):270-5.

Petrovic M, Hurt C, Collins D, Burns A, Camus V, Liperoti R, et al. Clustering of behavioural and psychological symptoms in dementia (BPSD): a European Alzheimer's disease consortium (EADC) study. Acta Clin Belg. 2007;62(6):426-32.

Phillips L, Reid-Arndt S, Pak Y. Effects of a creative expression intervention on emotions, communication, and quality of life in persons with dementia. Nurs Res. 2010;59(6):417-25.

Pieroni S. Behavioural and psychological symptoms of dementia. Prescriber. 2006;17(22):58-64.

Prado-Jean A, Couratier P, Druet-Cabanac M, Nubukpo P, Bernard-Bourzeix L, Thomas P, et al. Specific psychological and behavioral symptoms of depression in patients with dementia. Int J Geriatr Psychiatry. 2010;25(10):1065-72.

Rao V, Lyketsos CG. The benefits and risks of ECT for patients with primary dementia who also suffer from depression. Int J Geriatr Psychiatry. 2000;15(8):729-35.

Rodda J, Morgan S, Walker Z. Are cholinesterase inhibitors effective in the management of the behavioral and psychological symptoms of dementia in Alzheimer's disease? A systematic review of randomized, placebo-controlled trials of donepezil, rivastigmine and galantamine. Int Psychogeriatr. 2009;21(5): 813-24.

Roth M, Mountjoy CQ, Amrein R. Moclobemide in elderly patients with cognitive decline and depression: An international double-blind, placebo-controlled trial. Br J Psychiatry. 1996;168(2):149-57.

Salzman C, Jeste DV, Meyer RE, Cohen-Mansfield J, Cummings J, Grossberg GT, et al. Elderly patients with dementia-related symptoms of severe agitation and aggression: consensus statement on treatment options, clinical trials methodology, and policy. J Clin Psychiatry. 2008;69(6):889-98.

Starkstein SE, Ingram L, Garau ML, Mizrahi R. On the overlap between apathy and depression in dementia. J Neurol Neurosurg Psychiatry. 2005;76(8):1070-4.

Starkstein SE, Mizrahi R, Power BD. Depression in Alzheimer's disease: phenomenology, clinical correlates and treatment. Int Rev Psychiatry. 2008;20(4):382-8.

Sung HC, Chang SM, Lee WL, Lee MS. The effects of group music with movement intervention on agitated behaviours of institutionalized elders with dementia in Taiwan. Complement Ther Med. 2006;14(2):113-9.

Thompson S, Herrmann N, Rapoport MJ, Lanctôt KL. Efficacy and safety of antidepressants for treatment of depression in Alzheimer's disease: a meta-analysis. Can J Psychiatry. 2007;52(4):248-55.

Watson LC, Garrett JM, Sloane PD, Gruber-Baldini AL, Zimmerman S. Depression in assisted living: results from a four-state study. Am J Geriatr Psychiatry. 2003;11(5):534-42.

LEITURA RECOMENDADA

Herrmann M, Gauthier S. Diagnosis and treatment of dementia: 6. Management of severe Alzheimer disease. CMAJ. 2008;179(12):1279-87.

CAPÍTULO 27

REABILITAÇÃO NEUROPSICOLÓGICA NA DOENÇA DE ALZHEIMER: BASES TEÓRICAS

CLÁUDIO L. N. GUIMARÃES DOS SANTOS
AMANDA DE N. G. DE MORAES BITTENCOURT

O objetivo deste capítulo, mais do que fornecer "receitas" ou "soluções pré-fabricadas", é estimular a reflexão dos profissionais da neuropsicologia que se ocupam de pacientes que apresentam síndromes demenciais (em especial a doença de Alzheimer [DA]), incentivando-os a investigar, de maneira cada vez mais consciente, os princípios teóricos sobre os quais estão fundamentadas suas atividades, uma vez que é de um grande esforço autocrítico que depende a possibilidade de uma atuação clínica não somente eficiente, mas também humanizada.

A VISÃO TRADICIONAL E O NEORREDUCIONISMO*

Cognição e disfunção cognitiva

O principal fundamento da abordagem diagnóstica e terapêutica utilizada no trabalho de reabilitação neuropsicológica, realizada pelos autores deste capítulo com os pacientes que apresentam DA, é a ideia proposta por Santos (1994, 1995, 1997, 1998, 2000a, 2000b, 2003, 2006), segundo a qual as manifestações clínicas que a constituem

---

* Neste capítulo, foi adotada a seguinte convenção ortográfica: as aspas simples são utilizadas para assinalar a referência ao nome de uma entidade, e não a ela mesma. As aspas duplas são empregadas para chamar a atenção do leitor, às vezes de forma irônica, para algum aspecto incomum ou até mesmo equivocado relacionado à utilização de determinado termo ou expressão. O itálico será empregado na grafia de palavras não vernáculas.

não devem ser concebidas como entidades autônomas, mas como partes interdependentes de estruturas complexas, multiformes e dinâmicas. As disfunções cognitivas, que se caracterizam, em última análise, por alterações no funcionamento normal dos processos mentais e neurobiológicos[*] subjacentes à cognição humana – alterações que se dão, invariavelmente, em um sujeito específico e determinado, no caso, o paciente que está sendo tratado – não podem ser pensadas de modo abstrato, ou seja, independentemente das características intrínsecas desse sujeito.

O correto entendimento desse conceito pressupõe o conhecimento do significado do termo 'cognição humana' que, de acordo com Santos (1994, 1995, 1997, 1998, 2000a, 2000b, 2003, 2006), nomeia a capacidade fundamental que nos faculta a adaptação às situações mais diversas, seja por uma acomodação mais ou menos passiva a tais situações, seja pela implementação ativa de procedimentos destinados a modificá-las, de modo que se ajustem às necessidades e objetivos de cada caso.

A consequência imediata da adoção desse conceito de cognição, mais amplo do que aquele em geral empregado, é que, em seu escopo, estarão englobadas não apenas aquelas funções ou capacidades tradicionalmente classificadas como cognitivas – como a linguagem, a memória ou o raciocínio lógico-matemático –, mas também uma série de outras, cujo caráter cognitivo, mesmo que incontestável, ainda não é reconhecido de maneira unânime, como a motivação, a emoção, a imaginação, a criatividade, a capacidade de se relacionar socialmente ou a habilidade de realizar sequências práxicas complexas (como tocar piano, desenhar, dançar ou jogar futebol).

Além disso, a adoção de tal conceito objetiva ultrapassar a tradicional subdivisão triádica da cognição humana nas vertentes motivacional, afetiva e cognitiva (*stricto sensu*), já que as pesquisas mais recentes, longe de validar essa subdivisão, parecem, antes, respaldar a hipótese da existência de uma solidariedade essencial entre essas três vertentes.[**]

No entanto, no que se refere à concepção de disfunção cognitiva adotada, deve ser salientado que, além de impedir que essas entidades sejam concebidas de forma rígida e invariável – passíveis, portanto, de serem situadas, de forma precisa, no interior de inventários descritivo-classificatórios como a *Classificação estatística internacional de doença e problemas relacionados à saúde* (CID-10) ou o *Manual diagnóstico e estatístico de transtornos mentais* (DSM-IV) –, tal concepção vai também enfatizar a especificidade de apresentação assumida pelas disfunções cognitivas relativas a cada paciente. Tal especificidade chega, na opinião dos autores deste capítulo, a determinar inteiramente o perfil do programa terapêutico a ser implementado em cada caso, e é a principal responsável por fazer da área do diagnóstico e da reabilitação de disfunções cognitivas aquela, entre todas as áreas da saúde, em que é realmente válido o aforismo, tão propalado nos corredores das faculdades e dos hospitais, de que não existem doenças e sim doentes, devendo cada pa-

---

[*] Os termos 'mental' e 'neurobiológico' têm, no contexto da proposta formulada por Santos (1994, 1995, 1997, 1998, 2000a, 2000b, 2003, 2006), significações bastante precisas e que serão adequadamente esclarecidas mais adiante.

[**] Para uma discussão mais aprofundada desse assunto, ver Eckman e Davidson (1994), Eysenck (1992), Gardner (1983), Gazzaniga (1995), Loftus (1993), Santos (1998, 2000b), e Sternberg (1985).

ciente ser considerado uma criatura única e incomparável e, como tal, ser respeitado em sua individualidade. Esse aforismo, no entanto, é pouco obedecido pelos que circulam nesses ambientes.

A visão tradicional

O modo de encarar as situações encontra seu fundamento no neorreducionismo (NR), posição filosófica proposta por Santos (1994, 1995, 1997, 1998, 2000a, 2000b, 2003, 2006). Esta posição se contrapõe, de maneira radical, a uma outra, que aqui será chamada de visão tradicional (VT), postura ainda hegemônica no âmbito da neuropsicologia/neuropsiquiatria latino-americana, cujo arcabouço teórico vem sendo constituído, desde meados do século XIX, pelo amálgama não crítico de ideias muitas vezes contraditórias.

Uma vez que o NR pode ser visto como uma reação refletida ao arcabouço epistemológico sobre o qual se assenta a VT, acredita-se que uma exposição prévia desta última postura poderá servir como uma excelente introdução à apresentação das principais ideias do NR. No entanto, como a análise aprofundada da posição da VT foge completamente aos limites deste capítulo, pretende-se, unicamente, estabelecer um paralelo entre essa postura e o neorreducionismo. Será apresentada, a seguir, uma síntese didática dos seis principais aspectos que constituem sua estrutura fundamental.

a) **'Reducionismo fisicalista de tipo neurobiológico – versão geral'**: os comportamentos que, em conjunto, constituem o repertório passível de ser exibido pelos seres humanos são causalmente determinados, de modo exclusivo, por eventos que ocorrem em seus respectivos sistemas nervosos. Tais eventos, por sua vez, devem ser entendidos como constituindo respostas mais ou menos elaboradas a fatores desestabilizadores internos ou externos.

b) **'Segregacionismo triádico do repertório comportamental humano'**: cada um dos comportamentos apresentados pelos seres humanos deve, obrigatoriamente, ser incluído em apenas uma de três classes fundamentais: motivação, emoção e cognição.

c) **'Objetivismo ingênuo na caracterização de comportamentos patológicos'**: os comportamentos normais exibidos pelos seres humanos podem ser claramente diferenciados dos comportamentos patológicos, independentemente da consideração de quaisquer outros fatores, inclusive daqueles de natureza sócio-histórico-cultural. Ou seja, a classificação de um determinado comportamento como patológico, uma vez concretizada, é considerada válida para todos os contextos sócio-histórico-culturais possíveis, à exceção de, evidentemente, pequenas adaptações feitas para adequá-la a alguma situação mais peculiar, adaptações que são sempre consideradas secundárias, jamais colocando em perigo a universalidade da referida classificação.

d) **'Descritivismo classificatório acrítico'**: os comportamentos patológicos podem e devem ser agrupados em conjuntos invariáveis – as constelações sindrômicas – cuja natureza independe, em larga medida, das características individuais de cada paciente, sendo que, em um segundo momento, tais constelações deverão, por sua vez, ser organizadas em hierarquias classificatórias à maneira de inventários como a CID-10 ou o DSM-IV.

e) **'Reducionismo fisicalista de tipo neurobiológico – versão específica'**: os métodos a serem empregados no diagnóstico e tratamento de comportamentos patológicos deverão ser unicamente concebidos a partir de uma perspectiva neurobiológica e, portanto, reducionista e fisicalista, mesmo naqueles casos em que for evidente a intervenção de fatores de outras naturezas, como, por exemplo, os de ordem sócio-histórico-cultural. Com efeito, mesmo nesses casos, a determinação causal dos comportamentos patológicos deverá ser exclusivamente atribuída a alterações nos mecanismos neurobiológicos, sendo os outros fatores relegados à condição de fenômenos de "segunda classe", sem qualquer participação nessa relação de causalidade. Desse modo, abordagens diagnósticas como a avaliação neuropsicológica, que não conduzam à determinação de algum tipo de alteração "físico-estrutural" nos níveis histológico, celular, molecular, entre outros, serão consideradas provisórias e imprecisas, devendo ser empregadas somente enquanto não estiverem disponíveis os verdadeiros métodos de determinação causal, ou seja, aqueles que se valem de "interações físicas", como é o caso da ressonância magnética nuclear (RMN) – estrutural ou funcional –, da espectroscopia, das propedêuticas subsidiárias de tipo bioquímico, imunológico, histológico, etc. O mesmo é aplicado às abordagens terapêuticas: aquelas que não visarem a modificação direta das alterações "físico-estruturais", isto é, que não consistirem, *grosso modo*, em procedimentos cirúrgicos ou em intervenções medicamentosas, serão sempre vistas como medidas paliativas e contemporizadoras. Assim, por exemplo, todas aquelas formas de tratamento que se dão por meio da interação discursiva com o paciente, como acontece nas intervenções neuropsicológica ou psicoterápica, somente serão admitidas enquanto as "terapêuticas efetivas", sejam elas fármacos ou procedimentos cirúrgicos, não estiverem disponíveis.

f) 'Modularismo analítico': a organização das estruturas neurobiológicas responsáveis pela produção de comportamentos (normais ou patológicos) é sempre concebida de forma modular, ou seja, a resposta comportamental é invariavelmente entendida como sendo o resultado final do processamento de uma série de módulos ou mecanismos intermediários – articulados segundo uma lógica fundamentalmente sequencial – cujo funcionamento individual pode ser, em princípio, isolado e investigado de forma analítica, isto é, independentemente da consideração do funcionamento geral do sistema. Assim, de acordo com essa ideia, será sempre possível determinar, ao menos em princípio, sob a aparência enganosamente integrada da constelação sindrômica, qual é o mecanismo responsável, dentre aqueles alterados, pela gênese de um determinado comportamento patológico componente da referida constelação.

Uma vez expostos os principais aspectos que caracterizam a VT, será apresentada, a seguir, a posição NR, que, como já enfatizado, é a postura filosófica que fundamenta a abordagem diagnóstica e terapêutica utilizada no dia a dia da atividade clínica dos autores deste capítulo.

O neorreducionismo

Fundamentalmente, o NR, como seu nome sugere, pode ser entendido como uma forma alternativa, certamente mais contemporânea, de se conceber a ideia de redução quando aplicada à famosa questão das relações "mente-corpo" ou, para sermos mais técnicos, à questão das relações entre a instância mental e a instância neurobiológica, um enigma que incomoda e apaixona o pensamento ocidental há mais de 25 séculos.

De início, é importante frisar que a posição ontológica postulada pelo NR é estritamente monista. Contudo, diferentemente dos outros tipos de monismo ontológico, o NR evita elaborar hipóteses concernentes à natureza da "substância primeira" que estaria na base do monismo que advoga, preferindo, ao contrário, deixá-la indeterminada, à semelhança do que acontece com o conceito kantiano de 'númeno' ou 'coisa em si'.

Daí que, de acordo com o NR, não existe nenhuma razão para que se considere uma ou outra abordagem – uma ou outra disciplina científica – como sendo, por definição, epistemicamente mais adequada à investigação da "substância primeira". Em outras palavras, a um monismo ontológico estrito, o NR vai agregar um pluralismo epistemológico razoavelmente flexível, na medida em que sustenta que qualquer proposta que tenha como meta a investigação da "substância primeira", independentemente de onde provenha, encontra-se, em princípio, justificada e autorizada, desde que, evidentemente, frutos interessantes possam advir de sua implementação, ou seja, desde que ela possa tornar ainda mais completa (ou complexa) a imagem – que será sempre imperfeita e parcial – da realidade última ou numênica.

Desse modo, em substituição ao esquema hierarquizado ou piramidal proposto pelo monismo ontológico fisicalista,* o NR vai sugerir que a relação entre as diversas disciplinas científicas pode ser mais bem caracterizada por intermédio de um outro diagrama, assim, sob a forma de um "anel" sobre cuja superfície estariam localizadas, lado a lado, as diversas disciplinas e em cujo centro estaria situado o númeno ou a "coisa em si", objetivo último do conhecimento a ser perseguido (e, infelizmente, nunca atingido de fato) por toda e qualquer ciência particular.

Na verdade, segundo o NR, o elenco de disciplinas suscetíveis de serem incluídas em um tal esquema é concebido de uma maneira muito mais geral do que aquela utilizada pelos proponentes do monismo ontológico fisicalista na construção de seu diagrama piramidal. Com efeito, não somente farão parte desse esquema em forma de anel as disciplinas efetivamente científicas, mas

---

* O monismo ontológico fisicalista, diferentemente do neorreducionismo, acredita que a "substância primeira" (ou númeno) é exatamente a matéria (ou a "coisa física"). Ou seja, o monismo ontológico fisicalista privilegia claramente a instância física em detrimento da instância mental, que é, assim, relegada ao papel de mero "epifenômeno". Esse fato vai conduzir os propositores do monismo ontológico fisicalista a concluírem que a relação existente entre as diversas disciplinas científicas e a "substância primeira" deve ser de natureza hierárquica e verticalizada. Ora, é justamente para ilustrar tal hierarquia que o monismo ontológico fisicalista vai lançar mão do mencionado diagrama piramidal, no qual a posição relativa de cada uma das disciplinas científicas que nele são tradicionalmente inseridas – do topo para a base da pirâmide: sociologia, psicologia, biologia, química e física – é dada pela sua proximidade epistêmica à "substância primeira" vigente nesse tipo de monismo – a saber, a matéria ou "coisa física" – e que é representada nesse diagrama pelo "solo" sobre o qual se assenta a pirâmide. Evidentemente, em virtude da posição privilegiada atribuída à física – somente ela é capaz de realizar uma investigação direta da "coisa física" –, tal concepção acaba por relegar as demais disciplinas científicas à posição de descrições "provisórias e aproximadas" da realidade numênica. Mais ainda, por serem disciplinas provisórias, os esboços imprecisos por elas fornecidos deverão, segundo o monismo ontológico fisicalista, ser substituídos, mais cedo ou mais tarde, por uma descrição "definitiva e precisa" que somente a física será capaz de fornecer. Daí a expressão 'redução', que assinala, portanto, esse movimento de substituição – que, na dependência do subtipo de monismo ontológico fisicalista considerado, poderá ser mais ou menos radical, chegando à pura e simples eliminação – de uma teoria (ou de toda uma disciplina científica) por outra considerada mais precisa, mais adequada, mais correta. Em termos do diagrama piramidal evocado, isso significa que esse processo de redução de uma disciplina a outra – ou de substituição de uma disciplina por outra – somente pode ocorrer em um único sentido, a saber, naquele que aponta do topo da pirâmide para a sua base, com as disciplinas mais superiormente localizadas nessa hierarquia sendo eliminadas pelas disciplinas situadas em níveis mais inferiores. Além disso, é importante ressaltar, ainda, que o monismo ontológico fisicalista também postula que, com a evolução da ciência, todas as disciplinas científicas serão finalmente reduzidas – ou substituídas de modo eliminativo – pela física.

nele também deverão ser incluídas, de acordo com o ponto de vista do NR, todas as outras abordagens – filosóficas, artísticas, religiosas, etc. – capazes de auxiliar o sujeito cognoscente na sua tarefa, irrecusável porque autoimposta, de desvendamento ou de constituição da natureza da realidade última.

Outro aspecto importante a ser considerado é o fato de que, no NR, os limites interdisciplinares, ou seja, as fronteiras entre as diferentes disciplinas (aqui concebidas, como visto, de uma forma extremamente genérica e abrangente), não são considerados definitivos ou imutáveis. Muito pelo contrário, o NR pressupõe, necessariamente, a dinamicidade e a historicidade como características essenciais do processo de aquisição e de constituição do conhecimento.

Por conseguinte, segundo essa visão, o conjunto de disciplinas existentes em um determinado momento da história e em um determinado local do planeta poderá, em um outro momento ou local, apresentar-se profundamente modificado em consequência da criação ou da supressão de algumas disciplinas, bem como em razão do aparecimento de outras, originadas da fusão ou da divisão de disciplinas preexistentes.

É interessante notar que tal processo de surgimento e extinção de disciplinas, quando imaginado ao longo do tempo, aparecerá, aos olhos de um hipotético observador, como uma espécie de misteriosa "dança dos limites do conhecimento", celebrando, com sua incessante mutação, a impermanência e a precariedade de nossas crenças e valores, até mesmo daqueles que parecem os mais sólidos e verdadeiros.

Desse modo, na óptica do NR, o conceito de redução deixa de implicar a ideia de uma pura e simples substituição de determinada teoria ou disciplina por outra mais adequada, passando a significar, mais exatamente, a possibilidade do estabelecimento de correspondências ou de mapeamentos interessantes entre os sistemas conceituais que constituem o par de teorias (ou de disciplinas) envolvidas no processo redutivo.

Esse fato, cujo significado não pode ser negligenciado, acaba por tornar necessário que se proceda à substituição pura e simples do termo 'redução' – por exemplo, pela palavra 'tradução' – ou que se faça a sua utilização cuidadosa em contextos nos quais fique claro que ele está sendo utilizado em uma nova acepção.

Como a própria expressão 'neorreducionismo' assinala, essa foi a alternativa finalmente adotada por Santos (1994, 1995, 1997, 1998, 2000a, 2000b, 2003, 2006), cuja preferência pela manutenção do termo 'redução' no nome da postura epistemológica por ele formulada objetivou, sobretudo, o não apagamento das pistas lexicais suscetíveis de a relacionarem aos "reducionismos" anteriormente postulados e em oposição aos quais ela se desenvolveu, o que já não seria possível caso se optasse pela utilização do termo 'tradução' em lugar de 'redução', com a consequente mudança do nome da nova postura filosófica de 'neorreducionismo' para 'traducionismo'.

Evidentemente, no âmbito de tal arcabouço conceitual, os termos 'mental' e 'neurobiológico' vão assumir significados bastante precisos, passando ambos a caracterizar instâncias – a mental e a neurobiológica – possuidoras de um mesmo *status* epistemológico, qual seja, aquele de construtos teórico-observacionais, de meros conceitos, cuja natureza, necessariamente transitória e imperfeita, vai sendo construída por meio de um processo contínuo e dialético que, em última análise, outra coisa não é senão o trajeto inquiridor do sujeito cognoscente.*

Como é fácil de entender, à luz do que já foi exposto, essa maneira de conceber as instâncias mental e neurobiológica (a "mente" e o "sistema nervoso") difere radicalmente daquela vigente no contexto filosófico desenhado pelo monismo ontológico fisicalista – o principal fundamento da VT –, uma vez que elas passam a ser vistas não como entidades hipostasiadas, não como "substâncias primeiras", mas, antes, como conglomerados complexos de teorias e de seus respectivos fatos experimentais, mais ou menos articulados, mais ou menos completos, mais ou menos consistentes, fazendo com que a antiga imagem de "absoluta realidade" que a visão tradicional emprestava, sem restrições, às entidades pertencentes à instância neurobiológica, se esvaneça completamente, já que, para o NR, a pretensa solidez dessa instância, "desmanchando-se no ar", acaba por revelar a sua verdadeira natureza, que, como visto, não é diferente da que caracteriza a instância mental.

Uma vez exposto, em linhas gerais, o arcabouço conceitual do NR,** em seguida serão examinadas as consequências diagnósticas e terapêuticas que a adoção dessa postura filosófica acarreta, o que será feito procurando-se realçar, sempre que possível, as diferenças que separam essa nova maneira de enxergar o manejo de pacientes com disfunções cognitivas daquela condicionada pela VT, já apresentada.

Tais consequências podem ser sintetizadas nos seguintes aspectos:

a) No que se refere ao importante dilema, cotidianamente enfrentado por profissionais de saúde mental,* que se relaciona à determinação do gênero das abordagens diagnósticas e terapêuticas a serem utilizadas no caso de pacientes com disfunções cognitivas – doravante denominadas abordagens D&T –, a adoção do NR vai conduzir a uma resolução desse dilema muito diferente daquela construída a partir da VT, cujo reducionismo fisicalista de tipo neurobiológico (seja na sua versão geral, seja na específica) inevitavelmente acarreta, como visto, o desprezo puro e simples pela opção mentalista. Ora, por conceber as instâncias mental e neurobiológica como entidades absolutamente equivalentes – trata-se, nos dois casos, de construtos teórico--observacionais –, o NR, diferentemente da VT, preconizará como a melhor estratégia a ser empregada na elaboração de abordagens D&T aquela que, não desprezando a instância mental nem a neurobiológica, for igualmente dirigida a ambas. Segundo a posição NR, abordagens D&T unilaterais estarão condenadas ou ao fracasso ou à obtenção de um sucesso bastante limitado. Evidentemente, tal como ensina a história, a evolução dos conhecimentos raramente se dá de modo uniforme, processando-se, ao contrário, por meio de saltos e revoluções,

---

* Evidentemente, quando nos restringimos aos limites da ciência, tal percurso inquiridor do sujeito cognoscente se confunde, nessas circunstâncias, com a própria práxis científica.

** O NR abriga, ainda, uma série de desdobramentos bastante complexos, os quais não são objetivos deste capítulo.

* Pela expressão 'profissionais da saúde mental' entende-se todas aquelas pessoas cuja atividade clínica é dirigida, em maior ou menor grau, aos pacientes que apresentam disfunções cognitivas. Como exemplos de tais profissionais podem ser citados os psicólogos, os fonoaudiólogos, os neurologistas, os psiquiatras, os geriatras, os pedagogos, os psicopedagogos, os terapeutas ocupacionais, etc.

o que acaba por tornar muito improvável o aparecimento de um contexto "ideal", no qual as diferentes disciplinas envolvidas no estudo da cognição humana – umas dirigidas a sua vertente mental, outras a neurobiológica – apresentem-se em um mesmo estágio de maturação.* Isso significa que, concretamente, jamais poderá ser atingido aquele equilíbrio preconizado pela postura NR e que, em uma situação perfeita, deveria proporcionar o desenvolvimento de esforços igualmente dirigidos às instâncias mental e neurobiológica. Todavia, e este é o ponto crucial sustentado pelo NR, o fato de que um tal equilíbrio nunca possa ser atingido não deve, sob nenhuma hipótese, ser interpretado como uma autorização tácita capaz de legitimar o abandono dos esforços dirigidos a qualquer uma dessas duas instâncias, devendo tal impossibilidade ser entendida, antes, como um horizonte extremo, como um objetivo último, cuja busca, ainda que sempre frustrada, proporcionará, na medida mesma de sua impossibilidade, um parâmetro absoluto, uma espécie de "padrão ouro" em relação ao qual os profissionais implicados no manejo de pacientes com disfunções cognitivas poderão julgar as suas práticas diagnósticas e terapêuticas. Desnecessário dizer que a importância da utilização de tal "padrão ouro" somente poderá ser compreendida por terapeutas que tenham uma visão efetivamente transdisciplinar – e não apenas inter ou multidisciplinar – dos problemas que envolvem esses pacientes, o que, lamentavelmente, forçoso é que se diga, está longe de ser o caso, quer se considere a realidade da América Latina ou mesmo aquela do chamado "Primeiro Mundo", onde se assiste, diariamente, a ocorrência de antiquadas disputas entre psicólogos, neurologistas, neurocirurgiões, fonoaudiólogos, psiquiatras, psicopedagogos, terapeutas ocupacionais, etc., cada qual procurando, obstinadamente, defender aquele "pedaço" da cognição humana que lhe parece pertencer de direito e de fato. Sobre este último aspecto, é profunda convicção dos autores deste capítulo que enquanto esse estado de coisas não for superado, ou seja, enquanto não se passar da situação atual para outra em que a prática clínica seja inspirada pela mencionada atitude transdisciplinar, será impossível enxergar os pacientes com disfunções cognitivas – entre os quais estão, evidentemente, aqueles que apresentam síndromes demenciais – por meio da única maneira capaz de proporcionar, aos profissionais da saúde mental, o instrumental diagnóstico e terapêutico mais satisfatório, na verdade o único capaz de conduzir à efetiva compreensão da natureza dos males de que padecem essas pessoas.

b) Uma outra consequência importante que a adoção do NR vai acarretar se refere ao fato de que as disfunções cognitivas não mais serão vistas, tal como acontece no enfoque VT, como entidades precisamente determinadas, possuidoras, cada uma, de um conjunto de traços distintivos suscetíveis de permitir o seu enquadramento definitivo em apenas uma categoria nosológica. Aliás, a própria existência de tal quadro categorial preestabelecido, no interior do qual pudessem, ainda que de maneira imprecisa, ser alojadas as disfunções cogniti-

---

* Para uma discussão mais pormenorizada sobre o tema, ver Andler (1992), Feyerabend (1981), Kuhn (1970), Santos (1994, 1995, 1997, 1998).

vas, é colocada em crise pela adoção do enfoque NR, uma vez que, segundo ele, a classificação de um determinado comportamento como 'patológico' terá sempre um caráter relativo e transitório, já que é concebida como sendo sensível não somente à imensa variabilidade dos contextos sócio-histórico-culturais nos quais estão inseridos os pacientes, mas também às numerosas diferenças capazes de distinguir cada um desses sujeitos. Desse modo, entidades tais como as síndromes demenciais serão vistas, no âmbito do NR, como construtos teóricos provisórios, cuja utilização, na elaboração de abordagens D&T, exigirá, de modo imperativo, a sua adaptação não apenas às características específicas (idiossincrásicas) do paciente a ser tratado, mas também àquelas relacionadas ao contexto sócio-histórico-cultural no qual ele está inserido.

c) A terceira diferença importante em relação à VT diz respeito ao modo como o enfoque NR vai entender a organização das estruturas responsáveis pela produção de comportamentos, sejam eles normais ou patológicos. Com efeito, em oposição ao padrão estritamente modular[*] postulado pela VT, o NR vai sustentar que a organização de tais estruturas obedece a um padrão de tipo distribuído ou conexionista (MacDonald; MacDonald, 1995; McClelland; Rumelhart, 1986; Rumelhart; McClelland, 1986; Santos, 1995, 1997, 1998), com a interação complexa e extremamente dinâmica de um conjunto muito numeroso de instâncias ou unidades processantes, cujo funcionamento global não pode ser simplesmente "deduzido" do conhecimento detalhado do funcionamento de cada uma de suas partes componentes. Ou seja, de acordo com o NR, transtornos cognitivos passíveis de serem associados a alterações patológicas circunscritas, setoriais e modulares devem antes constituir a exceção do que a norma, sejam elas concebidas de forma exclusivamente mentalista – tal como se dá com os inúmeros modelos do tipo "caixas e flechas" que povoam os trabalhos de autores de inspiração funcionalista[*] –, sejam concebidas de forma exclusivamente neurobiológica.[**] Mais ainda, segundo a perspectiva proposta pelo neorreducionismo, até mesmo no caso daqueles pacientes nos quais a presença de uma alteração modular pareça ser a hipótese mais provável, será sempre possível demonstrar, desde que se proceda a uma investigação aprofundada, a existência de uma multiplicidade de alterações patológicas concomitantes e interrelacionadas que, todavia, não são todas igualmente evidentes, uma vez que o predomínio de uma delas acaba por dificultar, ou até mesmo impedir, a detecção das demais. Claro está que, quanto mais exaustiva for a investigação realizada, tanto menor será a probabilidade da ocorrência desse ocultamento mencionado.[***] Em síntese, de acordo com o enfoque NR, os modelos inspirados no princípio do modularismo analítico – um dos fundamentos da VT – podem, quan-

---

[*] Ver, por exemplo, Caramazza (1984), Caramazza e Bedecker (1991), Caramazza e Zurif (1978), Fodor (1975, 1981, 1983), Seron e Deloche (1989), Marr (1982).

[*] Ver, por exemplo, Atkinson e Shiffrin (1971), Baddeley (1986, 1990), Carmazza e Bedecker (1991), Carmazza e Zurif (1978), Ellis e Young (1988), Seron e Deloche (1989).

[**] Para uma visão geral desse tema, ver Gazzaniga (1995).

[***] Ver sobre esse tema, Santos (1998, 2000a, 2000b, 2003, 2006).

do muito, ser entendidos como descrições aproximadas, ou até mesmo grosseiras, do funcionamento das estruturas mentais e neurobiológicas subjacentes aos comportamentos, normais ou patológicos, já que uma ideia mais precisa e sofisticada desse funcionamento somente pode ser proporcionada pelos modelos de inspiração conexionista.* Ora, em vista do exposto, parece evidente que, na perspectiva do NR, as abordagens D&T deverão ser elaboradas levando-se em consideração o maior número de alterações mentais e neurobiológicas exibidas por um dado paciente, em vez de serem planejadas a partir da rotulação superficial e padronizada do "quadro clínico" por ele apresentado, com a inevitável associação desse quadro a um número bastante reduzido de alterações patológicas. Além disso, o fato de conceber a organização das estruturas mentais e neurobiológicas subjacentes à cognição humana em termos das imbricadas redes interativas que caracterizam as arquiteturas distribuídas vai também permitir, ao enfoque proposto pelo NR, que sejam levadas em consideração, durante a elaboração das abordagens D&T, todas as possíveis aquisições comportamentais, não necessariamente patológicas, feitas pelos pacientes desde o início da instalação de seus respectivos quadros clínicos. Ou seja, no âmbito do NR, o paciente é concebido não apenas como um sujeito ativo, mas também criativo, sendo, portanto, dotado de potencialidades passíveis de serem despertadas até mesmo pelas situações as mais adversas – tal como as que se verificam no caso das síndromes demenciais –, devendo o seu comportamento ser entendido como o produto de uma interação complexa entre, de um lado, aquelas capacidades cognitivas cujas estruturas mentais e neurobiológicas subjacentes tiverem sido afetadas pelo advento da condição patológica, e, de outro, todas as demais capacidades – que poderiam ser chamadas de "plásticas" ou reativas – que seriam o resultado da emergência de estruturas mentais e neurobiológicas radicalmente diferentes, geradas *de novo* a partir da instalação mesma do processo patológico.

d) Por fim, ressalta-se também que, além de estimular a realização de um inventário minucioso do complexo, multiforme e essencialmente dinâmico mosaico de alterações mentais e neurobiológicas que subjazem, em última análise, a qualquer disfunção cognitiva, a adoção do NR poderá contribuir, de modo decisivo, para o desenvolvimento de modelos teóricos produtivos e empiricamente lastreados, os únicos suscetíveis de permitir uma compreensão mais aprofundada da natureza dessas entidades clínicas.

Uma vez concluída a apresentação sintética das principais consequências que a adoção do NR invariavelmente acarreta à maneira pela qual são concebidas as estratégias diagnósticas e terapêuticas dirigidas ao manejo de indivíduos com disfunções cogniti-

---

* Na verdade, a posição do NR acerca do problema da modelização teórica dos processos mentais e neurobiológicos subjacentes aos comportamentos, sejam eles normais ou patológicos, é um pouco mais complexa do que se deixou entrever na sua apresentação neste capítulo. Para ser mais fiéis a essa perspectiva filosófica, é preciso dizer que, de acordo com ela, a grande complexidade da cognição humana acaba por nos colocar em uma situação muito semelhante àquela enfrentada pelos físicos quanto à investigação da luz. Ou seja, à semelhança da conhecida dualidade partícula-onda – uma questão a respeito da qual os especialistas ainda não estão de acordo –, o NR vai sustentar que, também no caso da cognição humana, está-se diante de uma outra dualidade de ordem epistemológica, mas que seria, assim, constituída pelo binômio arquitetura modular *versus* arquitetura distribuída. Para uma discussão mais aprofundada dessa questão, ver Santos (1995, 1997, 1998).

vas, será examinado, no restante deste capítulo, um grupo mais específico de pacientes, a saber, aquele constituído por indivíduos que apresentam síndromes demenciais.

DIAGNÓSTICO E REABILITAÇÃO DE PACIENTES QUE APRESENTAM DOENÇA DE ALZHEIMER

As abordagens diagnósticas

Inicialmente, é importante relembrar que, segundo o enfoque que caracteriza o trabalho clínico dos autores deste capítulo – que se baseia, como já visto, nos postulados do NR –, os pacientes apresentando síndromes demenciais são sempre vistos como indivíduos portadores de um conjunto complexo de alterações cognitivas, nem todas igualmente aparentes ou identificáveis, entre as quais se destacam, por sua saliência, as alterações mnésicas.

Desse modo, por serem tais pacientes assim considerados, os procedimentos diagnósticos (mentalistas e neurobiológicos) a serem com eles utilizados no intuito de caracterizar, de forma global e preliminar, o mosaico de sinais e sintomas que apresentam, não deverão ser, ao menos em um primeiro momento, diferentes daqueles procedimentos passíveis de serem aplicados a pacientes cujas disfunções cognitivas não se caracterizem pela proeminência de alterações mnésicas, respeitados, evidentemente, alguns traços distintivos que, de forma macroscópica, diferenciam determinados subgrupos populacionais, tais como a idade, o sexo, o nível de escolarização, a classe socioeconômica, etc.

Tal investigação preliminar – aqui chamada de triagem diagnóstica geral (TDG) – deve necessariamente incluir os seguintes três componentes:

a) Uma abordagem inicial de natureza híbrida mentalístico-neurobiológica – que é, por isso mesmo, denominada abordagem inicial híbrida (AIH) –, cuja realização tem por meta a obtenção de dados passíveis de orientar investigações mais seletivas tanto da vertente mental como da neurobiológica.[*] Essa abordagem consiste, em última análise, na compilação de um inventário pormenorizado do repertório comportamental do paciente antes e depois da instalação do quadro patológico. Essa compilação é realizada por meio da interação discursiva com ele, com seus familiares próximos e, eventualmente, quando for o caso, com membros pertencentes a outras instâncias da comunidade sócio-econômica-cultural a que o paciente pertence. É evidente que para que essa compilação possa dar origem a um inventário suscetível de ser um instrumento diagnóstico realmente efetivo, ela deverá abarcar, entre outras, as seguintes dimensões do existir do paciente: sua maneira de ser, pensar, sentir, agir e reagir; a natureza dos relacionamentos que mantém com as outras pessoas (membros do núcleo familiar ascendente ou descendente, amigos, parceiros sexuais, colegas de trabalho, desafetos, etc.); suas "aspirações materiais", bem como os vários aspectos que envolvem a sua vida profissional, os seus interesses culturais (nos mais variados domínios – filosofia, ciência, música, literatura, teatro, cinema, artes visuais, etc.); suas crenças religiosas, seus desejos, paixões, frustrações e medos; seus desconfortos e suas dores, etc. A partir do exposto, parece claro que o mérito

---

[*] Conforme descrições das investigações referentes a essas duas vertentes nos itens (b) e (c), a seguir.

de tal inventário, quando constituído de maneira adequada, é o de tornar possível a obtenção de uma visão sintética, ainda que provisória e imperfeita, do paciente a ser tratado. Essa visão é a única capaz de fornecer indicações seguras sobre os melhores caminhos a serem percorridos nas fases ulteriores da investigação diagnóstica.

b) Uma abordagem neurobiológica (AN), isto é, especificamente voltada, como seu nome diz, para a investigação de todos os fatores vinculados à vertente neurobiológica passíveis de estarem envolvidos na gênese das alterações cognitivas apresentadas pelo paciente, abordagem cuja implementação, sempre que possível, deverá ser feita concomitantemente àquela dirigida à vertente mental, examinada mais adiante. Sinteticamente, a AN, além de um exame físico acurado do paciente, vai também incluir a utilização criteriosa do imenso cabedal de recursos tecnológicos que constituem o universo da propedêutica armada neste início de milênio.

c) Uma abordagem mentalista (AM), isto é, aquela especificamente voltada para a investigação de todos os fatores vinculados à vertente mental passíveis de estarem envolvidos na gênese das alterações cognitivas apresentadas pelo paciente, abordagem que, fundamentalmente, constitui o que se denomina avaliação neuropsicológica global (ANG), cuja estrutura básica deve incluir, pelo menos, instrumentos que permitam a avaliação dos seguintes grandes domínios cognitivos: (I) processos atencionais e (II) de orientação temporoespacial; (III) funções perceptivas e gnósicas (incluindo, evidentemente, todas as modalidades sensoriais); (IV) lateralidade, motricidade e praxias; (V) funções mnêmicas (tanto verbais como não verbais); (VI) habilidades linguístico-discursivas; (VII) habilidades inferenciais (tanto verbais como não verbais); (VIII) habilidades matemáticas e (IX) aspectos afetivo-motivacionais (tanto verbais como não verbais). É interessante notar que, segundo o enfoque proposto pelo NR, nenhum desses domínios é entendido como constituindo alguma espécie de "parte" ou "módulo" de cuja reunião resultaria a cognição humana, tal como se dá no quadro definido pela VT, em que já se sabe serem válidos os postulados do modularismo analítico e do segregacionismo triádico do repertório comportamental humano. No âmbito do NR, essas nove grandes áreas cognitivas não são de modo algum concebidas como entidades hipostasiadas e relativamente autônomas, sendo vistas como meros aspectos ou imagens, até certo ponto distintas, de uma mesma e indecomponível totalidade: a cognição humana.

Uma vez sinteticamente apresentadas as três abordagens cujo conjunto constitui a TDG, e antes de se passar ao exame mais detalhado de alguns de seus aspectos que, por motivos óbvios, são especialmente relevantes no caso de pacientes que apresentam síndromes demenciais, é importante enfatizar que, no processo de interação concreta com cada paciente, o conjunto de procedimentos diagnósticos constituintes da referida TDG, inicialmente pensado de forma inespecífica, deverá ser alterado, pela inclusão, exclusão ou modificação de alguns desses procedimentos, de modo a adequar esse conjunto às peculiaridades que caracterizam o repertório comportamental, normal e patológico de cada indivíduo. Aliás, tal como mencionado, por acreditar que não existem doenças, mas doentes, devendo, portanto, cada paciente ser considerado e respeitado em sua individualidade, o enfoque proposto pelo NR vai enfatizar de maneira veemente o fato de que a elaboração e a implementação de procedimentos diagnósticos – e também terapêuticos – desenvolvidos para o manejo de pacientes com disfunções cognitivas (quaisquer que sejam) não poderão ter sucesso se não for considerada a especificidade de apresentação que essas disfunções vão assumir em cada paciente.

Feita essa ressalva, serão, em seguida, examinados os aspectos da abordagem neurobiológica, bem como da abordagem mentalista, que, para os autores deste capítulo, devem receber especial atenção no caso de pacientes que apresentam síndromes demenciais. Os aspectos dessas abordagens podem ser assim sintetizados:

- Em virtude do estado de ignorância que ainda vigora no que se refere ao entendimento da dinâmica dos processos encefálicos, sejam eles normais ou patológicos, a utilização de recursos tecnológicos visando a investigação de fatores neurobiológicos suscetíveis de estarem associados às alterações cognitivas mais frequentemente encontradas em pacientes que apresentam síndromes demenciais – a saber, aquelas que afetam as capacidades mnêmicas, os processos atencionais e de orientação temporoespacial, as habilidades linguístico-discursivas e inferenciais, as funções gnósicas e práxicas, bem como os aspectos afetivo-motivacionais –, embora fundamental, precisa ser encarada com um salutar espírito crítico, o único capaz de conduzir à parcimônia que, julga-se, deve disciplinar essa utilização. Infelizmente, a falta de modelos teóricos capazes de dar conta da complexidade do funcionamento encefálico acaba inevitavelmente por impedir que muitos dos dados obtidos com o emprego das mencionadas tecnologias possam ser interpretados de maneira adequada. Contudo, a rápida acumulação desses dados não interpretados vai, por sua vez, tornar ainda mais difícil o desenvolvimento de modelos teóricos eficientes, fechando, dessa forma, um perverso círculo vicioso. Em outras palavras, tão perigoso quanto o desprezo retrógrado pelas novas tecnologias é a sua apologia ingênua. Na opinião dos autores deste capítulo, a única saída para esse impasse, que, se não resolvido, vai afastar cada vez mais a possibilidade de entendimento do que realmente acontece com os pacientes, é a emergência de uma consciência clara, no âmbito da comunidade de profissionais da saúde mental, da estreita interdependência que vincula, de um lado, a experimentação à produção teórica e, de outro, esses dois aspectos do fazer científico a toda uma série de outros fatores, aparentemente "externos" ao mundo acadêmico – fatores econômicos, políticos, sociais, etc. – cuja influência nas decisões tomadas no âmbito estrito da ciência está longe de ser desprezível.
- No entanto, se é verdade que, no âmbito da abordagem mentalista, devem ser avaliadas, tão detalhadamente quanto possível, cada uma das alterações cognitivas apresentadas pelo paciente, não é menos verdade que a tentativa obstinada de circunscrevê-las e rotulá-las com rigor extremo – tal como acontece nas abordagens diagnósticas inspiradas pela VT –, como se cada um desses tipos realmente constituísse uma individualidade concreta, pode conduzir à elaboração de hipóteses diagnósticas simplistas acerca das estruturas mentais que lhes são subjacentes. Assim, por exemplo, o uso de

uma dada tipologia, ainda que consagrada, na descrição das alterações mnésicas que compõem a síndrome demencial apresentada por um determinado paciente – tal como, por exemplo, aquela que classifica os registros mnêmicos em 'declarativos' e 'não declarativos' – deverá ser feito com o necessário "distanciamento epistêmico", ou seja, tendo-se sempre em mente que as entidades vigentes no âmbito de tal tipologia não constituem objetos "reais", mas apenas conceitos cuja utilidade heurística, forçosamente transitória, poderá ser revista a qualquer tempo.*

- Outro aspecto importante, também relacionado à abordagem mentalista, é o que se refere à maneira pela qual o enfoque instaurado pelo NR vai conceber a utilização, com vistas à obtenção de dados clínicos, dos testes e das provas que constituem a ANG. Diferentemente do que ocorre com as abordagens diagnósticas baseadas na VT, cuja atenção se focaliza, de modo exclusivo, sobre o valor do índice numérico – do "quociente" – obtido por um dado sujeito na realização de uma determinada prova, a perspectiva proposta pelo NR, ainda que não desprezando os índices e as porcentagens psicométricos, vai privilegiar a descrição detalhada da morfologia do desempenho apresentado pelo paciente durante a execução da referida prova. Ou seja, em vez de se preocupar unicamente com o número de respostas certas ou erradas por ele fornecidas, o enfoque NR vai, sobretudo, enfatizar a importância de que seja feita uma caracterização precisa do modo pelo qual o paciente executa, com sucesso ou insucesso, as tarefas que lhe são propostas. Entretanto, à semelhança do já afirmado acerca da AN, também no caso da ANG, o NR considera de fundamental importância o desenvolvimento de teorias capazes de dar conta da grande complexidade do funcionamento cognitivo, já que sem elas não é possível a adequada interpretação dos resultados obtidos com a aplicação dos testes e das provas que compõem a referida avaliação. Desse modo, segundo o enfoque do NR, a detecção de um padrão de desempenho alterado ou patológico durante a aplicação de determinada prova, longe de ser a conclusão da investigação diagnóstica, representa, na verdade, a etapa inicial de um processo heurístico complexo visando a obtenção de um modelo explícito, explicativo e, eventualmente, preditivo das funções cognitivas implicadas na execução dessa prova, bem como das estruturas mentais que são subjacentes a essas funções.

- Além disso, por postular, diferentemente da VT, que as diversas comunidades sócio-histórico-culturais nas quais se distribuem os seres humanos acabam por gerar, apesar das inegáveis semelhanças biológicas que os aproximam, diferenças cruciais na maneira pela qual os indivíduos pertencentes a cada uma dessas comunidades irão desenvolver e constituir suas estruturas mentais, o NR vai enfatizar a necessidade de que tanto a elaboração quanto a aplicação dos testes e das provas neuropsicológicos sejam realizadas levando-se em consideração todos aqueles traços que caracterizam, dife-

---

* Evidentemente, de acordo com o NR, o mesmo "distanciamento epistêmico" deveria ser aplicado também no caso de estruturas anatômicas tais como o hipocampo ou o cerebelo, já que, no âmbito do arcabouço epistemológico instituído pela postura NR, tais entidades não devem ser vistas como "objetos reais", mas unicamente como conceitos, cuja validade depende, de maneira absoluta, das respectivas teorias em que foram definidos.

renciando-as umas das outras, as referidas comunidades.

- Por fim, e mais uma vez em contraste com a VT – que, como se sabe, preconiza abordagens diagnósticas essencialmente unidisciplinares, já que sempre considerou a elaboração e a aplicação de testes neuropsicológicos uma atividade de competência exclusiva de profissionais graduados em psicologia –, o enfoque inspirado no NR vai sustentar, fazendo jus à transdisciplinaridade que o caracteriza, que a investigação científica da cognição humana normal e, com mais razão, da cognição humana patológica, constitui uma atividade por demais complexa para ficar adstrita a uma determinada disciplina ou categoria profissional, devendo, ao contrário, ser objeto de estudo do maior número possível de investigadores diferentes, entre os quais pode-se citar, além dos psicólogos, psiquiatras, neurologistas, neurocirurgiões, geriatras, fonoaudiólogos, terapeutas ocupacionais, psicopedagogos, pedagogos, desde que – e esta talvez seja a única condição crucial – tais profissionais sustentem o extenso conhecimento imprescindível à realização do mencionado estudo.

Uma vez concluída a apresentação sintética daqueles aspectos que devem merecer especial atenção durante a abordagem diagnóstica – tanto neurobiológica como mentalista – de pacientes que apresentam síndromes demenciais, serão examinadas, a seguir, algumas questões cruciais relacionadas aos procedimentos dirigidos à reabilitação neuropsicológica desses pacientes.

Os procedimentos terapêuticos

À semelhança do que foi afirmado no caso das abordagens diagnósticas, também no que se refere aos procedimentos terapêuticos, os pacientes apresentando síndromes demenciais serão sempre vistos, segundo o enfoque dos autores deste capítulo, como indivíduos portadores de um conjunto complexo de alterações cognitivas, nem todas igualmente aparentes ou identificáveis, entre as quais se destacam, por sua saliência, aquelas que afetam sobretudo as capacidades mnêmicas, os processos atencionais e de orientação temporoespacial, as habilidades linguístico-discursivas e inferenciais, as funções gnósicas e práxicas, bem como os aspectos afetivo-motivacionais.

Desse modo, não somente a elaboração, como também a implementação dos procedimentos terapêuticos – sejam eles mentalistas ou neurobiológicos – a serem utilizados com esses pacientes devem, em princípio, obedecer a determinadas regras ou diretrizes cuja validade se estende a qualquer tipo de disfunção cognitiva. Evidentemente, na exposição a seguir, tanto quanto possível, serão focalizados aqueles aspectos de cada uma dessas regras que devem merecer especial atenção no caso específico dos pacientes que apresentam síndromes demenciais. Pode-se sintetizar tais diretrizes em seis pontos principais:

a) A elaboração de qualquer procedimento terapêutico depende, de maneira crucial, da realização prévia da TDG, uma vez que somente a posse de um inventário minucioso, capaz de caracterizar de maneira aprofundada o estado mórbido e pré-mórbido do paciente, tornará possível o desenvolvimento de metodologias e estratégias reabilitativas realmente eficientes, posto que concebidas com a necessária especificidade. Em outras palavras, de acordo com o ponto de vista do NR, estratégias padronizadas, massificadas, que sejam desenvolvidas em "escala industrial" e implementadas de modo indiscriminado, sem que se respeite a individualidade essencial de cada paciente, estão, sob o ponto de vista dos autores deste capítulo, fadadas ao fracasso.

b) Além disso, durante a elaboração de um determinado procedimento terapêutico, jamais poderá ser esquecido o fato de que os humanos são seres fundamentalmente semióticos, o que inviabiliza, de pronto, qualquer tentativa de implementação de estratégias reabilitativas que não contemplem a "fome de significado" que, a não ser em condições muito extremas, nunca deixa de consumir os pacientes com disfunções cognitivas, mesmo aqueles que apresentam síndromes demenciais. Infelizmente, ainda é muito comum encontrar profissionais da saúde mental que acreditam que procurar contemplar essa questão do significado (ou da falta dele) no caso de pacientes razoavelmente comprometidos do ponto de vista cognitivo – como costuma ocorrer nas síndromes demenciais – seria, de certo modo, "um desperdício de energia", já que, segundo o pensamento desses profissionais, tais pacientes, em virtude de suas deficiências, não seriam beneficiados por esse esforço. Na opinião dos autores deste capítulo, entretanto, a verdade é muito diferente. Com efeito, a experiência clínica cotidiana com pacientes cuja cognição se apresenta bastante comprometida – sobretudo no que se refere a suas capacidades mnêmicas – tem mostrado a importância, também no caso desses pacientes, da implementação de procedimentos terapêuticos individualizados, capazes de respeitar suas características intrínsecas. Assim, por exemplo, uma proposta terapêutica visando a utilização de uma determinada canção (ou melodia) como fator potencializador da codificação ou da recuperação de um certo número de registros mnêmicos declarativo-episódicos somente terá sucesso se uma análise aprofundada do paciente, feita com base no inventário compilado durante a TFG, puder indicar a existência de vínculos motivacionais ou afetivos suscetíveis de relacionar a referida canção (ou melodia) aos conteúdos mnêmicos cujo processamento se quer potencializar. Ou, para mencionar outro exemplo, as agendas e os diários escritos, classicamente empregados na reabilitação de pacientes com transtornos mnésicos, somente serão úteis no caso de o paciente a quem se destinam dispor, anteriormente à instalação da condição patológica, não somente do controle (ainda que mínimo) das estratégias necessárias à produção de textos escritos, mas, sobretudo, de um interesse especial pelo registro organizado de detalhes de seu dia a dia.

c) Outro aspecto crucial a ser considerado na elaboração de estratégias visando a reabilitação de pacientes que apresentam síndromes demenciais diz respeito à importância que vai assumir, para o sucesso terapêutico pretendido, o fato de ser a estratégia escolhida efetivamente capaz de não somente suscitar no paciente a vontade de se adaptar a atividades e dispositivos propostos pelo terapeuta, mas, sobretudo, de nele despertar o desejo de desenvolver seus próprios instrumentos terapêuticos que, com toda a certeza, estarão muito mais sintonizados com as suas possibilidades e preferências do que aqueles, mais impessoais, que não tiverem sido elaborados tendo por alvo um indivíduo específico e concreto. Com efeito, a prática demonstra que a eficiência das estratégias reabilitativas é visivelmente magnificada sempre que o paciente contribui para sua formulação, assumindo, ainda que parcialmente, o controle de seu próprio tratamento.

d) Um caso especial da diretriz mencionada no item (b) é o que se refere à eventual utilização de computadores na reabilitação de pacientes que apresentam síndromes demenciais. Evidentemente, em vista do já exposto até o momento, não é difícil concluir que, segundo o enfoque dos autores deste capítulo, aplicam-se, também no caso dos procedimentos terapêuticos, os mesmos comentários feitos com relação à utilização, durante a fase diagnóstica, de recursos tecnológicos sofisticados. Na verdade, quando se trata de estratégias reabilitativas, a observância do pré-requisito "parcimônia" deve ser ainda mais estrita. Com efeito, por mais incrível que isso possa parecer, quantas vezes não se ouve, ao travar o primeiro contato com um novo paciente, o relato da indignação que sentiram seus familiares ao testemunharem o desespero de seu ente querido ao ser "convidado" a realizar atividades reabilitativas com o auxílio de um microcomputador, sem que tivesse sido previamente investigado, ainda que de modo superficial, se esse paciente alguma vez tivera o hábito ou mesmo o gosto de se servir de tais recursos informáticos, ou se ele – como, aliás, costuma ser o caso na maior parte da América Latina – não possuía outra experiência com esse gênero de tecnologia que não aquela proporcionada por seu contato, nem sempre "positivo", com os caixas automáticos dos bancos. Evidentemente, muito diferente é a situação daqueles pacientes, seja qual for a idade, cuja história de vida atesta a familiaridade efetiva com computadores e outras tecnologias semelhantes: o erro, nesse caso, seria prescindir da utilização de tais recursos durante o processo reabilitativo. Ainda assim, ou seja, mesmo no caso desses pacientes familiarizados com dispositivos informáticos, os terapeutas devem procurar elidir dois outros tipos de erro, também frequentemente observados: (a) a substituição pura e simples do contato direto do terapeuta com o paciente por situações em que o seu principal interlocutor passe a ser o computador, o que só fará aprofundar o estado crônico de isolamento em que costumam se encontrar os pacientes que apresentam síndromes demenciais; e (b) a utilização de programas (*softwares*) de reabilitação mais ou menos "pré-fabricados", cuja estrutura, ainda que flexível, não permita a sua exata adaptação às características intrínsecas de cada paciente. Desse modo, a utilização de recursos tecnológicos mais sofisticados – entre os quais, devido ao nível de subdesenvolvimento em que infelizmente ainda se encontram os países latino-americanos, é forçoso incluir os microcomputadores pessoais – deve ser feita com discernimento e equilíbrio, e jamais como costuma acontecer, com o intuito de esconder, sob uma pretensa aparência de "modernidade", a falta de conhecimento capaz de fundamentar a elaboração e a implementação de estratégias reabilitativas que possam ser realmente eficientes.

e) Ainda segundo o enfoque dos autores deste capítulo, a reabilitação de indivíduos que apresentam síndromes demenciais deverá, com certa frequência e desde que isso seja possível, ser realizada em contextos reais e familiares ao paciente específico a que se destina – como o supermercado de que é freguês, o clube de que é sócio, etc. –, em vez de invariavelmente acontecer no âmbito de instituições hospitalares, sobretudo se o espaço nelas reservado para a reabilitação neuropsicológica for afetivamente "frio" ou pouco estimulante.*

f) Por fim, é importante mencionar que o estabelecimento de rotinas relativamente rígidas capazes de, por assim dizer, "hiperestruturar" o cotidiano dos pacientes que apresentam síndromes demenciais pode, dentro de certos limites, ser bastante benéfico, isto é, desde que a rigidez de tais rotinas jamais venha a ser vivenciada por esses pacientes como restrição ou monotonia.

Espera-se que as considerações feitas neste capítulo possam ser úteis no sentido de iluminar a práxis dos profissionais da saúde mental que se ocupam de pacientes que apresentam síndromes demenciais, estimulando-os a investigar, de maneira cada vez mais consciente, os princípios sobre os quais se fundamentam suas atividades, uma vez que é de tal esforço autocrítico que depende a possiblidade de uma atuação clínica não somente eficiente, mas também humanizada.

REFERÊNCIAS

Andler D, éditeur. Introduction aux sciences cognitives. Paris: Gallimard; 1992.

Atkinson RC, Shiffrin RM. The control of short-term memory. Sci Am. 1971;225(2):82-90.

Baddeley AD. Human memory: theory and practice. Hove: LEA; 1990.

Baddeley AD. Working memory. Oxford: Oxford University; 1986.

* Ver também sobre esse tema Neisser (1982), Neisser e Winograd (1988).

Caramazza A. The logic of neuropsychological research and the problem of patient classification of aphasia. Brain Lang. 1984;21(1):9-20.

Caramazza A, Badecker W. Clinical syndromes are not God's gift to cognitive neuropsychology: a reply to a rebuttal to an answer to a response to the case against syndrome-based research. Brain Cogn. 1991;16(2):211-27.

Caramazza A, Zurif EB, editors. Language acquisition and language breakdown. Baltimore: Johns Hopkins University; 1978.

Ekman P, Davidson RJ, editors.The nature of emotion: fundamental questions. Oxford: Oxford University; 1994.

Ellis AW, Young AW. Human cognitive neuropsychology. Hove: LEA; 1988.

Eysenck MW. Anxiety: the cognitive perspective. Hove: Lawrence Erlbaum Associates; 1992.

Feyerabend PK. Philosophical papers. Cambridge: Cambridge University; 1981. 2 v.

Fodor JA. Representations: philosophical essays on the foundations of cognitive science. Cambridge: Massachusetts Institute of Technology; 1981.

Fodor JA. The language of thought. Cambridge: Massachusetts Institute of Technology; 1975.

Fodor JA. The modularity of mind. Cambridge: Massachusetts Institute of Technology; 1983.

Gardner H. Frames of mind: the theory of multiple intelligences. New York: Basic Books; 1983.

Gazzaniga M, editor. The cognitive neurosciences. Cambridge: Massachusetts Institute of Technology; 1995.

Kuhn TS. The structure of scientific revolutions. 2nd ed. Chicago: Chicago University; 1970.

Loftus EF. The reality of repressed memories. Am Psychol. 1993;48(5):518-37.

MacDonald C, MacDonald G, editors. Connectionism: debates on psychological explanation. Cambridge: Blackwell; 1995.

Marr D. Vision: a computational investigation into the human representation and rocessing of visual information. San Francisco: Freeman and Company; 1982.

McClelland JL, Rumelhart DE. Parallel distributed processing: explorations in the microstructure of cognition volume 2: psychological and biological models. Cambridge: Massachusetts Institute of Technology; 1986. v. 2.

Neisser U. Memory observed: remembering in natural contexts. New York: Freeman and Company;1982.

Neisser U, Winograd E, editors. Remembering reconsidered: ecological and traditional approaches to the study of memory. New York: Cambridge University; 1988.

Rumelhart DE, McClelland JL. Parallel distributed processing: explorations in the microstructure of cognition, volume 1: foundations. Cambridge: Massachusetts Institute of Technology; 1986. v. 1.

Santos CLNG. A pesquisa experimental em neuropsicolingüística cognitiva: considerações epistemo-metodológicas. In: Del Nero HS, editor. Questões metodológicas em ciências cognitivas. São Paulo: IEA-USP; 1994. p. 46-56. Série Cognitiva.

Santos CLNG. A reabilitação neuropsicológica de disfunções cognitivas: tópicos fundamentais. In: Lianza S, editor. Medicina de reabilitação. 3. ed. Rio de Janeiro: Guanabara-Koogan; 2000a. p. 351-9.

Santos CLNG. Aspectos comportamentais em doenças crônicas: terapeuta, cuidador e paciente. In: Levy JA, Oliveira ASB, editores. Reabilitação em doenças neurológicas: guia terapêutico-prático. Rio de Janeiro: Atheneu; 2003. p. 223-9.

Santos CLNG. Da memória do discurso ao discurso da memória: o problema da representação mnêmica do discurso pelo sistema cognitivo humano. In: Damasceno BP, Coudry MIH, editores. Temas em neuropsicologia e neurolingüística. São Paulo: Sociedade Brasileira de Neuropsicologia; 1995. p. 75-82. Série Neuropsicologia, v. 4.

Santos CLNG. Diagnostico y rehabilitación de disfunciones cognitivas: consideraciones critico-filosóficas. In: Rojas LQ, Solovieva Y, editores. Rehabilitación neuropsicologica. Puebla: BUAP; 2000b. p. 11- 43.

Santos CLNG. Le traitement réceptif (compréhension et mémorisation) du discours/texte procédural par le système cognitif/nerveux humain normal: le point de vue de la théorie des Lenkox. In: Nespoulous JL, Virbel J, Pascual E, éditeurs. Le texte procédural: langage, action et cognition. Toulouse: PRESCOT; 1997. p. 115-29.

Santos CLNG. Reabilitação neuropsicológica nas demências: bases teóricas. In: Caixeta L. Demência: abordagem multidisciplinar. Rio de Janeiro: Atheneu, 2006. p. 541-56.

Santos CLNG. Tópicos em neurociência cognitiva e reabilitação neuropsicológica. São Paulo: Unidade de Reabilitação Neuropsicológica; 1998.

Seron X, Deloche G. Cognitive approaches in neuropsychological rehabilitation. Hillsdale: Lawrence Erlbaum Associates; 1989.

Sternberg RJ. Beyond IQ: a triarchic theory of human intelligence. New York: Cambridge University; 1985.

CAPÍTULO 28

VÂNIA LÚCIA DIAS SOARES
CÂNDIDA DIAS SOARES
LEONARDO CAIXETA

REABILITAÇÃO NEUROPSICOLÓGICA: PRÁTICA

A neuropsicologia tem como principal objetivo o estudo da relação entre cérebro e comportamento humano, constituindo uma área multidisciplinar, relacionada ao estudo e à compreensão de diversos processos cognitivos de um ponto de vista normativo ou clínico, isto é, da maneira como diversas patologias afetam o sistema nervoso central.

O tratamento não farmacológico constitui uma abordagem relativamente bem-sucedida, principalmente nos primeiros estágios da doença de Alzheimer (DA), podendo atuar em sinergismo inclusive com o tratamento farmacológico bem fundamentado.

Nos últimos anos aconteceram avanços na reabilitação neuropsicológica, constituindo um método promissor, principalmente em fases iniciais da doença. O sucesso dessa intervenção está relacionado com a manutenção da independência funcional do paciente.

■ REABILITAÇÃO NEUROPSICOLÓGICA DOS PROCESSOS VISUOESPACIAIS

Os déficits cognitivos encontrados após lesão cerebral em áreas parieto-occipitais costumam provocar, entre outras, uma série de dificuldades visuoconstrutivas e visuoperceptivas. O objetivo deste capítulo é mencionar as bases da reabilitação neuropsicológica das funções visuoespaciais, bem como analisar a influência de outros possíveis déficits neuropsicológicos em sua reabilitação.

Deve-se ficar atento, pois a avaliação neuropsicológica pode evidenciar alterações não descritas tradicionalmente nesse tipo de envolvimento, relacionadas com atenção, memória operativa e funções executivas, para além dos déficits propriamente visuoespaciais: desorientação espacial topográfica e interpsíquica, falta de coordenação visuoespacial, problemas para perceber a profundidade das coisas e dificuldade para rodar mentalmente objetos no espaço.

Os objetivos da reabilitação devem encaminhar-se para a compensação das alterações visuoespaciais, uma vez que não se fala em restituição de funções na reabilitação de doenças neurodegenerativas, como a DA.

Parece essencial a avaliação exaustiva das alterações neuropsicológicas em doentes com déficits visuoespaciais para se determinar o alcance que outros domínios cognitivos possam ter em sua reabilitação. Concretamente, pode ser fundamental o reforço de processos relacionados com o controle atencional e funções executivas por sua utilidade para a aprendizagem de estratégias compensatórias e sob a hipótese de que as referidas funções proporcionam as chaves da organização e supervisão necessárias para os processos perceptivos (Blázquez; Alisente; Paul Laprediza; Muñoz Céspedes, 2004).

FUNÇÕES VISUOESPACIAIS

As funções visuoespaciais incluem todas as habilidades envolvidas na relação do indivíduo com sua posição no espaço; a capacidade de usar as referências do meio e desenvolver-se nele; a capacidade de orientação intrapsíquica, além do conjunto de processos relacionados com a percepção (capacidades gnósicas) e a ação (capacidades práxicas). A dificuldade está não somente em como se relacionar com o meio – onde agir –, mas também em como se relacionar com as habilidades que permitem uma adequada percepção desse meio.

Determinar a natureza dos déficits visuais pode ser uma tarefa complexa, uma vez que, em algumas ocasiões, os processos perceptivos se confundem com outras habilidades que, embora se desenvolvam no espaço, são relacionadas aos processos do tipo motor ou práxico.

Durante as últimas décadas, aumentou consideravelmente o conhecimento do processamento visual, o que permitiu conhecer com maior exatidão as bases que o regulam. É aceito, de maneira geral, que são as estruturas encefálicas mais posteriores (quais sejam: os córtices parietal, occipital e temporal), as encarregadas da análise visuoespacial e visuoperceptiva do mundo, análise que inclui desde o reconhecimento das características dos objetos e seu conhecimento até a habilidade de atuar sobre eles.

Em contraste com o conhecimento e os estudos numerosos sobre os mecanismos que operam o sistema visuoespacial, pouco se sabe sobre a recuperação das habilidades visuais alteradas nos pacientes com danos cerebrais adquiridos, apesar de 20 a 40% dos indivíduos afetados por esse tipo de patologia sofrer disfunções neuropsicológicas relacionadas a essas áreas (Zihl, 2000). Na prática clínica, esse tipo de alteração não aparece isolado, mas em geral associado com outros problemas cognitivos, como alterações da atenção e déficit na memória operativa ou episódica e nas funções executivas (FEs). Além disso, em algumas ocasiões, observa-se uma dissociação entre os problemas espaciais e os perceptivos. Por essa razão, e considerando a dificuldade em determinar a natureza dos déficits visuoespaciais e a ampla repercussão em um número grande de atividades (leitura, cálculo, capacidade construtiva, etc.), parece lógica a necessidade de avaliar com precisão todas as funções neuropsicológicas, com a intenção de esclarecer a natureza do déficit naqueles pacientes que sofrem distúrbios visuoespaciais.

ROTAS VENTRAL E DORSAL

Nos anos 1980, alguns autores postulavam dois mecanismos diferenciados, funcional e anatomicamente, no processamento visuoperceptivo (Farah, 2000): um encarregado da percepção dos objetos e outro que determina a direção tomada para alcançá-los (Marshall; Fink, 2001; Wilson et al., 1997).

O reconhecimento dos objetos requer, além da percepção da aparência das imagens visuais, o conhecimento semântico sobre elas (Giménez-Amaya, 2000; Passingham; Toni; Rushworth, 2000). Se não for dessa maneira, ao estar em frente a um objeto, a pessoa teria a sensação de vê-lo pela primeira vez. A relevância dessa integração perceptivo-semântica repousa na finalidade com que alguém se dirige a qualquer estímulo e, realmente, na intencionalidade, posto que, se não soubesse seu significado, provavelmente essa pessoa passaria ao largo do objeto. Nesse sentido, as dificuldades na percepção causariam uma paralisação no momento de ela atuar sobre o objeto.

A rede encarregada de analisar as questões relacionadas à pergunta "o que vê-se?" é denominada rota ventral (Fig. 28.1), e as lesões nessa rota causarão a ausência do sentido do que se está vendo, seja pela fragmentação da aparência das coisas (agnosia aperceptiva) ou pela dissociação da percepção (aparências) e o conhecimento do mundo (agnosia associativa) (Farah, 2000). Já a rota dorsal (Fig. 28.1), relacionada ao córtex estriado, vai ao lobo parietal, relacionado à atenção (Posner; Gilbert, 1999), e é responsável pela análise espacial, permitindo controle da direção dos movimentos no momento de alcançar os objetos no espaço, sen-

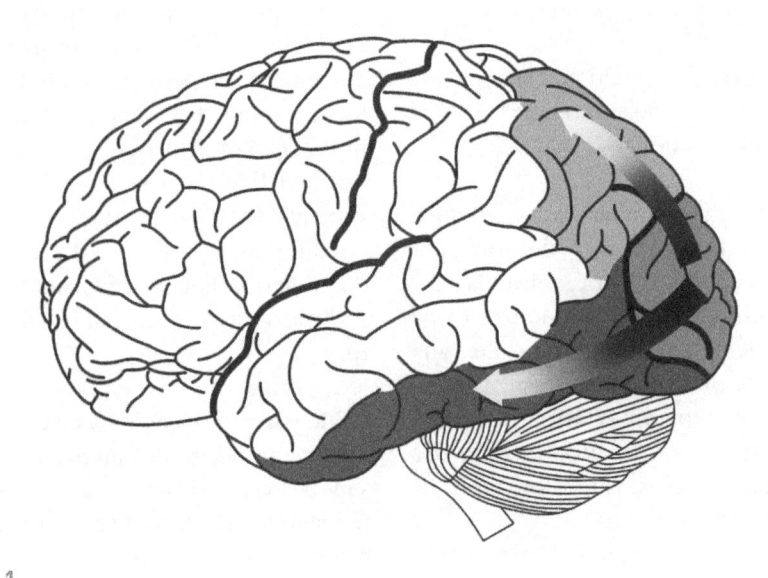

Figura 28.1

A via ventral visual (seta inferior), chamada de sistema "o quê", conecta o lobo occipital ao temporal e é responsável pelo reconhecimento de um objeto, ou seja, o que ele é. Em contrapartida, a via dorsal visual (seta superior), chamada de sistema "onde", conecta o lobo occipital ao parietal e é responsável pela localização do objeto, ou seja, "onde" ele está.

do necessária a associação do processamento motor e a coordenação dos movimentos com as intenções (Humphreys; Duncan; Treisman, 2000; Luria, 1977). Essa rota cerebral se ativa respondendo à pergunta "para onde olhar?", e sua alteração causa déficits visuoespaciais relacionados às dificuldades de orientação, para alcançar objetos e para reconhecê-los quando expostos de uma maneira incompleta (Colmenero; Catena; Fuentes, 2001; De Renzi, 1997). De acordo com esse raciocínio, as dificuldades podem ser devidas a problemas atencionais e motores ou a sua possível dissociação.

REABILITAÇÃO DAS ALTERAÇÕES VISUOESPACIAIS

A avaliação neuropsicológica completa e adequada determinará os aspectos da percepção visual que necessitarão de intervenção. Consideram-se três fatores:

- localização do estímulo no espaço;
- reconhecimento do estímulo;
- focalização da atenção.

Localizar um estímulo no espaço requer um processo de busca visual determinada por movimentos oculares organizados e dirigida voluntariamente a fim de extrair os detalhes relevantes do espaço e de seus componentes, ou seja, isso é possível quando se aplica um programa centrado em processos de controle visuomotor que, por sua vez, estimulam processos atencionais seletivos e de função executiva.

Os movimentos oculares devem trabalhar tanto no plano horizontal (esquerda-direita-esquerda) como no vertical (acima-abaixo-acima), procurando ampliar a percepção do campo visual (Luria, 1979) e, assim, exercitar os movimentos de rastreamento sobre o espaço com a finalidade de minimizar a desorientação espacial.

A profundidade (perto-longe-perto) é tão importante quanto os exercícios no plano longitudinal. Algumas atividades são propostas a seguir.

■ **Mudança corporal em direção a um objeto.** Antes de começar com atividades de movimento fino de olho-mão, é conveniente usufruir do espaço que rodeia o paciente. Em sua vida cotidiana, os pacientes apresentam desorientação espacial muitas vezes originada de problemas com a localização de referenciais concretos em seu próprio meio. É conveniente exercitar a busca de grandes estímulos que implique mudança da direção deles.

■ **Coordenação visuomanual.** No âmbito da coordenação visuomotora, a visuomanual é a mais específica e, devido a sua importância, é a que mais se observa: o paciente não consegue alcançar com sua mão o objeto percebido. Ele pode exercitar-se mediante atividades de treinamento com apoio de orientação externa que o guie até atingir o objetivo. Esse apoio será retirado progressivamente. O objeto a alcançar se apresentará em diferentes posições e distâncias dentro do campo visual, estando inicialmente de forma estática e, em seguida, em movimento.

■ **Movimentar os objetos no campo visual.** Passar um objeto de um lugar para outro, sendo o olhar dirigido para o movimento das mãos e vice-versa. O movimento da mão é controlado pelo olhar.

Inicialmente, pode-se segurar a mão do paciente e acompanhá-lo na mudança de movimento. Essa ajuda deverá ser retirada aos poucos. Sugere-se utilizar outros estímulos perceptivos, como a cor, para que a atividade torne-se mais variada e complexa. Por exemplo, de um recipiente maior, passar objetos agrupados por cor, tamanhos ou forma ao recipiente correspondente. O paciente deve permanecer no ponto de origem do objeto e deslocá-lo a outro ponto de origem concreto com um auxílio perceptivo.

- **Completar e reproduzir modelos construtivos.** A utilização de exercícios de praxias construtivas com uso de materiais que são manipuláveis, como os cubos de Wechsler, pode ajudar a otimizar alterações visuoperceptivas.

Começa-se com cópia simultânea de modelos guiada por instruções verbais. A seguir, é apresentado o modelo original em diferentes posições dentro do seu campo visual. Os modelos são trabalhados em três dimensões.

Young, Collins e Hrens (1983) realizaram um treinamento de 20 horas com um grupo de pacientes lesionados no hemisfério cerebral direito e observaram uma melhora significativa dos seus problemas visuoperceptivos em comparação a um grupo-controle de pacientes que só receberam terapia ocupacional, porém sem treinamento específico com esse tipo de atividade construtiva.

- **Localização de lugares no espaço real, em croqui e em mapas.** É um trabalho de orientação, reconhecimento e localização. Começa-se com a representação gráfica de pontos já conhecidos, como a própria casa do paciente, o bairro e a cidade, onde se localizam seu quarto, seu escritório (casa), a farmácia (bairro) e a praça (cidade). Os mapas oferecem maior complexidade, sendo que se pode trabalhar inicialmente com as regiões mais amplas até atingir as menores. Essa atividade pode ser complementada com exercícios de descrição oral das imagens contextualizadas e que exijam do paciente a realização de movimentos visuais amplos e exploratórios dessas imagens. As respostas verbais dirão para onde se dirige o seu olhar.

EXERCÍCIOS ESPECÍFICOS PARA A REABILITAÇÃO DOS TRANSTORNOS DO RECONHECIMENTO

Quando houver segurança de que o paciente não apresenta dificuldades para localizar objetos ou imagens no espaço, o que justificaria a falta de resposta para as solicitações de reconhecimento, algumas atividades deverão ser propostas:

- **Associação objeto-imagem.** Esse tipo de associação é útil na fase inicial para os pacientes com agnosias moderadas, os quais geralmente não apresentam dificuldades no reconhecimento de objetos, mas no reconhecimento de suas imagens.

Apoiando-se na percepção visual do objeto com a descrição oral de seus detalhes e sua manipulação simultânea, integram-se primeiro todos os elementos relevantes da percepção, para, assim, compará-lo com sua imagem. É importante considerar as características do material a ser utilizado nas diferentes etapas desse processo: começar com representações fiéis, como fotografias, até chegar às figuras esquematizadas. Os objetos utilizados deverão ser familiares, comuns e de uso cotidiano do paciente.

- **Degradação da informação visual.** Nas formas leves de agnosias de imagens ou quando o paciente já consegue identificá-las no processo de recuperação e se quer reforçar, melhorar e estabilizar esse reconhecimento, continua-se com um trabalho mais exigente com técnicas de degradação da informação visual.

Tais técnicas consistem em camuflar as imagens ou os esquemas dos objetos que deverão ser reconhecidos. Apresenta-se uma parte característica do objeto ou da imagem (p. ex., a ponta de um lápis) e faz-se uso de sombras das imagens e de seus contornos ponteados com a finalidade de exercitar o reconhecimento visual.

- **Trabalho de reconhecimento por dedução.** Uma vez que o paciente compreendeu que o reconhecimento de um objeto é adquirido devido à integração visual de seus componentes físicos e que é necessário realizar uma análise visual detalhada de suas características, realiza-se o reconhecimento por dedução em ausência do objeto ou de sua imagem: descrevem-se oralmente as características desse objeto. Como percebido, para atingir esse reconhecimento, é fundamental que o paciente tenha recuperado a imagem mental do objeto.

- **Imagem visual.** Construir ou manipular imagens mentais dos objetos pode ser outra estratégia de reabilitação nos casos em que a agnosia está associada à dificuldade para imaginá-los. O exercício consiste em solicitar aos pacientes que, após observarem, manipularem e caracterizarem verbalmente um objeto, os descrevam assim que forem retirados de seu campo visual. Pode-se pedir, em seguida, que os desenhem. Outra técnica consiste em programar exercícios de rotação mental e reconhecimento de imagens em posições não usuais, como, por exemplo, reconhecer a imagem de um telefone em posição que não é familiar.

- **Caracterização visual.** Consiste em exercícios de agrupamentos de imagens ou objetos por categorias. Assim que é realizada a classificação desses materiais, é feito um trabalho de analisar os traços pertinentes a cada objeto/imagem, o que permitirá agrupá-los (semelhanças) e diferenciá-los entre si. Essa atividade pode ser complementada adicionando-se um objeto determinado ou sua representação visual em um conjunto categórico ou incluindo em outros objetos que sejam semelhantes a ele.

- **Constância perceptiva.** Quando o paciente reconhece um mesmo estímulo apresentado em diferentes posições espaciais, em suas diferentes variações morfológicas e em formas incompletas, atinge-se o objetivo final de um programa de treinamento no reconhecimento de objetos e imagens.

- **Associação objeto-cor.** Quando a agnosia de imagens ou de formas se associa com acromatopsia, pode-se trabalhar o reconhecimento da cor e da forma com a associação imagem-cor, utilizando-se a representação de objetos de cores constantes. Nos casos leves de acromatopsia que se manifestam por confusões nas tonalidades, é possível incluir exercícios de classificação e colori-los.
  - **Absurdos visuais:** nas fases finais da reabilitação e para confirmar a constância no reconhecimento, podem-se adicionar detalhes absurdos aos objetos ou às imagens para que sejam reconhecidos(as) como não existentes, como, por exemplo, um lápis com braços.
  - **Velocidade no reconhecimento visual:** para favorecer o reconhecimento dos estímulos visuais, podem-se utilizar auxílios extras, como troca de posição do objeto, buscando o melhor ângulo para seu reconhecimento; guiar o paciente com perguntas e complementar a informação durante a descrição do objeto; dar ênfase verbal ou visual nos detalhes relevantes; aumentar o tamanho do objeto/imagem; e adicionar cores, utilizar sons ou contextualizar o objeto.

Em determinadas ocasiões, é atingido um bom nível de reconhecimento visual, porém com uma baixa efetividade no tempo de resposta. A rapidez com que se analisa e processa a informação dependerá muitas vezes do seu grau de consolidação com a memória. A velocidade da resposta do paciente será o resultado de um processo de treinamento na recuperação das habilidades que foram trabalhadas. Sendo assim, durante a execução das tarefas, inicialmente o paciente utiliza todo o tempo que consideramos necessário.

Pode-se começar a apresentar-lhe os estímulos visuais já trabalhados em velocidades crescentes, com a finalidade de melhorar a rapidez na tomada de decisão no reconhecimento perceptivo. Nesse caso, o melhor é utilizar sistemas computadorizados, que facilitam enormemente a sistematização e o registro dessa variável.

■ **Reconhecimento de rostos**. Quando a agnosia visual interfere no reconhecimento de rostos familiares, há que se incluir um trabalho de reabilitação com exercícios específicos para a prosopagnosia. Na realidade, dada a escassa frequência desse transtorno específico na clínica, não existe literatura sobre a forma de abordá-lo na reabilitação. A dificuldade no reconhecimento de rostos parte da variação múltipla de um mesmo objeto visual. Pode-se treinar o paciente no trabalho dedutivo com a análise de traços característicos do objeto visual que permitam levá-lo ao reconhecimento.

Nos casos de personagens públicos, é útil o trabalho com a análise visual de caricaturas e fotografias. Igualmente, deve-se adicionar um trabalho de descrição de características faciais e de interpretação de mímica facial.

Na agnosia de rostos, é importante definir se se trata de um transtorno aperceptivo (prosopagnosia) ou associativo (prosopamnesia), já que, no primeiro caso, há dificuldades na análise visuoperceptiva e é conveniente utilizar atividades de pareamento de fotografias de rostos familiares e desconhecidos (Lopera; Ardila, 1992).

■ REABILITAÇÃO DAS FUNÇÕES EXECUTIVAS

O espetacular avanço das neurociências em geral e da neuropsicologia em particular tem sido acompanhado de um crescente interesse por compreender as funções e os substratos neuronais dos processos cognitivos mais complexos.

Nesse sentido, pode-se afirmar que nos últimos anos os estudos apontam premissas fundamentais, que se baseiam na conclusão de que tudo o que se é e se faz corresponde às atividades cerebrais. As investigações se dirigem na busca do que reflete a especificidade humana, ou seja, o substrato neural e a maneira de operar aspectos tão complexos como raciocínio, tomadas de decisão, resoluções de problemas, comportamento social e ético.

Dentre as funções corticais superiores, as que mais suscitam estudos e pesquisas são as FEs, as quais podem ser definidas como os processos que associam ideias, movimentos e ações simples, assim como os que orientam resoluções de problemas complexos, possibilitando condutas criativas e socialmente aceitas, planejamento, seletividade de objetivos, autorregulação, autocontrole e capacidade de percepção do outro (Sholberg; Mateer, 1989).

Em termos genéricos, as FEs fazem referência a um conjunto de capacidades cognitivas implicadas na resolução de problemas e de situações imprevistas, agrupando-se em uma série de componentes:

- habilidade para formular e executar metas;
- planejamento;
- estratégias para atingir objetivos;
- flexibilidade de pensamento que possibilite alterações nos projetos.

Podem ser encontrados novos conceitos, que eliciam variadas definições, como a própria psicologia cognitivo-comportamental se referindo às técnicas de reabilitação: definir o problema, pleitear possíveis alternativas, executar o objetivo proposto, observar os resultados e introduzir alternativas caso o resultado não tenha sido atingido.

Dessa forma, pode-se observar que os pacientes afetados por alterações no funcionamento executivo manifestam incapacidade para abstrair e dificuldades de antecipar as consequências de seus comportamentos.

A perda dessas funções tem impacto na vida independente e socialmente aceita. Sua limitada capacidade para gerenciar a própria vida e atender tanto suas necessidades como os compromissos a sua volta resulta em interpretações errôneas, traduzidas em críticas e isolamento social.

Assim colocadas, as alterações executivas devem constituir o objetivo essencial de qualquer programa de reabilitação neuropsicológica, sendo que a disfunção executiva é imputada como um dos obstáculos mais importantes no enfrentamento de situações corriqueiras ou imprevistas.

SELECIONANDO AS MELHORES ESTRATÉGIAS PARA ATINGIR OS OBJETIVOS

Para se estabelecerem os objetivos da reabilitação da forma mais adequada, é pertinente, em primeiro lugar, estabelecer quais elementos do funcionamento executivo se relacionam com as alterações concretas nas atividades do cotidiano do paciente (Muñoz--Céspede; Tirapu, 2001).

No contexto da reabilitação, as intervenções sobre as FEs implicam a melhoria da capacidade de programar uma conduta e orientar a execução dos objetivos pretendidos. Pode ser utilizada uma variedade de atividades com a finalidade de reestruturar a função e outras cujo fim seria compensá-la.

Pacientes com essas alterações apresentam importantes dificuldades para automonitoração da conduta em diferentes situações, por dificuldades em responder adequadamente aos estímulos, às alterações atencionais e na memória operativa.

Assim, deverá ser efetuado um treino no processo de aprendizagem sequencial das atividades de vida diária. Para esse tipo de intervenção, o paciente deverá ser orientado quanto ao controle do tempo, sendo que as tarefas deverão ser acompanhadas e graduadas dentro dos níveis de exigência. Estas deverão ser divididas em diferentes etapas, com instruções claras e objetivas (Quadro 28.1).

Na reabilitação das FEs pode-se estabelecer uma declaração de princípios gerais que emergem das hipóteses atuais sobre o funcionamento dos lobos frontais. Uma estratégia de reabilitação baseada nesses princípios é listada no Quadro 28.2 (Alderman; Fry; Youngson, 1995).

REABILITAÇÃO DE LINGUAGEM

A reabilitação da linguagem é considerada uma das primeiras práticas clínicas reportadas em intervenções terapêuticas em pacientes com danos cerebrais. Especialmente desenvolvida a partir da Segunda Guerra Mundial, responde atualmente por novos paradigmas no campo da neuropsicologia da linguagem e da comunicação.

> **Quadro 28.1**
> **CONHECIMENTO DO PASSO A PASSO PARA A ATIVIDADE A SER ESTABELECIDA EM PROGRAMA DE REABILITAÇÃO DAS FUNÇÕES EXECUTIVAS**
>
> **FAZER COMPRAS NO SUPERMERCADO**
>
> - Elaborar uma lista de compras
> - Separar os itens a serem comprados em categorias
> - Estabelecer o tempo disponível
> - Definir onde vai fazer as compras antes de sair de casa
> - Traçar uma rota de percurso
>
> **ORGANIZAÇÃO DO ESPAÇO FÍSICO**
>
> - Guardar as compras de forma organizada
> - Manter os objetos de uso diário nos mesmos locais
> - Deixar blocos de anotações em locais estratégicos
> - Utilizar calendários e/ou agendas para o controle dos compromissos diários
> - Colocar instruções que orientem o manejo de eletrodomésticos
>
> **CUIDADOS COM A SAÚDE**
>
> - Higiene do sono adequada
> - Controle de horários do uso de medicamentos
> - Alimentação adequada

> **Quadro 28.2**
> **ESTRATÉGIA DE REABILITAÇÃO IDEAL**
>
> - **I** IDENTIFICAR
> - **D** DEFINIR
> - **E** ELEGER
> - **A** APLICAR
> - **L** LOGRAR
>
> - Intervenção sobre as variáveis cognitivas relacionadas com um bom funcionamento executivo, como, por exemplo, a memória de trabalho e a atenção.
> - Uso de técnicas de alterações comportamentais que facilitem a manutenção do foco atencional, que mantenham o nível de concentração e que capacitem o automonitoramento dos comportamentos perseverativos e impulsivos.
> - Emprego de estratégias que facilitem o controle impulsivo dos resultados imediatos.
> - Os programas de reabilitação devem ser ecológicos, contendo tarefas específicas, condizentes à realidade do paciente.
>
> **Fonte:** Alderman, Fry e Youngson (1995).

Três vertentes foram desenvolvidas na investigação clínica contemporânea e marcaram o rumo de novas intervenções: as neurociências, as ciências cognitivas e a pragmática, auxiliando no desenvolvimento de diversos modelos e técnicas terapêuticas (Lábos et al., 2008).

Uma teoria da terapia de um distúrbio linguístico deve contar com:

- um modelo dos processos cognitivos a serem tratados;
- hipóteses específicas acerca do dano cerebral presente em cada paciente;
- previsão dos danos que podem ou não melhorar;
- hipóteses específicas sobre os mecanismos neuronais;
- conhecimento das variáveis de impacto de outros fatores independentes ao déficit que integram na recuperação funcional;

- inclusão de uma teoria da aprendizagem do dano cerebral, dando pautas de como remediar os danos funcionais;
- uma relação de tarefas a serem utilizadas e como implementá-las.

Atualmente, há abundantes evidências empíricas que comprovam os benefícios da reabilitação em pacientes com danos na linguagem.

As técnicas trazidas pela Escola Holística sustentam que a linguagem é um sistema único e indivisível que propõe diferentes intervenções. Podem-se citar as técnicas de estimulação (Ducarne de Ribaucourt, 1986; Schuell; Carroll; Street, 1955; Wepman, 1976) baseadas fundamentalmente na exercitação e repetição sistemática de diversas tarefas linguísticas com dificuldades crescentes. Segundo Wepman (1976), há três ações básicas na reabilitação: estimulação, facilitação e motivação.

As técnicas baseadas nas teorias de aprendizagem propõem uma intervenção pautada e sistemática com técnicas de reaprendizagem de condutas mediante tarefas de memorização, repetição e reforço (Audrey, 1998; Seron; Deloche, 1989).

A reorganização funcional, proposta por Luria (1963), enfatiza a reabilitação geral da linguagem como sistema integral, com uma participação ativa do paciente e a inclusão de aspectos pragmáticos da comunicação no contexto.

A investigação clínica com orientação fisiopatológica foi iniciada e desenvolvida por Azcoaga (1985). As propostas metodológicas programam técnicas de controle inibitório e de ativação excitatória para controlar os sintomas de superfície como parafasias, neologismos, logorreia, anomias, agramatismos, entre outros.

A abordagem clínica do paciente com transtorno de linguagem é um desafio aos terapeutas, pois estes necessitam selecionar modelos e estratégias clínicas que sejam adequadas e auxiliem nas situações pessoais de cada um deles e de seus respectivos familiares.

Os modelos teóricos, em sua maioria, não consideram todas as variáveis de impacto e geralmente retratam aspectos parciais do comportamento linguístico. Apesar da carência de modelos gerais que assegurem a eficácia das intervenções, pode-se considerar que algumas terão um resultado melhor do que outras, pois se depende da capacidade de gerar estratégias adequadas em cada caso.

O objetivo deste capítulo não é descrever as diversas escolas teóricas que propõem intervenções terapêuticas nos transtornos da linguagem, pois, além de ser difícil distinguir fronteiras claras entre elas (sendo frequente a utilização de uma abordagem mista), o profissional da comunicação anseia por buscar caminhos mais objetivos em sua prática clínica.

EXPRESSÃO VERBAL

A redução da expressão pode acontecer nos níveis articulatório, lexical, sintático ou discursivo. Nos casos em que a redução é total, sob a forma de mutismo, a primeira fase da reeducação será a desmutização. Nos casos de preservação da compreensão da leitura, esta pode ser usada como apoio terapêutico.

No momento de auxiliar o paciente a desvincular-se do processo de mutismo, o terapeuta pode utilizar a facilitação da palavra, o uso de gestos e mímicas exageradas, a palavra escrita e músicas até o paciente começar a produzir unidades linguísticas significativas e simples. Se não se atinge o nível de expressão esperado, deve-se suspender a reeducação e buscar outras alternativas. Nos casos mais graves, são propostos sistemas alternativos de comunicação.

De acordo com a evolução do quadro, passam-se a usar técnicas específicas. O *Programa de Volta ao Princípio* é um método fundamentado em diversos estudos, cujo resultado indica a eficácia do desenho na terapia, sendo esse um estimulador da linguagem e um desbloqueador da expressão escrita em alguns pacientes (Peña-Casanova; Pamies, 2005).

Nos casos em que o comprometimento da expressão verbal está vinculado a transtornos fonético-articulatórios e de apraxia fonoarticulatória, é indicada reeducação da apraxia fonoarticulatória, em que se costuma usar a imitação e os automatismos, tendo como objetivo chegar ao gesto voluntário.

As onomatopeias são muito úteis para obter sons isolados e sua posterior combinação. Tenta-se fazer com que o paciente articule vogais mantendo o tom e variando a intensidade. Para as consoantes, os diagramas articulatórios podem servir como ajuda.

Nas perseverações, indica-se o programa de tratamento da perseveração afásica (TPA) (Helm-Estabrooks; Albert, 1991), idealizado para pacientes que apresentam grau moderado nos testes de denominação do exame de afasia do Teste de Boston para o Diagnóstico de Afasia (BDAE). Esse programa envolve registro de pontuação e mensuração dos resultados. A cada 10 sessões, é realizada a reaplicação de tarefas de descrição de pranchas para se obter uma avaliação das habilidades narrativas da linguagem.

COMPREENSÃO VERBAL

A compreensão verbal implica a complexa interação de aspectos léxicos, sintáticos, morfológicos e semânticos. Na reabilitação dos transtornos da compreensão verbal, é preciso considerar a existência de uma ruptura entre o significante e o significado.

Na reabilitação, o restabelecimento do nexo deve ser realizado por meio da associação de determinados fragmentos verbais com situações compreendidas inicialmente no nível não verbal. A estimulação verbal deve ser reiterada, acompanhada de sua estimulação escrita, e apoiar-se em materiais gráficos que explorem os elementos semânticos. As frases simples reiteradas pelo contexto são mais bem compreendidas comparando-se com as palavras isoladas.

Segundo a diversidade de combinações de detalhes semiológicos e as limitações inerentes à heterogeneidade clínica dos pacientes, são estabelecidas três etapas de reabilitação semiológica, as quais serão descritas a seguir.

- **Primeira:** considera-se o tipo e o grau do transtorno psicolinguístico da expressão oral. Ao se dirigir ao paciente, aconselha-se realizar perguntas simples e contextualizadas. O paciente deverá demonstrar sua compreensão por meio de designação ou de uma resposta curta. O terapeuta deverá atentar para as características que permeiam a resposta (p. ex., parafasias).

É solicitado ao paciente que designe imagens de objetos ao ouvir seus respectivos nomes e discrimine um elemento apontando-o diante de três alternativas. Em seguida, são introduzidos alguns níveis de abstração com o uso de cores e figuras.

São trabalhadas também relações lógicas a partir de classificação de imagens em grupos conceituais progressivamente mais restritos, os quais o paciente deve etiquetar com o nome correto.

O passo seguinte é identificar e designar o objeto de maneira adequada após ouvir uma curta descrição ou definição na qual não aparece seu nome. O material deve ser progressivamente mais próximo em nível semântico.

Após atingir o passo anterior, o próximo trabalho consiste em designar ações enunciadas pelo terapeuta no contexto de uma frase. Mais tarde, é introduzido o estímulo verbal por escrito.

- **Segunda:** trabalham-se as relações sintagmáticas entre os elementos léxicos de uma frase: trabalhar ordens explícitas (aponte o lápis) antes das implícitas (aponte um objeto que serve para escrever).

É imprescindível fazer perguntas de compreensão para reforçar as relações entre os elementos dos sintagmas (quem? o quê? com quem? para quem?).

- **Terceira:** o trabalho supõe um aprofundamento das normas sintáticas a construções mais extensas e complexas.

Utiliza-se análise de textos, destacando seus elementos principais e relacionando suas ideias de forma lógica: ordem dos fatos, relações causais entre eles na tentativa de que o paciente consiga captar a estrutura profunda por meio do estudo da superficial e realizando, por sua vez, resumos lógicos. Desempenhar julgamentos de textos absurdos, trabalhando com jogos de palavras, interpretação de provérbios e moral de histórias.

Deve-se transferir a compreensão de um nível espontâneo a outro consciente, provendo ao paciente mecanismos para analisar de forma sistemática os elementos da mensagem, relacionando-os e extraindo seu sentido.

REABILITAÇÃO DA ANOMIA

Quando há um comprometimento na expressão verbal e a capacidade de nomeação encontra-se alterada, a informação da mensagem torna-se fragmentada.

As técnicas usadas na terapia de anomia compreendem o uso de estratégias alternativas e de estimulação. As técnicas alternativas podem melhorar o rendimento da denominação por meio da evocação da palavra a partir do gesto descritivo do uso do objeto (aferência práxico-cinestésica). Seria o caso de evocar o nome "lápis" e fazer o gesto de escrever (Johnson; Rubens, 1975). Nem sempre essa estratégia é possível, já que, em determinados casos, ao não ser evocado o nome, também não é evocado o gesto.

Em casos de alterações das conexões visuoverbais, pode-se manipular a estratégia de denominação proporcionando contextos verbais. Assim, as frases "Você sabe de que cor é a grama?" e "O que as pessoas respondem quando lhes é perguntado de que cor é a grama?" permitem estimular as conexões verbais.

Nos casos similares ao anterior, podem ser utilizadas as imagens mentais visuais por meio de estímulos verbais. "É verão; imagine um belo parque florido; existem crianças brincando na grama molhada pela chuva... Diga-me, de que cor é a grama?".

Há também a estratégia de evocar o nome a partir da evocação da imagem visual do objeto para superar uma alteração tátil-verbal ou verbal-tátil. O nome pode ser evocado a partir do nome escrito.

Nos casos de alexia profunda, utiliza-se uma série de instruções na reabilitação da denominação oral:

- construir uma imagem mental da forma escrita da palavra que se quer nomear;
- decodificar as palavras escritas letra por letra;
- gerar o nome para si mesmo;
- pronunciar o nome.

A estimulação lexical e sua respectiva reeducação podem ser realizadas com o uso de programas computadorizados específicos. Com um programa, pode-se realizar a busca de palavras a partir de informações parciais sobre elas (Colby et al., 1981).

REABILITAÇÃO DOS ASPECTOS PRAGMÁTICOS DO DISCURSO COMUNICATIVO

A evolução das ideias sobre reabilitação conduziu à priorização da capacidade comunicativa envolvendo os aspectos pragmáticos no contexto normal da vida diária.

Os aspectos funcionais no processamento da linguagem podem ser estáticos (linguísticos, extralinguísticos e paralinguísticos) ou dinâmicos (conversação) (Davis, 1989).

A conversação constitui a situação natural típica de comunicação. Os contextos determinam a interpretação das frases e as respostas pertinentes às interpretações realizadas.

O discurso implica o uso dos códigos da linguagem, sendo que não há uma comunicação verbal efetiva quando inexistem níveis mínimos de normalidade nas capacidades fonéticas, fonêmicas, léxicas e sintáticas. A reabilitação do discurso em caso de alteração desses códigos de linguagem costuma ser realizada posteriormente. Em certos casos, a própria organização do discurso está alterada.

Na reabilitação do discurso empregam-se diversas técnicas conversacionais, narrativas, de descrição de figuras temáticas e narração de histórias por meio de desenhos.

Na literatura, verificou-se que a narração de uma história representada por desenhos permite fragmentar o discurso em elementos e realizar um processo de sequenciamento temporal. Essas tarefas focam-se nos aspectos formais da linguagem.

Nos casos de lesão frontal e falta de estímulo para a expressão oral, pode-se organizar a atividade do paciente com diversas instruções. A explicação de imagem por imagem seguindo as instruções do terapeuta e posteriores reduções dos estímulos permitem melhorar o desempenho dos pacientes.

A reabilitação deverá trabalhar os seguintes aspectos:

- estabelecer a representação semântica do discurso, ou seja, as proposições semânticas que juntas constituem a base do texto (microestrutura narrativa);
- em seguida, construir a macroestrutura canônica geral, cuja representação mental é composta pelos seguintes itens: exposição, complicação, resolução e avaliação.

A exposição consiste em caracterizar agentes, lugares, momentos, circunstâncias, etc. A complicação implica descrever os fatos específicos e de destaque. A resolução são as ações que aconteceram depois da complicação, e a avaliação consiste em especificar as reações do narrador e as consequências finais de toda a história.

Em 1981, Davis e Wilcox propuseram um programa para afásicos com a finalidade de familiarizá-los às situações de conversação natural. Tal programa tornou-se mais tarde um tratamento para estimulação na estratégia pragmática da comunicação. O Promoting Aphasic's Communicative Effectiveness (PACE) nasceu de uma experiência nova e original fundamentada na hipótese de que o comportamento comunicativo espontâneo responde à capacidade comunicativa residual de ordem pragmática (verbal e extraverbal). Esse programa ajuda a aumentar a capacidade comunicativa global do paciente. Primeiramente, realiza-se um levantamento das suas possibilidades comunicativas. Esse levantamento implica o comportamento de participação do paciente durante a conversação e, logo em seguida, o repertório de estratégias verbais e não verbais.

O método consiste em introduzir parâmetros que permeiam uma conversação natural. Na terapia, são propostas ao paciente situações que melhorem suas estratégias comunicativas e conciliem os diferentes canais de comunicação ainda a sua disposição.

Outro recurso que pode ser utilizado no tratamento das alterações pragmáticas é a terapia em grupo, pois permite trabalhar a comunicação de cada paciente e ajuda a reforçar e a evitar certos comportamentos que dificultam a transmissão da informação.

É importante realizar o registro em vídeo das intervenções do paciente, pois esse recurso auxilia a estabelecer as linhas que devem ser trabalhadas nas sessões de terapia e a observar a evolução do paciente.

REABILITAÇÃO DOS TRANSTORNOS DE COMPREENSÃO DA ESCRITA

A compreensão da linguagem escrita envolve diferentes níveis de processamento cognitivo.

Se a alteração instala-se no nível dos padrões grafomotores que controlam a escrita, a soletração oral continua preservada, da mesma forma que a escrita com letras móveis e datilografadas. Os caracteres gráficos estarão distorcidos, irreconhecíveis (agrafia apráxica). Em alguns casos, a execução grafêmica pode melhorar na cópia.

Quando os transtornos são mais periféricos e incidem na execução e na coordenação motora (paresias, distonias, tremores), trabalham-se atividades motoras cada vez mais refinadas até se chegar a exercícios grafomotores. Utilizam-se também diferentes seguimentos de letras, sendo que o terapeuta guia a mão do paciente, diminuindo a ajuda à medida que este aumenta a iniciativa, até que consiga trabalhar sozinho.

Convém realizar exercícios para chegar à estruturação da forma gráfica: trabalhar com material de plástico ou papelão para que o paciente forme letras mantendo sempre as referências espaciais sobre o plano, especialmente com letras cuja diferença é vista pela mudança de posição (p, b, d, q). Verbalizar as semelhanças e as diferenças ópticas entre as letras trabalhadas.

Mais tarde, passa-se para cópia, ditado de letras com apoios verbais e possibilidade de consulta ao abecedário até que o paciente reproduza as letras de forma automática.

Na reabilitação das paragrafias literais e das disortografias, empregam-se os analisadores preservados: visual, cinestésico ou articulatório.

No caso de semiologia paraléxica presente na disgrafia fonológica, a reabilitação tratará de estabelecer uma associação estável grafema-fonema, supondo que a capacidade de segmentação da série falada de fonemas está preservada.

Na reeducação, é importante associar a cópia com a soletração em voz alta. Quando se supera o estágio de análise auditivo-articulatório, devem-se abordar as concordâncias morfossintáticas.

Antes de qualquer tentativa de reabilitação, é importante dispor de uma análise minuciosa das operações preservadas e das deficitárias para poder realizar uma intervenção terapêutica com embasamento racional. Se, por exemplo, o paciente apresenta uma boa soletração oral e preservação na memória visual, as técnicas de reabilitação devem ser fundamentadas nessas capacidades.

REFERÊNCIAS

Alderman N, Fry RK, Youngson HA. Improvement of self-monitoring skills, reduction of behavior disturbance and dysexecutive syndrome. Neuropsychol Rehabil. 1995;5(3):193-221.

Audrey LH. Why can't clinicians talk to aphasic adults? Comments on supported conversation for adults with aphasia: methods and resources for training conversational partners. Aphasiology. 1998;12(9):844-7.

Azcoaga JE. Neuropsicolinguísitca y fisiopatologia. Buenos Aires; El Ateneo; 1985.

Blázquez Alisente JL, Paul Laprediza N, Muñoz Céspedes JM. Atención y funcionamiento ejecutivo en la rehabilitación neuropsicológica de los procesos visuoespaciales. Rev Neurol. 2004;38(5):487-95.

Colby KM, Christinaz D, Parkison RC, Graham S, Karpf C. A word-finding computer program with a dynamic lexical-semantic memory for patients with anomia using an intelligent speech prosthesis. Brain Lang. 1981;14(2):272-81.

Colmenero JM, Catena A, Fuentes LJ. Atención visual: una revisión sobre las redes atencionales del cerebro. Anales Psicol. 2001;1(1):45-67.

Davis GA. Pragmatics and cognition in treatment of language disorders. In: Seron X, Deloche G, editors. Cognitive approaches in neuropsychological rehabilitation: neuropsychologic and neurolinguistics. Hillsdale: Lawrence Erlbaum; 1989. p. 317-53.

Davis GA, Wilcox J. Incorporating parameters of natural conversation in aphasia treatment. In: Chapey R, editor. Language intervention strategies in adult aphasia. Philadelphia: Lippincott Williams & Wilkins; 1981. p. 169-93.

De Renzi E. Visuospatial and constructional disorders. In: Feinberg TE, Farah MJ, editors. Behavioral neurology and neuropsychology. New York: McGraw-Hill; 1997. p. 297-307.

Ducarne de Ribaucourt B. Rééducation sémiologique de l'aphasie. Paris: Masson; 1986.

Farah MJ. Fundamentals of cognitive neuroscience: the cognitive neuroscience of vision Malden: Blackwell; 2000.

Giménez-Amaya JM. Anatomía funcional de la corteza cerebral implicada en los procesos visuales. Rev Neurol. 2000;30(7):656-62.

Helm-Estabrooks N, Albert ML. Manual of aphasia therapy. Austin: PRO-ED; 1991.

Humphreys GW, Duncan J, Treisman A, editors. Attention, space and action: studies in cognitive neuroscience. New York: Oxford University; 2000.

Johnson MG, Rubens, AB. Case report: Visual-linguistic disturbances following left occipital lobectomy. In: American Speech-Language-Hearing Association Meeting; 1975 Nov 21-24; Washington; 1975.

Lábos E, Slachevsky A, Fuentes P, Manes F. Tratado de neuropsicologia clínica. Buenos Aires: Akadia; 2008.

Lopera F, Ardila A. Prosopamnesia and visuolimbic disconnection syndrome: a case study. Neuropsychology. 1992;6(1):3-12.

Luria AR. El cerebro en accion. Barcelona: Fontanella; 1979.

Luria AR. Las funciones corticales superiores del hombre. Ciudad de la Habana: Orbe; 1977.

Luria AR. Restoration of function after brain injury. Oxford: Pergamon; 1963.

Marshall JC, Fink GR. Spatial cognition: where we were and where we are. Neuroimage. 2001;14(1 Pt 2):S2-7.

Muñoz-Céspedes JM, Tirapu J. Rehabilitación neuropsicológica. Madrid: Síntesis; 2001.

Passingham RE, Toni I, Rushworth MFS. Specialization within the prefrontal cortex: the ventral prefrontal cortex and associative learning. Exp Brain Res. 2000;133(1):103-13.

Peña-Casanova M, Pamies MP. Reabilitação das afasias e transtornos associados. 2. ed. São Paulo: Manole; 2005.

Posner MI, Gilbert CD. Attention and primary visual cortex. Proc Natl Acad Sci USA. 1999;96(6):2585-7.

Schuell H, Carroll V, Street BS. Clinical treatment of aphasia. J Speech Hear Disord. 1955;20(1):43-53.

Seron X, Deloche G, editors. Cognitive approaches in neuropsychological rehabilitation: neuropsychologic and neurolinguistics. Hillsdale: Lawrence Erlbaum; 1989.

Sholberg MM, Mateer CA. Introduction to cognitive rehabilitation: theory and practice. New York: Guilford; 1989.

Wepman JM. Aphasia: Language without thought or thought without language. Asha. 1976;18(3):131-6.

Wilson BA, Clare L, Young AW, Hodges JR. Knowing where and knowing what: a double dissociation. Cortex. 1997;33(3):529-41.

Young GC, Collins D, Hrens M. Effect of pairing scanning training with block design training in the remediation of perceptual problems in left hemiplegics. J Clin Neuropsychol. 1983;5(3):201-12.

Zihl J. Disorders in visual space perception. Neuropsychological rehabilitation: a modular handbook. Hove: Psychology; 2000.

LEITURA RECOMENDADA

Vecera SP, Luck SJ. Attention. In: Rachamadran VS. Encyclopedia of the human brain. San Diego: Academic; 1994.

CAPÍTULO **29**

VÂNIA LÚCIA DIAS SOARES
CÂNDIDA DIAS SOARES
LEONARDO CAIXETA

REABILITAÇÃO NEUROPSICOLÓGICA DA MEMÓRIA

A reabilitação da memória constitui uma modalidade privilegiada no campo de reabilitação neuropsicológica por abordar uma função cognitiva invariavelmente afetada na doença de Alzheimer (DA) e porque a amnésia costuma ser a primeira manifestação da doença. A proliferação de programas de reabilitação e recuperação da memória tem sido um campo de grande interesse devido ao aumento da longevidade e, consequentemente, do número de pacientes com dificuldades de memória que necessitam recorrer a programas de manutenção e recuperação dessa função cognitiva.

Alexander Romanovich Luria foi o precursor do exercício cognitivo como meio de estimular a recuperação de pacientes que haviam sofrido lesões cranianas, durante a Segunda Guerra Mundial.

Luria (1973) formulou o princípio de análise de sistemas funcionais. Para ele, cada comportamento ou atividade mental complexa pressupõe a organização de um sistema funcional integrando diversas áreas em vários níveis do neuroeixo. Cada parte desse sistema funcional complexo desempenha uma função específica. A análise de uma síndrome complexa em seus componentes funcionais permite a identificação do componente afetado e orienta o planejamento dos exercícios reabilitadores.

Os fundamentos científicos da reabilitação neuropsicológica se baseiam na neuroplasticidade do sistema nervoso, que pode alterar suas conexões por meio da estimulação. Concomitantemente aos psicofármacos que melhoram a atividade do sistema nervoso, a reabilitação neuropsicológica também é capaz de produzir, neste, modificações estruturais.

O sistema funcional afetado pode ser compensado mediante a utilização de estratégias alternativas. Se houver, por exemplo, dificuldades fonológicas para a linguagem, provavelmente o paciente deverá ser orientado a utilizar estratégias do tipo proprioceptivo, visual ou prosódico. Devido à plasticidade cerebral, as áreas adjacentes à lesão e outras áreas situadas no hemisfério preservado assumem as funções perdidas. Esse processo é visto por Portellano (2005) como capaz de beneficiar pessoas de qualquer idade.

Kandel e Siegelbaum (2000) chamaram a atenção para o fato de que a plasticidade cerebral é dependente dos estímulos ambientais e, por conseguinte, das experiências vividas pelo indivíduo.

Dados de pesquisa apontam que não somente o ambiente, mas o sexo feminino, a juventude, o nível educacional, o *status* socioeconômico, a menor gravidade da lesão, a preservação da capacidade de *insight*, a ausência de transtornos psicopatológicos ou do uso de álcool/drogas são fatores correlacionados com o melhor êxito após lesão cerebral adquirida (Gauggel; Konrad; Wietasch, 1998).

Outros estudos realizados por Stein e Brailowsky (1995) mostraram que, dependendo da etiologia, uma dada lesão pode comprometer mais um cérebro em desenvolvimento do que um cérebro já maduro. Esses estudos indicaram que a etapa em que se encontra o desenvolvimento do sistema nervoso na época da lesão é apenas um dos fatores que interferem na recuperação neuronal. Existem, ainda, para esses autores, outros determinantes, como a etiologia, a localização e as intervenções a serem realizadas após tais lesões (Riege, 1971).

A reabilitação surgiu como um processo do reaprender e recuperar as capacidades físicas, emocionais e socioadaptativas utilizando todos os meios possíveis para reduzir o impacto das condições incapacitantes. Ela habilita o indivíduo a estabelecer uma melhoria de desempenho em determinadas funções cognitivas.

O objetivo primordial da reabilitação é, portanto, capacitar a pessoa com dano cerebral a ter um desempenho satisfatório em seu ambiente. Para tanto, faz-se necessária a elaboração de um programa de reabilitação neuropsicológica que deverá, a partir de princípios básicos, ter uma proposta que vise a obtenção de uma maior eficácia terapêutica (Wilson,1999).

Os profissionais que lidam com a reabilitação deverão compreender que a aprendizagem como uma conduta adquirida se torna possível por meio do exercício, que sedimenta e aperfeiçoa. Ela se apresenta como uma alternativa entre o papel ativo do aprendiz, a capacidade adaptativa do indivíduo e as possibilidades do sistema nervoso, que elegerá a reestruturação das habilidades funcionais lesadas a partir de treino e repetição, que provocam modificações no substrato neural.

ESTRATÉGIAS DE REABILITAÇÃO NEUROPSICOLÓGICA DA MEMÓRIA

Para se iniciar o trabalho de reabilitação, deverá ser feita uma avaliação neuropsicológica que incluirá medidas que identifiquem os déficits cognitivos. A partir da identificação das dificuldades decorrentes do comprometimento da memória que repercutem na rotina diária do indivíduo, serão fornecidas aos familiares e aos pacientes informações essenciais para a reabilitação desta.

É importante ressaltar que a análise do comportamento também fornece ao profissional ferramentas valiosas. O funcionamento da memória deve ser analisado como um processo ativo, mediado por mecanismos ativos de codificação, armazenamento e recuperação. As estratégias de memórias vinculam-se nessa dinâmica, sendo essenciais para a definição do programa de reabilitação.

Wilson (1996) sugere alguns temas fundamentais a serem discutidos:

- a natureza do delírio da memória;
- o motivo pelo qual ocorrem comportamentos embaraçosos, como repetir a mesma pergunta várias vezes;
- as expectativas em relação ao futuro;
- onde procurar ajuda.

A autora ainda orienta outras estratégias que visam ampliar as orientações gerais para pessoas com declínio de memória: orientação para a realidade, terapia por reminiscência, adaptações ambientais, apoios externos, recursos mnemônicos e aprendizado novo. Entre os métodos utilizados, pode-se citar: facilitação da memória explícita residual, estimulação da memória implícita, neuróbica, apoio externo e adaptação ao ambiente.

Os pacientes com perda de memória normalmente enfrentam sentimento de incapacidade. Todas as estratégias atingirão melhor desempenho se contarem com o estímulo pessoal e familiar no processo de reabilitação.

Existem algumas estratégias mnemotécnicas, segundo Glisky (1997), que permitem organizar a memória, melhorando a eficiência para a aprendizagem em pacientes amnésicos ou com danos cerebrais. Elas são úteis para aumentar o potencial de aquisição de informações, organização e categorização dos elementos tanto verbais como visuais. Além disso, auxiliam a formar redes de informações significativas, facilitam a concentração na tarefa durante a codificação, oferecem uma melhor retroalimentação durante a aprendizagem e proporcionam significados ao material que se quer memorizar.

As estratégias verbais visam melhorar as competências para a memorização do material verbal. Elas podem ser utilizadas em pacientes que tenham sofrido dano no hemisfério direito como elemento de substituição das lesões do hemisfério esquerdo, agindo como elemento de restauração.

IMPORTÂNCIA DE IDENTIFICAR E PLANIFICAR OS OBJETIVOS NA REABILITAÇÃO NEUROPSICOLÓGICA

O programa a ser delineado para a reabilitação da memória deverá ser individualizado, com várias abordagens e estabelecimento de objetivos, levando-se em consideração sua condição médica geral, o diagnóstico clínico da patologia, seu desempenho cognitivo e funcional, aspectos psicológicos e comportamentais em conjunto com seu funcionamento social.

Existem profissionais que consideram que a reabilitação deverá promover exercícios capazes de estimular o cérebro, possibilitando a melhora do funcionamento cognitivo. Harris e Sunderland (1981) acreditam que, por meio de exercícios executados no computador, pode ser realizado o treinamento das funções lesionadas, desconsiderando o contexto no qual o paciente está inserido. No entanto, para Ben-Yishay (1978), existem centros de reabilitação que não separam os aspectos cognitivos dos aspectos psicológicos, sociais e familiares, valorizando a criação de um ambiente terapêutico que permitirá ao paciente estabelecer uma nova identidade e desenvolver uma compreensão e aceitação de seus déficits cognitivos.

Segundo Caixeta (2004), ocorrem situações distintas que levam as pessoas a perceberem o déficit de memória. Geralmente, o paciente traz, junto à família, as queixas que poderão ser ou não confirmadas na testagem neuropsicológica, e, na maioria das vezes, não existe uma comprovação objetiva. Em outras situações, ele não tem consciência da diminuição da memória, sendo levado pela família para o acompanhamento médico. São dois casos distintos, que, de imediato, apresentam diferenças significativas.

No primeiro caso, pode estar ocorrendo um distúrbio funcional advindo de depressão, hipotireoidismo, ansiedade ou de uso de medicações que interferem na memória como se fosse proveniente de outras doenças clínicas. No entanto, no segundo caso, em que o paciente não tem consciência do distúrbio que está apresentando, existe a possibilidade de estar ocorrendo um processo degenerativo demenciante.

O declínio de memória que está relacionado ao envelhecimento pode tornar fatigante o aprendizado de novas informações, mas, em algumas circunstâncias, segundo Bäckman e Dixon (1992), isso pode ser contornado pelo recurso de compensação, que permite o ajuste das dificuldades de memória.

De acordo com Lopez Luengo e Florit (1998), há três modalidades de reabilitação cognitiva:

- **Reabilitação** – consiste na recuperação da função deteriorada, ou seja, uso de estratégias alternativas como evocação da palavra a partir de um gesto descritivo para reabilitar anomia, por exemplo.
- **Substituição** – assimilação da função deteriorada por outra conservada; comunicação alternativa (uso de sistemas de sinais) para substituir a fala, por exemplo.
- **Compensação** – utilização de algum elemento externo ao sujeito que compense a função deteriorada (p. ex., utilizar uma calculadora em vez de somar mentalmente).

O trabalho de Bárbara Wilson (1999) com sujeitos amnésicos caracteriza muito bem o uso de compensações. Essas compensações são divididas em internas e externas. As internas envolvem mais tempo para decorar a informação, como, por exemplo, o uso do método PQRST(*prewiew, question, read, state e test*) para compreender e decorar textos, o de associação magnética em relação à face para guardar o nome das pessoas, a composição de histórias absurdas para decorar uma lista de palavras, entre outros métodos.

As compensações externas consistem no uso de agendas, blocos de anotações, alarmes, bilhetes, pôsteres e, mais recentemente, *neuropager.*

Lopez Luengo e Florit (1998) afirmam que a utilização de um modelo teórico que define o funcionamento cognitivo a partir de uma perspectiva integradora amplia as diferentes formas de intervenção. Um desses suportes teóricos, que constitui o modelo criado por Herrmann e Parenté (1994), afirma que a cognição e a reabilitação podem estar influenciadas por muitos fatores. Esses fatores podem agrupar-se em três modalidades:

- **Variáveis ativas** – são operações cognitivas que podem ser aprendidas, alteram o conteúdo da informação no sistema cognitivo e atuam sobre percepções, pensamentos, imagens e recordações. Existem dois tipos de variáveis ativas: as manipulações mentais e as aplicações de tendências mentais. As primeiras são processos mentais que fomentam a codificação da informação, tanto para transferir para a memória de longo prazo como para ativá-la; estariam incluídas nesse grupo as operações de prestar, alternar e sustentar a atenção utilizando estratégias mnemônicas e a criação de imagens mentais. Já as aplicações de tendências mentais se referem às tarefas fixas que a pessoa aplica a uma situação específica como resolução de problemas, tomadas de decisão e aprendizado de conceitos. Esses tipos de variáveis vão orientar a percepção da informação que está sendo transmitida, facilitando seu manejo, o tipo de resposta e sua manifestação.

- **Variáveis passivas** – classificam-se em fisiológicas e psicológicas. Atuam na receptividade da informação (p. ex., problemas visuais implicariam uma perda da informação), em seu manejo (alguém que está apático não processaria a informação tão rápido quanto alguém que está motivado) e na capacidade de resposta (p. ex., alguém que está muito medicado não consegue pedir de maneira clara o que deseja).

- **Variáveis de suporte** – esses outros tipos de variáveis são externas ao sujeito. Existem três tipos de variáveis de suporte: operacionais (p. ex., aquelas que ajudam as pessoas a manejar situações que requerem a cognição, como a calculadora e a agenda); o ambiente físico, isto é, a modificação do ambiente no sentido de auxiliar no armazenamento e na recuperação da informação; e o ambiente social.

Essas variáveis interferem tanto na cognição do paciente quanto na capacidade de ensinar-lhe, por exemplo, uma estratégia de compensação.

A reabilitação é viável, segundo têm demonstrado alguns estudos, quando há prudência na hora de discernir um plano de intervenção. Em função de diferentes elementos que parecem ser efetivos, existe uma série de pautas que se devem considerar na implementação de qualquer programa de reabilitação cognitiva:

- O treinamento deve ser individual, perfeitamente adaptável às alterações do indivíduo, e deve aproveitar seu potencial, independentemente de estar sendo realizado em um contexto de grupo. As adaptações realizadas para cada paciente devem ter utilidade em sua vida diária.
- Devem-se considerar as três variáveis (ativas, passivas e de suporte).
- No treinamento cognitivo, deve-se começar pelos aspectos mais extrínsecos e depois infiltrar para os mais intrínsecos por meio de tarefas da vida diária que possam alterar as funções cognitivas do sujeito.
- Deve-se começar com tarefas que exijam uma demanda mínima da capacidade atencional, de maneira que seja necessário um pequeno esforço para realizá-las até a obtenção de êxito, e ir progredindo paulatinamente com tarefas mais difíceis. Dessa maneira, é necessário começar com tarefas mais automáticas, seguidas de outras mais controladas.
- Com a melhora nas provas, aumenta-se o material relacionado com a vida real.
- No treinamento é importante utilizar vários estímulos (visuais, auditivos, táteis) que contribuam para a exigência de diferentes respostas (falar, apertar uma tecla ou escrever).
- Ajustar ao nível de dificuldades. O paciente nunca deve finalizar uma sessão em que tenha mais erros do que acertos.
- Deve-se incluir um componente educacional, pois favorecerá a motivação e a auto-observação.
- Realiza-se um treinamento metacognitivo que explica o que é a atenção e adota estratégias para dirigir a atenção do paciente de forma adequada. Assim, as primeiras sessões começam explicando tudo isso ao paciente.

Dentre os diversos aspectos, pode-se eleger alguns planos de ação fundamentais na elaboração do programa de reabilitação cognitiva (Quadro 29.1).

> **Quadro 29.1**
> **PLANOS DE AÇÃO FUNDAMENTAIS NA ELABORAÇÃO DO PROGRAMA DE REABILITAÇÃO COGNITIVA**
>
> Procurar iniciar a reabilitação o mais cedo possível
> ↓
> Dotar a reabilitação cognitiva de um caráter dinâmico
> ↓
> Fazer um trabalho interdisciplinar, envolvendo fonoaudiólogos, terapeutas ocupacionais, fisioterapeutas, pedagogos, etc.
> ↓
> Adaptar o programa às idiossincrasias do paciente
> ↓
> Utilizar a informática

Segundo Portellano (2005), existem diversas modalidades mnemotécnicas do tipo verbal:

- Centralização – consiste em extrair o conteúdo principal de um texto escrito ou lido, sem valorizar as informações acessórias.
- Agrupamento – é utilizado para fixar números, possibilitando aumentar a recordação se forem reunidos. Por exemplo, os números 7, 5, 9, 4, 8, 1,18, 3, 2, se forem agrupados – 759, 481, 832 – serão mais facilmente memorizados.
- Repetição – proporciona a melhora da capacidade de armazenamento de informações mediante a frequência de repetição de um texto, uma lista de palavras, etc.
- Categorização fonológica – consiste no agrupamento de uma lista de palavras a serem memorizadas seguindo a ordem alfabética ou o número de sílabas.
- Categorização semântica – agrupam-se as palavras em função de sua classe: materiais de limpeza, frutas, temperos, laticínios, etc.
- Técnica dos acrósticos – consiste em formar uma frase com as palavras que queremos recordar.

As estratégias visuais, segundo Portellano (2005), servem para recordar utilizando a criação de imagens mentais. São usadas em pacientes com lesões no hemisfério esquerdo, aproveitando as capacidades visuoperceptivas e espaciais, que estão mais preservadas. Também podem ser usadas em casos nos quais existam distúrbios visuoperceptivos, para estimular a restauração das capacidades mnêmicas residuais.

As adaptações no ambiente externo visam a substituição intersistêmica, com a vantagem de serem de fácil utilização, favorecendo a memória prospectiva. São utilizados os seguintes recursos: etiquetas, sinalizadores que usem as capacidades preservadas como estratégia de restauração, agendas, calendários, *pager*, *bips*, computador.

Uma das estratégias alternativas sugeridas por Portellano (2005) é a utilização da memória implícita preservada. O paciente amnéstico normalmente tem a memória declarativa conservada, inclusive nas demências em estado avançado, permitindo aproveitar a memória instrumental ainda que o sujeito não esteja consciente de seus progressos. Em geral, são usadas as técnicas da aprendizagem sem erros e de encadeamento.

As técnicas de reabilitação de memória, de acordo com Francés e colaboradores (2003), podem ser divididas em três níveis:

1. Estimulação da memória explícita residual, com dois suportes cognitivos, que deverá abranger a memória semântica, a memória autobiográfica e a memória episódica.
2. Aprendizagem de conhecimentos específicos por meio da memória implícita preservada, que deverá utilizar técnicas de recordações de memórias passadas, aprendizagem sem erros e memória procedimental.
3. Ajudas externas com o auxílio de computadores, agendas, *pager*.

A técnica da facilitação da memória explícita residual representa a técnica mais tradicional em reabilitação de memória (Francés et al., 2003). Está baseada na facilitação da memória explícita a partir do suporte tanto da codificação como da recuperação posterior. Trata-se de oferecer aos pacientes estratégias que facilitem o que queiram memorizar e a melhor sequência para aprendizagem e recuperação, possibilitando manipular mentalmente a informação. A codificação poderá ser propiciada por meio de estímulos diversos. Para aprender palavras como "pera" e "caju", por exemplo, o paciente passaria por uma codificação léxico-semântica (frutas), uma práxica (descascar) e uma gustativa (comer). A evocação desse material requererá, posteriormente, a utilização de indícios usados na codificação (frutas, casca, etc.)

Outros estímulos, como carga emocional, códigos semânticos gerados pelos próprios pacientes e eventos relevantes conhecidos que se relacionem à informação que se quer aprender também servem para melhorar a codificação.

A memória implícita abrange um segundo nível de intervenção. Francés e colaboradores (2003) sugerem que existe a possibilidade de se produzir em um paciente conhecimentos específicos em um determinado campo, com o objetivo de oferecer mais autonomia na vida cotidiana. Isso será possível graças à utilização das capacidades de aprendizagem que permaneceram intactas. O objetivo dessa aproximação não é recuperar a capacidade mnéstica, mas delimitar os domínios específicos de conhecimento.

Para essa perspectiva, podem-se utilizar métodos de estimulação psicognitiva, como o método de recuperação espaçada. Esse método consiste em fazer o paciente recordar determinada informação em curtos períodos de tempo que aos poucos poderão ser incrementados, fazendo espaçamento de tempos gradativos.

Outro método utilizado é a aprendizagem sem erros (Wilson, 2011). Estudos comprovam que pacientes com transtornos de aprendizagem ou deterioração da memória têm maior êxito em adquirir conhecimentos específicos em aprendizagem que envolvam a mínima possibilidade de erro. É provável que sujeitos com problemas amnésticos possam adquirir informações por meio de processos de aprendizagem implícita relativamente intactos, pois são muito suscetíveis à interferência causada por erros iniciais. A memória implícita pode distinguir a resposta correta de uma falsa inadvertida.

Quando há uma perda de memória, como no caso da DA, alguns erros produzidos durante a aprendizagem são reforçados pela repetição, e a diminuição dos erros poderia ser um componente decisivo na terapia de reabilitação da memória.

A estimulação da memória processual faculta a aprendizagem da capacidade sensório-motora dos pacientes com déficit de memória. Ela também tem sido utilizada para desenvolver programas de atividades da vida diária. O exercício se concentra nos aspectos motores de atividades diárias mais ou menos complexas, como cuidados com a higiene pessoal, preparo dos alimentos e uso do telefone.

Pacientes com DA leve e moderada foram observados por Zanetti e colaboradores (1997) e obtiveram, após três semanas de treinamento, melhora significativa no tempo empregado na realização de tarefas metodizadas e também em outras tarefas para as quais não haviam sido treinados.

As estratégias que promovem a busca de novos conhecimentos explorando as capacidades preservadas também podem manifestar o condicionamento do contexto físico para reduzir o impacto dos déficits cognitivos na vida cotidiana. É importante ressaltar que, para uma ajuda se tornar eficaz, o paciente deverá se envolver de forma espontânea.

Ensinar os pacientes a utilizarem ajudas externas, como livros de notas, diários e agendas, é uma forma eficaz e de fácil acesso na reabilitação neuropsicológica. O êxito dessas ajudas vai depender da metodologia aplicada para ensinar o uso efetivo desses recursos.

O uso de ajudas externas, como agendas eletrônicas portáteis, pode auxiliar na transmissão vocal ao paciente, no momento adequado, das informações necessárias. Elas emitem, em determinado momento, um sinal ou alarme controlado por um botão central de fácil manejo, seguido de uma mensagem explicativa, promovendo maior autonomia tanto ao paciente quanto ao cuidador. O uso dessas ferramentas eletrônicas pode ser muito útil nos estágios iniciais da enfermidade.

A reabilitação cognitiva de pacientes com demência surgiu a partir da neuropsicologia cognitiva e da reabilitação de pacientes com perda de memória advinda de lesões cerebrais não progressivas.

Observou-se que pacientes com demência em estágios iniciais se beneficiaram de várias técnicas dos programas de reabilitação, pois ainda tinham capacidade residual de aprendizado, aprendiam a lidar com estratégias compensatórias e preservavam suas habilidades por um período maior de tempo.

Os déficits de memória após uma desconexão neocortical possibilitam a intervenção de estimulação e de reabilitação nos primeiros estágios, em que há funções cognitivas relativamente preservadas. O sistema de memória implícita, segundo Rogers e colaboradores (2000), tem sido visto como relativamente preservado até os últimos estágios da DA.

As técnicas de reabilitação de memória que podem ser aplicadas em pacientes com Alzheimer, por exemplo, são divididas em três níveis: o primeiro e o segundo implicam o treinamento direto do funcionamento da memória e a tentativa de manter o máximo possível seu funcionamento no dia a dia, e o terceiro trata de aspectos compensatórios na deficiência da memória, com o propósito de diminuir seu impacto na rotina diária desses pacientes (De Vresse et al., 2001).

O primeiro nível de intervenção recebe o nome de "treino de memória", no qual se realiza a facilitação das capacidades explícitas da memória com apoio da codificação (processamento da informação) e da lembrança posterior (recuperação da informação arquivada).

Na fase inicial da DA, a memória episódica ainda apresenta capacidade de reserva cognitiva, sendo assim, é possível ativá-la fazendo uso da via semântica, que propiciará a codificação e a recuperação da informação. A codificação deve ser reforçada por um estímulo multimodal, carregado de conteúdo emocional por associação, por ativação da tarefa ou por conteúdo anterior de evento relevante.

Os resultados obtidos nos poucos estudos em que foram estimuladas as memórias residual episódica, semântica e autobiográfica oferecem uma orientação em relação às vantagens dos procedimentos diretos do treinamento de memória combinado à terapia farmacológica (De Vreese; Néri, 1999).

O segundo nível de técnicas de intervenção apoia-se no sistema de memória implícita. Segundo Fleischman e Gabrieli (1998), o aprendizado é medido como uma mudança na velocidade e na precisão do processamento de um estímulo devido a uma exposição anterior a ele em comparação a uma condição inicial apropriada. Pacientes com DA podem apresentar magnitudes normais de repetição de curto e longo prazos em tarefas de identificação de palavras simples, fragmentos de desenhos, objetos e faces não familiares.

O segundo domínio da memória implícita é a memória de procedimentos, que é medida com o aumento da precisão ou velocidade da execução de uma tarefa repetida com pacientes que tinham ou não uma recuperação explícita limitada. Os estudos experimentais sobre esse sistema de memória focalizaram-se nas habilidades das atividades motoras, em tarefas que envolvem apenas habilidades de percepção e em habilidades que se baseiam em um maior esforço cognitivo da memória de procedimento (p. ex., tarefas de dígitos ou montar quebra-cabeças).

As estratégias de aprendizagem ou técnicas mnemônicas referem-se a formas de aprimorar o armazenamento, a codificação e/ou evocação de informações aprendidas. Algumas dessas técnicas são consideradas eficazes para pacientes com DA. Pode-se citar, por exemplo, o pareamento de estímulos visuais e verbais, isto é, facilitar a evocação do nome de pessoas associando-o a características físicas (Byrd, 1990).

CASO CLÍNICO

Paciente do sexo feminino, 79 anos, destra, com escolaridade de três anos e diagnóstico de DA.

A primeira avaliação neuropsicolinguística foi realizada em 2008, sendo iniciado o processo de reabilitação cognitiva em 2009, no Instituto da Memória e Comportamento, em Goiânia.

A acompanhante, filha da paciente, relata que a mãe vem apresentando perdas consideráveis em relação à memória imediata e nas atividades da vida diária. Foi realizada uma avaliação neuropsicolinguística extensa e abrangente, e, a partir desta, foi delineado um programa de reabilitação cognitiva.

→

A reabilitação neuropsicolinguística tinha como objetivo desacelerar a evolução das alterações da memória, do processo atencional e da habilidade perceptiva da linguagem, bem como estimular as funções cognitivas preservadas.

Foi reforçada, durante todo o processo, a aprendizagem sem erros, por apresentar maior eficácia. Em relação ao processo mnemônico, a paciente estava se deparando com déficits na memorização dos nomes dos familiares. Foi solicitado à filha que providenciasse um álbum de fotografias, com o nome de cada familiar, utilizando-o para treinos semanais. As fotos eram apresentadas em diversas ordens, e dáva-se pistas semânticas e fonêmicas para facilitar o processo mnemônico. A paciente era colaborativa e se engajava nas atividades.

Os resultados revelaram que ela era capaz de reaprender os nomes, e a reaprendizagem melhorou também a capacidade de armazenamento das informações relevantes sobre cada familiar.

Em seguida, foram realizados treinos de aprendizagem e reaprendizagem de nomes associados a informações com o uso de auxílios externos para memória. Foi observada melhora na memória da paciente, melhora esta que permaneceu até seis meses após a interrupção da reabilitação.

Quando foi realizada a última avaliação, em 2010, o nível avançado de perdas cognitivas ressaltou a importância de aprender atividades novas e de manter o cérebro ativo para a manutenção dos ganhos e a desaceleração das perdas.

Em relação às demais perdas cognitivas, como o processo atencional, a capacidade de abstração e a organização perceptual, foram adaptados jogos que incitavam o raciocínio lógico, atividades de leitura e escrita. Embora a paciente apresentasse limitações importantes, ficava evidente que toda atividade nova era estimulante, o que se estendia no desempenho de suas atividades diárias.

A eficácia das intervenções foi revelada nas avaliações neuropsicolinguísticas e no Questionário de Atividades Básicas da Vida Diária. Dessa forma, pode-se concluir que a associação de técnicas de reabilitação cognitiva ao tratamento medicamentoso pode auxiliar na estabilização ou resultar até mesmo em uma leve melhora dos déficits cognitivos, principalmente da memória e funcionais.

As Figuras 29.1 a 29.3 ilustram em parte os resultados obtidos durante o processo de reabilitação.

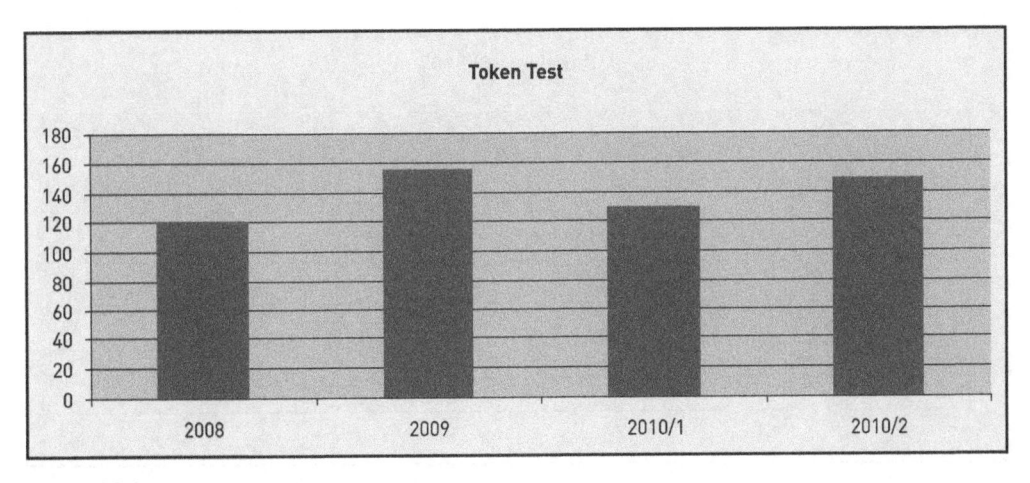

Figura 29.1

Nesse teste, que é extremamente sensível ao processo atencional e de memória imediata, pode-se constatar uma significativa melhora em 2009.

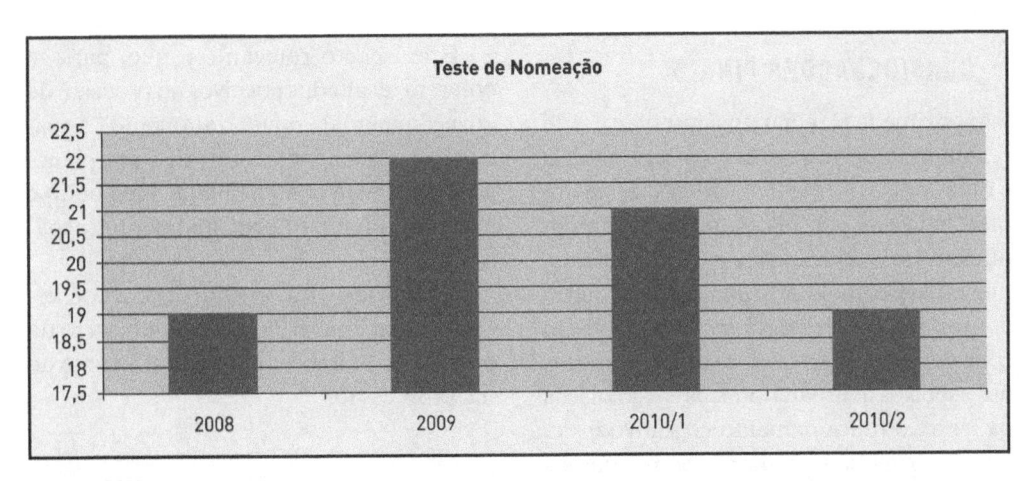

Figura 29.2

A paciente apresentou um aumento importante na nomeação em 2009 e, em 2010, retornou ao patamar de 2008.

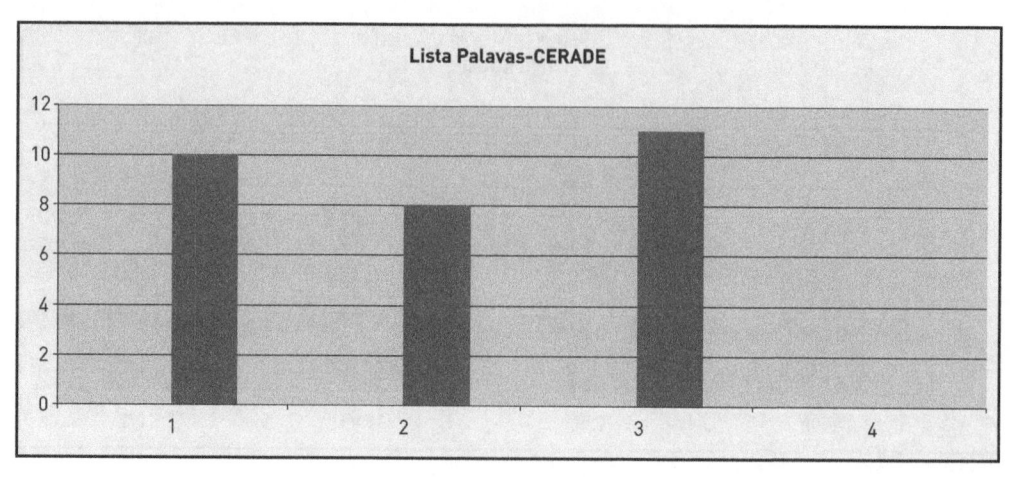

Figura 29.3

Nesse teste, de lista de palavras do CERADE, que avalia memória imediata e capacidade de retenção, o resultado é indicativo de melhora no nível mnemônico.

CONSIDERAÇÕES FINAIS

Sempre que se planejar uma intervenção de reabilitação, deve-se saber por que fazê-la e quais serão os objetivos propostos. É imprescindível que as intervenções sejam significativas e motivadoras para o paciente, que atuará como o principal intermediário dos resultados estabelecidos, levando-se em consideração os fatores diversos advindos dos aspectos neuroanatômicos e fisiológicos da lesão, o funcionamento cognitivo e sua interferência na vida diária, bem como os aspectos emocionais envolvidos.

As intervenções deverão ser pautadas em uma metodologia de trabalho fundamentada em bases teóricas, passíveis de adequar o treinamento dos recursos cognitivos às diferentes formas de aprendizagem. O profissional da reabilitação pode ajudar a potencializar os recursos que podem interferir na aprendizagem, afetando a capacidade de retenção ou evocação do material apreendido.

Um aspecto relevante é que, para se obterem resultados positivos no processo de ativação mental em um tratamento de reabilitação da memória, se exige um planejamento envolvendo a família, uma equipe multidisciplinar e, principalmente, o paciente.

A eficácia do tratamento deve ser observada não apenas pela inversão do curso da doença, mas também pelo retardamento de sua progressão.

REFERÊNCIAS

Bäckman L, Dixon RA. Psychological compensation: a theoretical framework. Psychol Bull. 1992;112(2):259-83.

Ben-Yishay Y, editor. Working approaches to remediation of cognitive deficits in brain damaged persons. New York: New York University Medical Center; 1978. (Rehabilitation Monograph, no 59).

Byrd M. The use of visual imagery as a mnemonic device for healthy elderly and Alzheimer's disease patients. Am J Alzheimers Dis Other Demen. 1990;5(2):10-5.

Caixeta, L. Demências. Lemos: São Paulo; 2004.

De Vreese LP, Néri M. Ecological impact of combined cognitive training programs and drug treatment in Alzheimer's disease. Int Psychogeriat. 1999;11(Suppl): S187.

De Vreese LP, Néri M, Fioravanti M, Belloi L, Zanetti O. Memory rehabilitation in Alzheimer's disease: a review of progress. Int J Geriatr Psychiatry. 2001;16(8):794-809.

Fleischman DA, Gabrieli JD. Repetition priming in normal aging and Alzheimer's disease: a review of findings and theories. Psychol Aging. 1998;13(1):88-119.

Francés I, Barandiarán M, Marcellán T, Moreno L. Estimulación psicocognoscitiva en las demencias. An Sist Sanit Navar. 2003;26(3):405-22.

Gauggel S, Konrad K, Wietasch AK. Neuropsychologische rehabilitation. Ein kompetenz und kompesationsprogramm. Weinheim: Beltz; 1998.

Glisky EL. Rehabilitation of memory disorders: tapping into preserved mechanisms. Brain Cogn. 1997;35(3):291-2.

Harris JE, Sunderland A. A brief survey of the management of memory disorders in rehabilitation units in Britain. Int Rehabil Med. 1981;3(4):206-9.

Herrmann D, Parenté R. The multimodal approach to cognitive rehabilitation. Neurorehab. 1994; 4(3):133-42.

Kandel ER, Siegelbaum SA. Trasmitter release. In: Kandel ER, Schwartz JH, Jessel TM, editors. Principal of neural sciences. 4th ed. McGraw-Hill: New York; 2000. p. 253-79.

Lopez Luengo B, Florit A. Rehabilitación cognitive en esquizofrenia: aplicación del "attention process training". In: Botella J, Ponsoda V, editores. La atención: un enfoque pruridisciplinar. Valencia: Promolibro; 1998. p. 351-60.

Luria AR. The working brain: an introduction to neuropsychology. New York: Basics Books; 1973.

Portellano JA. Introdución a la neuropsicologia. Madrid: McGraw-Hill; 2005.

Riege RW. Environmental influences on brain and behavior of old rats. Dev Psychobiol. 1971;4(2):157-67.

Rogers RD, Andrews TC, Grasby PM, Brooks DJ, Robbins TW. Contrasting cortical and subcortical activations produced by attentional-set shifting and reversal learning in humans. J Cogn Neurosci. 2000;12(1):142-62.

Stein DG, Brailowsky WB. Brain repair. New York: Oxford University; 1995.

Wilson BA. Case studies in neuropsychological rehabilitation. New York: Oxford University; 1999.

Wilson BA. Reabilitação da memória: integrando teoria e prática. Artmed: Porto Alegre; 2011.

Wilson BA. Reabilitação das deficiências cognitivas. In: Nitrini R, Caramelli P, Mansur L, editores. Neuropsicologia: das bases anatômicas à reabilitação. São Paulo: FMUSP; 1996.

Zanetti O, Binetti G, Rozzini L, Bianchetti A, Trabuchi M. Procedural memory stimulation in Alzheimer's disease: impact of training programme. Acta Neurol Scand. 1997;95(3):152-7.

LEITURAS RECOMENDADAS

Kempermann G, Kuhn HG, Gage FH. Experience-induced neurogenesis in the senescent dentate gyrus. J Neurosci. 1998;18(9):3206-12.

Luria AR. Recovery of function after brain injury. New York: Macmillan; 1963.

Saint-Cyr JA, Taylor AE, Lang AE. Precedural learning and neostrital dysfunction in man. Brain.1988;111(Pt 4):941-59.

Walsh K. Neuropsycology: a clinical approach. Edinburg: Churchill Livingstone, 1987.

Wilson BA, Herbert CM, Shiel A. Behavioural approaches in neuropsychological rehabilitation: optimizing rehabilitation procedures. New York: Psychology; 2003.

CAPÍTULO 30

DOENÇA DE ALZHEIMER E DIREÇÃO VEICULAR

DANIEL APOLINARIO

A condução de veículos automotores é uma atividade complexa, que demanda diversas funções cognitivas e torna-se progressivamente insegura ao longo da evolução de uma síndrome demencial. A ideia de que todo indivíduo que recebe o diagnóstico de demência deve ser imediatamente impedido de dirigir já foi comum no passado, mas é considerada uma generalização inaceitável diante dos atuais modelos de atenção à saúde, que primam pela preservação da independência funcional (Epp, 2003).

Evidências reunidas nas últimas duas décadas permitem afirmar que alguns indivíduos podem dirigir de forma segura nas fases iniciais da demência, desde que sejam monitorados e reavaliados com frequência. Nesses casos, é fundamental determinar o momento mais adequado para a interrupção e encontrar a melhor forma de conduzir essa transição, buscando o equilíbrio entre autonomia e segurança (Eby; Molnar, 2010).

É de senso comum que os riscos associados à direção veicular em indivíduos com demência moderada a grave sejam quase sempre proibitivos, mas avaliar e emitir recomendações em casos leves pode ser uma tarefa difícil. Não há consenso sobre a melhor forma de estimar as capacidades do motorista cognitivamente comprometido, e não há um instrumento validado que possa ser utilizado de forma isolada nessa função. Contudo, é importante que esse debate não seja tratado como exercício de bom senso intuitivo, mas como questão clínica que exige uma base sólida de conhecimentos (Iverson et al., 2010).

Algumas tendências epidemiológicas levam à suposição de que os profissionais da saúde que atuam em áreas relacionadas à neuropsiquiatria geriátrica estarão envolvidos com uma frequência cada vez maior na avaliação e no aconselhamento de motoristas com comprometimento cognitivo. Entre os fatores que determinam essas tendências, pode-se citar o envelhecimento populacional, a crescente taxa de motorização e a busca pela detecção dos quadros de comprometimento cognitivo em fases cada vez mais precoces (Apolinario et al., 2009). Este capítulo procura atender a essa crescente demanda da prática clínica.

EPIDEMIOLOGIA

Alguns estudos conduzidos na América do Norte avaliaram a prevalência de comprometimento cognitivo em motoristas idosos, e, da perspectiva oposta, a proporção de indivíduos comprometidos que ainda dirigem. Em um estudo realizado na Carolina do Norte, nos Estados Unidos, 3.238 idosos que tentavam renovar a habilitação foram submetidos a uma bateria de testes cognitivos. A proporção de motoristas considerados comprometidos variou conforme a faixa etária, partindo de 6,2% nos idosos com 65 a 69 anos e chegando a 18,7% nos idosos com 80 anos ou mais (Stutts; Stewart; Martell, 1998).

O *Honolulu-Asia Aging Study* (HAAS) avaliou 643 idosos do sexo masculino com demência incidente e observou que 30% deles ainda dirigiam no momento do diagnóstico, sendo que 46% dos indivíduos com demência leve haviam deixado de dirigir nos três anos anteriores. Com base nesses dados, os autores estimaram que 4,4% dos idosos com mais de 75 anos que dirigem apresentam demência (Foley et al., 2000).

Estudos longitudinais têm observado que idosos com demência continuam a dirigir por um período surpreendentemente longo. O *Canadian Outcomes Study in Dementia* acompanhou 203 motoristas com diagnóstico de demência que apresentavam idade média de 74 anos e Miniexame do Estado Mental (MEEM) de 24,3 pontos. Ao final de dois anos de seguimento, 51,5% desses indivíduos ainda dirigiam (Herrmann et al., 2006). Outros estudos de coorte encontraram resultados semelhantes, indicando que aproximadamente metade dos motoristas que recebem diagnóstico de demência continuam dirigindo após um período de 2 a 3 anos (Adler; Kuskowski, 2003).

Entre os idosos que apresentam comprometimento cognitivo, diversos fatores têm sido associados a uma maior probabilidade de interrupção da direção veicular, entre eles idade avançada, sexo feminino, baixa escolaridade, distúrbios de marcha e equilíbrio, déficit visual, escores mais baixos em testes cognitivos globais e classificação em fases mais avançadas nas escalas de gravidade (Adler; Kuskowski, 2003; Campbell; Bush; Hale, 1993; Foley et al., 2000; Logsdon; Teri; Larson, 1992).

No estudo HAAS, a proporção de motoristas em atividade apresentou correlação inversa com o estágio determinado pela Escala de Avaliação Clínica da Demência (Clinical Dementia Rating – CDR). Entre os idosos normais (CDR 0), 78% dirigiam regularmente, mas essa proporção diminuía para 46% entre indivíduos com demência questionável (CDR 0,5) e para 22% entre indivíduos com demência leve (CDR 1). Dos 23 idosos com demência moderada (CDR 2), apenas um ainda dirigia (Foley et al., 2000).

Os sintomas psicológicos e comportamentais da demência também parecem influenciar o momento da interrupção. No estudo prospectivo realizado por Herrmann e colaboradores (2006), cada um dos 12 itens do Inventário Neuropsiquiátrico foi analisado quanto a sua capacidade de predição. Pontuações elevadas nos itens "apatia" e "alucinações" foram preditoras de interrupção precoce, ao passo que pontuações elevadas no domínio "agitação" indicaram maior probabilidade de que o indivíduo continuasse a dirigir (Herrmann et al., 2006).

Por meio de informações colhidas de fontes colaterais, Adler e Kuskowski (2003) estudaram os fatores que influenciam a decisão de parar de dirigir em idosos comprometidos. Em apenas 9,3% dos casos o afastamento da condução veicular havia sido discutido ou planejado com antecedência; na maioria das vezes, ocorreu de forma abrupta. O fator que motivou a interrupção com maior frequência foi uma recomendação médica, apontada em 56,5% dos casos (Adler; Kuskowski, 2003).

DEMÊNCIA E DESEMPENHO NA DIREÇÃO VEICULAR

Uma revisão sistemática recente foi realizada para determinar se indivíduos com demência apresentam pior desempenho na condução de um veículo quando comparados a controles normais. Os resultados de 19 estudos selecionados, todos com delineamento de caso-controle, revelaram que os motoristas com demência têm desempenho claramente inferior em testes de rua ou em simuladores. Os erros cometidos com maior frequência pelos motoristas comprometidos foram: dificuldade de manter o veículo bem posicionado na pista, dirigir em velocidade muito baixa e tempo excessivo para realizar conversões à esquerda nos cruzamentos (Man-Son-Hing et al., 2007).

A fim de avaliar o desempenho dos motoristas em relação à gravidade do quadro, Berndt, Clark e May (2008) recrutaram 115 indivíduos com demência em um serviço especializado na Austrália. Todos os participantes passaram por um teste de rua padronizado e foram classificados de forma dicotômica como aprovados ou reprovados, indicando se poderiam ou não dirigir de forma segura. Os indivíduos com demência moderada em geral foram reprovados, mas, entre os casos mais leves, os resultados foram variáveis. A taxa de aprovação foi de 65% entre os participantes com CDR 0,5 e de 42% entre os participantes com CDR 1 (Berndt; Clark; May, 2008). Esse estudo demonstrou que as diretrizes publicadas pela American Academy of Neurology em 2000 provocariam uma alta taxa de erros classificatórios ao recomendar, de forma genérica, que os indivíduos com CDR 1 não devem dirigir automóveis (Dubinsky; Stein; Lyons, 2000).

COMPROMETIMENTO COGNITIVO LEVE E DESEMPENHO NA DIREÇÃO VEICULAR

Estudos recentes examinaram o desempenho de indivíduos com comprometimento cognitivo leve (CCL) na condução de veículos, com a hipótese de que a execução dessa atividade instrumental complexa já estaria prejudicada nessa fase. Wadlley e colaboradores (2009) compararam 46 indivíduos com CCL a 59 idosos normais em um teste de rua padronizado e verificaram que os participantes com CCL apresentavam dificuldade maior nas conversões à esquerda e na tarefa de manter a posição correta do veículo na pista. Os indivíduos com CCL tiveram uma probabilidade 4,2 vezes maior de receber uma nota abaixo do ideal na avaliação global quando comparados aos controles (Wadley et al., 2009). Outros estudos obtiveram resultados semelhantes e consistentes com o conceito de CCL (Badenes Guia et al., 2008; Fritteli et al., 2009).

RISCO DE ACIDENTES

Utilizando um raciocínio direto, seria possível assumir que motoristas com comprometimento cognitivo incorrem em maior risco de acidentes, na medida em que apresentam habilidades de condução veicular comprometidas. No entanto, sabe-se que, em resposta às dificuldades observadas, motoristas com demência geralmente utilizam estratégias compensatórias, reduzindo a velocidade e restringindo a condução a circunstâncias favoráveis de tráfego, horário e condições atmosféricas. Além disso, com frequência são monitorados e encontram limitações impostas pelos cuidadores. Dessa forma, é possível que a correlação entre as habilidades de direção veicular e o risco de acidentes seja, ao menos em parte, atenuada por comportamentos adaptativos.

Três estudos compararam a taxa de acidentes relatados por familiares em indivíduos com demência e controles pareados por idade. Nos três casos, os motoristas com demência envolveram-se em acidentes com frequência maior do que indivíduos normais, com risco relativo variando entre 2,5 a 8 (Drachman; Swearer, 1993; Friedland et al., 1988; Zuin et al., 2002). No entanto, os estudos que utilizam registros oficiais não têm encontrado maior risco de acidente nos indivíduos com diagnóstico de demência. É possível que os registros de acidentes sejam pouco sensíveis, na medida em que contêm informações apenas sobre ocorrências mais graves, ao passo que os indivíduos com comprometimento cognitivo envolvem-se em geral em pequenos acidentes (Carr; Ducheck; Morris, 2000; Cooper et al., 1993; Trobe et al., 1996).

ANOSOGNOSIA

No contexto de uma síndrome demencial, a anosognosia refere-se à falta de percepção do indivíduo sobre seus próprios déficits cognitivos e funcionais. A associação entre anosognosia e comprometimento do lobo frontal já é bem reconhecida clinicamente, e estudos recentes com tomografia por emissão de pósitrons (PET) têm confirmado hipometabolismo em estruturas orbitofrontais nesses indivíduos (Salmon et al., 2006). A prevalência e a intensidade da anosognosia tendem a aumentar com a progressão da demência, mas em muitos casos a percepção alterada dos déficits já está presente nas fases iniciais. Os indivíduos que têm dificuldade de perceber seus próprios déficits tendem a engajar-se em atividades além de sua capacidade e a envolver-se em situações de risco.

Hunt e colaboradores (1993) relatam que 38% dos pacientes com doença de Alzheimer (DA) reprovados em um teste de rua ainda consideravam-se capazes de dirigir de forma segura. Starkstein e colaboradores (2006) avaliaram 278 indivíduos com DA e 45 controles pareados por idade e solicitaram a familiares que relatassem a frequência com que o indivíduo realizava atividades perigosas, incluindo situações relacionadas a direção veicular. A exposição a atividades perigosas foi relatada em 16% dos indivíduos com DA e 2% no grupo-controle. Nesse estudo, a presença de anosognosia foi o fator associado de forma mais consistente ao comportamento de risco (Starkstein et al., 2006).

As melhores estratégias para detectar anosognosia e suas relações com a direção veicular insegura ainda não estão bem definidas na literatura. Contudo, os conhecimentos disponíveis até o momento permitem que se recomende que as ações de segurança e monitoração sejam redobradas nos indivíduos com anosognosia evidente, assim como naqueles com perfil de alto risco, como nos casos de demência frontotemporal (DFT) ou demências de outras etiologias com disfunção significativa do sistema frontal, indicadas por sintomas como desinibição, déficit de atenção e dificuldade de discernimento.

AVALIAÇÃO DO MOTORISTA COM COMPROMETIMENTO COGNITIVO

Relato colateral

As informações colhidas com um familiar ou amigo de convívio próximo são indispensáveis. No entanto, a validade do relato deve ser considerada, mantendo-se em mente que o informante pode superestimar ou subestimar as capacidades do indivíduo de acordo como um grande número de variáveis clínicas e psicossociais. Como exemplo, pode-se citar a situação comum em que o indivíduo com demência é o único motorista da casa. Nesse caso, não é raro constatar familiares minimizando dificuldades óbvias, visto que o impedimento implicaria dificuldade de deslocamento para a família.

Para evitar esse tipo de viés, o profissional deve conduzir a entrevista questionando sobre situações objetivas em que os motoristas com comprometimento cognitivo geralmente apresentam dificuldades. As situações mais importantes encontram-se listadas no Quadro 30.1, que pode ser utilizado como roteiro para a entrevista (Carr; Duchek; Meuser, 2006).

A fim de evitar conflitos desnecessários, omissão de informações ou minimização das dificuldades, a entrevista com o informante colateral deve ser realizada na ausência do paciente. Quando o profissional se depara com informações de má qualidade, um membro da família deve ser orientado a assumir a responsabilidade de acompanhar o paciente em alguns trajetos, recebendo, ainda, instruções sobre os critérios mais importantes a serem observados e posteriormente relatados.

Testes cognitivos de rastreio

Molnar e colaboradores (2006) realizaram uma revisão sistemática para avaliar a utilidade dos testes cognitivos de rastreio como preditores de desempenho na direção veicular. Nessa revisão, os autores selecionaram apenas trabalhos que incluíam indivíduos com diagnóstico de demência. Ao todo, 16 estudos preencheram os critérios de inclusão, porém a maioria tinha baixa qualidade metodológica e utilizava medidas de correlação ou razão de chances, sem explorar notas de corte e medidas de acurácia, informações que seriam imprescindíveis para o uso prático (Molnar et al., 2006).

Um documento intitulado *Physician's Guide to Assessing and Counseling Older Drivers* foi publicado pela American Medical

---

Quadro 30.1
SITUAÇÕES A SEREM EXPLORADAS NA ENTREVISTA COM O INFORMANTE

- Dirigir em velocidade baixa ou alta (inadequada para as características da pista)
- Tempo excessivo para fazer conversões à esquerda em cruzamentos
- Dificuldade de manter a posição correta na pista (muito próximo da guia ou da faixa central)
- Erros ao estimar distâncias e espaços
- Reagir de forma lenta a manobras de outros condutores ou pedestres
- Não perceber ou não obedecer sinais de trânsito
- Perder-se em regiões conhecidas
- Descontrole emocional em situações tensas
- Ocorrência de acidentes ou quase acidentes
- Outros motoristas buzinam com frequência
- Arranhões e amassados aparecem no veículo

Association (AMA) em 2003 e atualizado em 2010. Dois testes cognitivos breves são recomendados na avaliação do motorista idoso: o Teste de Trilhas Parte B (Trail Making Test Part B – TMT-B) e o Teste do Desenho do Relógio. O TMT-B avalia funções visuoespaciais, atenção e velocidade psicomotora. Consiste na conexão alternada de números e letras dispostos de forma aleatória em uma folha. O escore é obtido pelo tempo em segundos que o indivíduo leva para completar todas as conexões de forma correta.

De acordo com as sugestões da AMA, um tempo acima de 180 segundos no TMT-B ou qualquer elemento incorreto no relógio sinalizam maior probabilidade de direção veicular insegura e devem desencadear uma avaliação mais detalhada. Cabe lembrar que essas recomendações foram realizadas para a população geral de idosos e que não há bons estudos que as validem em indivíduos já sabidamente comprometidos.

Testes de labirinto, como o Maze Navigation Test, também avaliam funções visuoespaciais, atenção e velocidade psicomotora e têm se mostrado promissores em alguns estudos (Whelihan; DiCarlo; Paul, 2005). No entanto, seus propositores nunca disponibilizaram os impressos a serem utilizados, inviabilizando sua aplicação na prática clínica.

O MEEM não parece ter propriedades adequadas para avaliação do motorista com comprometimento cognitivo, já que não apresenta boa sensibilidade para déficits leves e concentra suas tarefas em orientação, linguagem e memória, domínios de pouca utilidade na avaliação do condutor de veículos. Os estudos realizados com o MEEM têm encontrado resultados conflitantes. Em suas diretrizes mais recentes, publicadas em 2010, a American Academy of Neurology reconhece as limitações do MEEM, mas acaba por afirmar que um escore ≤ 24 seria "possivelmente útil" na detecção de motoristas com risco elevado para condução insegura (Iverson et al., 2010).

Em conclusão, apesar do grande corpo de evidência na literatura correlacionando variáveis cognitivas e desempenho na direção veicular, não há evidência de que um único teste cognitivo breve possa ser utilizado de forma isolada para embasar as decisões clínicas rotineiras.

Avaliação neuropsicológica

A avaliação neuropsicológica representa uma forma de estimar as dificuldades que o indivíduo encontrará ao dirigir, e pode fornecer elementos objetivos para as tomadas de decisão. Reger e colaboradores (2004) realizaram uma metanálise que incluiu 27 estudos para avaliar a relação entre domínios neuropsicológicos específicos e o desempenho de indivíduos com demência na condução de um veículo. Os testes de funções visuoespaciais foram os que mais se correlacionaram com as medidas de desempenho na condução veicular, porém com magnitude apenas moderada: coeficientes de correlação de 0,29 e 0,31 para os testes de rua e simuladores, respectivamente. Os achados apresentam boa validade de face, já que as funções visuoespaciais são necessárias para garantir o posicionamento adequado na pista, julgar distâncias e manobrar o automóvel antecipando as situações de tráfego.

Alguns autores teorizam que os domínios de atenção e funções executivas também seriam importantes na avaliação neuropsicológica do motorista com comprometimento cognitivo. No entanto, nessa metanálise as correlações correspondentes foram relativamente baixas, o que os autores atribuem ao fato de esses domínios apresentarem definições amplas e agregarem testes muito diferentes entre si.

A importância do funcionamento cognitivo global foi demonstrada recentemente por Dawson e colaboradores (2009), em um estudo que incluiu 40 idosos com DA (MEEM médio de 26,5) e 115 controles normais submetidos a um teste de rua padronizado. Um escore global composto, calculado para cada participante com base em oito testes individuais, foi capaz de predizer erros de segurança melhor do que qualquer teste individualmente. Os autores concluem que a direção veicular demanda diversas funções cognitivas, e é pouco provável que apenas um domínio seja capaz de proporcionar uma avaliação acurada a seu respeito.

O estudo de Dawson revela, ainda, que o déficit de memória episódica, considerado a principal característica da DA, não é um bom indicador das habilidades de direção veicular. O achado coincide com resultados de estudos prévios e relatos de que indivíduos com déficit amnésico grave podem conduzir um veículo sem grandes dificuldades, desde que os outros domínios estejam preservados (Grace et al., 2005).

Em síntese, a literatura disponível permite recomendar que testes de função cognitiva global, funções visuoespaciais, atenção complexa, velocidade psicomotora e funções executivas devem ser considerados nas decisões relativas à manutenção ou interrupção da direção veicular. No entanto, devido às correlações apenas modestas encontradas na maioria dos estudos, as decisões não devem ser baseadas exclusivamente em parâmetros neuropsicológicos.

Avaliações diretas de desempenho

Avaliações diretas de desempenho em testes de rua ou em simuladores podem representar uma alternativa quando as informações reunidas por meio de relatos colaterais e testes neuropsicológicos não forem suficientes para uma conclusão.

O teste de rua ainda é considerado o padrão ouro graças a sua validade ecológica, mas apresenta limitações importantes, como o alto custo e a grande variabilidade de condições a que os pacientes são submetidos, já que, nesse tipo de avaliação, a possibilidade de controlar variáveis externas é muito limitada. Alguns grupos de pesquisa têm desenvolvido protocolos específicos para a avaliação de pacientes com demência em testes de rua, estabelecendo padronização de trajetos e critérios predefinidos a serem pontuados (Odenheimer et al., 1994).

A tecnologia interativa desenvolveu-se rapidamente, e os simuladores atuais são capazes de proporcionar uma vivência de condução veicular muito próxima da real, tendo ainda a vantagem de permitirem padronização rigorosa das condições de tráfego e a introdução de variáveis para avaliar a resposta do condutor a eventos adversos, incluindo situações de quase acidente.

No Brasil, infelizmente, o uso de simuladores está restrito aos protocolos de pesquisa, e os testes de rua especializados ainda não estão efetivamente disponíveis. Testes adaptados, sem a devida padronização e realizados por profissionais não especializados têm validade desconhecida e não podem ser recomendados.

Avaliação da capacidade física

A avaliação do motorista com demência, em especial no caso dos muito idosos, não deve restringir-se exclusivamente aos aspectos cognitivos. Essa população apresenta alta prevalência de doenças crônicas degenerativas que afetam diretamente o desempenho físico e podem comprometer as habilidades necessárias para a condução de um veículo.

Atenção particular deve ser dada aos déficits de visão e motricidade.

É importante ressaltar que, entre os idosos, os distúrbios motores não devem ser entendidos exclusivamente como déficits neurológicos focais, como aqueles provocados por um acidente vascular encefálico. Outros fatores, como sarcopenia, rigidez articular, dor crônica e neuropatia periférica devem ser ativamente pesquisados. O Quadro 30.2 sugere um roteiro para o exame físico adaptado a partir das diretrizes mais recentes da American Medical Association (2010).

ESTRATÉGIAS PARA CONDUZIR A INTERRUPÇÃO

Em uma sociedade que tem o modelo de transporte baseado no uso individual do automóvel, a necessidade de abandonar a direção veicular pode ter implicações muito além do prejuízo óbvio à mobilidade. Em um estudo prospectivo com seguimento de cinco anos, Edwards e colaboradores (2009) constataram que a interrupção da direção veicular em idosos da comunidade foi associada a um declínio súbito de indicadores relacionados à interação social e à capacidade física. Além disso, houve uma aceleração importante na velocidade de declínio da qualidade de vida (Edwards et al., 2009). Outro fator consistente que tem sido observado em estudos de coorte é o aumento de sintomas depressivos no período subsequente a essa interrupção (Ragland; Satariano; MacLeod, 2005).

Assim que o diagnóstico de demência é realizado, cabe ao médico iniciar uma discussão aberta com o paciente e seus familiares sobre a evolução esperada da doença, antecipando diretivas e questões de competência. Informações sobre os déficits constatados e aqueles esperados para um futuro próximo devem ser apresentadas de forma contínua e reiterada. A discussão precoce permite uma transição planejada, garantindo a interrupção da direção veicular no momento certo e assegurando o menor prejuízo possível à qualidade de vida.

Desde o início, os cuidadores devem ser encorajados a assumir a responsabilidade de fornecer alternativas de transporte. O uso de transporte público, táxi ou carona deve ser iniciado de maneira precoce a fim de aumentar a familiaridade do indivíduo com essas modalidades. A exposição gradual às alternativas de transporte pode promover uma transição menos traumática e possivelmente com menor probabilidade de depressão, isolamento social e dependência funcional.

Se a avaliação médica não revelou riscos que justifiquem a suspensão imediata da direção veicular, uma alternativa pode ser a implantação de um programa de restrição progressiva, negociada em comum acordo. Assim, a condução pode ser limitada, por exemplo, ao período diurno e a trajetos familiares. Ressalta-se que a restrição parcial é válida apenas para os indivíduos que ainda apresentam condições de dirigir um veículo de forma segura. Se, ao contrário, a avaliação médica revelou alto risco de acidentes, a interrupção deve ser imediata e total. Nesse caso, restrições parciais não devem ser toleradas.

Alguns indivíduos irão, aos poucos, adaptar seu comportamento à interação com um copiloto, que passa a indicar caminhos, auxiliar na leitura de placas e alertar o motorista para situações potencialmente perigosas. Não há dados na literatura que respaldem essa estratégia na tentativa de reduzir riscos. O fenômeno do copiloto é aceitável quando se desenvolve naturalmente e apenas se o profissional julga que o motorista seja capaz de dirigir de forma segura por

Quadro 30.2
SUGESTÃO DE ROTEIRO PARA A AVALIAÇÃO DA CAPACIDADE FÍSICA

ACUIDADE VISUAL

Em um ambiente bem iluminado e utilizando as lentes corretivas habituais, o paciente deve identificar os elementos em ordem decrescente de tamanho em uma tabela de Snellen ou equivalente. A distância clássica para o teste de Snellen é de 6 metros, mas pode variar conforme as especificações da tabela. O escore é indicado pela última linha lida sem erros. O procedimento é realizado para cada olho separadamente.
- *Parâmetro de normalidade*: acuidade melhor ou igual a 20/40 bilateralmente.

CAMPOS VISUAIS

O examinador permanece a uma distância de 1 metro e com os olhos nivelados aos do paciente. Enquanto o examinador fecha o olho esquerdo, o paciente fecha o olho direito, e ambos fixam o olhar no nariz do outro. O examinador coloca a mão em cada quadrante e solicita ao indivíduo que identifique o número de dedos (geralmente 1 ou 2). A mão do examinador deve estar um pouco mais próxima de si do que do paciente. Assim, se o examinador tem os campos visuais preservados e pode identificar os números, o paciente também deverá identificá-los. O procedimento é realizado para cada olho separadamente.
- *Parâmetro de normalidade*: identificar os estímulos corretamente em todos os quadrantes.

VELOCIDADE DA MARCHA

O indivíduo deve caminhar uma distância de 3 metros e retornar ao ponto de origem o mais rapidamente possível, percorrendo uma distância total de 6 metros. Caso utilize dispositivo de auxílio à deambulação regularmente, deverá usá-lo para completar a tarefa.
- *Parâmetro de normalidade*: completar a tarefa em menos de 10 segundos.

AMPLITUDE DE MOVIMENTOS

O examinador solicita ao paciente que realize os seguintes movimentos bilateralmente: rotação do pescoço (como se estivesse olhando para dar marcha ré), flexão dos ombros e cotovelos (como se estivesse virando o volante em uma curva fechada), flexão dos dedos das mãos (como se estivesse agarrando o volante firmemente), flexão plantar (como se estivesse pressionando o pedal do acelerador ou freio) e dorsiflexão plantar (como se estivesse retirando completamente a pressão do pedal). O examinador deve avaliar a amplitude dos movimentos e a dificuldade com que são realizados.
- *Parâmetro de normalidade*: movimentos com amplitude esperada, sem limitação ou dor.

FORÇA MUSCULAR

O examinador avalia a força muscular provocando a flexão e extensão dos membros enquanto solicita que o paciente resista aos movimentos. As seguintes manobras devem ser realizadas: adução e abdução do ombro, flexão e extensão do punho, aperto de mão, flexão e extensão do quadril, dorsiflexão e flexão plantar.
- *Parâmetro de normalidade*: força muscular grau 5 em todos os segmentos avaliados.

si próprio; não deve ser tolerado como forma de postergar uma interrupção necessária (Man-Son-Hing et al., 2007).

Ao recomendar que o indivíduo deixe de dirigir, o profissional deve fazê-lo de forma clara e justificando sua recomendação com razões objetivas. A maioria dos indivíduos com demência tende a reagir melhor aos argumentos que enfatizam os riscos a terceiros, em vez do risco que possam infringir a si próprios. Reagem melhor também a justificativas relacionadas à capacidade física do que à capacidade cognitiva. Assim, em muitos casos será mais provável que o indivíduo aceite uma interrupção justificada pelo déficit visual do que pelo comprometimento cognitivo. O argumento de que as companhias de seguro não cobrem danos provocados por alguém com o seu diagnóstico também pode ser utilizado em alguns casos.

Nas situações extremas, quando a restrição forçada se impõe, os familiares devem ser aconselhados a restringir o acesso do paciente ao veículo, removendo o carro da residência com justificativas financeiras ou em razão da necessidade de um conserto.

QUESTÕES ÉTICAS E LEGAIS

Na maioria dos países, incluindo o Brasil, a legislação considera que a direção veicular não é um direito universal, mas um privilégio conferido pelo Estado por meio de uma licença. O papel do médico e de outros profissionais da saúde não é determinar se o indivíduo está ou não habilitado para dirigir, mas é inegável que esses profissionais ocupam uma posição privilegiada quanto à possibilidade de identificar pessoas com comportamentos que possam trazer risco para a comunidade (Barbas; Wilde, 2001).

A falta de percepção dos déficits e a capacidade de julgamento prejudicada podem fazer com que o motorista com demência seja incapaz de realizar ajustes em seu comportamento. O indivíduo pode relutar em abandonar esse privilégio e oferecer resistência, mesmo diante de evidências claras de suas dificuldades. Nessas circunstâncias, a responsabilidade pela interrupção da condução veicular recai sobre aqueles que o cercam (Snyder, 2005). Em alguns casos, tendo o cuidador como cúmplice, o paciente opta por não atender à recomendação médica e continua dirigindo.

Nos casos de resistência, o médico deve certificar-se de que as recomendações tenham sido feitas de forma clara a um familiar com autoridade suficiente e boa capacidade de discernimento. Se ainda assim a situação persiste, o profissional é obrigado a comunicar o fato ao departamento de trânsito (Detran) de seu Estado. Nessa situação, o profissional deve cercar-se dos cuidados éticos necessários, respeitando ao máximo a confidencialidade e transmitindo apenas informações estritamente necessárias.

Alguns países desenvolveram canais de comunicação e procedimentos legais para encorajar e facilitar o relato de condução veicular perigosa. Esses mecanismos permitem que membros da comunidade, como profissionais da saúde, policiais ou mesmo familiares, possam realizar uma denúncia. Em geral, a identidade do sujeito que realizou a denúncia é mantida em sigilo para protegê-lo de qualquer tipo de litígio, ao passo que o motorista recebe uma convocação do órgão de trânsito informando que deverá passar por uma reavaliação para manter sua licença (Meuser; Carr; Ulfarsson, 2009).

CONSIDERAÇÕES FINAIS

Não há notícia de qualquer setor da sociedade brasileira que tenha voltado sua atenção de forma séria para as questões da direção veicular no paciente com comprometimento cognitivo. As tendências epidemiológicas apontam para uma necessidade premente de que grupos de pesquisa desenvolvam e validem instrumentos de avaliação adequados para o contexto do País, que o tema seja incluído nos programas de educação médica, que diretrizes sejam emitidas pelos conselhos e sociedades de especialidades, que recursos como testes de rua especializados e simuladores sejam disponibilizados, e, por fim, que os órgãos de trânsito desenvolvam canais de comunicação específicos em apoio aos profissionais e familiares que lidam com essa questão tão comum e negligenciada.

REFERÊNCIAS

Adler G, Kuskowski M. Driving cessation in older men with dementia. Alzheimer Dis Assoc Disord. 2003;17(2):68-71.

American Medical Association. Physician's guide to assessing and counseling older drivers [Internet]. 2nd ed. Chicago: AMA; 2010 [capturado em 30 jul. 2011]. Disponível em: http://www.ama-assn.org/ama/pub/category/10791.html.

Apolinario D, Magaldi RM, Busse AL, Lopes LC, Kasai JYT, Satomi E. Cognitive impairment and driving: a review of the literature. Dement Neuropsychol. 2009;3(4):283-90.

Badenes Guia D, Casas Hernanz L, Cejudo Bolivar JC, Aguilar Barberà M. Evaluation of the capacity to drive in patients diagnosed of mild cognitive impairment and dementia. Neurologia. 2008;23(9):575-82.

Barbas NR, Wilde EA. Competency issues in dementia: medical decision making, driving, and independent living. J Geriatr Psychiatry Neurol. 2001;14(4):199-212.

Berndt A, Clark M, May E. Dementia severity and on-road assessment: briefly revisited. Australas J Ageing. 2008;27(3):157-60.

Campbell MK, Bush TL, Hale WE. Medical conditions associated with driving cessation in community-dwelling, ambulatory elders. J Gerontol. 1993;48(4):S230-4.

Carr DB, Duchek JM, Meuser TM, Morris JC. Older adult drivers with cognitive impairment. Am Fam Physician. 2006;73(6):1029-1034.

Carr DB, Duchek JM, Morris JC. Characteristics of motor vehicle crashes in drivers with dementia of the Alzheimer type. J Am Geriatr Soc. 2000;48(1):18-22.

Cooper PJ, Tallman K, Tuokko H, Beattie L. Vehicle crash involvement and cognitive deficit in older drivers. J Safety Res. 1993;24(1):9-17.

Dawson JD, Anderson SW, Uc EY, Dastrup E, Rizzo M. Predictors of driving safety in early Alzheimer disease. Neurology. 2009;72(6):521-7.

Drachman DA, Swearer JM. Driving and Alzheimer's disease: the risk of crashes. Neurology.1993;43(12):2448-56.

Dubinsky RM, Stein AC, Lyons K. Practice parameter: risk of driving and Alzheimer's disease (an evidence-based review): report of the quality standards subcommittee of the American Academy of Neurology. Neurology. 2000;54(12):2205-11.

Eby DW, Molnar LJ. Driving fitness and cognitive impairment: issues for physicians. JAMA. 2010;303(16):1642-3.

Edwards JD, Lunsman M, Perkins M, Rebok GW, Roth DL. Driving cessation and health trajectories in older adults. J Gerontol A Biol Sci Med Sci. 2009;64(12):1290-5.

Epp TD. Person-centred dementia care: a vision to be refined. Can Alzheimer Dis Rev. 2003;5(3):14-8.

Foley DJ, Masaki KH, Ross GW, White LR. Driving cessation in older men with incident dementia. J Am Geriatr Soc. 2000;48(8):928-30.

Friedland RP, Koss E, Kumar A, Gaine S, Metzler D, Haxby JV, et al. Motor vehicle crashes in dementia of the Alzheimer type. Ann Neurol. 1988;24(6):782-6.

Frittelli C, Borghetti D, Iudice G, Bonanni E, Maestri M, Tognoni G, et al. Effects of Alzheimer's disease and mild cognitive impairment on driving ability: a controlled clinical study by simulated driving test. Int J Geriatr Psychiatry. 2009;24(3):232-238.

Grace J, Amick MM, D'Abreu A, Festa EK, Heindel WC, Ott BR. Neuropsychological deficits associated with driving performance in Parkinson's and Alzheimer's disease. J Int Neuropsychol Soc. 2005;11(6):766-75.

Herrmann N, Rapoport MJ, Sambrook R, Hebert R, McCracken P, Robillard A. Predictors of driving cessation in mild-to-moderate dementia. CMAJ. 2006;175(6):591-595.

Hunt L, Morris JC, Edwards D, Wilson BS. Driving performance in persons with mild senile dementia of the Alzheimer type. J Am Geriatr Soc. 1993;41(7):747-52.

Iverson DJ, Gronseth GS, Reger MA, Classen S, Dubinsky RM, Rizzo M. Practice parameter update: evaluation and management of driving risk in dementia: report of the Quality Standards Subcommittee of the American Academy of Neurology. Neurology. 2010;74(16):1316-24.

Logsdon RG, Teri L, Larson EB. Driving and Alzheimer's disease. Gen Intern Med. 1992;7(6):583-8.

Man-Son-Hing M, Marshall SC, Molnar FJ, Wilson KG. Systematic review of driving risk and the efficacy of compensatory strategies in persons with dementia. J Am Geriatr Soc. 2007;55(6):878-84.

Meuser TM, Carr DB, Ulfarsson GF. Motor-vehicle crash history and licensing outcomes for older drivers reported as medically impaired in Missouri. Accid Anal Prev. 2009;41(2):246-52.

Molnar FJ, Patel A, Marshall SC, Man-Son-Hing M, Wilson KG. Clinical utility of office-based cognitive predictors of fitness to drive in persons with dementia: A systematic review. J Am Geriatr Soc. 2006;54(12):1809-24.

Odenheimer GL, Beaudet M, Jette AM, Albert MS, Grande L, Minaker KL. Performance-based driving evaluation of the elderly driver: safety, reliability, and validity. J Gerontol. 1994;49(4):M153-9.

Ragland DR, Satariano WA, MacLeod KE. Driving cessation and increased depressive symptoms. J Gerontol A Biol Sci Med Sci. 2005;60(3):399-403.

Reger MA, Welsh RK, Watson GS, Cholerton B, Baker LD, Craft S. The relationship between neuropsychological functioning and driving ability in dementia: a meta-analysis. Neuropsychology. 2004;18(1):85-93.

Salmon E, Perani D, Herholz K, Marique P, Kalbe E, Holthoff V, et al. Neural correlates of anosognosia for cognitive impairment in Alzheimer's disease. Hum Brain Mapp. 2006;27(7):588-97.

Snyder CH. Dementia and driving: autonomy versus safety. J Am Acad Nurse Pract. 2005;17(10):393-402.

Starkstein SE, Jorge R, Mizrahi R, Robinson RG. A diagnostic formulation for anosognosia in Alzheimer's disease. J Neurol Neurosurg Psychiatry. 2006;77(6):719-25.

Stutts JC, Stewart JR, Martell C. Cognitive test performance and crash risk in an older driver population. Accid Anal Prev. 1998;30(3):337-46.

Trobe JD, Waller PF, Cook-Flannagan CA, Teshima SM, Bieliauskas LA. Crashes and violations among drivers with Alzheimer disease. Arch Neurol. 1996;53(5):411-6.

Wadley VG, Okonkwo O, Crowe M, Vance DE, Elgin JM, Ball KK, et al. Mild cognitive impairment and everyday function: an investigation of driving performance. J Geriatr Psychiatry Neurol. 2009;22(2):87-94.

Whelihan WM, DiCarlo MA, Paul RH. The relationship of neuropsychological functioning to driving competence in older persons with early cognitive decline. Arch Clin Neuropsychol. 2005;20(2):217-28.

Zuin D, Ortiz H, Boromei D, Lopez OL. Motor vehicle crashes and abnormal driving behaviors in patients with dementia in Mendoza, Argentina. Eur J Neurol. 2002;9(1):29-34.

CAPÍTULO 31

É POSSÍVEL PREVENIR A DOENÇA DE ALZHEIMER?

LEONARDO CAIXETA
RENATA TELES VIEIRA

O ideal da eterna juventude não é apenas uma alegoria de histórias fantásticas, como o romance *O retrato de Dorian Gray*, de Oscar Wilde, ou o folhetim gótico *Centenário*, de Honoré de Balzac. Trata-se, mais do que isso, de uma fantasia histórica, um ideal que continua sendo perseguido, ainda que disfarçadamente, por meio de cremes antirrugas, pílulas antirradicais livres ou técnicas de embalsamamento. Com o desenvolvimento da civilização industrial, o envelhecimento se transformou em um grande temor. Se antes ainda havia alguma poesia nessa fase da vida, hoje se convive com o terror embutido na ideia de tornar-se velho. Na era da informação, envelhecer incorpora outro significado, a saber: a possibilidade de ser sorteado com uma doença que subtrai aquilo que se tem de mais precioso – a memória, a crítica, o próprio eu, os amores. Trata-se da doença de Alzheimer (DA).

Novo alento vem sendo dado a uma área relativamente nova no âmbito de estudos da DA: a da prevenção. Os resultados de vários estudos observacionais publicados durante os últimos 15 anos sugerem que alguns fatores associados a essa doença podem ser modificados. Isso, porém, ainda está muito distante da possibilidade de se evitar a doença.

Quando se compreendem de maneira adequada os fatores envolvidos na gênese de um processo patológico, obviamente se aumenta a probabilidade de chegar ao conhecimento relativo à profilaxia do referido processo. A relação entre eventos pode ser mais complexa do que a observação sugere. A investigação das potenciais causas de DA tem como base estudos observacionais que buscam identificar, de forma relativamente simples, a associação entre certos fatores ou eventos (exposições) e demência (Almeida, 2006).

Um plano de ação preventiva para DA deve ser fundamentado:

- na identificação/detecção precoce dos fatores de risco;

- na intervenção precoce fundamentada nas decisões médicas com base em evidências científicas;
- no acompanhamento do paciente para, quando necessário, avaliar e modificar a estratégia de intervenção.

A seguir, será feita uma breve revisão sobre as intervenções farmacológicas e não farmacológicas atualmente consideradas com vistas a prevenção e controle dos fatores de risco que costumam ser associados à DA. Obviamente, muitas novas estratégias de prevenção surgirão nos próximos anos à medida que forem descobertos novos fatores de risco ou quando surgirem estratégias de prevenção pautadas nos conhecimentos da biologia molecular, dando origem, então, a técnicas de manipulação gênica ou intervenções (p. ex., vacinas) que possam atuar nos mecanismos fisiopatológicos de formação da placa β-amiloide ou dos emaranhados neurofibrilares em um estágio na vida do indivíduo com risco para a DA que antecede o desenvolvimento da doença e da demência.

Antes, entretanto, de se abordar cada modalidade de intervenção preventiva, é importante mencionar um grande estudo recente de revisão geral dessa área, dados sua extensão e valor acadêmico (Williams et al., 2010). Especialistas norte-americanos se propuseram a avaliar se a pesquisa acumulada sobre o risco atribuído ou os fatores de proteção para a DA e para o declínio cognitivo têm força suficiente para justificar recomendações específicas para o estilo de vida, o comportamento ou as intervenções farmacêuticas dirigidas para esses desfechos. Os autores usaram como fonte de dados o Medline e o banco de dados das revisões sistemáticas *Cochrane*, além de estudos adicionais que foram identificados a partir de listas de referência e especialistas técnicos. Os fatores foram agrupados nas seguintes categorias: fatores nutricionais; condições médicas; medicamentos sujeitos ou não a receita médica; fatores sociais; econômicos e comportamentais; fatores ambientais tóxicos; e genética. O desfechos de interesse foram o desenvolvimento da DA ou o declínio cognitivo. Ambos os estudos observacionais e de intervenção foram avaliados. Os estudos foram avaliados quanto a elegibilidade e qualidade, e um total de 25 revisões sistemáticas e 250 estudos primários foram incluídos. Apenas alguns fatores apresentaram uma associação consistente com a DA ou o declínio cognitivo em vários estudos, incluindo estudos observacionais e ensaios clínicos randomizados (quando disponíveis). Os fatores associados com o risco aumentado de DA e com declínio cognitivo foram diabetes, ApoE ε4, fumo e depressão. Fatores que mostraram uma associação bastante consistente com a diminuição do risco de DA e do declínio cognitivo foram engajamento cognitivo e atividades físicas. Os autores do estudo ponderaram que a associação consistente não implica necessariamente que os resultados sejam robustos, uma vez que os dados foram muitas vezes limitados e a qualidade das evidências era, em geral, baixa. Além disso, a modificação de risco para as associações relatadas foi geralmente pequena a moderada para a DA e pequena para o declínio cognitivo. Os autores também tiveram o cuidado de pontuar que alguns dos fatores que não apresentaram uma associação com a DA ou o declínio cognitivo nessa revisão podem desempenhar um papel influente na cognição na terceira idade, mas não havia provas suficientes para chegar a essas conclusões.

CONTROLE DE FATORES DE RISCO VASCULARES

Várias estratégias para controle de fatores de risco vasculares têm sido testadas durante as últimas décadas.

Fatores de risco vasculares frequentemente aparecem em grupos de três ou mais fatores de risco, que incluem: hipertensão arterial, hiperglicemia, obesidade ou gordura abdominal e dislipidemia. Essa associação de sintomas é referida como síndrome metabólica ou síndrome X. Fatores de risco para doenças vasculares cerebrais em idosos com alterações na substância cinzenta, devido ao processo de envelhecimento, contribuem para o declínio do fluxo sanguíneo cerebral, resultando em uma hipoperfusão cerebral crônica grave. Assim, o desenvolvimento da DA esporádica é modulado por fatores de risco vasculares, e a redução do fluxo sanguíneo cerebral seria um "gatilho" para a doença.

Acidentes vasculares encefálicos (AVEs) aumentam exponencialmente com a idade a partir dos 60 anos e, em cerca de 20% dos pacientes, resultam no desenvolvimento de uma síndrome demencial (Ivan et al., 2004). Além disso, há forte evidência de que mesmo infartos cerebrais silenciosos (sem manifestação clínica aparente) aumentam o risco de demência em geral e da DA em particular (Almeida, 2006; Snowdon et al., 1997). Assim, a redução do número de indivíduos que sofrem AVE deve ser acompanhada por uma queda na incidência de demência.

Fibrilação atrial, insuficiência cardíaca, coronariopatia, cirurgia cardíaca e aterosclerose grave são também associadas com DA. Estudos neuropatológicos mostram que lesões cerebrovasculares e marcadores histopatológicos da DA (placa β-amiloide e emaranhados neurofibrilares) frequentemente coexistem, sugerindo que essas lesões podem coincidir com os processos que convergem para danos adicionais no cérebro e promovem evidência clínica da síndrome demencial.

Dessa forma, as estratégias preventivas têm como objetivo o diagnóstico precoce e o tratamento dos fatores de risco cardiovasculares, sobretudo em indivíduos de meia-idade, o que poderia ser uma contribuição significativa para a prevenção de DA em idosos.

Controle da hipertensão arterial e medicamentos anti-hipertensivos

A hipertensão arterial é um fator de risco bem conhecido para doenças cardíacas isquêmicas, doenças vasculares periféricas, doença renal crônica e doença cerebrovascular que ocorrem devido a mecanismos fisiopatológicos isquêmicos ou hemorrágicos.

Os resultados de vários estudos observacionais revelam a existência de uma associação entre hipertensão arterial e desempenho cognitivo, independentemente de AVE. Além de a hipertensão arterial comprometer o funcionamento cognitivo dos pacientes, parece também aumentar o risco de DA em fases tardias da vida. Um estudo neuropatológico relatou que pessoas que são tratadas para hipertensão na meia-idade apresentam menores taxas de DA do que pacientes hipertensivos não tratados (Haag et al., 2009a).

A hipertensão arterial na meia-idade foi associada a aumento da probabilidade de ocorrência de demência na terceira idade em pacientes que não usam anti-hipertensivo. Entretanto, a relação entre a hipertensão e o déficit cognitivo em idosos ainda não está esclarecida.

As consequências da pressão arterial (sistólica vs. diastólica) sobre o cérebro podem diferir. Estudos de neuroimagem de idosos mostraram que a pressão diastólica alta ou baixa (< 65 mmHg ou > 74 mmHg), diferentemente da pressão sistólica, foi associada com a atrofia cerebral (de Leeuw et al., 1999).

Os efeitos do tratamento anti-hipertensivo na vida tardia sobre o risco de demência não são uniformes e parecem não depender da substância considerada. O estudo Syst-Eur (*Systolic Hypertension in Europe*), por exemplo, revelou que pacientes idosos com hipertensão sistólica tratados com inibidores da enzima conversora da angiotensina (ECA) ou diuréticos por dois anos têm menor chance de desenvolver DA do que indivíduos tratados com placebo (redução de risco: 50%) (Forette et al., 2002). Já em outro estudo (Progress, que avaliou idosos com história pregressa de AVE ou acidente isquêmico transitório), não foi encontrada uma redução significativa no risco de demência entre os pacientes tratados por quatro anos com um inibidor da ECA (perindopril) e/ou indapamida (a redução no risco de demência se tornou significativa apenas quando foi observada entre indivíduos com AVE recorrente) (Tzourio et al., 2003).

Não está claro qual classe ou classes de anti-hipertensivos provê um maior efeito protetor para o cérebro. A duração da terapia anti-hipertensiva também parece ter um impacto na associação de hipertensão com demência, especialmente em indivíduos jovens, demonstrando que aqueles com longo período de tratamento apresentam redução na incidência da demência (Haag et al., 2009a).

Enfim, existem fortes evidências de que hipertensão arterial aumenta o risco de demência, mas há dados conflituosos quanto ao fato de o tratamento com inibidores da ECA efetivamente reduzir esse risco entre pacientes idosos com doença cardiovascular estabelecida.

Controle do diabetes melito

O diabetes melito (DM) afeta rins, coração, nervos periféricos e também o cérebro. A magnitude dos riscos para demência é maior quando o início do DM ocorre na meia-idade em comparação ao surgimento da doença em idosos.

O DM está associado com um risco aumentado de desenvolver DA, demência e comprometimento cognitivo leve (CCL), independentemente de comorbidades cardiovasculares. Estudos mostram que indivíduos com DM apresentam um aumento de risco de 39% de desenvolver DA, e, quanto maior a duração da doença, maior pode ser o risco. A associação de DA com DM se deve aos efeitos diretos da hiperglicemia crônica, hiperinsulinemia ou da resistência à insulina, levando a alterações cerebrovasculares e neurodegenerativas (Xu et al., 2007).

Os fatores que contribuem para um declínio cognitivo em pacientes com DM incluem (Sonnen et al., 2009):

- atrofia cerebral envolvendo o córtex frontal;
- aumento da hiperintensidade da substância branca e infartos lacunares;
- alterações no processo inflamatório devido à hiperinsulinemia, como ativação da proteína quinase C, excesso na produção de espécies reativas de oxigênio, isquemia e glicosilação de proteínas;
- hiperglicemia e falhas no controle da insulina podem ter um efeito direto na β-amiloidose cerebral.

As intervenções para diminuir o risco de DM tipo II em pessoas com aumento da sensibilidade à insulina e diminuição dos níveis da substância compreendem a intervenção no estilo de vida com dietas (redução de peso, diminuição da ingestão de gorduras saturadas, aumento do consumo de fibras), atividade física e uso de medicamentos (metiformina, acarbose, rosiglitazona). Dessa forma, o DM pode ser tratado e prevenido, apresentando um potencial para prevenção da demência.

Estatinas

Os resultados de um estudo caso-controle sugeriram, pela primeira vez, em 2000, que o uso de estatinas estava associado a uma redução de 71% no risco de demência (Jick et al., 2000). Posteriormente, quatro grandes estudos de coorte demonstraram o mesmo efeito de redução do risco de incidência de DA com o uso das estatinas (Brucki, 2009).

Existiam algumas dúvidas sobre qual tipo de estatina seria mais relacionada com a diminuição da incidência de demência. Acreditava-se que as estatinas lipofílicas passariam pela barreira hematoencefálica (BHE) de forma mais eficiente do que as estatinas hidrofílicas. Haag e colaboradores (2009b) avaliaram o uso de substâncias redutoras dos níveis de colesterol e dividiram-nas em três classes: estatinas lipofílicas (sinvastatina, atorvastatina, cerivastatina), estatinas hidrofílicas (pravastatina, fluvastatina, rosuvastatina) e substâncias redutoras do colesterol não estatinas (fibratos, resinas ligadoras do ácido biliar ou ácido nicotínico e derivados). O uso das estatinas, apesar de sua lipofilicidade, mas não o uso das substâncias redutoras do colesterol não estatinas, foi associado com a redução do risco para DA, quando comparado com o não uso (Haag et al., 2009b). Essa proteção foi efetiva independentemente do genótipo ApoE4. Esses resultados parecem indicar que a permeabilidade da BHE não é o principal mecanismo protetor. Outros mecanismos devem estar associados à redução do risco de demência pelas estatinas: inibição da síntese do colesterol, função endotelial, aterosclerose, reação de estresse oxidativo, inibição da síntese amiloide e redução da quantidade de emaranhados neurofibrilares (Brucki, 2009; Haag et al., 2009b).

Uma revisão sistemática de ensaios clínicos randomizados revelou que as estatinas administradas em fase tardia da vida em indivíduos com risco de doença vascular não têm efeito na prevenção de DA (McGuinness et al., 2009). Não há evidência científica suficiente para recomendar as estatinas para prevenção ou tratamento da DA.

Homocisteína e vitaminas

Vários estudos observacionais recentemente relataram que pessoas com concentração plasmática de homocisteína elevada têm maior risco de demência, e não porque apresentam deficiências nutricionais.

O efeito fisiopatológico da elevação plasmática de homocisteína no cérebro compreende múltiplos mecanismos que levam ao aumento do risco de DA, entre os quais danos vasculares, estresse oxidativo, efeitos excitotóxicos, apoptose e aumento do acúmulo de β-amiloide cerebral (Sachdev, 2005).

Evidências atuais mostram que suplementos vitamínicos não auxiliam na prevenção da DA. Ensaios clínicos randomizados mostraram que as vitaminas B6 e B12 e o ácido fólico não foram eficientes para retardar o declínio cognitivo em indivíduos com e sem DA (Balk et al., 2007).

Em um estudo de coorte, foi observado que a combinação da vitamina E com a C (e não o uso isolado de cada vitamina) administradas em altas doses associa-se a uma diminuição da incidência de DA, mas isso não ocorre para o suplemento de complexo B (Zandi et al., 2004).

Estudos randomizados foram desenhados para investigar se o tratamento com as vitaminas B6, B12 e o ácido fólico reduz a concentração plasmática de homocisteína e o risco de demência em fases tardias da vida. Resultados do VISP demonstraram que a administração de 25 mg de piridoxina, 0,4 mg de cobalamina e 2,5 mg de ácido fólico por dois anos reduz a concentração plasmática de homocisteína em 2 µmol/L, embora o efeito dessa redução sobre o funcionamento cognitivo dos participantes e o respectivo risco de demência ainda não tenham sido estabelecidos de maneira adequada (Almeida, 2006).

Dieta do Mediterrâneo

Idosos que aderiram a uma dieta mediterrânea tradicional (*MedDiet* – rica em azeite de oliva, peixe, nozes, frutas e legumes e quantidades moderadas de vinho, e pobre em alimentos lácteos e carne vermelha) têm uma experiência mais lenta de declínio cognitivo com a idade, mesmo após ajuste para sexo, raça, educação, idade e participação em atividades cognitivas. Os resultados são baseados em dados de 3.790 participantes com idade média de 75 anos. Eles foram submetidos a testes-padrão da função cognitiva em duas ou mais ocasiões, com intervalos de três anos. Uma miríade de estudos – ensaios clínicos e estudos de coorte – aponta para o valor de tal padrão alimentar na redução dos marcadores de estresse oxidativo, alterando a expressão de anti-inflamatórios e marcadores que se acredita terem um papel na patogênese da DA (Tangney et al., 2011).

O motivo da associação entre o consumo de peixe, frutas e legumes e o risco de DA não está definido, mas pode estar relacionado com efeitos antioxidantes, anti-inflamatórios ou metabólicos. Pode-se dizer que, até agora, os estudos que avaliaram a adesão à dieta mediterrânea apresentam moderada evidência científica, com observação de um baixo risco de incidência de DA e um declínio cognitivo lento em pacientes demenciados que aderiram à dieta.

Reposição hormonal

Uma das terapias que mais gera debates e disputas no meio médico é a terapia de reposição hormonal, por representar, em muitos cenários, uma "faca de dois gumes". No campo da prevenção da DA não poderia ser diferente. Se, por um lado, os estudos epidemiológicos sempre apontaram para uma indiscutível prevalência da DA em mulheres (ainda que exista o argumento do viés provocado por sua maior expectativa de vida, quando comparada à dos homens), por outro, as mais acometidas são obviamente as mais idosas (portanto, muito tempo depois da menopausa). No início, os resultados de estudos observacionais indicavam que o uso de terapia de reposição hormonal (estrógeno ou estrógeno + progesterona) reduzia o risco da DA de 10 a 60% (Almeida, 2006). Porém, algum tempo depois, surgiu um novo estudo de grande repercussão (e, com ele, inúmeros debates com pessoas defendendo posições contrárias de forma acalorada), e essa concepção migrou para o lado oposto: de protetores, os hormônios femininos se tornaram vilões no campo da prevenção da DA. Os resultados do ensaio clínico *Women's Health Initiative Memory Study* (WHIMS) refutaram a hipótese de que a terapia hormonal possa reduzir o risco de DA. Um grupo de 2.229 mulheres foi aleatoriamente alocado para receber tratamento com 0,625 mg de estrógeno equino conjugado mais 2,5 mg de progesterona ou placebo (n = 2.303) (Shumaker et al., 2003). Após um período de seguimento de quatro anos, 40 mulheres recebendo hormônios e 21 recebendo placebo tiveram o diagnóstico de demência. Aproximadamente metade das mulheres com demência receberam o diagnóstico de DA. Mais recentemente, o subestudo do WHIMS investigando o efeito de estrógeno sem progesterona revelou que o tratamento hormonal aumenta em 50% o risco de as mulheres desenvolverem demência (Shumaker et al., 2004). Quando analisados em conjunto, os resultados do WHIMS demonstram que tratamento de reposição hormonal aumenta o risco de demência de 20 a 160%.

Em resumo, terapia de reposição hormonal aumenta, em vez de diminuir, o risco de demência entre mulheres com mais de 60 anos de idade.

Inibidores da colinesterase

O CCL é um fator de risco reconhecido para o desenvolvimento da DA, sobretudo na apresentação amnéstica. Alguns estudos, que em sua maioria produziram resultados negativos, foram conduzidos para determinar a redução da conversão do CCL para a DA.

A progressão do CCL amnésico pode ser adiada por alguns anos com o uso de medicamentos chamados inibidores da colinesterase (ou anticolinesterásicos). Esses medicamentos, que incluem galantamina, donepezil e rivastigmina, atuam inibindo a degradação da acetilcolina e, consequentemente, aumentando sua oferta na fenda sináptica dos neurônios nos circuitos colinérgicos do encéfalo. Efeitos colaterais ocasionais dos inibidores da acetilcolinesterase incluem náuseas, vômitos e diarreia. A diminuição dos níveis acetilcolinérgicos afeta o processo da proteína precursora amiloide, levando ao desenvolvimento de placas amiloides. Assim, a terapia com inibidores da colinesterase pode, segundo alguns autores, prevenir a progressão da doença (Winblad et al., 2008).

Álcool

> O vinho é o amigo do moderado e o inimigo do beberrão.
>
> Avicena (980-1037)

A associação entre uso de álcool e demência é controversa. Resultados de estudos longitudinais de coorte sugerem, mas não de forma conclusiva, que o consumo leve ou moderado de álcool reduz o risco de demência (Collins et al., 2009), embora o mesmo não ocorra entre indivíduos que o consumam em grandes quantidades.

Uma revisão relatou 19 estudos de coorte longitudinal comparando fatores de risco relativos a declínio cognitivo ou demência em idosos consumidores moderados de álcool *versus* abstêmios/que nunca beberam (Brucki, 2009). Cerca de 54% dos fatores de risco nesses estudos eram consideravelmente menores em consumidores moderados.

Em outro estudo, mulheres suecas tiveram seguimento por 34 anos, e análises foram feitas verificando diferentes tipos de bebidas (vinho, cerveja e destilados). O vinho foi protetor para demência, e a associação foi maior entre mulheres que consumiam apenas vinho, apesar de o consumo de destilados ter sido associado a um discreto aumento no risco para demência (Mehlig et al., 2008).

É preferível dizer "consumo de bebida alcoólica" a "consumo de álcool", uma vez que a cerveja, o vinho e os destilados contêm substâncias, que não os etanóis puros, que podem exercer benefícios ou prejudicar a saúde. Isso pode ser o equilíbrio entre os atributos benéficos e prejudiciais que ajuda explicar as diferenças observadas entre grupos populacionais e, mais importante, em pacientes individualmente.

No centro das explicações de como o vinho pode prevenir doenças estão algumas substâncias denominadas flavonoides, as quais podem influenciar muitos fatores que participam na formação e evolução da placa arterosclerótica. Dados epidemiológicos, assim como dados experimentais de laboratório, apontam para o efeito do vinho na diminuição da arteriosclerose; entretanto, o mecanismo envolvido nesse efeito protetor foi apenas recentemente elucidado. Os flavonoides presentes no vinho tinto podem diminuir a produção de endotelina (ET-1) e aumentar a secreção de óxido nítrico (uma substância vasodilatadora) pelas células endoteliais. Um segundo tipo de evidência foi relatado por biólogos que sustentam essa observação. Uma série de estudos *in vitro* e *in vivo* mostra que os componentes polifenólicos do vinho tinto, somados ao álcool, podem ter função ativa impedindo o início e a progressão da arteriosclerose. As substâncias polifenólicas do vinho são, em geral, divididas em dois grupos, os flavonoides e os não flavonoides.

Estudos experimentais com animais e *in vitro*, com diferentes modelos de arteriosclerose ou seu determinante celular, têm confirmado o efeito protetor do vinho ou de constituintes do suco.

Um estudo com coelhos alimentados com uma dieta rica em colesterol por três meses mostrou que a área coberta por placas ateroscleróticas foi maior em animais que receberam somente a dieta, significativamente menor em animais que receberam dieta e vinho tinto, e intermediária naqueles que receberam produtos não alcoólicos do vinho junto com a dieta rica em gordura (Sun et al., 2010). É interessante observar que esses efeitos protetores ocorreram apesar da persistência do alto colesterol total e do LDL (o mau colesterol) e de nenhuma mudança nos níveis de triglicerídeos e do HDL (o bom colesterol). O vinho tinto foi significativamente mais efetivo do que produtos não alcoólicos do vinho.

Os flavonoides presentes no vinho tinto ou no suco de uva promovem dilatação endotelial. Os fenóis do vinho tinto bloqueiam a produção da ET-1, um potente vasoconstritor que induz a proliferação de células musculares lisas (sua produção é fator-chave no desenvolvimento da doença vascular arterosclerótica). Os polifenóis dos diferentes vinhos tintos diminuem a síntese e suprimem a transcrição gênica da ET-1, como observado em cultura de células endoteliais de aorta bovina. A inibição da síntese da ET-1 foi diretamente correlacionada com o total de polifenóis presentes na cultura. O vinho branco e o rosê não têm efeito na síntese da ET-1.

A atividade antioxidante dos flavonoides se dá pelo aumento da resistência da oxidação do LDL. Em um estudo, foi ministrado suco de uva por 14 dias para 15 adultos que tinham doença arterial documentada por arteriografia, e foi observado um aumento de 34,5% no tempo de oxidação do LDL (Panza et al., 2009). Somado a isso, ocorreu importante aumento no fluxo sanguíneo em função da vasodilatação. É sabido que a oxidação do LDL é tóxica para as células endoteliais e representa papel significativo no desenvolvimento e na progressão das placas ateroscleróticas.

Os flavonoides abundantes no vinho tinto e no suco de uva incluem a quercetina e as catecinas. A quercetina é um potente antioxidante e induz relaxamento do anel aórtico *in vitro*; a catecina é também representante da família de antioxidantes e está presente não somente no vinho tinto, mas também em vegetais, frutas, chás e chocolates. Assim, o consumo de grande quantidade de catecinas pode explicar, parcialmente, o efeito protetor da dieta mediterrânea, que é rica em frutas, vegetais e vinho tinto.

O efeito do vinho tinto e do suco de uva na função plaquetária e na coagulação também tem sido estudado. Foi demonstrado que incubação do sangue humano com suco de uva diluído causou aumento de liberação de óxido nítrico (NO) pela agregação plaquetária. Somado a isso, a liberação de superóxido pela agregação plaquetária reduziu em 55%. Em humanos, o aumento da produção de NO e a redução do superóxido também foram observados com a ingestão de suco de uva. A redução da agregação plaquetária foi documentada *in vitro* com o vinho tinto e o suco de uva, enquanto o suco de laranja e a fruta (uva) não tiveram efeitos significativos. Resultados similares foram observados em humanos após o consumo durante poucas semanas de dose moderada e diária de álcool. Uma relação inversa entre os níveis de fribinogênio e o uso de álcool também tem sido relatada, de forma que a atividade fribinolítica aumenta com o consumo agudo de álcool. A agregação plaquetária é o fenômeno fundamental no desenvolvimento da arteriosclerose. Além disso, o sistema fribinolítico é muito importante na destruição do coágulo. Assim, os efeitos descritos anteriormente podem constituir um importante mecanismo de proteção vascular do vinho tinto e do suco de uva. Por fim, na compreensão do efeito protetor do vinho, tem-se que o aumento do HDL tem sido consistentemente documentado no uso crônico de álcool. Um estudo analisou os hábitos de bebida e o nível sérico de lipídeos em 1.581 homens e 1.535 mulheres na França. O resultado foi uma relação positiva e significativa entre o consumo de álcool e os níveis de HDL e triglicerídeos em ambos os sexos. Considerando o tipo da bebida, os bebedores de vinho apresentavam maiores níveis de HDL do que os não bebedores. Dessa maneira, sabe-se que o aumento do HDL tem efeito protetor contra doenças arteriais crônicas; assim, isso também pode explicar o mecanismo pelo qual a bebida alcoólica pode proteger contra complicações arterioscleróticas e, em última análise, contra a DA.

Há ainda informação insuficiente para recomendar de forma definitiva a ingestão de vinho na prevenção das doenças vasculares arteriosclerótica e, por consequência, da DA. Infelizmente, no entanto, a mídia não costuma assumir uma postura mais responsável e cuidadosa nesse sentido, recomendando sem base científica o consumo de vinho como uma espécie de panaceia, talvez para ir ao encontro dos anseios dionisíacos disseminados na sociedade de consumo e que pregam a substituição da dor provocada pela doença pelo prazer (algumas vezes irresponsável) proporcionado pelo álcool.

Atividade física, mental, lazer e isolamento social

Cérebro e músculo parecem comungar da mesma lei do uso e desuso. A prática de atividade física ganhou enorme relevo nos últimos anos como uma poderosa aliada na prevenção da DA, além de adicionar maior qualidade de vida na terceira idade.

Schuit e colaboradores (2001) observaram que adultos que se exercitavam por pelo menos 30 minutos por dia tinham maiores escores em testes cognitivos do que indivíduos que não se exercitavam com regularidade. De forma semelhante, alguns autores (Yaffe et al., 2001) relatam que mulheres fisicamente ativas têm 34% menos chance de apresentar declínio cognitivo significativo durante seguimento de 6 a 8 anos do que mulheres inativas. Além disso, os resultados de três estudos observacionais sugerem que a atividade física reduz o risco de demência entre idosos (Lautenschlager et al., 2004). Laurin e colaboradores (2001) analisaram os dados do *Canadian Study of Health and Aging* (n = 4.615) e relataram que idosos que se exercitavam de forma moderada a intensa tinham 42% menos chance de desenvolver demência do que indivíduos que se exercitavam pouco.

A atividade física regular associa-se com um retardo no aparecimento de DA em idosos cognitivamente normais e protege contra o declínio cognitivo, uma vez que promove uma melhora no sistema circulatório e vascular com a diminuição da pressão sanguínea, dos lipídeos, da obesidade e da glicose sanguínea. Mesmo os exercícios físicos de baixa intensidade podem reduzir o risco de demência. Um estudo recente mostrou que a atividade física reduz os riscos de DA em aproximadamente 45% (Scarmeas et al., 2009).

É bem documentado que a atividade física com intensidade de moderada a alta resulta em aumento do fator neutrófico derivado do encéfalo (membro da família de fatores de crescimento da neurotropina) com melhora na memória e na plasticidade cerebral, reduz o estresse oxidativo com aumento da atividade/nível das enzimas antioxidantes em diferentes regiões do cérebro e age na diminuição da concentração das enzimas β-amiloide cortical, diminuindo a incidência de DA (Scarmeas et al., 2009).

Um estudo prospectivo realizado nos Estados Unidos com 2 mil idosos sem demência durante seis anos de acompanhamento encontrou que 158 participantes desenvolveram demência (destes, 107 DA). Os pesquisadores observaram que exercícios físicos realizados três vezes por semana ou mais promovem uma redução de quase 40% no risco de desenvolver DA (Larson et al., 2006).

A participação de idosos em atividades intelectualmente estimulantes também pode ter efeitos benéficos sobre o risco de demência. Wilson e colaboradores (2002) avaliaram 801 padres e freiras católicos entre 1994 e 2001 (período médio de seguimento = 4,5 anos). O aumento de 1 ponto no escore de atividade intelectual estava associado a uma redução de 33% no risco de DA entre os participantes.

A estimulação cognitiva, em um ambiente enriquecido com atividades prazerosas, atua na plasticidade neuronal cerebral, reduzindo o risco de demência. Em vários estudos, indivíduos que se engajaram em atividades mentais desafiadoras (como aprender novas habilidades, participar de jogos, realizar leituras) com treino cognitivo foram menos propensos a desenvolver demência. Além disso, a estimulação cognitiva também atua na melhora das funções cognitivas, como memória, atenção, resolução de problemas e raciocínio em idosos normais, com CCL ou demência (Belleville, 2008; Smith et al., 2009).

A relação entre as atividades de lazer e o desenvolvimento de comprometimento cognitivo no envelhecimento tem sido alvo de pesquisas recentes. Alguns autores examinaram o tempo dedicado à televisão em associação com o risco de desenvolver DA em um estudo caso-controle (Lindstrom et al., 2005). Dado o recente foco sobre a importância de atividades intelectualmente estimulantes como medidas preventivas contra o declínio cognitivo, é importante examinar os efeitos de atividades de lazer menos estimulantes comuns, como é o caso da televisão. Os dados são de 135 casos de DA e 331 controles saudáveis. Foi respondido um questionário da história da vida sobre o número de horas gastas em 26 atividades de lazer durante a meia-idade (idades entre 40 e 59 anos). Os resultados indicam que, para cada hora diária gasta em frente à televisão na meia-idade, o risco associado de desenvolvimento de DA aumentou 1,3 vezes (controlando para ano de nascimento, sexo, renda e educação). Participação em atividades intelectualmente estimulantes e sociais reduziram o risco de desenvolver DA. Esses resultados são consistentes com a visão de que a participação em atividades que não se enquadram na categoria daquelas que de alguma forma estimulam as funções cognitivas está associada a risco aumentado de desenvolvimento de DA. O estudo sugere, ainda, que o tempo gasto com a televisão pode ser um marcador da participação reduzida nas atividades intelectualmente estimulantes.

Um estudo (Crowe et al., 2003) examinou se a participação em atividades de lazer durante a idade adulta e a meia-idade foi associada com redução do risco de DA. A amostra foi constituída de 107 pares de gêmeos do mesmo sexo discordantes para a demência e para quem a informação sobre as atividades de lazer foi autorreferida mais de 20 anos antes da avaliação clínica. Uma análise fatorial dessas atividades resultou em três fatores de atividade: intelectual e cultural, autoaperfeiçoamento e atividade doméstica. Análises pareadas compararam as atividades entre os pares de gêmeos discordantes, sendo controlado o nível de escolaridade. Para a amostra total, a participação em um maior número de atividades de lazer foi associada com menor risco de DA e demência em geral. Maior participação em atividades intelectuais/culturais foi associada a menor risco de DA para as mulheres, embora não para os homens.

De forma geral, idosos que foram mais expostos às relações sociais, que tiveram maior participação em agremiações da terceira idade, em grupos religiosos, em atividades de caridade, entre outras, se mostraram mais protegidos quanto ao desenvolvimento de demência.

Concluindo esta seção, os achados referentes à associação entre atividade física/intelectual e risco de demência são oriundos de estudos observacionais, enquanto ensaios clínicos randomizados atestam que as atividades física e intelectual são, de fato, capazes de reduzir a incidência de demência entre idosos. Além disso, a exposição social na terceira idade, evitando situações clássicas, como a do idoso isolado cochilando em frente à televisão, parece contribuir para o retardo no surgimento dos sintomas da DA.

■ CONSIDERAÇÕES FINAIS

Quando a medicina conseguir driblar o desfecho quase inexorável dos processos degenerativos cerebrais na terceira idade, possivelmente restará pouca coisa a fazer na ciência médica. Certamente, esse cenário constitui uma das últimas fronteiras da medicina, e conquistá-la talvez signifique encontrar o elixir da vida eterna. Evitar a DA parece ainda, portanto, um sonho distante, reproduzido da literatura de contos fantásticos. Retardar o surgimento dos sintomas, contudo, começa a surgir como uma hipótese viável, um objetivo passível de ser alcançado. Retardar o início da síndrome demencial é uma séria questão de saúde, que tem repercussões financeiras, econômicas e sociais. A adoção de medidas capazes de reduzir a incidência de DA na comunidade ou mesmo de retardar o surgimento de seu quadro clínico é fundamental para conter a epidemia que se alastra pelo Brasil. Por exemplo, retardar o quadro clínico de demência em 12 meses representa uma redução enorme, de aproximadamente 9,2 milhões de casos no mundo. Para tanto, parece indispensável a mudança de hábitos arraigados na cultura brasileira e a reversão da tendência do aumento de casos de obesidade e diabetes.

Se, por um lado, a visão sobre os mecanismos envolvidos no desenvolvimento da

DA ainda é incompleta, por outro, os resultados de estudos observacionais e de alguns ensaios clínicos oferecem informações preliminares que podem servir de base para o desenvolvimento de programas sistemáticos de prevenção.

Não há evidência convincente, até o momento, de que o uso de estatinas, álcool, suplementos vitamínicos ou antioxidantes represente uma estratégia eficaz para reduzir o risco de demência. Além disso, a terapia de reposição hormonal aumenta o risco de demência em geral e de DA em particular; assim sendo, ela deve ser evitada, em especial entre mulheres com mais de 60 anos de idade.

Atividade física moderada pode ter um papel importante na redução do risco de demência, mas são necessárias evidências diretas oriundas de ensaios clínicos randomizados antes que a prática de atividade física seja definitivamente incorporada a programas de saúde pública desenhados com esse objetivo. A redução no risco de doença cardiovascular parece oferecer a melhor chance de sucesso em relação à prevenção de demência no momento: o controle de fatores como o fumo e a hipertensão arterial, bem como o uso de inibidores da ECA e antiagregantes plaquetários por pessoas de risco (com hipertensão arterial sistêmica ou história prévia de AVE), reduz o risco de AVE e demência.

REFERÊNCIAS

Almeida OP. Estratégias para prevenir demência. In: Caixeta L, editor. Demência: abordagem multidisciplinar. Rio de Janeiro: Atheneu; 2006. p. 563-71.

Balk EM, Raman G, Tatsioni A, Chung M, Lau J, Rosenberg IH. Vitamin B6, B12, and folic acid supplementation and cognitive function: a systematic review of randomized trials. Arch Intern Med. 2007;167(1):21-30.

Belleville S. Cognitive training for person with mild cognitive impairment. Int Psychogeriatr. 2008;20(1):57-66.

Brucki SMD. Does prevention for Alzheimer's disease exist? Dement Neuropsychol. 2009;3(3):209-13.

Collins MA, Neafsey EJ, Mukamal KJ, Gray MO, Parks DA, Das DK, et al. Alcohol in moderation, cardioprotection, and neuroprotection: epidemiological considerations and mechanistic studies. Alcohol Clin Exp Res. 2009;33(2):206-19.

Crowe M, Andel R, Pedersen NL, Johansson B, Gatz M. Does participation in leisure activities lead to reduced risk of Alzheimer's disease? A prospective study of Swedish twins. J Gerontol B Psychol Sci Soc Sci. 2003;58(5):P249-55.

de Leeuw FE, de Groot JC, Oudkerk M, Witteman JC, Hofman A, van Gijn J, et al. A follow- up study of blood plesure and cerebral white matter lesions. Ann Neurol. 1999;46(6):827-33.

Forette F, Seux ML, Staessen JA, Thijs L, Babarskiene MR, Babeanu S, et al. The prevention of dementia with antihypertensive treatment: new evidence from the Systolic Hypertension in Europe (Syst-Eur) study. Arch Intern Med. 2002;162(18):2046-52.

Haag MDM, Hofman A, Koudstaal PJ, Breteler MMB, Stricker BHC. Duration of antihypertensive drug use and risk of dementia: a prospective cohort study. Neurology. 2009a;72(20):1727-34.

Haag MDM, Hofman A, Koudstaal PJ, Stricker BHC, Breteler MMB. Statins are associated with a reduced risk of Alzheimer disease regardless of lipophilicity. J Neurol Neurosurg Psychiatry. 2009b;80(1):13-7.

Ivan CS, Seshadri S, Beiser A, Au R, Kase CS, Kelly-Hayes M, et al. Dementia after stroke: the Framingham study. Stroke. 2004;35(6):1264-8.

Jick H, Zornberg GL, Jick SS, Seshadri S, Drachman DA. Statins and the risk of dementia. Lancet. 2000;356(9242):1627-31.

Larson EB, Wang L, Bowen JD, McCormick WC, Teri L, Crane P, et al. Exercise is associated with reduced risk for incident dementia among persons 65 years of age and older. Ann Intern Med. 2006;144(2):73-81.

Laurin D, Verreault R, Lindsay J, MacPherson K, Rockwood K. Physical activity and risk of cognitive impairment and dementia in elderly persons. Arch Neurol. 2001;58(3):498-504.

Lautenschlager NT, Almeida OP, Flicker L, Janca A. Can physical activity improve the mental health of older adults? Ann Gen Hosp Psychiatry. 2004;3(1):12.

Lindstrom HA, Fritsch T, Petot G, Smyth KA, Chen CH, Debanne SM, et al. The relationships between television viewing in midlife and the development of Alzheimer's disease in a case-control study. Brain Cogn. 2005;58(2):157-65.

McGuiness B, Craig D, Bullock R, Passmore P. Statins for the prevention of dementia. Cochrane Database Syst Rev. 2009;(2):CD003160.

Mehlig K, Skoog I, Guo X, Schütze M, Gustafson D, Waern M, et al. Alcoholic beverages and incidence of dementia:34-year follow-up of the prospective population study of women in Göteborg. Am J Epidemiol. 2008;167(6):684-91.

Panza F, Capurso C, D'Introno A, Colacicco AM, Frisardi V, Lorusso M, et al. Alcohol drinking, cognitive functions in older age, predementia, and dementia syndromes. J Alzheimers Dis. 2009;17(1):7-31.

Sachdev PS. Homocysteine and brain atrophy. Prog Neuropsychopharmacol Biol Psychiatry. 2005;29(7):1152-61.

Scarmeas N, Luchsinger JA, Schupf N, Brickman AM, Cosentino S, Tang MX, et al. Physical activity, diet, and risk of Alzheimer disease. JAMA. 2009;302(6):627-37.

Schuit AJ, Feskens FJ, Launer LJ, Kromhout D. Physical activity and cognitive decline: the role of the apolipoprotein E e4 allele. Med Sci Sports Exerc. 2001;33(5):772-7.

Shumaker SA, Legault C, Kuller L, Rapp SR, Thal L, Lane DS, et al. Conjugated equine estrogens and incidence of probable dementia and mild cognitive impairment in postmenopausal women: Women's Health Initiative Memory Study. JAMA. 2004;291(24):2947-58.

Shumaker SA, Legault C, Rapp SR, Thal L, Wallace RB, Ockene JK, et al. Estrogen plus progestin and the incidence of dementia and mild cognitive impairment in postmenopausal women: the Women's Health Initiative Memory Study: a randomized controlled trial. JAMA. 2003;289(20):2651-62.

Smith GE, Housen P, Yaffe K, Ruff R, Kennison RF, Mahncke HW, et al. A cognitive training program based on principles of brain plasticity: results from the Improvement in Memory with Plasticity-based Adaptive Cognitive Training (IMPACT) study. J Am Geriatr Soc. 2009;57(4):594-603.

Snowdon DA, Greiner LH, Mortimer JA, Riley KP, Greiner PA, Markesbery WR. Brain infarction and the clinical expression of Alzheimer disease: the Nun Study. JAMA. 1997;277(10):813-7.

Sonnen JA, Larson EB, Brickell K, Crane PK, Woltjer R, Montine TJ, et al. Different patterns of cerebral injury in dementia with or without diabetes. Arch Neurol. 2009;66(3):315-22.

Sun AY, Wang Q, Simonyi A, Sun GY. Resveratrol as a therapeutic agent for neurodegenerative diseases. Mol Neurobiol. 2010;41(2-3):375-83.

Tangney CC, Kwasny MJ, Li H, Wilson RS, Evans DA, Morris MC. Adherence to a Mediterranean-type dietary pattern and cognitive decline in a community population. Am J Clin Nutr. 2011;93(3):601-7.

Tzourio C, Anderson C, Chapman N, Woodward M, Neal B, MacMahon S, et al. Effects of blood pressure lowering with perindopril and indapamide therapy on dementia and cognitive decline in patients with cerebrovascular disease. Arch Intern Med. 2003;163(9):1069-75.

Williams JW, Plassman BL, Burke J, Benjamin S. Preventing Alzheimer's disease and cognitive decline. Evid Rep Technol Assess (Full Rep). 2010;(193):1-727.

Wilson RS, Mendes de Leon CF, Barnes LL, Schneider JA, Bienias JL, Evans DA, et al. Participation in cognitively stimulating activities and risk of incident Alzheimer disease. JAMA. 2002;287(6):742-8.

Winblad B, Gauthier S, Scinto L, Feldman H, Wilcock GK, Truyen L, et al. Safety and efficacy of galantamine in subjects with mild cognitive impairment. Neurology. 2008;70(22):2024-35.

Xu W, Qiu C, Winblad B, Fratiglioni L. The effect of borderline diabetes on the risk of dementia and Alzheimer's disease. Diabetes. 2007;56(1):211-6.

Yaffe K, Barnes D, Nevitt M, Lui LY, Covinsky K. A prospective study of physical activity and cognitive decline in elderly women: women who walk. Arch Intern Med. 2001;161(14):1703-8.

Zandi PP, Anthony JC, Khachaturian AS, Stone SV, Gustafson D, Tschanz JT, et al. Reduced risk of Alzheimer disease in users of antioxidant vitamin supplements: the Cache County Study. Arch Neurol. 2004;61(1):82-8.

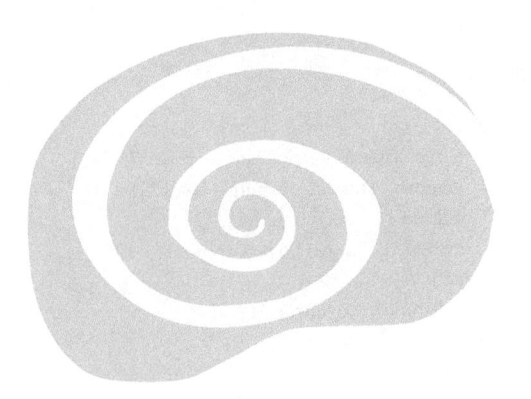

ÍNDICE

A

Abordagem
  não farmacológicas, 353-367
    classificação, 356-359
      abordagem emocional-orientada, 358-359
      abordagem orientada comportamental, 356-357
      abordagem orientada pela estimulação, 357-358
    estudo de validação, 359-363
      intervenção educacional, 360-361
      intervenção para melhora do desempenho funcional, 361-362
      intervenção para problemas de comportamento, 362
      intervenção psicossociais para cuidadores, 363
      unidades de cuidados especiais para pacientes com DA, 362-363
    recomendações práticas, 363-364
      alterações de cuidados do ambiente, 364
      desempenho funcional, 364
      intervenção educacional, 363
      intervenções para cuidadores, 364
      problemas de comportamento, 364
    tratamento estágio-específico, 354-356
      paciente com disfunção leve, 355
      paciente com disfunção moderada, 355
      paciente com disfunção grave a profunda, 355-356
  relação médico-paciente, 229-237
Absurdos visuais, 442
Acetil-l-carnitina, 386-387
Acidente
  direção veicular, 469-470
Aconselhamento genético, 54
Acuidade visual, 475
Afasia progressiva primária, 269
Agitação na demência, 411-412
Agressividade na demência, 411-412
Álcool
  prevenção da DA, 485-487
Amiloide, 50
Análise e síntese fonêmicas, 150-152
Angiopatia congofílica amilóide, 218-219
Anomia
  reabilitação neuropsicológica, 448-449
Anosognosia
  direção veicular, 470
Anticolinesterásicos e memantina, 375-382
Anti-inflamatórios não esteroidais, 385
Apatia na demência, 41-411
Apraxias motoras, 179-180
Aprendizado, processo do, 152
Aromaterapia, 357
Arteriosclerose, 23
Arteterapia, 357
Artigos
  tratamento de DA, 371-374
Aspectos transculturais, 71-79
  biologia *versus* ambiente, 73-74
  cognição e características nutricionais do povo, 75-76
  cognição e escolaridade, 74-75
  cognição e etnia, 76-77
  cultura e instrumentos neuropsicológicos, 78-79
  cultura e tarefas cognitivas, 77-78
  influência na cognição, 74

Atenção, 176-177
Atividade
    física, mental, lazer e isolamento social, 487-489
    intelectual discursiva, 154
    terapêutica, 358
Ato motor pela fala, regulação do, 145
Atrofia cortical posterior, 268-269
Audição
    clínica do idoso, 338-342
    fonêmica, 146-147
    neurolinguística, 160-167
    neuropsicológica
        métodos, 175-188
        motorista, 472-473
Avaliação, semiologia neuropsicológica da, 141-156

B

Banhos, 357
Bases genéticas, 49-55
    aconselhamento genético, 54
    farmacogenética dos colinomiméticos, 53-54
    genética da doença, 49-53
Baterias
    fixas e flexíveis, 181-183
    quantitativas *versus* baterias qualitativas, 183-184
Biologia *versus* ambiente, 73-74
Bloqueadores dos canais de cálcio, 384
Brasil, doença de Alzheimer no
    estudos de registros, 62, 65-66
    estudos populacionais da doença, 66-67
    prevalência, 62-65

C

Campos visuais, 475
Capacidade física
    acuidade visual, 475
    avaliação da, 473-475
    campos visuais, 475
    força muscular, 475
    marcha, velocidade de, 475
    movimentos, amplitude de, 475
Características nutricionais do povo, 75-76
Caracterização visual, 442
Carteiras mnemônicas, 168-169
Caso clínico, 106-111, 165-167, 461-464
Cognição
    características nutricionais do povo, 75-76
    comprometimento cognitivo leve, 251-264
    cultura e tarefas cognitivas, 77-78
    declínio cognitivo no pródromo, 184-195
    déficits, 176-180
    e disfunção cognitiva, 417-419
    e escolaridade, 74-75
    etnia, 76-77
    influência de variáveis culturais, 74
    influência na, 73-74
    manifestações cognitivas, 265-267
        alterações iniciais da DA, 265-266
        fase de demência grave, 267
        fase de demência leve, 266
        fase de demência moderada, 266-267
Colinesterases, 395-405
    inibidores da, 395-403
Colinomiméticos, 53-54
Compensação na reabilitação neuropsicológica, 456
Comportamento, 73, 143
    alterações de, 293-309
        bases neurológicas, 293-294
        breve histórico, 293
        características, 294-297
        síndromes comportamentais específicas, 301-307
            crença de que a casa onde vive não é sua residência, 305
            delírio de abandono, 305
            delírio de pobreza, 305
            delírio de roubo, 306
            delirium, 306-307
            hóspedes fantasmas, 306
            reação catastrófica de Goldstein, 302
            sinal do espelho, 303-304
            síndrome apática, 302
            síndrome de De Clèrambault, 305
            síndrome de dependência ambiental, 304-305
            síndrome de desinibição, 302
            síndrome de Dorian Gray, 305
            síndrome de falso reconhecimento, 302-303
            síndrome de Godot, 302
            síndrome de Klüver-Bucy, 301
            síndrome de Othelo, 301-302
            síndrome do Diógenes, 305
        tipos de síndromes comportamentais, 297-301
            comportamentos repetitivos, 301
            psicose, 297-301
            síndrome depressiva, 297

patológico no objetivismo ingênuo, 419
problemas, 364
repetitivos, 301
Comprometimento cognitivo
   motorista, avaliação do, 471-474
   leve, 27, 251-264
      alterações consideradas normais, 251-253
      avaliação/risco de conversão para
         demência, 255-257
      conceituação, 253-254
      direção veicular, 469
      tratamento, 258-261
         intervenção farmacológica, 258-260
         intervenção não farmacológica, 260-261
Comprovação patológica, 93
Conceito
   e evolução, 21-28
   formação, 154
Confusão mental, 306-607
Conhecimento, lacunas de, 331
Constância perceptiva, 442
Constipação intestinal, 348
Conversação, grupos de, 169-170
Coordenação visuomanual, 440
Correlações clínico-anatômicas, 142-154
Critérios diagnósticos e marcadores biológicos, 83-94
   classificação para demência, 87
      por possível DA, 89
      por provável DA, 87
      por provável DA com crescente nível de
         certeza, 87-89
         com declínio documentado, 87-89
         portadores de mutações genéticas, 89
      por provável DA com evidência do processo
         fisiopatológico, 90-94
         comprovação patológica, 93
         demência não causada por DA, 93-94
         marcadores biológicos, 92-93
   critérios clínicos centrais para demência, 85-86
Croqui
   localização de lugares, 441
Cuidadores
   abordagem não farmacológicas, 364
   estresse, 239-249, 321-322
   intervenção psicossociais, 363
   luto e estresse, como lidar com o, 233-234
Cultura
   e instrumentos neuropsicológicos, 78-79
   e tarefas cognitivas, 77-78

D

Declínio cognitivo
   demência de DA grave, 239-331
   no pródromo, 184-195
Dedução, reconhecimento por, 442
Déficit
   cognitivo
      associado à DA, 176-180
      perfil, 190
      perda do, 393-406
      padrão de, 180-181
Deglutição, distúrbios da, 348
Delírio
   de abandono, 305
   de pobreza, 305
   de roubo, 306
Delirium, 306-307
Demência, 31-44
   agitação, 411-412
   agressividade, 411-412
   antes da descoberta, 21-23
   apatia, 410-411
   características, 240-242
   classificação, critério para, 87
   com corpos de Lewy, 40-41, 242
   com Parkinsonismo, 130-135
   comorbidades, 338
   critérios clínicos centrais, 85-86
   de DA grave, 312-333
      declínio cognitivo, manejo do, 329-331
      depressão, manejo da, 328-329
      diagnóstico e manejo terapêutico, 311-333
         estresse, abordagem do, 321-322
         manejo, avaliação e abordagem no, 312-313
         paciente, avaliação do, 313-321
      institucionalização, considerações da, 322
      intervenções não farmacológicas, 324-326
      lacunas de conhecimento, 331
      sintomas comportamentais e psicológicos,
         manejo dos, 323-324
      terapia farmacológica, 326-328
      tratamento, princípios do, 233
   degenerativa, 32-34
   depressão, 118, 409-410
   desinibição sexual, 412-413
   diagnóstico, critério para, 85-86
   direção veicular, 469
   doença de Parkinson, 41-44
   frontotemporal, 37-40, 121-125, 240-242

grave, 267
insônia, 413
leve, 266
moderada, 266-267
não causada por DA, 93-94
por provável DA com crescente nível de
    certeza, 87-89
por provável DA com evidência do processo
    fisiopatológico, 90
por provável DA, 87
psicose, 411-412
semântica, 125-126
senil *versus* doença de Alzheimer, 25-27
subcortical, 126-130
vascular, 23, 36-37, 19-121, 242
Depressão, 118, 349
    demência de DA grave, 328-329
    na demência, 409-410
Descritivismo classificatório acrítico, 419
Desempenho
    avaliação direta de, 473
    direção veicular, 469
    funcional, 364
Desidratação, 349-350
Desinibição sexual na demência, 412-413
Diabetes melito, 347
    prevenção da DA, 482-483
Diagnóstico
    como realizar, 97-112
        critérios, 100-103
        etapas, 105-111
        primeiras impressões, 97-98
        procedimento sistemático, 98-100
        síndrome neuropsicológica dominante, 104-105
    comunicar e compartilhar, 229-230
    demência de DA grave, 311-333
    diferencial, 115-137
        DA *versus* demência com Parkinsonismo, 130-135
        DA *versus* demência frontotemporal, 121-125
        DA *versus* demência semântica, 125-126
        DA *versus* demência vascular, 119-121
        DA *versus* pseudodemência depressiva, 117-119
        DA *verus* demência subcortical, 126-130
    dificuldades, 116-117
    importância, 115-116
    e reabilitação de pacientes com DA, 427-434
    marcadores biológicos, 92-93
    métodos de avaliação neuropsicológica, 175-188
        baterias fixas e flexíveis, 181-183

baterias quantitativas *versus* baterias
    qualitativas, 183-184
déficits cognitivos associados à DA, 176-180
    apraxias motoras, 179-180
    atenção, 176-177
    funções executivas frontais, 180
    linguagem, 178
    memória, 177
    orientação espacial, 179
    percepção, 178-179
instrumentos tradicionalmente usados, 184-185
interpretação dos testes neuropsicológicos,
    185-186
padrões de déficits, 180-181
testes, tipos de, 181
precoce, contribuições neuropsicológicas
    para, 189-201
declínio cognitivo no pródromo, curso do,
    184-195
déficit cognitivo, perfil do, 190
discrepância cognitiva, estudos de, 196-199
fase inicial da DA, 191-193
perfil neuropsicológico e neurobiológico, 190-191
período prodrômico, revisão do, 193-194
Dieta do Mediterrâneo
    prevenção da DA, 484
Direção veicular, 467-478
    anosognosia, 470
    comprometimento cognitivo
        motorista, avaliação do, 471-474
            avaliação neuropsicológica, 472-473
            capacidade física, 473-474
            desempenho, avaliação direta de, 473
            testes cognitivos de rastreio, 471-472
    comprometimento cognitivo leve e desempenho, 469
    demência e desempenho, 469
    epidemiologia, 468-469
    interrupção, estratégias para conduzir a
        capacidade física, avaliação da, 475
    interrupção, estratégias para conduzir a, 474-476
    questões éticas e legais, 476
    risco de acidentes, 469-470
Discrepância cognitiva, estudos de, 196-199
Discurso
    comunicativo, aspectos pragmáticos do, 449-450
    e linguagem, 157-173
        avaliação neurolinguística, 160-167
        carteiras mnemônicas, 168-169
        grupos de conversação e reminiscência, 169-170

intervenção discursiva da DA, 167-168
livros de memória, 168-169
treinamento de recuperação espaçada, 168
Disfunção cognitiva, 417-419
Distúrbios
   da deglutição, 348
   da tireoide, 347-348
Doença
   aterosclerótica e dislipidemia, 347
   cerebrovascular, 36-37, 288
   e DA, 267-268
   de Alzheimer de início tardio, 51
   de Alzheimer pré-clínica, 27
   de Alzheimer prodrômica, 27
   de Pick, 37-40
   senil, 25-27
Dominância hemisférica, 143
Donepezil, 377-379, 401-402

E

Educação e ocupação, 287
Entrevista, 142
Epidemiologia, 57-68
   direção veicular, 468-469
   estudos de registros de casos no Brasil, 62
   estudos populacionais da doença no Brasil, 66-67
   fatores de riscos da doença, 57-61
   prevalência em diversas regiões do mundo, 61-62
   prevalência no Brasil, 62
   sobrevivência na doença, 67-68
Esclerose, 23
Escolaridade, 142
Escrita
   transtornos de compreensão, 450
   e leitura, 150-152
Espaço
   operações intelectuais, 146
   orientação, 179
   orientação espacial, 146
   relações espaciais, 148
   localização de lugares, no espaço real, em croqui e em mapas, 441
Estadiamento
   neuropatológico da DA, 221
   patológico da DA, 221-222
   patológico de Braak e Braak, 223
Estado de alerta e atenção, 142
Estereognosia, 146

Estimulação
   abordagem não farmacológicas, 357-358
Estímulos
   acústicos, reconhecimento de, 153
   verbais, reconhecimento de, 153
   visuais, reconhecimento de, 153
Estresse dos cuidadores, 239-249
   abordagem, 321-322
   alterações apresentadas pelo cuidador e consequências, 245-246
   características relacionadas à sobrecarga, 242-245
   como lidar, 233-234
   cuidando o cuidador, 246-247
   demência e suas características, 240-242
      doença de Alzheimer, 240
      outras demências, 240-242
Estrogênio, 386
Estudos
   de registros de casos no Brasil, 62
   populacionais da doença no Brasil, 66-67
Ética
   direção veicular, 476
Etnia, 76-77, 287
Evolução e conceito, 21-28
   Alzheimer e seu legado, 23-25
   arteriosclerose, esclerose e demência vascular, 23
   comprometimento cognitivo leve, 27
   demência antes da descoberta, 21-28
   demência senil *versus* doença de Alzheimer, 25-27
   doença de Alzheimer pré-clínica, 27
   doença de Alzheimer prodrômica, 27
   o futuro, 27-28
Exame, sistematização do, 142-154
Exercício
   reabilitação dos transtornos do reconhecimento, 441-443
Expressão verbal
   reabilitação neuropsicológica, 446-447

F

Fala
   automatizada, 150
   expressiva, 149-150
      articulação de sons, 149
      fala narrativa, 150
      fala repetitiva, 149
      função nominativa da fala, 150
      função nominativa, 150

narrativa, 150
predicativa, 150
receptiva, 146-149
    audição fonêmica, 146-147
    compreensão das palavras, 147-149
    compreensão de sentenças, 148
    instruções conflitivas, 148
    construção simples, 148
Fala *ver também* Expressão verbal,
Fármaco
    comprometimento cognitivo leve, 258-261
Fármaco *ver também* Tratamento farmacológico
Farmacogenética dos colinomiméticos, 53-54
Fatores ambientais, 287-288
Fatores de riscos da doença, 57-61
Fibrilação atrial, 346-347
Figura
    de Rey (RCFT), 184
    identificação de, 147
    nomeação, 150
    reconhecimento, 153
Fim de vida, 350
Fisiopatologia
    e circuitos neurais na DA, 393-394
    processo fisiopatológico, 90-92
Força muscular, 475
Frase, repetição de, 149
Função
    motora, 143-144
    sensitiva, 145-146

G

Galantamina, 380-381, 402-403
Gene
    da ApoE, 51-52
    da pré-senilina 1, 50-51
    da pré-senilina 2, 51
Gênero, 286
Genética, 49-55, 286-287
    aconselhamento genético, 54
    doença de Alzheimer de início precoce, 50
    doença de Alzheimer de início tardio, 51
    estudos em outros genes, 52-53
    gene da ApoE, 51-52
    gene da pré-senilina 1, 50-51
    gene da pré-senilina 2, 51
    gene da proteína precursora do amiloide, 50
Geografia, 287

Ginkgo biloba, 385-386
Grupo de conversação
    como conduzir, 170
    e reminiscência, 169-170

H

Hipertensão arterial
    e medicamentos anti-hipertensivos, 481-482
    sistêmica, 345-344
Hipertrofia benigna de próstata, 348-349
História natural da DA, 273-291
    DA avançada, 282-285
    DA clínica, 278-282
    expressão e curso da doença, 285-288
    período prodrômico, 275-278
Homocisteína e vitaminas
    prevenção da DA, 483-484
Hooper Visual Organization Test, 185
Hóspedes fantasmas, 306
Humor, avaliação do, 342

I

Iatrogenia, 342-343
Idade, 286
Idoso com DA
    acompanhamento clínico, organização do, 350-351
    avaliação clínica, 338-342
        autonomia funcional, 340
        escalas e testes, 340
        função renal, 339-340
        humor, 342
        particularidades semiológicas e laborais, 339
        risco de queda, 340-342
        risco nutricional, 342
    controle clínico, 342-345
        iatrogenia, 342-343
        instabilidade postural e quedas, 343-344
    demência e comorbidades, 338
    imobilidade e suas complicações, 344-345
    incontinência urinária, 345
    manejo clínico das principais comorbidades, 338-352
    revisão de sistemas, 345-350
        constipação intestinal, 348
        cuidados paliativos e fim de vida, 350
        depressão, 349
        diabetes melito, 347
        distúrbios da deglutição, 348

distúrbios da tireoide, 347-348
doença ateroesclerótica e dislipidemia, 347
fibrilação atrial, 346-347
hipertensão arterial sistêmica, 345-344
hipertrofia benigna de próstata, 348-349
infecções do trato urinário, 349
insuficiência cardíaca congestiva, 346
insuficiência renal, 348
isolamento sensorial, 349-350
osteoartrose, 348
osteoporose, 348

Idoso com DA
    manejo clínico das principais comorbidades, 338-352

Imobilidade e suas complicações, 344-345
Incontinência urinária, 345
Infecções do trato urinário, 349
Informação visual, degradação da, 441-442
Inibidores
    da colinesterase, 404-405
        prevenção da DA, 485
    da monoaminoxidase, 384
    das colinesterases, 395-403
Insônia na demência, 413
Instabilidade postural e quedas, 343-344
Instruções conflitivas, 148
Instrumentos
    neuropsicológicos e cultura, 78-79
    tradicionais para diagnóstico, 184-185
Insuficiência
    cardíaca congestiva, 346
    renal, 348
Interrupção, estratégias para conduzir a (direção veicular), 474-476
Intervenção
    discursiva da DA, 167-168
    educacional, 360-361,363
    farmacológica, 258-260
    não farmacológica, 260-261
Isolamento
    sensorial, 349-350
        desidratação, 349-350
        neoplasia, 349-350
    social
        prevenção da DA, 487-489

L

Labirinto (WISC III), 184
Lacunas de conhecimento, 331

Lazer
    prevenção da DA, 487-489
Legislação
    direção veicular, 476
Lecitina, 386
Leitura e escrita, 150-152
Linguagem, 178
    expressão verbal, 446-447
    reabilitação neuropsicológica, 444-446
    e discurso, 157-173
        discurso na DA, 158-160
        linguagem, alterações de, 158
Livros de memória, 168-169
Luto e estresse dos cuidadores, lidar com o, 233-234

M

Manejo terapêutico e diagnóstico
    demência de DA grave, 311-333
Mapas
    localização de lugares, 441
Marcadores biológicos 83-94
Marcha, velocidade da, 475
Medicamento anti-hipertensivo, 481-482
Medidas cerebrais globais, 212-215
Memantina, 375-382, 403
Memória, 177
    de trabalho, 252
    episódica, 252
    procedural, 252
    prospectiva, 252
    reabilitação neuropsicológica, 453-465
    semântica, 252
Modelos construtivos, 441
Monoaminoxidase, inibidores da, 384
Morte, lidar com a, 233
Motorista
    comprometimento cognitivo, 471-474
Movimentos, amplitude de, 475
Músculo
    força muscular, 475
Musicoterapia, 358

N

Neoplasia, 349-350
Neurobiologia e outras demências, 31-44
    demência com corpos de Lewy, 40-41
    demência frontotemporal, 37-40

demência na doença de Parkinson, 41-44
demências degenerativas, principais mecanismos patogênicos nas, 32-34
   doença cerebrovascular, 36-37
   doença de Alzheimer, 34-36
   doença de Huntinton, 44
Neuromiagem
   estrutural, 208-215
      achados estruturais da DA, 212-215
      e funcional, 203-216
      estudo básico, 208-209
      estudos funcionais com a RM, 209-212
   funcional, 204-208
      alterações cerebrais metabólicas e perfusionais, 205-208
Neuropatologia, 217-226
   acúmulo de proteínas anormais, 217-219
      angiopatia congofílica amilóide, 218-219
      proteína tau, 219
      proteína β-amiloide, 217-218
        placas amiloides, 217-219
   perda neuronal, 218
   progressão estereotipada, 219-220
   vulnerabilidade seletiva, 220-225
      alterações macroscópicas da DA, 221
      DA e demência vascular, 222-225
      diagnóstico patológico, 222
      estadiamento neuropatológico da DA, 221
      estadiamento patológico da DA, 221-222
Niilismo terapêutico, 235
Número, compreensão e estrutura do, 152
Nutrição
   cognição e características nutricionais do povo, 75-76
   do povo, 75-76
   risco, 342

O

Objetivismo ingênuo
   caracterização de comportamentos patológicos, 419
Objetivo
   reabilitação neuropsicológica, 444, 455-461
Objeto
   nomeação, 150
   reabilitação neuropsicológica, 440-441
   e figuras, 146
   definir ou apontar, 147
Objeto-imagem, 441
Operações
   aritméticas, 152
   intelectuais no espaço, 146
Orientação
   espacial, 146, 179
   no tempo e no espaço, 421
Osteoporose, 348

P

Paciente
   com disfunção grave a profunda, 355-356
   com disfunção leve, 355
   com disfunção moderada, 355
   demência de DA grave
      avaliação, 313-321
   reabilitação neuropsicológica, 427-437
Palavras
   compreensão, 147-149
   compreensão de séries de, 147
   repetição, 149
Parkinsonismo, 130-135, 288
Percepção, 178-179
   visual, 146
Perda
   da memória e do déficit cognitivo, 393-406
   lidar com, 230-233
   neuronal, 218
Período prodrômico, 275-278
   revisão, 193-194
Perspectiva, 27-28
Placas amiloides, 217-218
   placas difusas, 218
   placas neuríticas, 218
   placas atróficas, 218
Portadores de mutações genéticas, 89
Praxia
   ideatória, 144
   formas complexas, 144
   oral, 144
      integrativa, 144
Pré-senilina 1, 50-51
Pré-senilina 2, 51
Presença simulada
   terapaia, 358-359
Prevalência
   em diversas regiões do mundo, 61-62
   no Brasil, 62-65
Prevenção da DA, 479-491
   risco vasculares, controle de fatores de, 481-489

álcool, 485-487
atividade física, mental, lazer e isolamento social, 487-489
diabetes melito, 482-483
dieta do Mediterrâneo, 484
estatinas, 483
hipertensão arterial e medicamentos anti-hipertensivos, 481-482
homocisteína e vitaminas, 483-484
inibidores da colinesterase, 485
reposição hormonal, 484-485
Procedimentos terapêuticos, 431-434
Processo
   intelectual, 153-154
   mnéstico, 152-153
Progressão estereotipada, 219-220
Proteína
   precursora do amiloide, 50
   tau, 219
   β-amiloide, 217-218
Provérbios, 185
Pseudodemência depressiva, 117-119
Psicose, 297-301, 411-412

Q

Quadro clínico, 265-271
   DA e doença cerebrovascular, 267-268
   formas atípicas de DA, 268-270
      afasia progressiva primária, 269
      atrofia cortical posterior, 268-269
      síndrome corticobasal, 270
      variante frontal, 269
   manifestações cognitivas, 265-267
Quadros temáticos, compreensão de, 153-154
Queda, 343-344
   risco, 340-342

R

RAVLT, 184
RCFT, 184
Reabilitação
   de pacientes com DA, 427-434
   e treinamento cognitivo, 370-374
   neuropsicológica, 417-435, 437-452
      alterações, 440-441
         coordenação visuomanual, 440
         localização de lugares, 441
      modelos construtivos, 441
      objeto, mudança corporal em direção a um, 440
      objetos no campo visual, movimentar os, 440-441
   anomia, 448-449
   bases teóricas, 417-435
   diagnóstico e reabilitação de pacientes com DA, 427-434
      abordagens diagnósticas, 427-431
      procedimentos terapêuticos, 431-434
   discurso comunicativo, aspectos pragmáticos do, 449-450
   funções executivas, 443-444
   funções visuoespaciais, 438
   linguagem, 444-446
   memória, 453, 465
      estratégias, 454-455
      objetivos, importância de identificar e planificar os, 455-461
   objetivos, estratégias para atingir os, 444
   prática, 437-452
   processos visuoespaciais, 437-
   rotas ventral e dorsal, 439-440
   transtornos de compreensão da escrita, 450
   transtornos do reconhecimento, exercícios para, 441-443
      associação objeto-cor, 442-443
      associação objeto-imagem, 441
      caracterização visual, 442
      constância perceptiva, 442
      degradação da informação visual, 441-442
      imagem visual, 442
      reconhecimento por dedução, 442
      rostos, reconhecimento de, 443
   visão tradicional e o neorreducionismo, 417-427
      cognição e disfunção cognitiva, 417-419
      visão tradicional, 419-420
      neorreducionismo, 420-427
Reação catastrófica de Goldstein, 302
Reconhecimento
   por dedução, 442
   visual, 442-443
Recordação, declínio no processo de, 252
Reducionismo fisicalista de tipo neurológico, 419
Refrões e provérbio, interpretação de 154
Registro e resgate de novas informações, 252
Relação médico-paciente, 227-238
   demarcação do problema, 229

forma de abordagem, 229-237
    comunicar e compartilhar o diagnóstico, 229-230
    luto e estresse do cuidador, lidar com o, 233-234
    morte, lidar com a, 233
    niilismo terapêutico, 235
    perdas, lidar com as, 230-233
    sentimento de impotência, 235-236
    tratamentos alternativos, 236-237
Reminiscência
    grupos, 169-170
    terapia, 358
Reposição hormonal
    prevenção da DA, 484-485
Risco
    de acidentes
        direção veicular, 469-470
    vasculares
        prevenção da DA, 481
Rivastigmina, 379-380, 399-401
Rostos, reconhecimento de, 443

S

Segregacionismo triádico do repertório comportamental humano, 419
Semelhanças (WAIS III), 185
Semiologia neuropsicológica da avaliação, 141-156
    sistematização do exame, 142-154
        ato motor pela fala, regulação do, 145
        cálculo aritmético, habilidade para o, 152
            número, 152
            operações aritméticas, 152
        CCA
        dominância hemisférica, 143
        escrita e leitura, 150-152
            análise e síntese fonêmicas, 150-152
            escrita, 151
            leitura, 151-152
        fala receptiva, 146-149
            audição fonêmica, 146-147
            compreensão das palavras, 147-149
            compreensão de sentenças, 148
            instruções conflitivas, 148
            construção simples, 148
        fala expressiva, 149-150
            articulação de sons, 149
            fala narrativa, 150
            fala repetitiva, 149
            função nominativa da fala, 150
        função motora, 143-144
            base cinestésica do movimento, 143
            das mãos, 143
            organização dinâmica, 144
            organização óptico-espacial, 143-144
        formas complexas de praxias, 144
            praxia ideatória, 144
            praxia oral, 144
            praxia oral integrativa, 144
        funções sensitivas, 145-146
            estereognosia, 146
            sensibilidade tátil, 145
        organização acústica-motora, 145
            sons musicais, percepção e produção de, 145
            estruturas rítmicas, percepção e reprodução de, 145
        percepção visual, 146
            objetos e figuras, 146
            orientação espacial, 146
            operações intelectuais no espaço, 146
        primeira entrevista, 142
            atitude ante a doença, 142-143
            comportamento, 143
            escolaridade, 142
            estado de alerta e atenção, 142
            orientação no tempo e no espaço, 421
            trabalho e lazer, 142
        processo intelectual, 153-154
            atividade intelectual discursiva, 154
            formação de conceitos, 154
            quadros temáticos, 153-154
            refrões e provérbio, 154
        processo mnéstico, 152-153
            processo do aprendizado, 152
            retenção e evocação, 153
Sensibilidade tátil, 145
Sentenças, compreensão de, 148
Sentimento de impotência, 235-236
Série de palavras, repetição de, 149
Sinal do espelho, 303-304
Síndrome
    apática, 302
    comportamentais, 297-301
    comportamentais específicas, 301-307
    corticobasal, 270
    crença de que a casa onde vive não é sua residência, 305
    de De Clèrambault, 305
    de dependência ambiental, 304-305

de desinibição, 302
de Dorian Gray, 305
de falso reconhecimento, 302-303
de Godot, 302
de Klüver-Bucy, 301
de Othelo, 301-302
depressiva, 297
do Diógenes, 305
neuropsicológica dominante, 104-105
sinal do espelho, 303-304
Sintomas
  comportamentais e psicológicos, manejo dos, 323-324
  psicológicos e comportamentais, 407-416
Sobrevivência na doença, 67-68
Sons
  articulação de, 149
  musicais, percepção e produção de, 145
Stroop (Pontos coloridos), 184
Substituição
  reabilitação neuropsicológica, 456
Subteste de dígitos (WAIS R), 184

T

Terapia
  de presença simulada, 358-359
  de reminiscência, 358
  de validação, 358
  farmacológica, 326-328
Terapia *ver também* Atividade terapêutica
Terapia *ver também* Procedimentos terapêuticos
Teste
  cognitivo de rastreio, 471-472
  das duas histórias, 184
  de fluência verbal/semântica/fonêmica, 184-185
  de memória lógica, 184
  de sinos, 184
  de trilhas A e B, 184
  neuropsicológico, 185-186
  subteste de dígitos (WAIS R), 184
  tipos, 181
Tireoide, distúrbios da, 347-348
Trail Making, 184
Transtornos do reconhecimento
  exercício de reabilitação neuropsicológica, 441-443
Tratamento, 369-391
  alternativo, 236-237

antagonistas dos receptores NMDA, 403
  memantina, 403
anticolinesterásicos e memantina, 375-382
  donepezil, 377-379
  galantamina, 380-381
  memantina, 381-382
  rivastigmina, 379-380
farmacológico, 382-390, 409
  acetil-l-carnitina, 386-387
  anti-inflamatórios não esteroidais, 385
  bloqueadores dos canais de cálcio, 384
  estrogênio, 386
  Ginkgo biloba, 385-386
  inibidores da monoaminoxidase, 384
  leticina, 386
  ver também Intervenção farmacológica
  ver também Medicamento anti-hipertensivo
  ver também Terapia farmacológica, 328-329
inibidores das colinesterases, 404-405
não farmacológico
  medicações em fase de desenvolvimento e o futuro, 387-390
  sintomas psicológicos e comportamentais, 413-414
  ver também Abordagem não farmacológica
  ver também Intervenção não farmacológica
  vasodilatadores, 384-385
  vitaminas antioxidantes, 382-384
perda da memória e do déficit cognitivo, 393-406
  donepezil, 401-402
  fisiopatologia e circuitos neurais na DA, 393-394
  galantamina, 402-403
  hipótese colinérgica da DA, 395
  inibidores das colinesterases, 395-403
  rivastigmina, 399-401
reabilitação e treinamento cognitivo, 370-374
sintomas psicológicos e comportamentais, 407-416
  agitação, agressividade e psicose na demência, 411-412
  apatia na demência, 410
  depressão na demência, 409-410
  desinibição sexual na demência, 412-413
  insônia na demência, 413
  tratamento farmacológico, 409
  tratamento não farmacológico, 413-414
Treinamento
  cognitivo, 370-374
  de recuperação espaçada, 168

V

Validação
  terapia, 358
Variáveis (reabilitação neuropsicológica)
  ativas, 456-457
  de suporte, 457
  passivas, 457

Vasodilatadores, 384-385
Velocidade de processamento cognitivo global, 252
Vitaminas
  antioxidantes, 382-384
  prevenção da DA, 483-484
Vulnerabilidade seletiva, 220-225